护理应用解剖学

HULI YINGYONG JIEPOUXUE

主　编　海向军　何　烨
副主编　马卫红　何进全
编　委　马玉冰　丁利锋　汪玉堂
马　斌　寇　伟　郭裕临
马　戎　张幸福

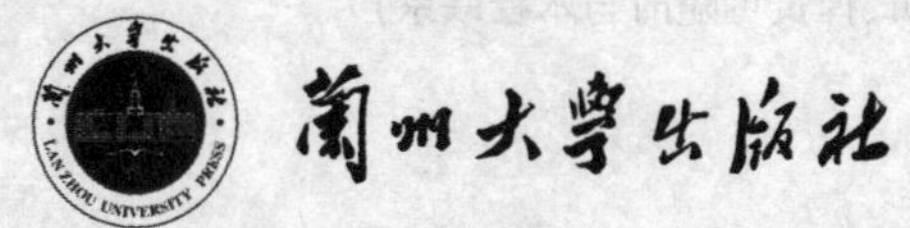

图书在版编目(CIP)数据

护理应用解剖学 / 海向军,何烨主编. —兰州:兰州大学出版社,2010.7(2019.8重印)

ISBN 978-7-311-03581-5

Ⅰ.①护… Ⅱ.①海… ②何… Ⅲ.①护理学 ②人体解剖学 Ⅳ.①R473.6 ②R322

中国版本图书馆CIP数据核字(2010)第144207号

策划编辑 梁建萍
责任编辑 龚 静 张 萍
封面设计 刘 杰

书　　名 护理应用解剖学
作　　者 海向军 何 烨 主编
出版发行 兰州大学出版社 (地址:兰州市天水南路222号 730000)
电　　话 0931-8912613(总编办公室) 0931-8617156(营销中心)
　　　　 0931-8914298(读者服务部)
网　　址 http://press.lzu.edu.cn
电子信箱 press@lzu.edu.cn
印　　刷 兰州银声印务有限公司
开　　本 880 mm×1230 mm 1/16
印　　张 17.5
字　　数 610千
版　　次 2010年7月第1版
印　　次 2019年8月第6次印刷
书　　号 ISBN 978-7-311-03581-5
定　　价 32.00元

(图书若有破损、缺页、掉页可随时与本社联系)

前　言

《护理应用解剖学》自第一版出版以来，经过护理本科生的教学实践和临床应用，受到了广大师生的一致好评。为了进一步提高本书的应用效果，更好地满足广大读者的需要，编者对本书进行了修订。为了做好修订工作，我们广泛征求了解剖学同仁和医院护理工作者和部分临床工作者的意见，在原来基础上做了一定的修改。与第一版相比较，修订版在以下几方面显得尤为突出：

1. 理论与实践结合。针对读者对象具有一定的临床经验且学过系统解剖学，但深度不够具体情况，本教材体现了较强的理论性，又具有较强的实用性；既满足了学生对基础理论的要求，又紧密联系临床应用，每章都列出了护理临床应用要点，根据护理临床需要编写，使理论与临床实践紧密结合。

2. 局部解剖学与系统解剖学相结合。本教材在编写中打破了传统解剖学教材的结构，以护理临床需要为出发点，以局部解剖学内容为主，辅以系统解剖学的内容。

3. 应试教育与素质教育相结合。内容在突出解剖学知识的核心地位基础上，兼顾临床应用操作要点；将记忆和动手紧密结合起来，将知识理论体系学习与素质能力结合。做到应试教育与素质教育相结合。

4. 按照护理临床需要，编写解剖学知识要点。解剖学作为医学专业的根基课程，在编写中仅仅重视知识体系的建立，但往往忽视实际应用。本书编写中是以临床操作中必然遇到的实际解剖问题为出发点，按照护理本科专业课程体系顺序编写，改变以往“先基础后临床”的观念，建立“先临床需要，后解剖知识”，这种改变将很好地解决临床与基础相脱节的矛盾，并为临床实践打下坚实的基础。本书覆盖了普通高等医学院校本科生的系统解剖学、局部解剖学、护理操作要点（基础护理、内外科护理、妇产科护理、儿科护理等），力求为护理临床操作服务，为解剖学教学和护理专业学生学习提供参考和帮助。

5. 重视解剖学图片的制作。学习解剖知识最核心的问题是图片的观察和解读。本次修订中主要加强图片的核定和制作，让读者能顺利地解读每一张图片，提高学习的效率。

本次修订的重点在于图片的编辑、结构层次和内容的进一步完善，共完成十个部位内容的修订。

在修订过程中，得到了西北民族大学医学院的领导和同仁的帮助和支持，基层医院护理和临床工作实践者也提出了许多宝贵意见，在此一并表示感谢。

由于时间紧迫，加之水平有限，缺点和错误难免，敬请读者及同仁批评指正。

海向军

2012年5月

目 录

第一章 基础护理操作应用解剖

第一节 体温、脉搏、呼吸测量

【目的】

1.了解体温、脉搏和呼吸测量的意义

观察病人生命体征的动态变化,从中观察病情异常。

2.掌握体温、脉搏和呼吸测量的应用解剖

测量项目一 体温测量

一、应用解剖学基础

选择部位:腋窝、口腔和直肠。

1.腋窝:腋窝具有一尖一底和四壁(图1-1)。

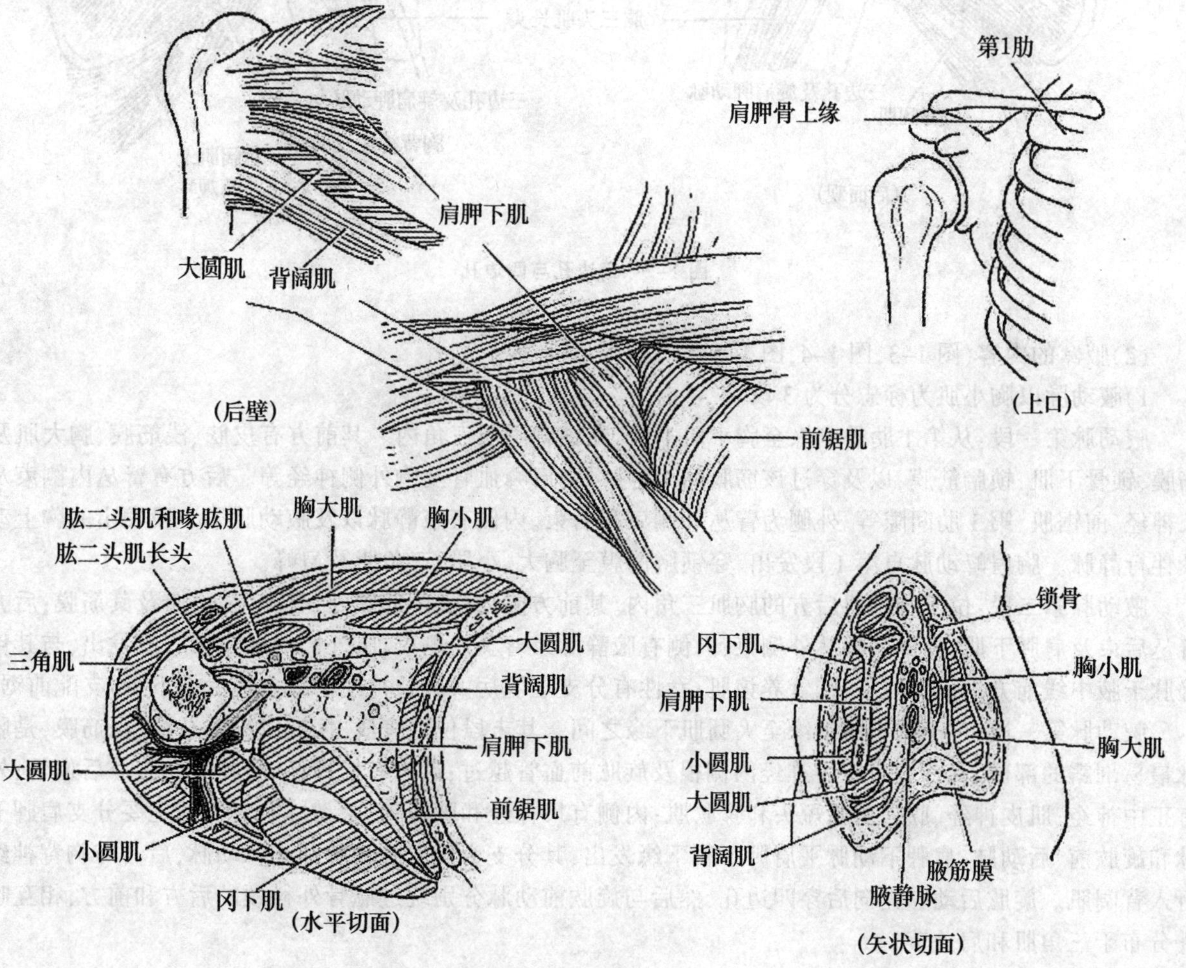

图1-1 腋窝的构成

腋区指肩关节下方,臂与胸上外侧部之间的区域。当上肢外展时,肩下方呈穹隆状的皮肤凹陷称为腋窝,其深部呈棱锥体形的腔隙称腋腔,是颈、胸部与上肢之间血管、神经经过的通道。

(1)腋窝的构成

1)顶由锁骨中1/3、第1肋和肩胛骨上缘围成,是腋窝的上口,与颈根部相通。

2)底由浅入深为皮肤、浅筋膜及腋筋膜。皮肤借纤维隔与腋筋膜相连。腋筋膜中央部较薄弱,且有皮神经、浅血管及淋巴管穿过而呈筛状,故名筛状筋膜。

3)四壁有前壁、外侧壁、内侧壁及后壁。前壁由胸大肌、胸小肌、锁骨下肌和锁胸筋膜构成。锁胸筋膜呈三角形,位于锁骨下肌、胸小肌和喙突之间。胸小肌下缘以下的筋膜,连于腋筋膜,称为腋悬韧带。外侧壁由肱骨结节间沟、肱二头肌短头和喙肱肌组成。内侧壁由前锯肌及其深面的上4个肋与肋间隙构成。后壁由肩胛下肌、大圆肌、背阔肌与肩胛骨构成。肱三头肌长头穿过大圆肌和肩胛下肌、小圆肌之间,其内侧为三边孔,有旋肩胛血管通过;肱三头肌长头与肱骨外科颈之间为四边孔,有腋神经及旋肱后血管通过(图1-2)。

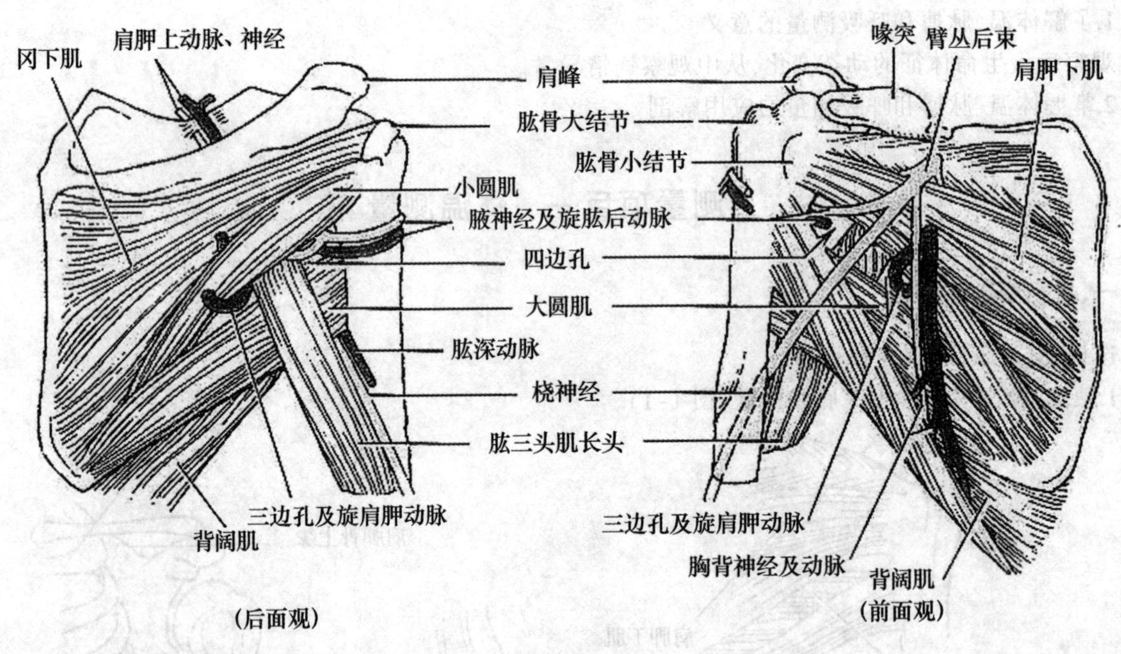

图1-2 三边孔与四边孔

(2)腋窝的内容(图1-3,图1-4,图1-5)

1)腋动脉以胸小肌为标志分为3段。

腋动脉第一段:从第1肋外侧缘至胸小肌上缘,在锁骨胸肌三角内。其前方有皮肤、浅筋膜、胸大肌及其筋膜、锁骨下肌、锁胸筋膜,以及穿过该筋膜的头静脉、胸肩峰血管及胸外侧神经等。后方有臂丛内侧束及胸长神经、前锯肌、第1肋间隙等。外侧为臂丛外侧束和后束。内侧有腋静脉以及腋动脉第1段发出的胸上动脉及伴行静脉。胸肩峰动脉自第1段发出,穿锁胸筋膜至胸大、小肌,三角肌及肩峰。

腋动脉第二段:位于胸小肌后方的胸肌三角内。其前方除皮肤、浅筋膜外、有胸大、小肌及其筋膜;后方为臂丛后束及肩胛下肌;外侧为臂丛外侧束;内侧有腋静脉及臂丛内侧束。胸外侧动脉自第二段发出,与其伴行静脉于腋中线前方沿前锯肌下行,营养该肌;女性有分支至乳房。胸长神经于腋中线后方下行,支配前锯肌。

腋动脉第三段:位于胸小肌下缘至大圆肌下缘之间。其末段位置表浅,仅被以皮肤及浅、深筋膜,是腋动脉最易剖露的部位。其前方有正中神经内侧根及旋肱前血管越过;后方有桡神经、腋神经及旋肱后血管;外侧有正中神经、肌皮神经、肱二头肌短头和喙肱肌;内侧有尺神经和腋静脉。腋动脉第三段的主要分支肩胛下动脉和旋肱前、后动脉。肩胛下动脉平肩胛下肌下缘发出,其分支为旋肩胛动脉和胸背动脉,后者与胸背神经伴行入背阔肌。旋肱后动脉先向后穿四边孔,然后与旋肱前动脉分别绕过肱骨外科颈的后方和前方,相互吻合并分布于三角肌和肩关节。

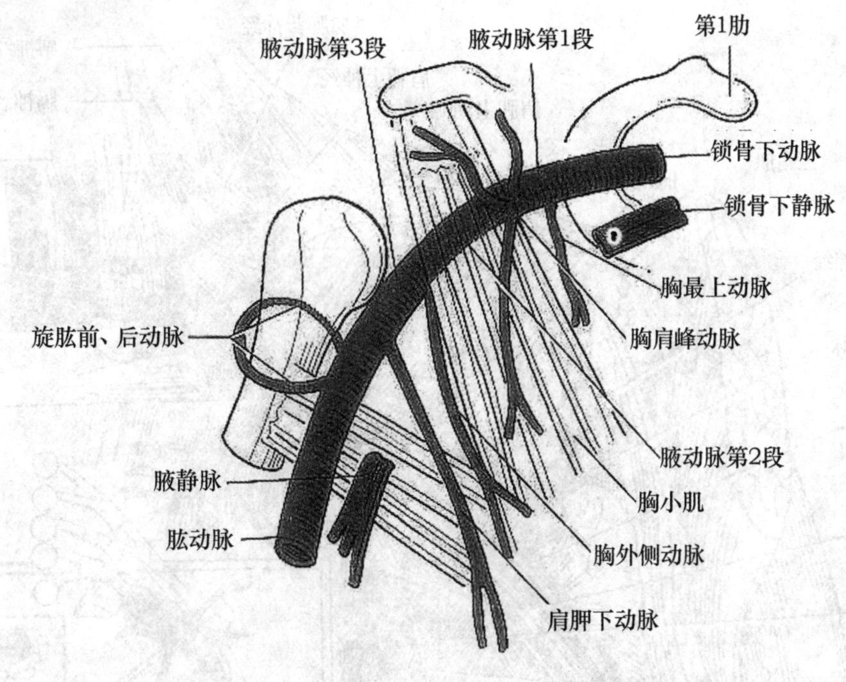

图 1-3 腋动脉的分段及分支

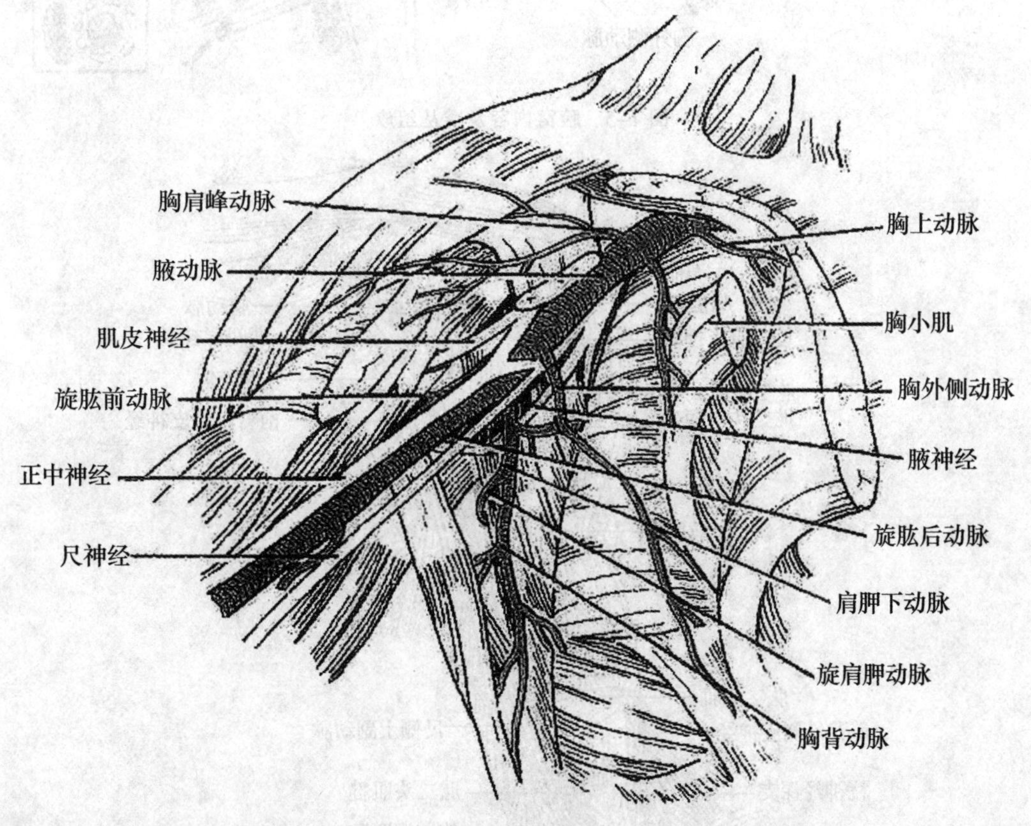

图 1-4 腋窝前壁的层次及内容

2)腋静脉位于腋动脉内侧,两者之间的前方有臂内侧皮神经和前臂内侧皮神经;后方为尺神经。

3)臂丛位于腋窝内的是臂丛锁骨下部。由来自臂丛锁骨上部的三个后股合成后束;上、中干的前股合成外侧束;下干的前股延续为内侧束。三个束先位于腋动脉第一段的后外侧,继而位于腋动脉第二段的内、外侧及后方,在腋动脉第三段周围分为五大终支(图 1-5,图 1-6),主要包括肌皮神经、正中神经、尺神经、腋神经、桡神经等。

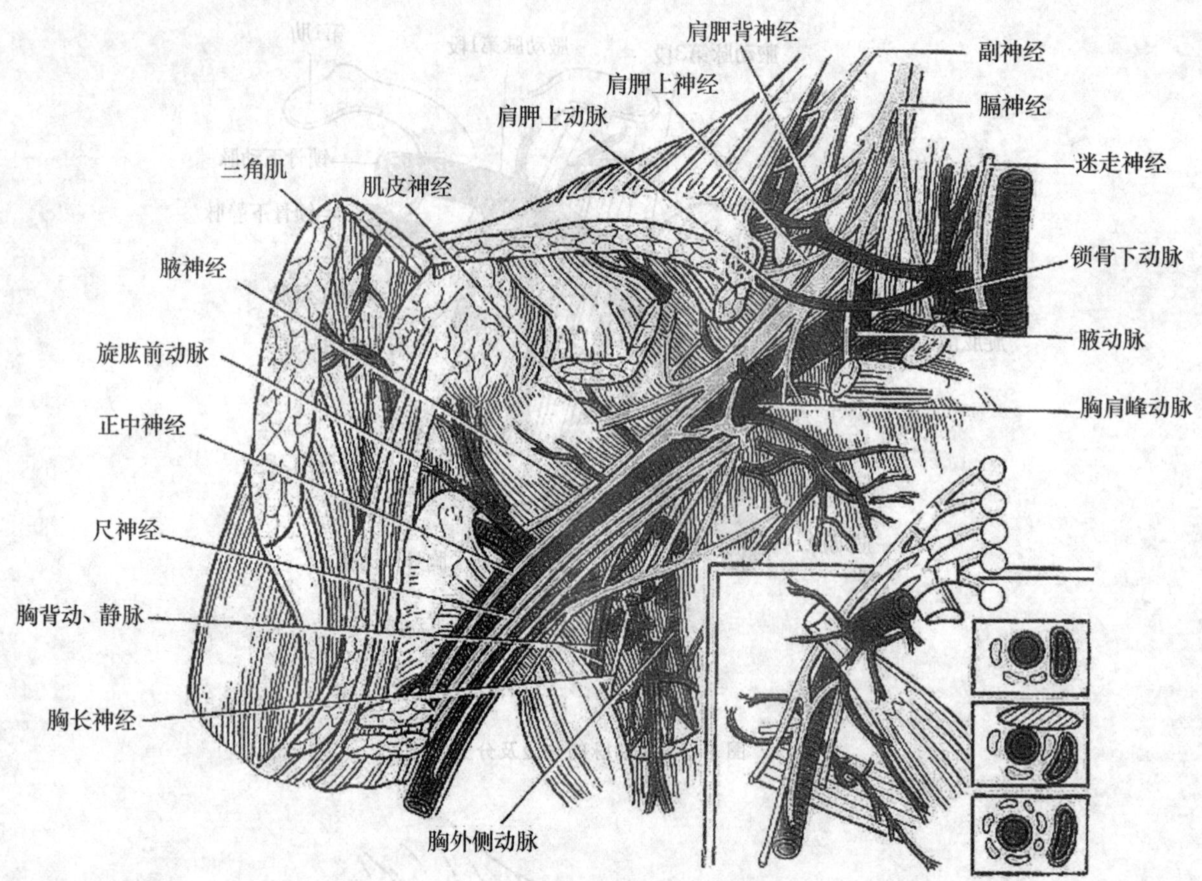

图 1-5 腋窝内容及臂丛组成

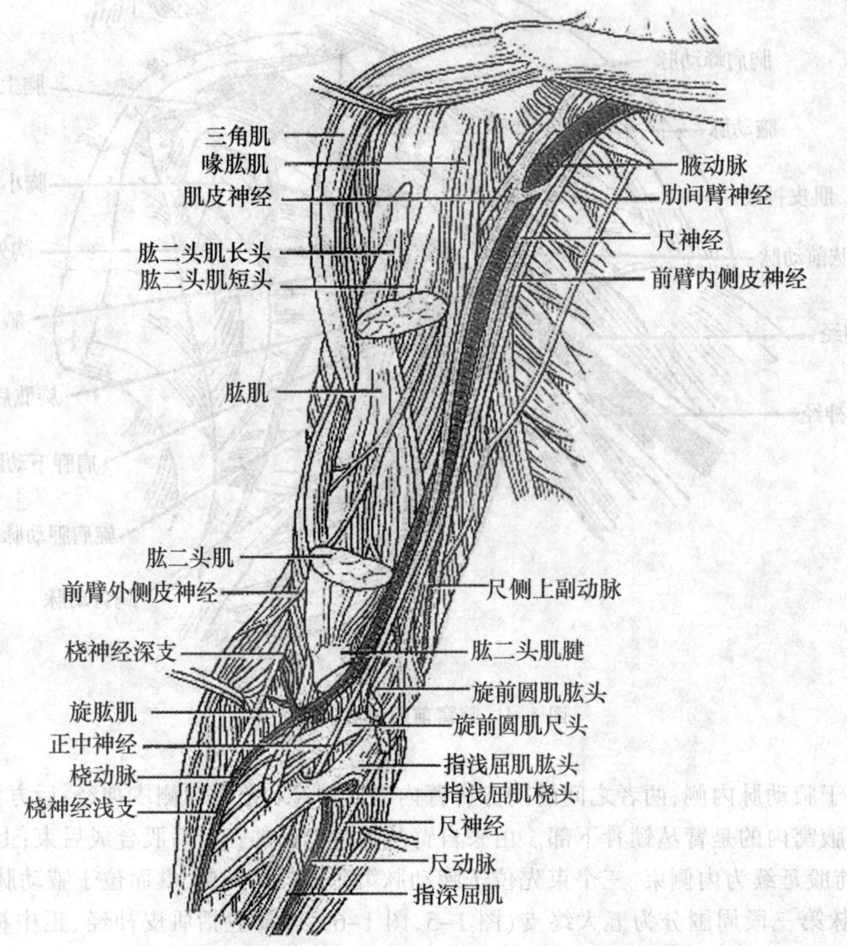

图 1-6 臂前区深层结构及臂丛的分支分布

4)腋淋巴结位于腋窝蜂窝脂肪组织中,约 15~20 个,可分为五群(图 1-7)。

①外侧淋巴结:沿腋静脉远端排列,收纳上肢的淋巴;其输出管多注入中央及尖淋巴结,少部分注入锁骨上淋巴结。手和前臂的感染首先侵入此群淋巴结。

②胸肌淋巴结:在胸小肌下缘,沿胸外侧血管排列;收纳胸前外侧壁、乳房外侧部的淋巴;其输出管注入中央及尖淋巴结。施行乳腺癌根治手术时,应避免损伤胸长神经,否则前锯肌瘫痪,会出现"翼状肩"。

③肩胛下淋巴结:位于腋后壁,沿肩胛下血管、神经排列;收纳背部、肩胛区及胸后壁的淋巴;其输出管注入中央及尖淋巴结。乳腺癌手术清除淋巴结时,注意保护胸背神经,免致背阔肌瘫痪。

④中央淋巴结:位于腋窝底的脂肪组织中,收纳上述三群淋巴结的输出管;其输出管注入尖淋巴结。

⑤尖淋巴结:位于胸小肌与锁骨之间,锁胸筋膜深面,沿腋静脉近侧端排列;收纳中央淋巴结及其他各群淋巴结的输出管,以及乳房上部的淋巴。其输出管合成锁骨下干,左侧注入胸导管,右侧注入右淋巴导管。

5)腋鞘及腋窝蜂窝组织。腋鞘,亦称颈腋管,由椎前筋膜延续包绕腋血管及臂丛而成。锁骨下臂丛麻醉,需将药液注入此鞘内。腋血管、臂丛及腋淋巴结之间,有蜂窝组织填充,并沿血管、神经束鞘与邻近各区相交通。向上经腋鞘达颈根部;向下达臂前、后区;向后经三边孔、四边孔分别与后胛区、三角肌区相交通;向前通胸肌间隙。因此,这些区域的感染可互相蔓延。

2.直肠(见灌肠术)

3.肛管(见灌肠术)

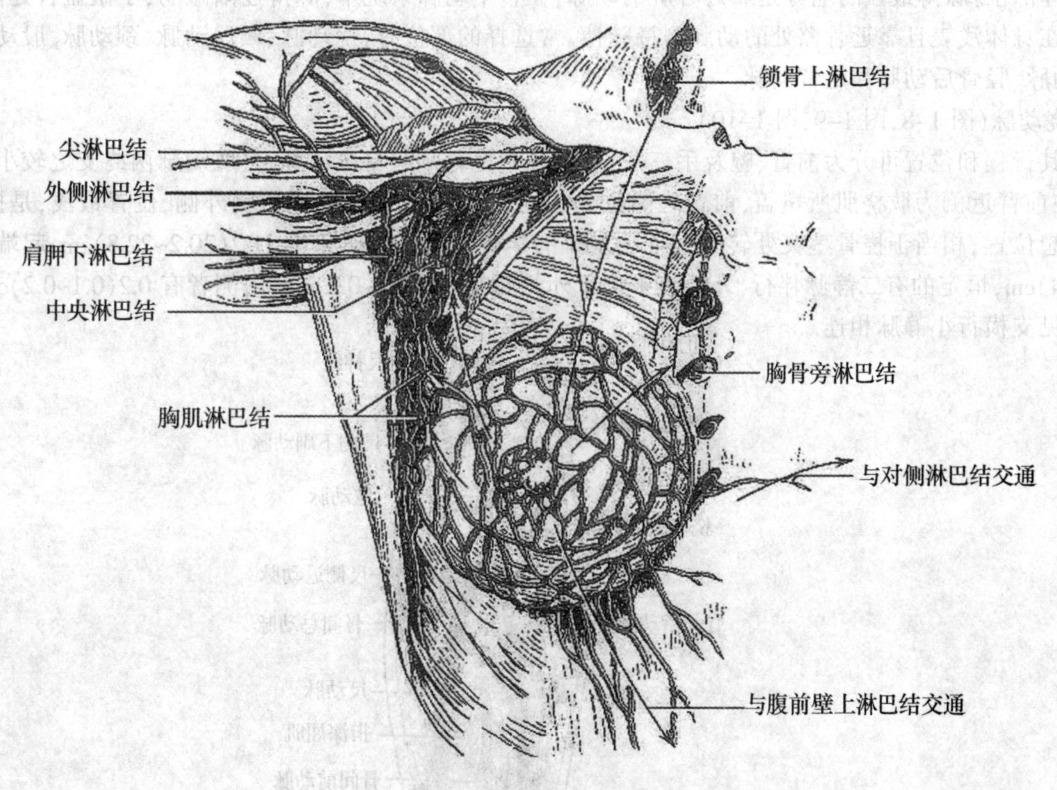

图 1-7 腋、乳房淋巴结

二、操作要点

备齐用物→清点数目→检查体温计有无破损→纱布擦干→甩至 35 ℃以下→对新病人说明注意事项→解开衣扣→擦干腋下→将体温计水银端置腋窝深处夹紧→10 min 后取出→检视度数→记录。

测肛温:协助患者取合适卧位,暴露臀部,用棉签蘸取润滑油润滑肛表水银端,用手分开臀部,将肛表旋转缓慢插入肛门 3~4 cm 并固定,测 3 min,读数记录。

测口温:将体温计水银槽一端斜放于患者的舌下热窝处,嘱患者紧闭双唇,用鼻呼吸,勿用牙咬体温计,测 3~5 min,检视度数,并记录。

三、注意事项

1.在甩体温计时用腕部力量,不能触及它物,以防撞碎;切忌把体温计放在热水中清洗或沸水中煮,以防爆裂。

2.精神异常者、昏迷者、婴幼儿、口、鼻腔手术或呼吸困难及不能合作者,均不宜采用口腔测温。刚进食或面颊部热敷后,应间隔 30 min 后方可测量。

3.腹泻、直肠或肛门手术、心肌梗死病人不宜直肠测温,坐浴或灌肠者须待 30 min 后方可测量直肠温度。

4.为婴幼儿、重病人测温时,护士应守护在旁。

5.发现体温和病情不相符时,应在床旁监测,必要时做肛温和口温对照复查。

6.如病人不慎咬碎体温计时,应立即清除玻璃碎片以免损伤唇、舌、口腔、食管和胃肠道的黏膜,再口服蛋清液或牛奶以延缓汞的吸收。病情允许者也可服用膳食纤维丰富的食物促进汞的排泄。

测量项目二　脉搏测量

一、应用解剖学基础

选择部位:脉搏最强的地方是靠近心脏的动脉,在整个动脉系统中,脉搏逐渐减弱,于微血管处消失。临床上常在身体浅表且靠近骨骼处的动脉测量脉搏。常选择的部位有:桡动脉、颞浅动脉、颈动脉、股动脉、肱动脉、腘动脉、胫骨后动脉和足背动脉。

1.桡动脉(图 1–8,图 1–9,图 1–10)

依其行程和位置可分为前臂、腕及手三段。前臂段平桡骨颈起自肱动脉,是肱动脉两终支之较小者。向下外行,在前臂近侧为肱桡肌所覆盖,前臂远侧位于肱桡肌腱内侧,桡侧腕屈肌腱外侧,位置最浅,是扪脉和穿刺的理想位置,相当于桡骨茎突处转至腕背进入解剖学鼻烟窝。桡动脉长 21.2(20.2~22.8)cm,起端外径 0.3(0.2~0.4)cm,恒定的有二静脉伴行,外径其中位于外侧者有 0.2(0.1~0.2)cm,内侧者有 0.2(0.1~0.2)cm。二静脉间可见支横行小静脉相连。

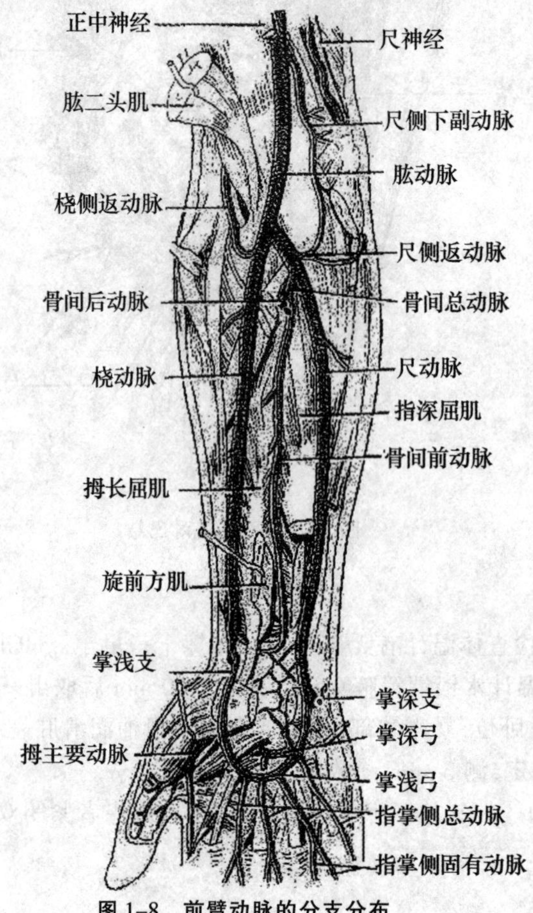

图 1–8　前臂动脉的分支分布

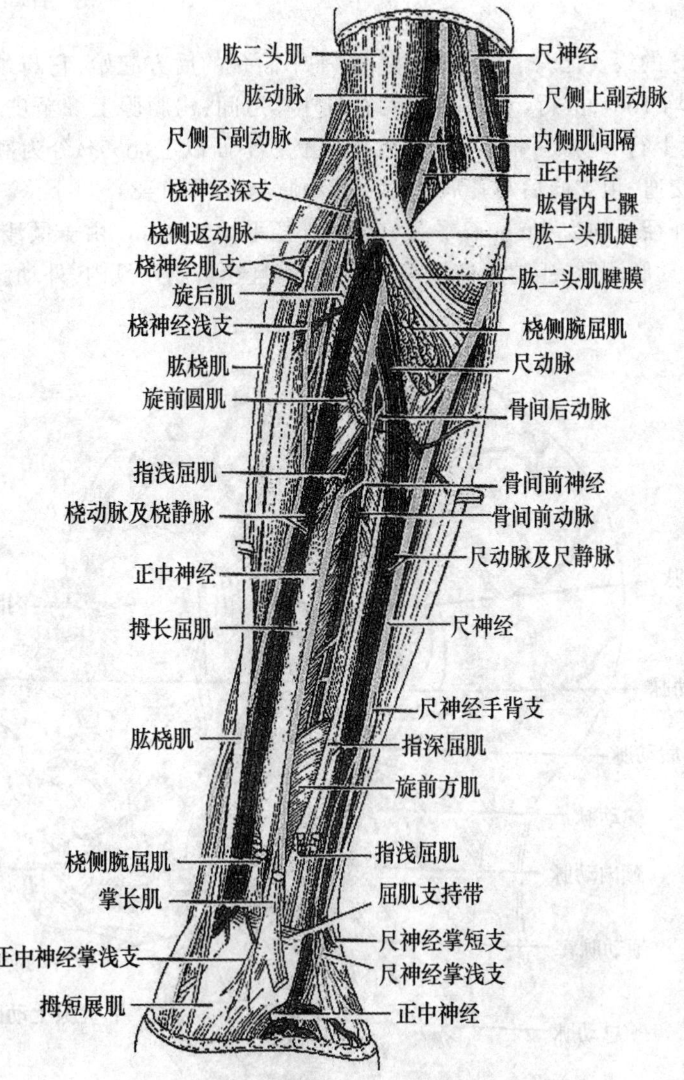

图 1-9 前臂前区深层结构

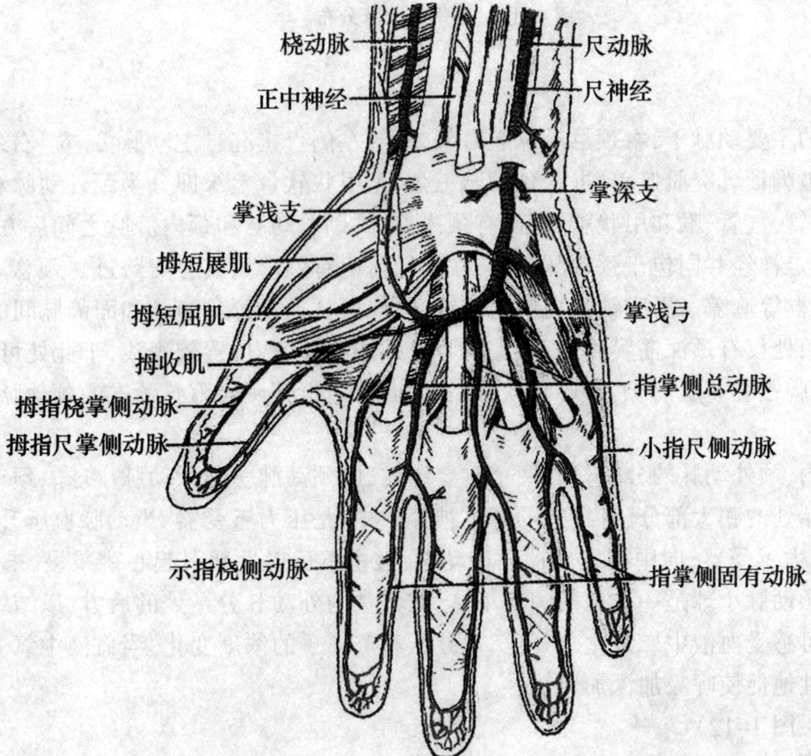

图 1-10 手腕部前壁动脉血管分布

2.颞浅动脉(图 1–11)

颞浅动脉是颈外动脉的终支之一,在腮腺的深面,平下颌颈的后方起始,它与颈外动脉间呈向外开放的角度,左平均 158°,右平均 168°,上行,于颞下颌关节与外耳道间,出腮腺上缘至皮下,此时适位于耳颞神经与颞浅静脉的前方,继续上行,越颧弓根表面,多数在眶上缘平面以上(65%)分为额、顶两个终支,额支向前与眼动脉的分支额动脉交通,顶支向后与耳后动脉及枕动脉吻合(图 1–8)。

额浅动脉起始部的外径平均为 2.6 mm,平颧弓高度外径平均 2.2 mm。由于颞浅动脉的位置恒定,浅表管径粗大,临床不仅可用此动脉测脉、压迫止血及灌注药物,而且还可用作颅内、外动脉吻合的供血动脉。

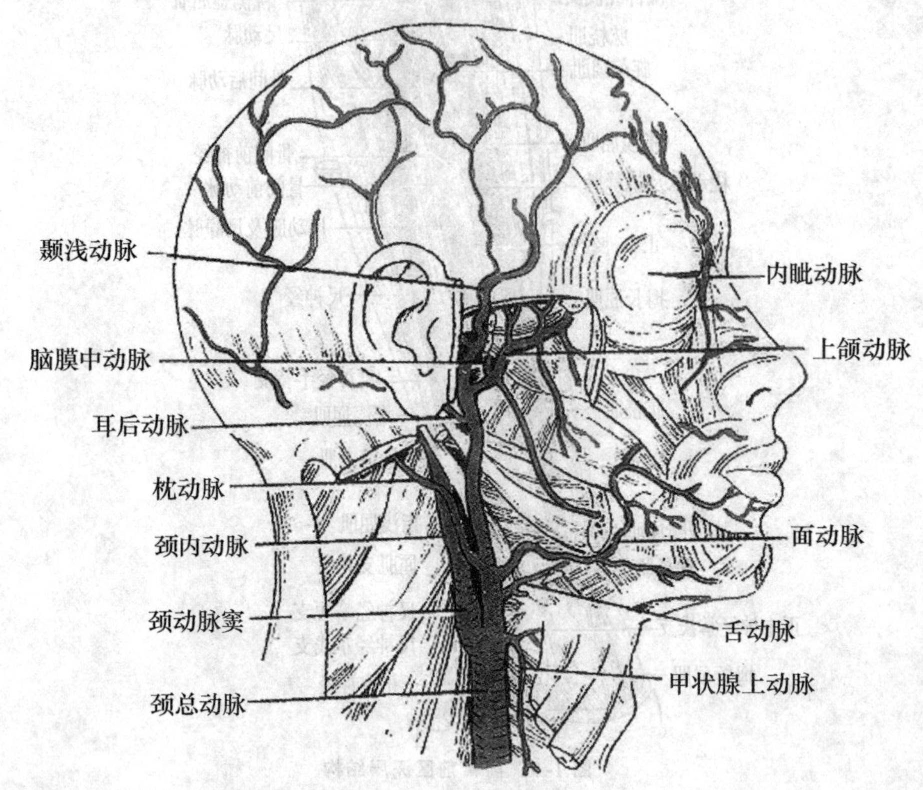

图 1–11 头颈部动脉分布

3.颈动脉(图 1–11)

颈总动脉是头部的主要动脉干,右颈总动脉起自头臂干;左侧直接起自主动脉弓。左、右颈总动脉自胸锁关节后方,斜向上升,被胸锁乳突肌遮盖,进入颈动脉三角,至甲状软骨上缘即分为颈外动脉和颈内动脉两大支。颈总动脉内侧邻食管、气管、喉和甲状腺,外侧有颈内静脉,颈总动脉和颈内静脉之间后方有迷走神经。颈总动脉、颈内静脉和迷走神经共同包于颈动脉鞘内,在鞘的前面有颈袢及其分支跨过。颈总动脉下段前方有胸锁乳突肌、舌骨下肌群等遮盖。沿胸锁乳突肌的前缘,往往可见连于颈前静脉和面静脉间的交通支。颈总动脉上段在颈动脉三角处仅有颈深筋膜浅层、颈深筋膜及颈阔肌被覆,位置较表浅,于此处可触摸其搏动。当头面部大出血时,可于胸锁乳突肌前缘,平环状软骨高度,向后内将其压向第 6 颈椎的颈动脉结节,进行急救止血。

颈总动脉分为颈内、颈外动脉的分叉处有两个重要结构,即颈动脉窦和颈动脉小球。颈动脉窦为颈总动脉末端和颈内动脉起始处的膨大部分,有特殊的感觉神经末梢,是压力感受器。当动脉血压升高时,即引起颈动脉窦壁扩张,刺激压力感受器,向中枢发放神经冲动,通过中枢反射性地引起心跳减慢,末梢血管扩张,起着降低血压的作用。颈动脉小球是一个扁椭圆形小体,位于颈内外动脉分叉处的后方,以结缔组织连于动脉壁上,为化学感受器,可感受血液中二氧化碳分压、氧分压和氢离子的浓度变化。当血液中氧分压降低或二氧化碳分压增高时反射性地促使呼吸加深加快。

4.面动脉(图 1–11,图 1–12)

面动脉又称颌外动脉,有 41%~49%平下颌角高度,单独(86%)或与舌动脉共干(14%)起自颈外动脉的

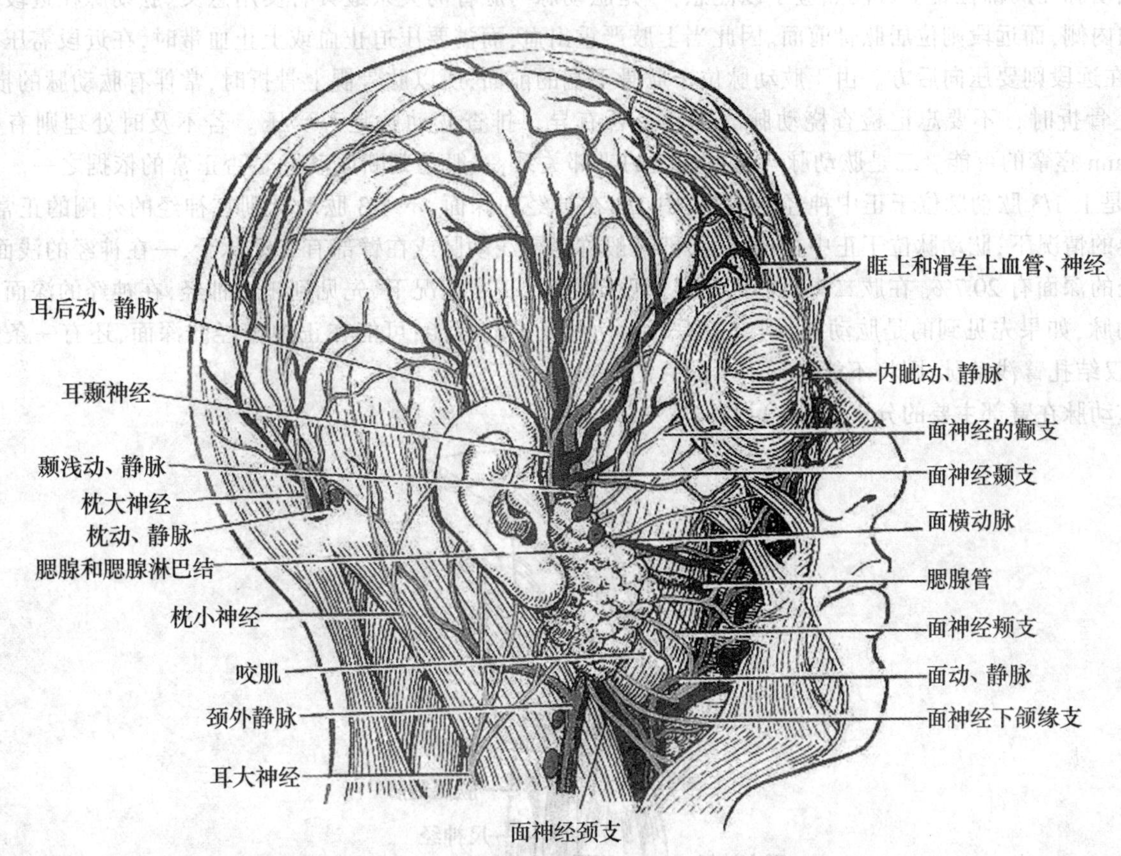

图 1-12 面部浅层结构

前壁。面动脉起始部外径约 2.8 mm。面动脉起始后,初在颈阔肌与咽上、中缩肌间,行向前内上方,经二腹肌后腹、茎突舌骨肌和舌下神经的深面,至颌下三角,继弯转向前下方,穿入颌下腺鞘内,或经颌下腺后上方的面动脉沟(86.8%),或穿经腮腺实质(9.9%)后,出颌下腺鞘,在咬肌附着处前缘处钩绕下颌骨下缘转至面部,移行于面动脉的面段。在下颌骨下缘处,面动脉位于面前静脉的前方(78%),有时也可行于面前静脉的深面(13%)、浅面(8%)或后方(1%)。面动脉与面前静脉的浅面仅覆以皮肤、颈阔肌以及由后向前走行的面神经分支——下颌缘支(78%)。所以,面动脉在下颌骨下缘处位置浅表,是临床触摸面动脉搏动、压迫或结扎面动脉的适宜部位。

面动脉至面部后,渐与面前静脉分开,在颈阔肌、笑肌、颧肌的深面与颊肌、尖牙肌的浅面间,迂曲行向前内上方,经口角外侧,鼻外侧,至眼内眦部,与眼动脉的分支鼻背动脉吻合。

由眼外眦向下做一垂线,再自鼻翼下缘外侧与口角分别向外侧引上、下二条水平线与上一垂线相交,此两条水平线可将面动脉分为三段:口角水平线以下为面动脉第一段,此段中部的外径一般(49%)为 2.0~2.4 mm,多数经口角水平线的中 1/3 段(42%~70%)行向内上;在上、下两水平线间的一段,为面动脉第二段,此段中部外径为 1.5~1.9 mm(46%)。面动脉继续向上,有 69%~71%经鼻翼下缘外侧的水平线的内 1/3 段,延续为面动脉第三段,此段中部外径为 1.0~1.4 mm(51%)。

面动脉的终止部位变化较大,最高可达眼内眦,最低仅至下唇,其中以终止于鼻翼下缘外侧水平线以上者为最多(77%),止于鼻翼底与口角水平线间者次之(15%),止于口角水平面以下者最少(8%)。通常把止于口角水平线以下的面动脉,称为较弱的面动脉,此时口角以上区域的血液供应,常由对侧的上唇动脉,或同侧的眶下动脉、面横动脉、颊动脉、鼻背动脉血管增粗来补偿。约有 5%的面动脉进入面部后,分为粗细相仿的前、后二支,前支的走行部位如正常的面动脉,而后支则与面前静脉伴行,此后支称为副面动脉。副面动脉向上,分支至咬肌和颊部后,终止于眶下部。

5.肱动脉

肱动脉是腋动脉于大圆肌下缘的直接延续,行于肱二头肌内侧沟至肘窝,通常在桡骨颈处分为桡、尺动脉而终。肱动脉外径在分出肱深动脉前为 49 mm,分出肱深动脉后为 42 mm。

肱动脉在局部位置上有两点应予以注意：一是肱动脉与肱骨的关系最具有实用意义。肱动脉在近段位于肱骨的内侧，而远段则位居肱骨前面。因此当上肢严重出血，而需要压迫止血或上止血带时，在近段需压向外侧；而在远段则要压向后方。由于肱动脉位于肱骨下端的前面，所以肱骨髁上骨折时，常伴有肱动脉的损伤。当髁上骨折时，不要忘记检查桡动脉的搏动是否有异，排查肱动脉是否受压。若不及时处理则有引起Volkmann痉挛的可能。二是肱动脉与正中神经的毗邻关系，一般是判断肱动脉是否正常的依据之一。通常79.3%是上1/3肱动脉位于正中神经的内侧，中1/3在神经的深面，下1/3肱动脉则在神经的外侧的正常型；在变异的情况下，肱动脉位于正中神经浅面，即一般称为臂浅动脉或在臂部有二动脉干，一在神经的浅面，一在神经的深面有20.7%。在肱二头肌内侧沟显露肱动脉时，正常情况下，先见到正中神经，在神经的深面可找到肱动脉，如果先见到的是肱动脉，则应考虑有无动脉变异的可能；可能在正中神经的深面，还有一条臂动脉，若仅结扎臂浅动脉，则将不能达到手术的目的。

肱动脉在臂部主要的分支有(图1–13)：

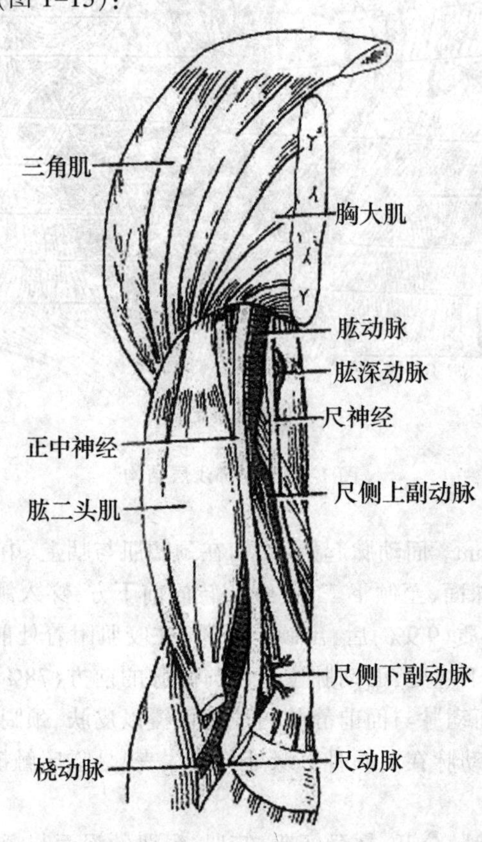

图1–13 肱动脉的分支分布

(1)肱深动脉。通常在大圆肌下缘起自肱动脉的后内侧壁；外径24 mm，与桡神经伴行于桡神经沟中，分出前支(桡侧副动脉)与后支(中副动脉或内侧副动脉)，分别与桡返动脉、骨间返动脉吻合。

(2)尺侧上副动脉。相当于臂中点上方起自肱动脉，约有16%与肱深动脉共干起始，与尺神经伴行，经内侧肌间隔至肱骨内上髁与尺骨鹰嘴之间，与尺后返动脉及尺侧下副动脉相吻合。

(3)尺侧下副动脉。于肘屈横线上方4.7 cm处起自肱动脉，向内经肱肌之前内侧，分出升支和降支，分支供应邻近之肌，穿内侧肌间隔与尺侧上副动脉、尺前返动脉及尺后返动脉吻合。

(4)肱骨滋养动脉及肌支。滋养动脉常起自三角肌止端邻近的肱动脉。由于滋养动脉在肱骨中1/3进入肱骨者多见，如果肱骨中段骨折伤及滋养动脉，则有可能影响肱骨的血供，而起延缓骨愈合的作用。

肱动脉的变异：约为18.5%，表现在分出的终支位置的变化及臂浅动脉，通常在桡骨颈分出的位置上移，变化颇大，可以是在髁间线上方直至腋窝的各个位置上；如果是高位分支则出现双肱动脉，且分别位于正中神经的浅、深面。多为单侧，右侧(18.7%)明显地高于左侧(10.5%)。有显著的差异性。因此，提示在右侧显露肱动脉时要多顾及肱动脉的变异。臂浅动脉是指肱动脉位于正中神经之浅面，有两种情况：一为臂动脉单干，由于胚胎期臂深动脉消失，动脉位于浅面的约有5.2%；臂动脉双干，其中一干在神经浅面的约为3.5%。

肱动脉由腋动脉移行而来,沿肱二头肌内侧沟下行至肘窝,分为桡动脉和尺动脉,在肘关节的内上方肱二头肌腱内侧,可以触摸到肱动脉的搏动,此处是测量血压时的听诊部位。当前臂和手大出血时,可在臂中部将该动脉压向肱骨以暂时止血。

6.股动脉(图 1–14)

股动脉是髂外动脉的直接延续,起自腹股沟韧带中点后面,沿髂耻沟从股三角的底到达尖端,继经收肌管下行,出收肌腱裂孔移行为腘动脉。

在股三角内,股动脉起始段约 30~40 mm 外径较粗可达 9.0 mm。它走行于股鞘的外侧部,其前面有阔筋膜、浅筋膜和腹股沟淋巴结。旋髂浅静脉在浅筋膜内跨过它,生殖股神经股支在股鞘外侧部行走一短距离后,从动脉的外侧转到前面。靠近股三角尖处,股内侧皮神经从外向内跨过股动脉,隐神经在动脉外侧进入收肌管。在股动脉后面,从外向内依次和腰大肌腱、耻骨肌、长收肌相邻。股动脉与髋关节囊间隔以腰大肌腱;与耻骨肌间隔以股静脉和股深血管;与长收肌间隔以股静脉。股动脉外侧是股神经,至耻骨肌神经从动脉上部后面行向内侧。股静脉在股三角上部位于动脉内侧,在下部则转到股动脉的后面。

股动脉的分支在股三角内,股动脉分支有旋髂浅动脉、腹壁浅动脉、阴部外浅动脉、股内侧浅动脉等浅动脉,有股深动脉、旋股内侧动脉、旋股外侧动脉、阴部外深动脉及各种肌支等深动脉。

股深动脉是股动脉的最大分支,多于腹股沟韧带下方 3~5 cm 处起自股动脉的后壁或后外侧壁,先向后外,继向内弯行,越髂腰肌与耻骨肌表面,经股内侧肌与收肌群之间向下行至长收肌与大收肌间,最后穿大收肌至股后部而终。沿途发出旋股内侧动脉、旋股外侧动脉、数条穿动脉及一些肌支到邻近肌肉。

(1)旋股外侧动脉:主要起自股深动脉上端外侧壁,部分直接起自股动脉或与旋股内侧动脉共干起自股动脉。偶有无旋股外侧动脉干,其分支(升、降支)分别起自股动脉的。动脉干起始后,向外穿过股神经分支间,到达缝匠肌及股直肌的后面,除发出肌支到邻近肌内外,分为升、降支(部分还有横支)而终。动脉干在分为升、降支前,常有一支肌皮动脉直接从旋股外侧动脉干发出。

1)升支:出现率为 96.2%,根部外径平均为 3.5(1.6~6.0)mm,长度平均为 86.9(29~l30)mm,多在 80 mm 以上。升支多数起于旋股外侧动脉,部分直接起于股动脉(起始部外径为 4.9 mm)。起始后,在股直肌和阔筋膜张肌深面行向外上,在起始部多发出较粗大的肌支分布于股中间肌、股直肌等处。在接近阔筋膜张肌时,主要分支至该肌和髂嵴,并有分支至髋关节前面。升支经过阔筋膜张肌后,管径明显变小。凭肉眼可追踪到髂前上棘、臀中肌处。据临床观察,认为向骨内植入的血管束宜采用较细的血管。并发现血管越细,术后增生越旺盛。目前,向缺血坏死骨组织植入血管束的治疗方法已经取得良好效果。旋股外侧动脉升支具有远达髂前上棘附近的细小末端,加之其在行程、位置长度和管径上都比较理想,因此它是相当好的向股骨颈或股骨头植入的血管束。同时,由于升支远端主要供养阔筋膜张肌,故升支也是阔筋膜张肌游离肌瓣或肌皮瓣的良好血管蒂。

2)降支:出现率为 97.5%,根部外径平均为 3.7(2.0~7.0)mm,长度平均为 200.2(50~310)mm,多在150 mm 以上。降支多数起自旋股外侧动脉,少数直接起于股动脉。起始后在股直肌与股中间肌之间行向外下方,约在髂前上棘与髌骨中点连线中点的稍上方,动脉在股外侧肌与股直肌间分为内、外侧两支。内侧支继续下行,沿途分支供养股直肌、股中间肌及股内侧肌的下外侧部。终支至膝关节附近,参与膝关节动脉网的形成。外侧支沿股外侧肌与股直肌之间外行,沿途发出一些肌间隙皮支和肌支,供养股外侧肌,其中部分穿过该肌,供养股前外侧部皮肤。降支粗大且长,行程恒定,容易暴露,末端管径较细,除根部外无重要分支,因此降支是股前部的一个极好的多用血管。它既可作股前部受区血管;也可考虑将其植入股骨干内,建立新的血供,以治疗股骨干或股骨下端骨折的不愈合;还可以作为骨前外侧部皮辨的主要轴心血管。

3)横支:出现率为 20%,根部外径平均为 2.6 mm,长度平均为 44.6 mm。此支直接起自旋股外侧动脉,水平向外,经股中间肌与股外侧肌之间行向外后方。有人把与升支共干发出具有同样走行的支也叫横支(如此其出现率为 75%)。

(2)旋股内侧动脉:主要起自股深动脉上端后内侧壁,部分直接起自股动脉或与旋股外侧动脉共干起自股动脉。起始后行向内侧,横过股动、静脉后方,至髂腰肌与耻骨肌之间分为浅、深两支。浅支较细,经耻骨肌及长收肌表面,供应耻骨肌及内收肌上部;深支较粗,于髂腰肌与耻骨肌之间潜向后,然后在闭孔外肌和内收肌之间到达股后部,最后经股方肌与大收肌上缘之间露出,在此分为横支和升支。横支参加"臀部十字吻合";升支斜向上行,在闭孔外肌腱表面和股方肌前面行向转子窝,在短收肌上缘发出,髋臼支和闭孔动脉髋臼支一起,在髋臼横韧带下方进入髋关节,供应髋臼窝内脂肪,并沿着它的韧带到达股骨头。沿途发出许多肌支供养邻近的肌肉。

(3)穿动脉:有 1~6 支,常为 3~4 支,因它们穿大收肌附着部达股后部而得名。第 1 穿动脉绝大多数在短收肌与耻骨肌之间穿大收肌;第 2 穿动脉多在短收肌前面穿过短收肌和大收肌;第 3 穿动脉以在短收肌下方穿过大收肌为最多;第 4 穿动脉常为股深动脉的终支,也多在短收肌的下方穿大收肌。各穿动脉沿途发分支滋养邻近的肌肉和股后部皮肤,并发出滋养动脉营养股骨。由于各穿动脉均紧贴股骨干,股骨干骨折时,穿动脉容易受伤。

股动脉的摸脉点:在腹股沟韧带中点稍下方即可摸到,当下肢外伤出血时,可在此处压迫股动脉进行止血。另外股三角内的股动脉起始段,是临床行股动脉穿刺,采取动脉血样最方便的地方,也是作为下肢血管造影和动脉插管化疗的地方。

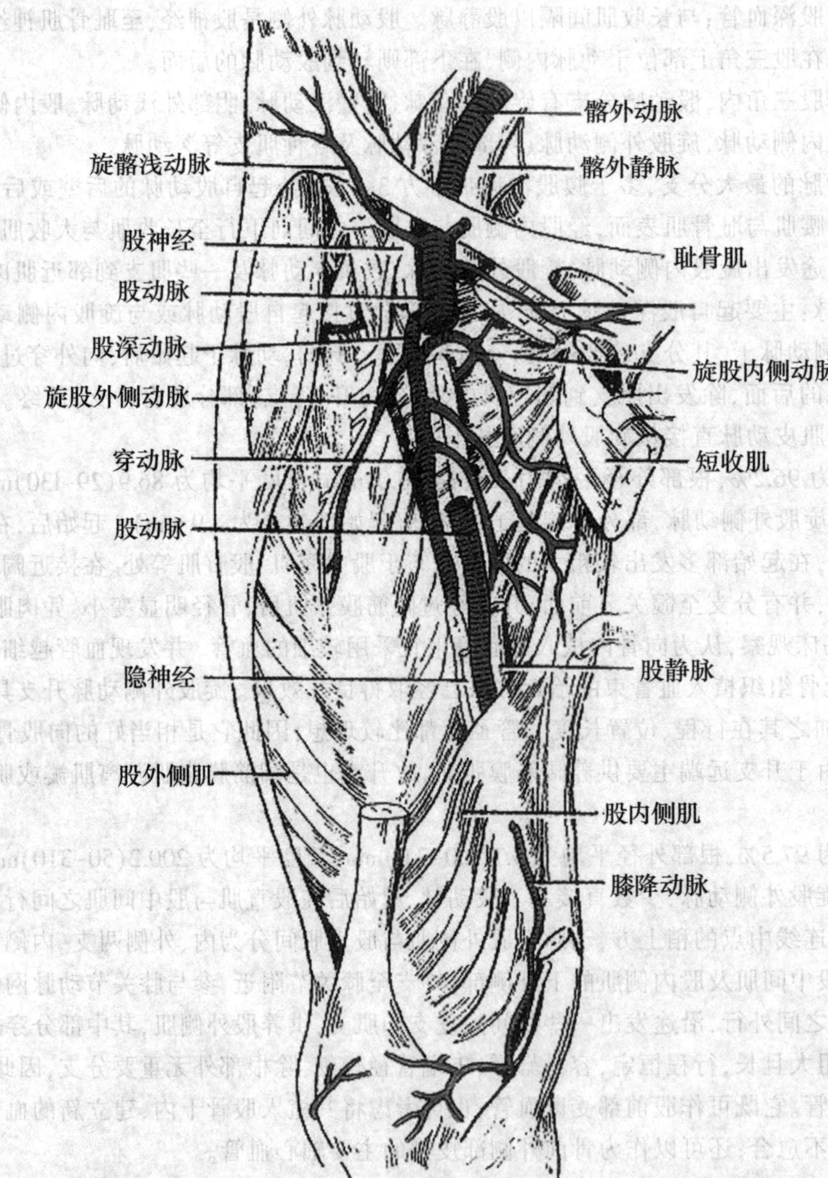

图 1-14 股动脉的分支分布

7.腘动脉(图 1-15)

股动脉于大收肌弓状腱膜进入腘窝后易名而得。腘动脉从半腱肌的外缘内外斜行,于股骨髁间窝水平居膝后中央,然后垂直向下到达腘肌的下缘,分为胫前和胫后动脉。腘动脉全程均位于腘窝的深层而与后膝关节囊相贴近,有三组分支;从股骨内外髁水平面分出膝上内侧和外侧动脉,发出关节支并包绕膝部,互相吻合;在膝后关节囊韧带处发出膝中动脉,主要供应肌肉、关节和关节囊;在膝下发膝下内、外侧动脉,在内外侧副韧带的覆盖下,包绕膝关节,并有吻合支到达髌韧带。腘动脉这些分支与膝最上动脉、旋股外侧动脉的降支互相吻合。腘动脉的上段无分支发出,是结扎该动脉的可取之处。股骨髁上骨折也容易刺伤腘动脉的上段,引起严重后果。结扎腘动脉引起肢体坏死率可达 72.5%,所以应尽量避免。

腘动脉的长度平均为 17.54 cm(12.2~23 cm),以 15~20 cm 之间者居多。腘动脉下端的平面,最高者可达腘肌上缘之上 10 mm,最低者可达腘肌下缘以下 19 mm,绝大部分在腘肌下缘之上 14 mm 范围内(96.79%)。

腘动脉终末分支可有 4 种。正常型,多数(96.08%)分为胫前、后动脉,少数(2.29%)分为胫前、后动脉和腓动脉;异常型中腓动脉起自腘动脉者有 0.33%,起自胫前动脉者有 1.30%。

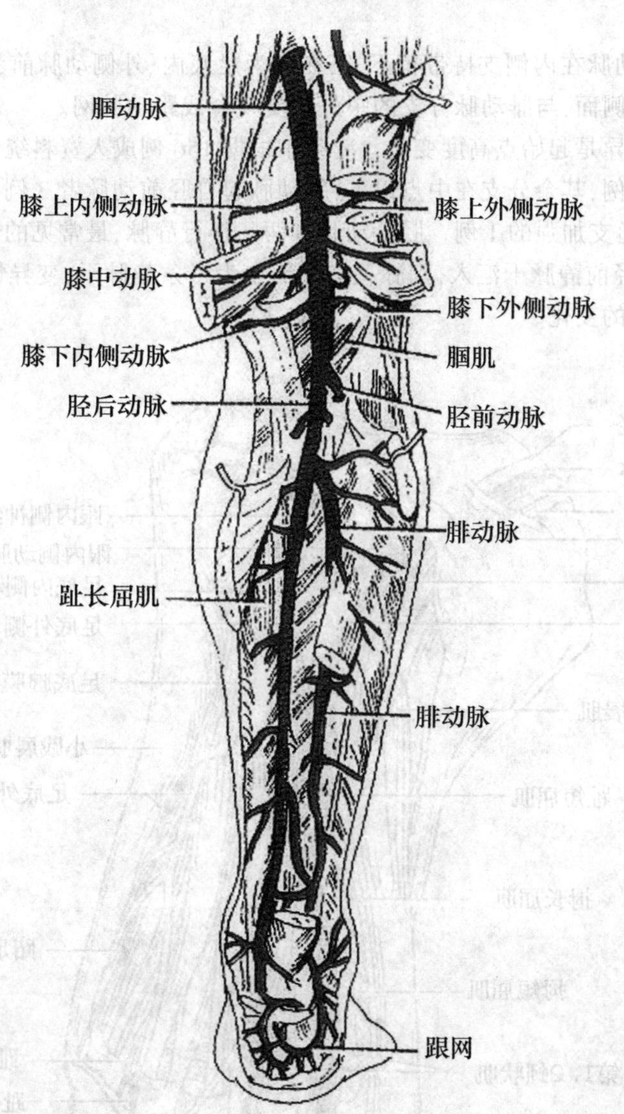

图 1-15 腘动脉的分支分布

8.胫后动脉(图 1-15,图 1-16)

腘动脉在腘肌下缘分为胫前动脉和胫后动脉。胫后动脉发出后与胫神经伴行,在比目鱼肌两起头之间穿过小腿深横筋膜进入小腿后区的深层,起始部位位于比目鱼肌腱弓、小腿骨腱膜及趾长屈肌、胫骨后肌重叠围成的孔隙中,继而下行经小腿浅、深肌之间,至小腿深横筋膜前面。胫神经开始位于其内侧,在分出腓动脉后即转到其外侧。胫后动脉向下沿趾长屈肌外侧缘下降到小腿下 1/3 的部位,位于小腿三头肌的内侧缘,继而经内踝后方,分裂韧带的深面行于第三个骨纤维鞘。胫后动脉的体表投影为腘窝中点至内踝跟腱间中点的连线。

胫后动脉在小腿的分支大多数为肌支,此外还有胫骨滋养动脉、腓侧支、腓动脉、交通支、内踝后动脉及跟内侧支。

(1)胫骨滋养动脉。胫骨滋养动脉在紧靠胫骨后肌上端处起始,在比目鱼肌线下方沿胫骨后面下降,发出一两个肌支后经胫骨滋养孔至骨内。

(2)腓侧支。起自腓骨滋养动脉上方,较纤细,穿经比目鱼肌实质,绕腓骨颈进入小腿外侧区,参与腓骨肌的血供,并与比目鱼肌的动脉及膝下外动脉交通。

(3)腓动脉。为胫后动脉最粗大的分支。

(4)交通支。在踝关节的稍下方,胫后动脉接受发自腓动脉经屈肌深面内行的交通支。

(5)内踝后动脉。在交通支稍下方自胫后动脉发出,向内下绕内踝向前与胫前动脉及腓动脉的分支吻合形成内踝动脉网。

(6)跟内侧支。胫后动脉在内侧支持带稍下方,在分为足底内、外侧动脉前,向后下方发出 1~2 支动脉:穿过支持带分布到足跟内侧面,与腓动脉分支的跟外侧支吻合成跟动脉网。

胫后动脉最常见的变异是起始点高度变化,凌风东根据 156 例成人资料统计发现在腘肌中部以上分支者被称为高位分支的有 5 例,其余分支在中点以下,腓动脉起自胫前动脉者 3 例,胫后动脉甚细者 2 例,下端为腓动脉代替 1 例,由交通支加强的 1 例。胫后动脉有两条伴行静脉,最常见的情况是这条静脉先合成一条静脉干,然后腓静脉干和胫前静脉干汇入,到膝关节平面合为一条静脉干,变异情况多为汇合高度和汇合形式(单干汇入或双支汇入)的变化。

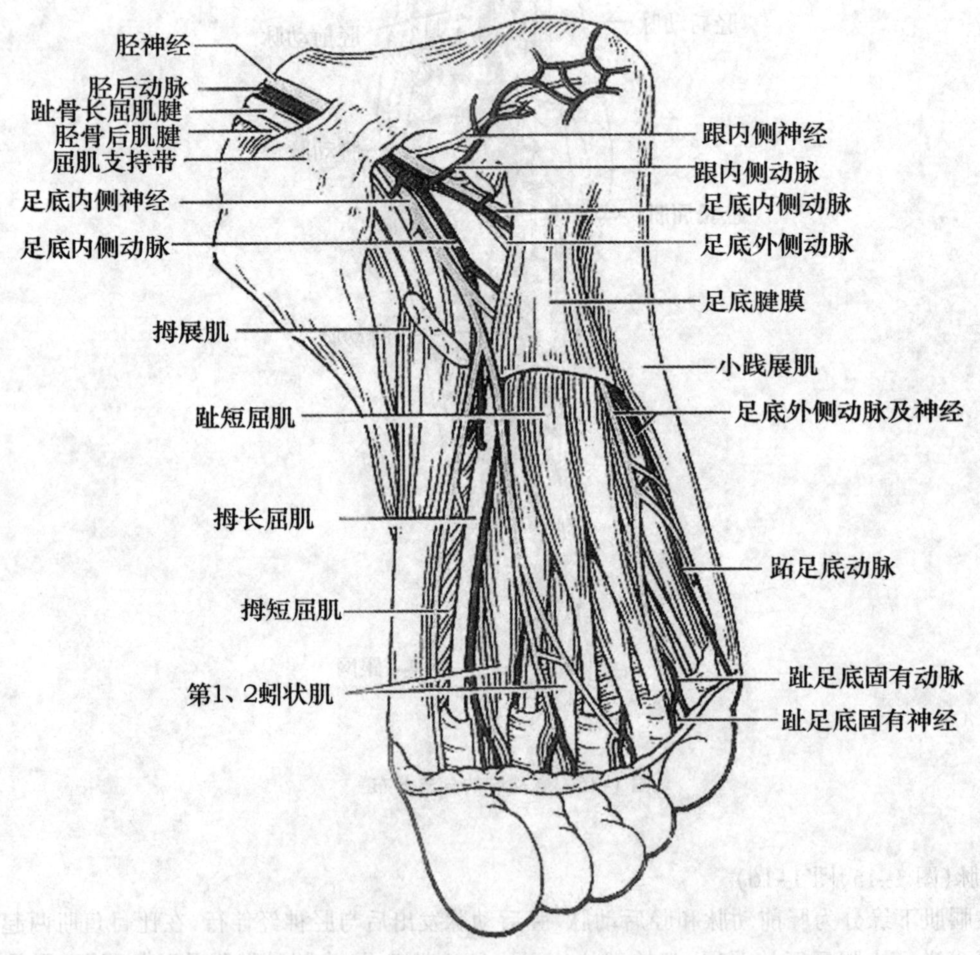

图 1–16 踝后区内侧面与足底

9.足背动脉(图 1–17)

足背动脉是胫前动脉的直接延续,在小腿横韧带深面,两踝之间。更名为足背动脉,位于皮下,可以在两踝之间前方摸到其搏动,此动脉可用来了解肢端的血液循环情况,足背动脉分出第一跖背动脉和弓形动脉,弓形动脉再分三支跖背动脉,至足趾根部又可分出两支趾背动脉等。

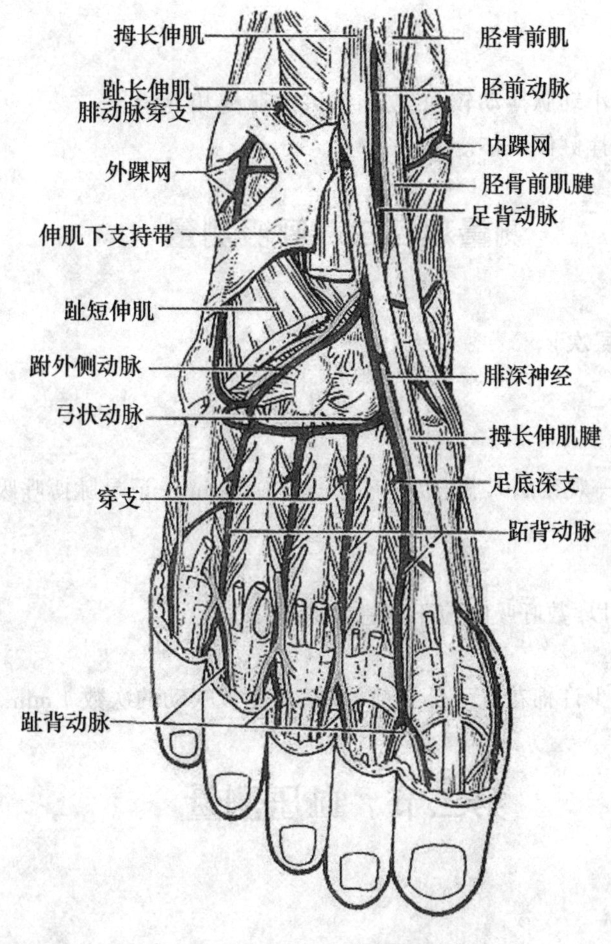

图 1-17 踝前区马足背

二、操作要点

病人卧位舒适、自然→用食指、中指、无名指的指腹平放于测量处(见图 1-18)→测试 0.5 min。

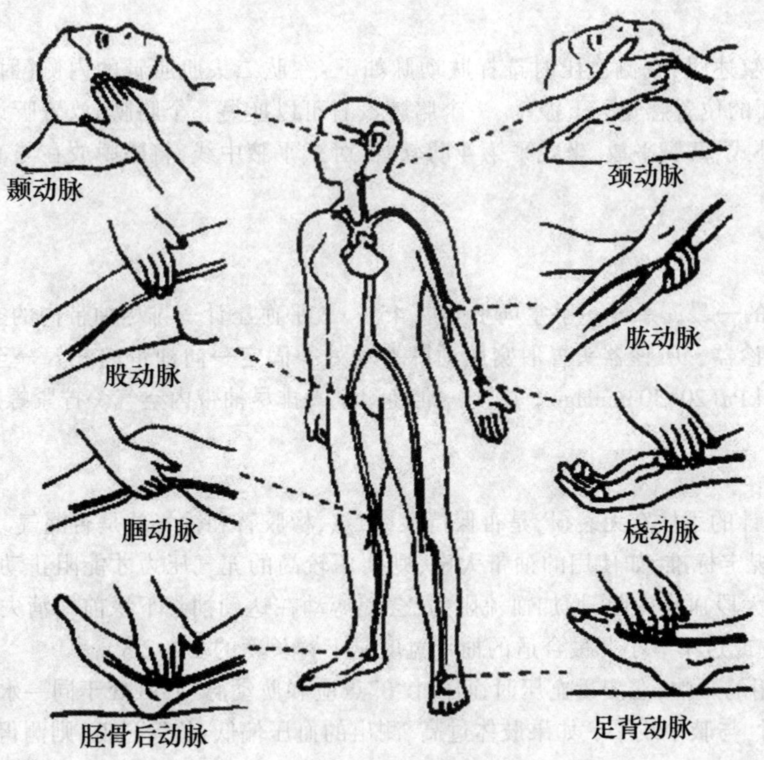

图 1-18 全身可触及的动脉搏动部位

三、注意事项

1.不可用拇指诊脉,因拇指小动脉搏动较强,易与病人的脉搏相混淆。

2.为偏瘫病人测脉搏,应选择健侧肢体。

测量项目三　呼吸测量

一、应用解剖基础(见胸壁层次)

二、操作要点

将手指按在桡动脉处不动→观察病人胸、腹的起伏→数 0.5 min 一记录脉搏呼吸次数→整理用物。

三、注意事项

1.由于呼吸受意识控制,所以,数呼吸时应不使患者察觉。

2.小儿呼吸异常应测 1 min。

3.呼吸微弱或危重者,可用少许棉花置于鼻孔前,观察棉花被吹动的次数 1 min。

第二节　血压测量

【目的】

1.了解血压测量的意义

观察收缩压和舒张压的变化协助诊断和治疗。

2.掌握肱动脉的应用解剖

一、应用解剖学基础

选择部位:肱动脉。

肱动脉在前面已经叙述过,在测血压时选择肱动脉如下:在肱二头肌肌腱的内侧(肘窝向上 2 cm 臂内侧,可以用拇指按在上面的位置感觉一下波动,一个胳膊没有可以换另一个胳膊)放置听诊器。血压计测量时,病人可采取坐式或卧式,两脚平放,坐式平第 4 肋软骨,卧式平腋中线,将胳膊放在与心脏大约平行的位置上。

二、操作要点

查对病人,说明目的→暴露手臂→手掌向上外展 45°→放平血压计→排尽袖带内的空气→缠于臂的中部→开启水银槽→戴听诊器,听诊器头置肘窝肱动脉搏动处→固定→向袖带内充气→至肱动脉搏动音消失→再使其上升 2.67~4 kPa(20~30 mmHg)→放气→准确测量→排尽袖带内空气→拧紧螺旋帽→记录。

三、注意事项

1.测量前,检查血压计的汞柱有无裂损,是否保持在“0”点,橡胶管和输气球是否漏气。

2.袖带宽度要符合规定标准,如使用的袖带太窄,则要用较高的充气压力才能阻止动脉血液,故测得的数值偏高;如袖带过宽,大段血流受阻,增加血流阻力,会使搏动在达到袖带下缘前即消失,测得的数值会偏低。因此,袖带不宜过宽或过窄。小儿最合适的袖带宽度是上臂长度的 1/2~2/3。

3.免受血流重力作用的影响,在测量血压时血压计“0”点应和肱动脉、心脏处于同一水平。坐位时,肱动脉平第 4 肋软骨;卧位时,与腋中线平。如果肢体过高,测出的血压偏低;位置过低,则测得的血压偏高。

4.如发现血压听不清或有异常。重复测,先将袖带内气体驱尽,使汞柱降至“0”点,稍等片刻,再进行测量,直到听准为止。否则连续加压,时间过长,可使病人肢体循环受阻,感到不适,并影响测量数值。

5.对要求密切观察血压的病人,应尽量做到定时间、定部位、定体位和定血压计,这样测量才能相对准确,有利于病情的监护。

6.对于偏瘫的病人,应在健侧手臂上测量。因患侧血流障碍,不能反映机体血压的真实情况。

7.关于舒张压的指标,按世界卫生组织统一规定,以动脉音消失为舒张压。但目前多数仍以动脉音变调为舒张压的读数,当变音和消失音行差异时,对于危重病员,两个读数都应记录。

8.防止血压计本身造成的误差,如水银不足,则测出血压可偏低。检查的方法是充气后,把水银柱上升到顶部关紧阀门,如水银柱能保持在顶部,表示水银量已足。

9.血压计要定期进行检查,保持准确性;应平稳旋转,不可倒置;打气不可过高过猛,以免水银溢出。用后袖带内空气要放尽、平卷,注意螺旋帽不要掉落,然后放于盒内固定处,轻关盒盖,避免玻璃管被压碎。

第三节 口腔护理

【目的】

1.了解口腔护理

(1)保持口腔清洁、湿润,预防口腔感染等并发症。

(2)去除口臭、口垢,使患者舒适,促进食欲,保持口腔正常功能。

(3)观察口腔黏膜、舌苔和特殊口腔气味,从而提供病情变化的动态信息。

(4)主要用于禁食、高热、昏迷、鼻饲、术后、口腔疾病等生活不能自理的患者。

2.掌握口腔的形态结构

一、应用解剖学基础

选择部位:口腔(图 1-19)。

口腔是消化道的起始部分,其上壁为腭,下壁为肌性的口底,前方和侧方以唇和颊为界,并借位于上、下唇之间的口裂与外界相通,向后借咽峡与咽相通。口腔又被牙槽突和牙分为口腔前庭和固有口腔。口腔前庭是位于唇、颊、牙槽突之间的间隙。固有口腔位于牙弓的内侧,含有舌。

当下颌在安静位时,前庭与固有口腔借上、下颌牙之间的裂隙相交通;在咬合位时,这两部分之间的交通则仅局限在相邻二牙之间的细微缝隙以及在每侧磨牙后方的狭窄裂隙(磨牙后区)处。

(一)口唇

上下唇主要由肌和腺组成,外面覆以皮肤,内面覆以黏膜,唇腺直接位于黏膜深面。上唇向上连于鼻并借较深的鼻唇沟与颊隔开,此沟在每侧起自鼻翼,向下外行至口角的外侧。青年人的下唇与颊之间无明确的分界线,但在老年人常借一唇缘沟作为分界线,它起自口角或起自鼻唇沟下端的内侧邻近口角处,此皱褶以一向后突的弧行至下颌下缘附近。下唇借一凸向上而较锐利的唇下颌沟与颏分开。此沟的深度取决于下唇的丰满程度和骨颏与软颏隆突的程度以及个体的年龄。上、下唇在口角处借菲薄的皱襞即唇联合相连,当张口时可清楚见到,此为一易受损伤的区域。

口唇的皮肤终止于一明显而稍隆起的唇红缘,为皮肤与黏膜的移行区。唇红缘是人类的特征,其上皮薄而无角质化,结缔组织乳头数量多,密集排列,伸入上皮甚远,以致其尖端仅覆一薄层上皮。在其中层和浅层的上皮细胞内含有油粒蛋白,它增强了上皮细胞的透明性,故可透过薄的上皮见到具有丰富毛细血管的乳头,因而此区呈红色。上唇红缘在中线突出形成一局限的区域,称为上唇结节,人中为从此处向上至鼻的浅沟。在下唇中线也有一与上唇结节相应的浅凹。从此处至口角,唇红缘由宽变窄。唇的皮肤具有表皮的全部特征,即含有汗腺、毛、皮脂腺。唇红缘无汗腺和毛,但是约半数的人有较小或较大的孤立皮脂腺。

唇的黏膜由非角质化的复层鳞状上皮覆盖,并含有无数大小不等的混合唇腺,其中最大的可通过菲薄的黏膜感觉到,黏膜和皮肤藉结缔组织紧密地附着于覆盖口轮匝肌表面的结缔组织,因此不论皮肤或黏膜在运动时都不会起皱褶。

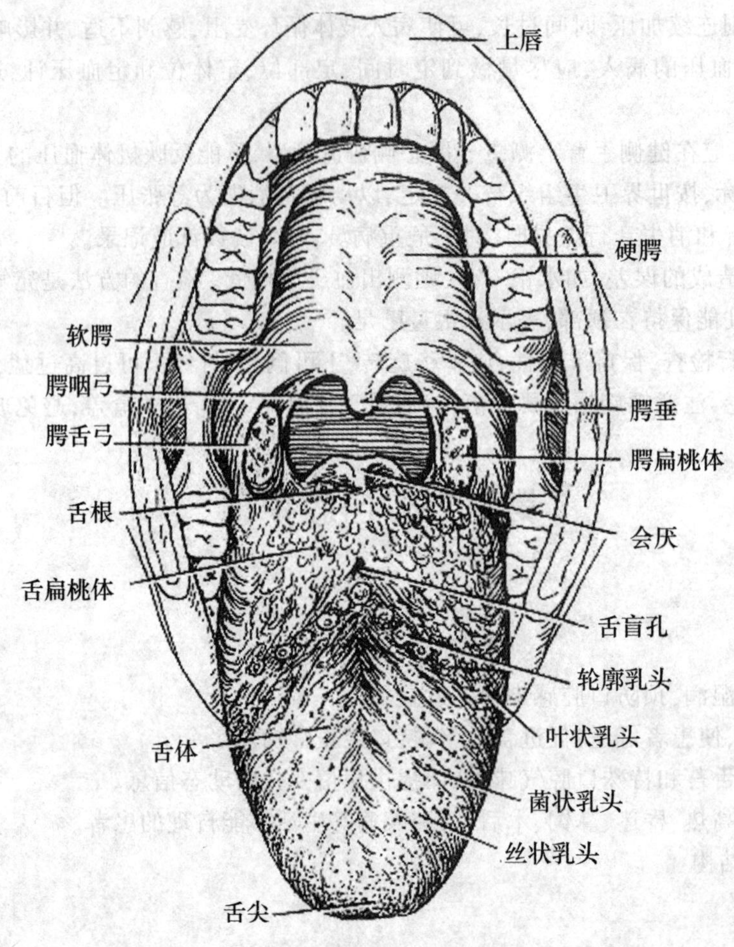

图 1-19 口腔内结构

口轮匝肌并非一个真正的括约肌，而是八个肌，它们起自位于每侧口角的小肌性块，即蜗轴。从蜗轴起始之后，一侧的口轮匝肌纤维终止于中线，在该处与对侧的纤维交叉。口轮匝肌有四个周围部，它们由口裂向外逐渐变薄，在上方达到鼻隔处，在下方达到唇颏沟处。提上唇肌、降下唇肌和颈阔肌唇部的纤维穿过此肌止于黏膜深面的结缔组织。与周围部紧密相邻的是边缘部，它局限在唇红缘区域并位于周围部的浅面。

口唇的动脉、静脉和淋巴引流口唇的血液供给主要来自面动脉的分支，此外，还来自眼动脉和眶下动脉。面动脉在口角处发出上唇动脉和下唇动脉，它们在肌的深面紧贴于黏膜，邻近上、下唇游离缘。在上唇或下唇，左右侧的唇动脉自由吻合形成一围绕口的环。上唇动脉较为粗大而迂曲，沿途向上发出隔支和翼支，分布于鼻中隔的前下份和鼻翼，并与来自鼻外侧动脉和筛动脉的分支相吻合(图 1-20)。

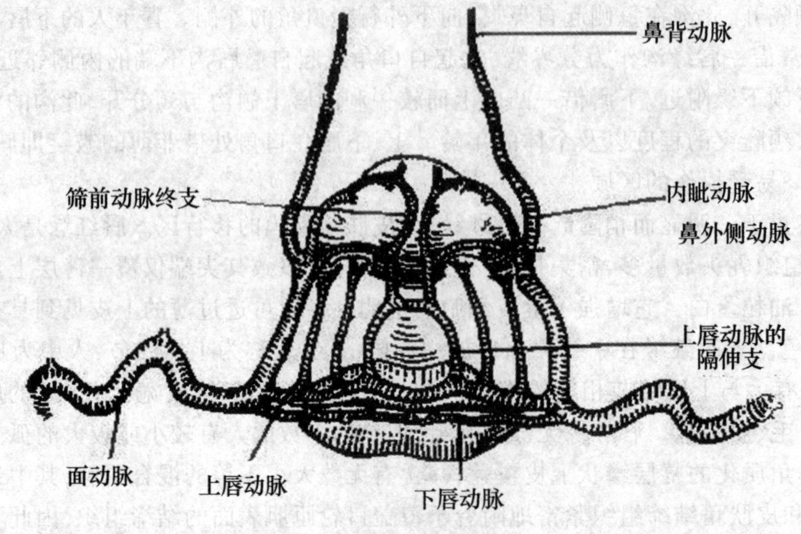

图 1-20 唇部动脉分布

唇部静脉与眼静脉有广泛吻合,回流入面静脉,受阻时则逆流入海绵窦。

口唇的淋巴主要汇入颏下淋巴结和下颌下淋巴结。下唇两侧的一部分淋巴可回流至对侧的淋巴结,这对诊断和治疗下唇癌及其转移有重要的意义。上唇和口角的淋巴除引流至对侧淋巴结外,还可引流至耳前淋巴结以及直接汇入颈外侧深淋巴结,故汇入区较下唇广泛。

(二)颊

颊是口腔前庭的侧壁,由颊肌构成,内面衬以黏膜,外面覆以皮肤。颊从外面观察似比从内面观察较大,因为上方的颧区,下方的下颌区和前庭后方的腮腺咬肌区都被当为颊的一部分。从口腔观察,颊的上、下方以前庭穹隆为界,在后方以连接上、下牙槽突后缘的一个明显凸出的皱褶即翼突下颌缝为界。

颊部的黏膜藉紧密的结缔组织层固定于颊肌的内筋膜。这样,当闭颌颊肌收缩时,黏膜可随颊肌移动,以防止颊黏膜形成皱褶。在黏膜组织内,有无数的黏液腺和混合腺位于黏膜的固有弹力层和颊肌筋膜之间,这些腺体常可延伸至肌束间的间隙内,有时甚至突出此肌的外表面。腮腺导管在正对上颌第二磨牙的颊黏膜处,开口于口腔前庭。开口处的黏膜突起,称腮腺乳头。恰在口角外后的颊黏膜狭窄区内,常有游离的皮脂腺,它们与上、下唇红缘的皮脂腺同源,并位于胚胎时由上下唇融合而成的颊黏膜内;老年人这些腺体常增大,透过颊黏膜可见到为黄色的腺体,称 Fordyce 点。颊含有特殊的脂肪组织体即颊脂体,它为一圆形的脂肪组织结构,表面覆一层薄而明显的囊。谢文扬等(1981)提出,它位于咬肌、笑肌和颧大肌之间,颊肌后份的浅面,以椭圆形的单叶型最多,占 70%,双叶型占 30%。颊脂体与翼颌间隙、颌下间隙,颞深和颞浅间隙以及翼腭窝内的脂肪体相连续,故它们为传播面部感染的重要途径。

(三)牙

牙是人体最坚硬的器官,嵌于上、下颌骨的牙槽内。上、下颌牙呈弓形排列,分别称上颌牙弓和下颌牙弓。

牙的基本形态可分为牙冠、牙颈和牙根三部分(图 1-21)。牙冠为暴露在口腔的部分,牙根为嵌入牙槽的部分,牙颈是位于牙冠和牙根之间稍缩窄的部分。牙主要由牙质构成,它为高度钙化的坚硬组织。覆盖于牙冠的牙质表面的是更为坚硬的釉质;覆盖于颈和根的牙质表面的是黏合质(牙骨质)。通常在临床上将暴露在口腔未被牙龈覆盖的部分统称为临床冠,床冠将牙龈所覆盖的部分称为临床根。每个根籍牙周膜与牙槽相连接,常将此膜作为牙槽的骨膜。每一根尖籍牙根管通至位于冠内较大的牙冠腔。牙根管与牙冠腔共同构成牙腔,腔内容纳牙髓。牙龈萎缩时,临床冠包括冠、颈和部分根在内,常长于临床根。

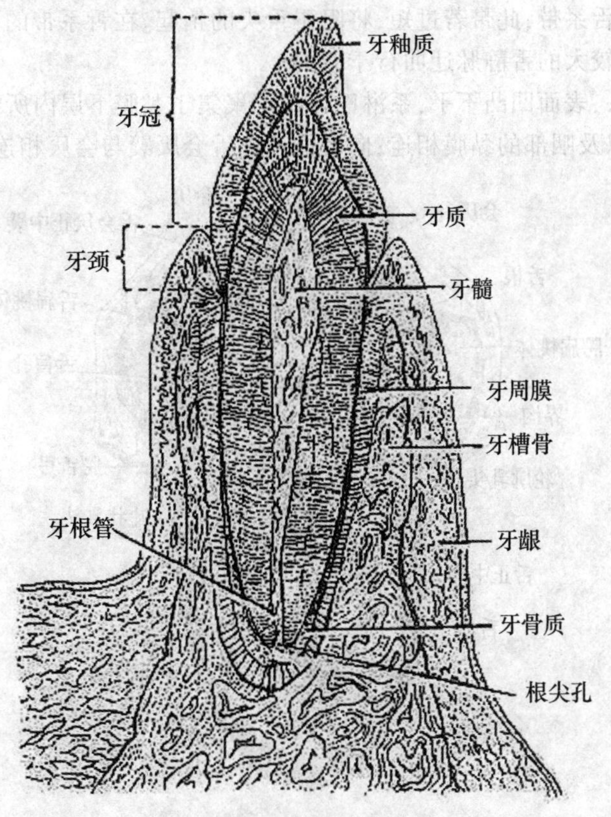

图 1-21 牙的形态和构造

人有两套牙,第一套为乳牙,共 20 个,在生后六个月时开始萌出,于生后 2~3 年内完全萌出,第二套为恒牙,共 32 个,从生后六岁开始,陆续萌出替换乳牙,至 21 岁前后完成。

(四)牙周组织

牙周组织有支持和保护牙的组织结构,包括牙龈、牙周膜和牙槽骨三部分。

1.牙龈。覆盖牙颈的黏膜称为牙龈,牙龈的黏膜借一明显的皱褶线与牙槽黏膜分界。牙槽黏膜为深红色可活动的部分。牙龈,是覆着于牙和骨固定不动的部分,在正常情况下呈粉红色,这可能是由于其内的血管少于牙槽上皮以及牙龈的上皮而属于角质化上皮或类角质化上皮之故。充填于牙间间隙内的牙间乳头(牙龈乳头)为前庭黏膜与口腔黏膜之间的移行部,这两个部位的黏膜在最后磨牙之后也彼此延续。

2.牙周膜。牙藉牙周膜附着于牙槽内,这种附着形式称为嵌合,是膜性结合的一种。牙周膜宽约 0.2 mm,其主要功能为将牙悬于牙槽内,并藉压力感受器提供感觉的信息(Anderson 1970)。牙周膜的主要组成成分是胶原纤维构成的主纤维,它的一端像 Sharpey 纤维那样穿入牙骨质内,另一端穿入骨内。通常按主纤维的位置和纤维的排列方向而给予不同的命名:牙龈纤维是起自邻近牙冠的牙骨质和牙横突嵴终于牙龈的纤维;环行纤维是环绕牙颈排列的纤维;水平纤维是连接于牙颈部的牙骨质与牙槽嵴之间的纤维;大量的斜纤维是由牙根斜行向上至牙骨质的纤维。主纤维的功能是抵抗咀嚼压力,来自牙的压力导致全部或部分纤维束的紧张,这样咀嚼压力以张力的方式作用于牙骨质和骨。

(五)舌(图 1–22,图 1–23)

舌是一个与咀嚼、吞咽、语言和味觉有关的肌性器官,部分位于口腔,部分位于咽,并借肌附着于舌骨、下颌骨、茎突、软腭和咽壁。舌由两个部分构成即前 2/3 的口部和后 1/3 的咽部,它们在位置、发生、结构、机能和神经支配等方面都不同。口部呈水平位排列于口腔内,咽部呈垂直位排列于口咽的前壁。口部与咽部在舌背面借一开口向前的 V 形沟,即界沟为界。在界沟的尖端处有一凹,为盲孔,是胚胎发生时甲状腺胚基下降的遗迹。

口部和咽部的舌黏膜是不同的,口部背面的黏膜厚而粗糙,呈淡红色,含有四种乳头,即丝状乳头、蕈状乳头、轮廓乳头和叶状乳头。丝状乳头的体积最小,遍布于口部背面黏膜;轮廓乳头的体积最大常有 7~9 个,沿界沟排列;蕈状乳头散布于丝状乳头之间,以在舌尖和侧缘处最多;属于退化的叶状乳头位于舌缘后份,每侧约 4~8 个。味蕾只分布在轮廓乳头和蕈状乳头中。口部下面的黏膜薄而光滑,呈红色。沿舌下面的中线有一连于口底的镰状黏膜,即舌系带,此带若过短,将阻碍舌尖的抬起。在舌系带的两侧各有一平行子侧缘的伞襞,可透过黏膜见到有蓝色较大的舌静脉迂曲行于襞内。

咽部背面的黏膜无乳头,表面凹凸不平,系淋巴样组织聚集于黏膜下层内所致,它们总称为舌扁桃体。咽部黏膜向两侧与腭扁桃体以及咽部的黏膜相连;向后借正中舌会厌襞与会厌相连。

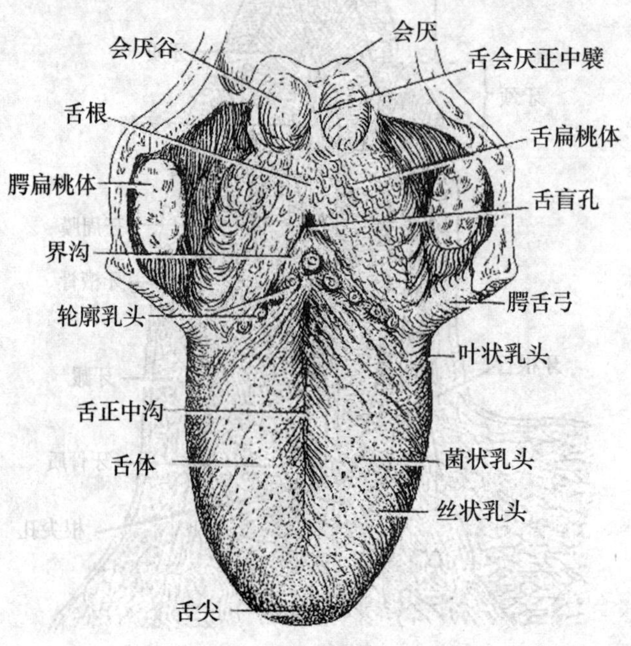

图 1–22 舌背的形态结构

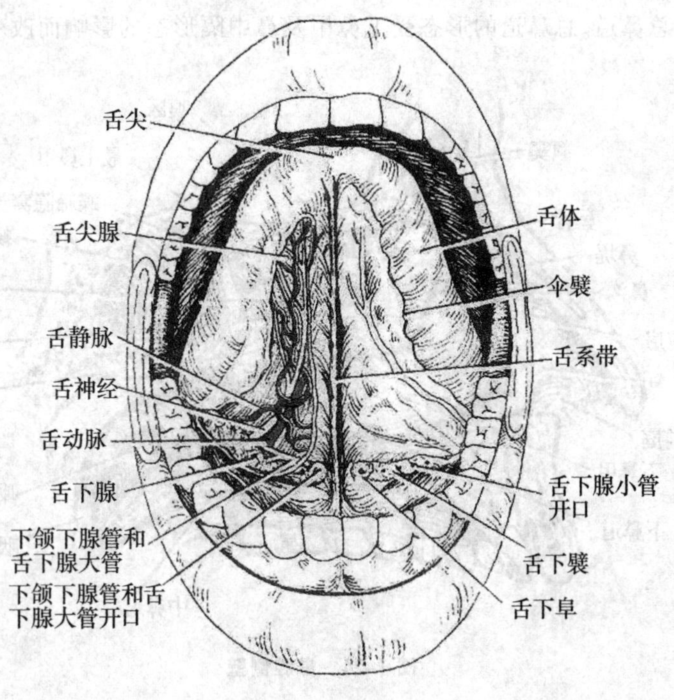

图1-23 舌的下面结构

二、操作要点

1.患者侧卧,面向护士。

2.操作步骤:先观察口腔情况(唇、牙及牙周组织、舌、腭和颊等);清洁口腔,嘱患者咬合上下牙齿,用压舌板轻轻撑开一侧颊部,以弯血管钳夹取含漱口液的棉球纵向擦洗磨牙至切牙→张口依次擦洗牙齿的上内侧面、上咬合面、下内侧面、下咬合面,弧形擦洗颊部→由内向外擦洗舌面,弧形擦洗硬腭→漱口。

三、注意事项

1.要取出义齿。

2.擦洗顺序一般为先上后下。

3.擦洗动作要轻柔,避免损伤黏膜和牙龈。

4.勿触及软腭、咽部,以免患者恶心。

第四节 鼻 饲

【目的】

1.鼻饲的意义

为不能进食病人注入流质饮食,保证营养。

2.掌握鼻饲应用解剖

一、应用解剖学基础

选择部位:鼻腔→咽→食管→胃。

(一)鼻腔(图 1-24)

鼻腔衬以黏膜和皮肤,由鼻中隔分为左、右两腔。在冠状切面上,每腔呈三角形,上窄下宽,前经鼻前孔通外界,后经鼻后孔通咽腔鼻部。每侧鼻腔包括内侧壁、外侧壁、下壁和顶。内侧壁(鼻中隔)和外侧壁由软骨、骨和黏膜构成,底为骨性,顶为筛骨筛板。鼻腔可分为前下部的鼻前庭和位于后份的固有鼻腔两部分。中国人鼻腔的测量:高径 47.8 mm,前后径 63.9 mm,底长 54.9 mm;鼻腔外侧壁和鼻中隔间的宽度在下鼻甲处是 18.0 mm。

插胃管时胃管通过总鼻道。总鼻道的形态受下鼻甲及鼻中隔形态的影响而改变。如鼻中隔偏曲可使一侧鼻腔狭窄。

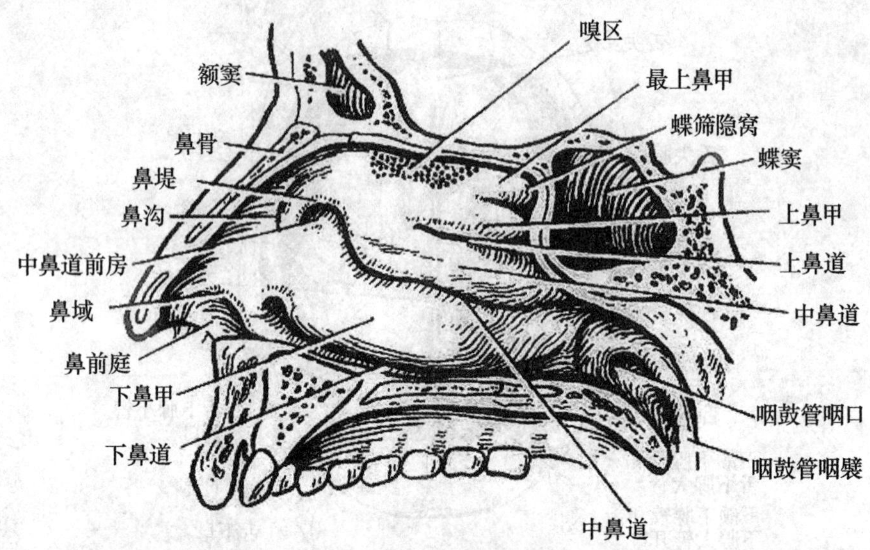

图 1–24 鼻腔侧壁

(二)咽(图 1–25)

咽是一前后略扁的漏斗状肌性管道,是呼吸道和消化道的共同通路。咽的上端附于颅底,下端在第 6 颈椎的下缘处与食管相续接,全长约 12 cm。咽后壁和两侧壁主要由三对咽缩肌围成,咽前壁不完整,分别与鼻腔、口腔和喉腔相通,因此咽腔相应地分为鼻部、口部和喉部三部分。

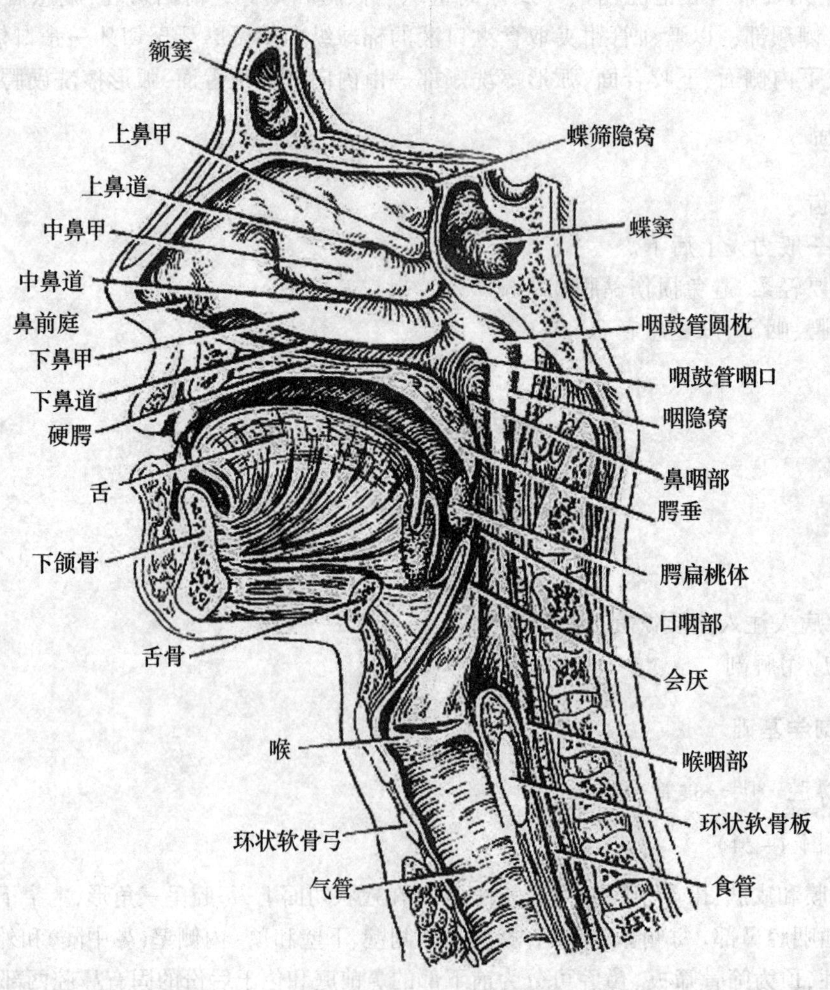

图 1–25 咽部结构

(三)食管(见三腔两囊管压迫止血)

(四)胃(见胃肠减压)

二、操作要点

1.备齐用物,检查胃管是否通畅,携至床旁,备胶布。

2.病人取半坐位(或半卧位),昏迷病人头稍后仰,颌下铺治疗巾,清洁鼻孔(图 1-26)。

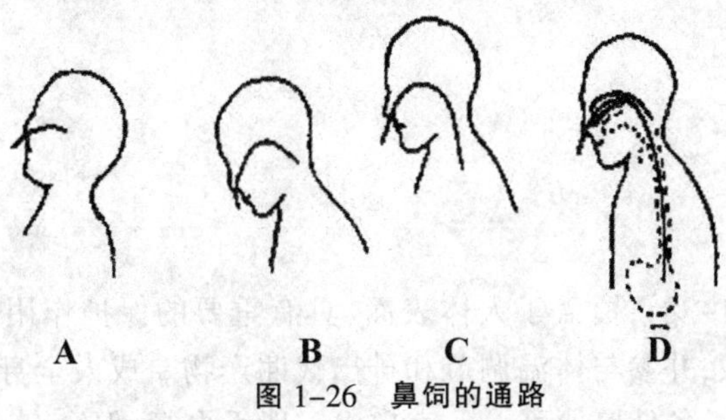

图 1-26 鼻饲的通路

3.量弯盘于口角旁,测量插管长度(自耳垂至鼻尖再至剑突下的长度),必要时以胶布粘贴作标记,相当于 45~55 cm(图 1-27)。

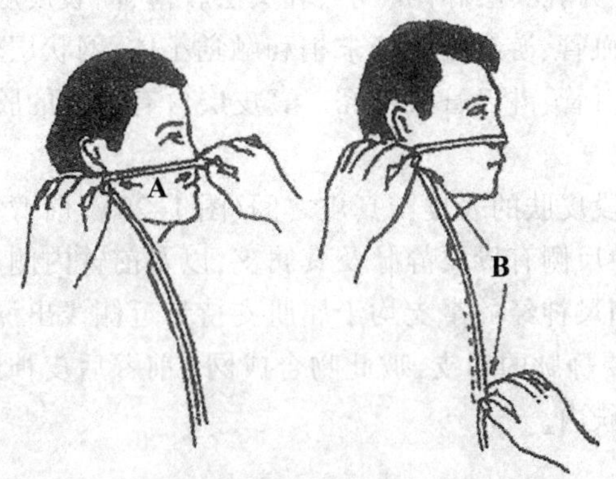

图 1-27 测量插管长度

4.润滑胃管前段,左手以纱布托住胃管,右手持镊子夹住胃管前端,沿一侧鼻孔缓缓插入,到咽喉部时(约 15 cm),嘱病人做吞咽动作,同时将胃管送下至所需长度,暂用胶布固定于鼻翼部。

5.验证胃管是否在胃中,用注射器抽吸,有胃液吸出或用注射器向胃管内注入 10~30 mL 能听到气过水声时,则表示管在胃中,将胃管用胶布固定于颊部。

6.先注入少量温水,再注入流质,注毕以少量温水冲洗胃管。

7.反折胃管开口端,用纱布包好,夹子夹紧,再用别针固定于枕旁。

8.整理用物,并注意爱伤观念,必要时记录。

三、注意事项

1.胃管插入会给病人带来很大压力,护患之间必须进行有效的沟通,让病人或家属理解该项操作是必要的。

2.动作轻柔,态度真诚。注意食管的三处狭窄:第一狭窄:咽与食管交接处(C6),距中切牙 15 cm;第二狭窄:胸骨角(T4~T5 间),距中切牙 25 cm;第三狭窄:膈食管裂孔(T10),距中切牙 40 cm。

3.每次灌食前应测试胃管是否留置于正确位置。

4.鼻饲者需用药时,应将药片研碎,溶解后再灌入。每次鼻饲量不超过 200 mL,间隔不少于 2 小时。

5.长期鼻饲者,应每天进行口腔护理,胃管应每周更换。

6.给昏迷病人插鼻饲管时应注意:由于昏迷病人的吞咽和咳嗽反射消失,不能合作,插管前应将病人头向后仰,当插管至 15 cm 时(相当于会厌部),以左手将病员头部托起,使下颌靠近胸骨柄以增大咽部通道的弧度,便于管端沿后壁滑行并将其徐徐插入至预定长度。

第五节　皮内注射法(青霉素过敏试验)

【目的】

1.皮内注射法的意义

(1)做各种药物过敏试验。

(2)预防接种。

(3)局部麻醉的先驱步骤。

2.掌握皮内注射的解剖层次

一、应用解剖学基础

皮肤由表皮和真皮组成(图 1–28),覆盖于人体表面,具有重要的保护作用。皮肤内含有丰富的神经末梢,能感受多种物理和化学性刺激,并参与体温调节和排出代谢产物。成人全身皮肤面积约为1.7 m^2,表皮位于皮肤的浅层,厚约 0.07~0.12 mm,各处厚薄不一。表皮内一般无血管,但含有丰富的神经末梢,以疼痛刺激敏感。表皮由浅入深依次分为角化层、透明层、颗粒层、棘层和基底层。真皮由致密结缔组织构成,位于表皮下面,厚约 1~2 mm,按其结构特点分为乳头层和网状层。乳头层较薄,向表皮底部凸出,形成许多嵴状或乳头状隆起,称乳头。乳头层含有丰富的血管、游离的神经末梢和触觉小体;网状层较厚,位于乳头层深面,二者之间无明显分界。网状层含有较多的血管、淋巴管及神经。真皮层含有较大的胶原纤维和弹性纤维,二者交织成网,使真皮具有韧性和弹性。

皮内注射多选择前臂掌侧下段皮肤的表皮与真皮之间(图 1–28)。前臂掌侧下段,该处皮肤较薄,易于注射,且易辨认局部反映。浅筋膜中尺侧有贵要静脉及其属支,以及前臂内侧皮神经;桡侧有头静脉及其属支,以及前臂外侧皮神经;正中神经和尺神经的掌支均于屈肌支持带近侧浅出深筋膜。前臂后区皮肤较厚,移动度较小。浅筋膜内有头静脉和贵要静脉的属支,彼此吻合成网。前臂后皮神经是桡神经的分支,与前臂内、外侧的皮神经共同分布于该区的皮肤内。

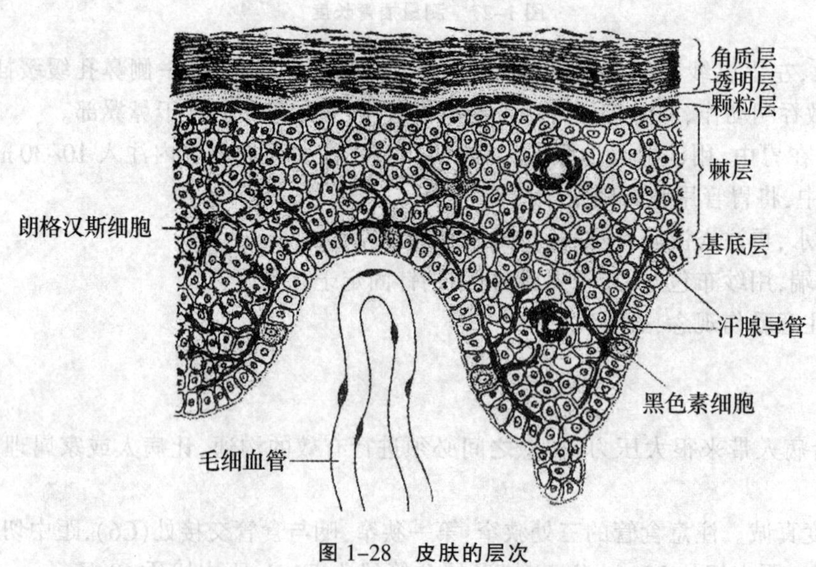

图 1–28　皮肤的层次

二、操作要点

1.认真核对床号、姓名。

2.检查药液质量及有效期。

3.开启生理盐水瓶,注明开瓶日期及“冲青霉素专用”字样。

4.开启青霉素中心铝盖和生理盐水中心铝盖,分别消毒瓶塞。

5.检查针头,纠正盐水负压。

6.抽吸生理盐水,稀释青霉素,每毫升含 20 万单位。取上液 0.1 mL+生理盐水至 1 mL,每毫升含 2 万单位。取上液 0.1 mL+生理盐水至 1 mL,每毫升含 2000 单位。取上液 0.25 mL+生理盐水至 1 mL,每毫升含 500 单位。每次配制时均需将药液混匀。

7.再次核对床号、姓名,询问过敏史。

8.一手绷紧局部皮肤,一手持注射器,针头斜面向上,与皮肤呈 45°角刺入皮内。待针头斜面完全进入皮内后,放平注射器,固定针栓,注入药液 0.1 mL,使局部隆起呈半球状皮丘,皮肤变白并显露毛孔,注射完毕后,迅速拔出针头。

9.记录注射时间,交代注意事项,20 min 后观察结果。

10.整理用物,并注意受伤观念。

三、注意事项

1.忌用碘酊消毒皮肤,以免因脱碘不彻底而影响对局部的反应观察,且要注意其易与碘过敏反应混淆。

2.消毒皮肤勿用力反复涂擦;进针勿过深,注入药量要准确,不能注入血管中。拔针后局部不可按压,以免影响实验结果。

第六节 皮下注射法

【目的】

1.皮下注射法的意义

(1)注入小剂量药物,用于不宜口服给药但须在一定时间内发生药效时。

(2)预防接种。

2.掌握浅筋膜的结构

一、应用解剖学基础

皮下组织即浅筋膜,由位于皮肤和深筋膜之间的疏松结缔组织和脂肪组织构成。皮下组织中含有丰富的血管、神经、淋巴管及纤维成分。纤维成分的多少与皮肤的移动性有关,凡皮肤移动性较大处,其纤维成分较少,反之,纤维成分较多。皮下组织的厚度随年龄、性别及部位不同而有差别,如腹部皮下组织可达 3 cm,而眼睑等处因不含脂肪,皮下组织较薄。

二、操作要点

1.部位选择。一般注射点选择在臂外侧三角肌下缘中区处。亦可在前臂外侧、腹壁、背部及股外侧部等处。这些部位皮下组织疏松,摩擦机会少,便于注射。

2.体姿参考。患者多取坐位,亦可取仰卧位。

3.穿经结构。针头穿经表皮、真皮达浅筋膜。

4.术者用左手绷紧注射部位的皮肤,右手持注射器,针头斜面向上,使针与皮肤呈 30°~40°夹角,斜行刺入皮下组织,进针深度一般为针梗的 1/2~2/3(图 1–29)。

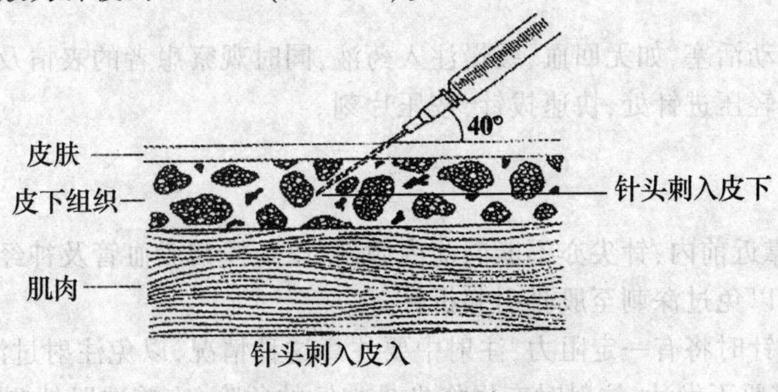

图 1–29 皮下注射部位

三、注意事项

1.因皮内含有丰富的神经末梢,为减少疼痛,进针和拔针时动作应迅速。

2.因浅筋膜中含有较大的静脉,为防止药液直接入血,故进针后应回抽活塞,无回血后方可注入药物。

3.注射不要过浅,以免将药液注入皮内。

4.对过于消瘦者,可捏起局部组织,穿刺角度应适当减小。

5.针头刺入角度不宜超过 45°,以免刺入肌层。

6.注射少于 1 mL 的药液时,须用 1 mL 注射器,以保证注入的药物剂量准确无误。

第七节 肌肉注射法

【目的】

1.肌肉注射法的意义

(1)主要用于不宜或不能做静脉注射及口服药物,又需迅速发生药效时。

(2)注射刺激性较强,且药量较多的药物时,如 50%硫酸镁 10~20 mL 肌注射。

(3)严重水肿病人,皮下注射不易吸收时可做肌肉注射。

2.掌握各部肌肉注射的位置、层次特点

一般选择肌肉丰厚且距大血管、大神经较远处,其中常用的部位为臀大肌,其次为臀中肌、臀小肌、股外侧肌和三角肌。

注射部位一 股外侧肌

一、应用解剖学基础

1.股外侧肌。股外侧肌是股四头肌的四头中最宽厚者,位于大腿的外侧及后部,其内侧为股直肌和股中间肌。股外侧肌起于股骨大转子根部及股骨粗线外侧唇等处,向下移行于股四头肌腱,止于髌骨上缘、膝关节囊等处。营养股外侧肌的血管为旋股外侧动脉,该动脉起自股深动脉外侧壁,向外侧至缝匠肌、股直肌与髂腰肌之间分为升支和降支,降支经股直肌的后方向外下走行至股外侧肌中部前缘分支营养该肌,支配股外侧肌的神经为股神经的股外侧支,此支与旋股外侧动脉及其降支伴行至股外侧肌。

2.髂胫束及阔筋膜张肌。髂胫束为股部阔筋膜的一部分,其上端借臀肌筋膜连于髂嵴,经股外侧肌表面向下止于股骨外侧髁。阔筋膜张肌肌腹位于髂胫束的上部两层阔筋膜之间。

二、操作要点

1.部位选择。选择在大腿中段外侧 7.5 cm 宽的范围内。

2.体姿参考。患者取坐位或仰卧位。

3.穿经结构。注射针穿过皮肤、浅筋膜、髂胫束至股外侧肌。

4.在选定的部位上用左手绷紧皮肤,针尖向下与腿长轴呈 45°角刺入,或向后与患者仰卧的床面呈 45°角刺入。

5.松开绷皮肤的手,抽动活塞,如无回血,缓慢注入药液,同时观察患者的表情及反应。

6.注射完毕,用干棉签轻压进针处,快速拔针,按压片刻。

三、注意事项

1.注射部位不要过于靠近前内,针尖亦不能向前内倾斜,以免损伤股血管及神经。

2.针尖不要垂直刺入,以免过深刺至股骨引起折针。

3.成人髂胫束较厚,进针时将有一定阻力,注射中要注意这种情况,以免注射过浅。

4.2 岁以内的婴儿因臀肌不发达,注射时有损伤坐骨神经的危险,应首选股外侧肌注射。

5.消瘦者及患儿的进针深度酌减。

注射部位二　臀中肌、臀小肌

一、应用解剖学基础

选择臀中肌、臀小肌(图 1-30)注射。

1.臀中肌。该肌呈扇形,前上部位于皮下,后下部被臀大肌覆盖,前方为阔筋膜张肌,下方为梨状肌。肌纤维起于髂嵴背面,止于股骨大转子。

2.臀小肌。该肌位于臀中肌深面,其形态、起止、功能及血管神经分布都与臀中肌相同,故可将此肌视为臀中肌的一部分。

3.臀上血管及神经。臀上动脉为臀中、小肌的供血动脉,起自髂内动脉后干,至臀部后即分为深浅两支。浅支至臀大肌深面,营养该肌,并与臀下动脉吻合,深支位于臀中肌的深部,分为上下两支,深上支沿臀小肌上缘行进,与旋髂深动脉及旋股外侧动脉的升支吻合,深下支在臀中肌与臀小肌之间向外行进,分支营养该二肌。在髂嵴结节下方,臀上动脉的深上支与深下支相距 5.9 cm。臀上静脉与臀上动脉伴行注入髂内静脉。臀上神经行于其深面,支配臀中肌和臀小肌。

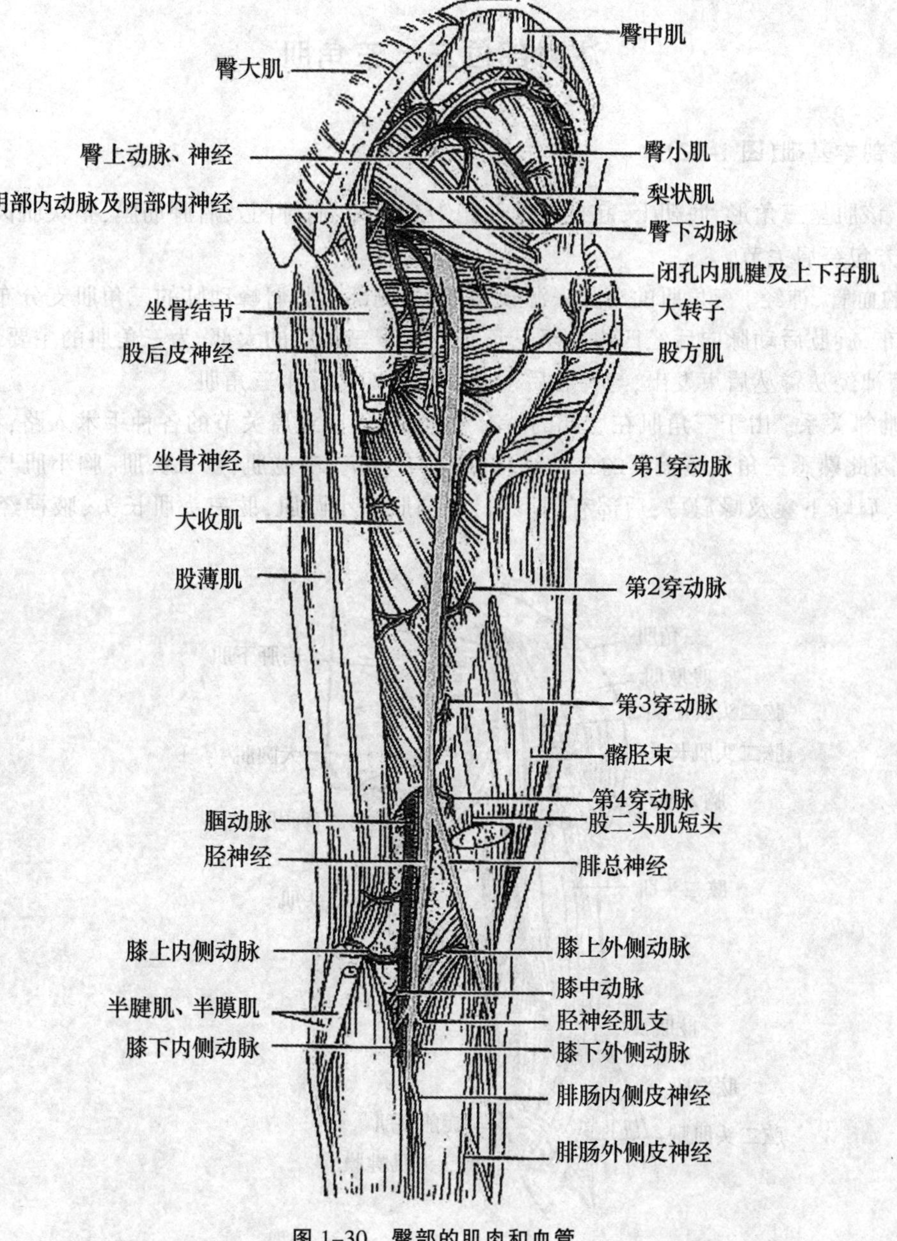

图 1-30　臀部的肌肉和血管

二、操作要点

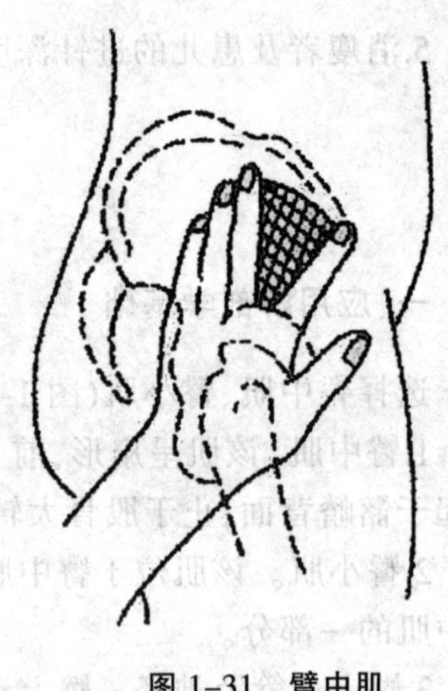

图 1–31 臀中肌、臀小肌注射定位法

1.部位选择。臀中肌、臀小肌注射部位的选择(图 1–31):(1)髂前上棘后三角区:术者将示指指尖置于髂前上棘(由后向前,右侧用左手,左侧用右手),中指尽量与示指分开;中指尖紧按髂嵴下缘,此时,示指、中指及髂嵴围成的三角区为注射区。(2)髂前上棘后三横指处。

2.体姿参考。患者取侧卧位或俯卧位。

3.穿经结构。注射针穿过皮肤、浅筋膜,由臀肌筋膜至臀中肌或臀小肌。

4.刺入臀中肌、臀小肌后,抽动活塞,如无回血,缓慢注入药液,同时观察患者的表情及反应。

5.注射完毕,用干棉签轻压进针处,快速拔针,按压片刻。

三、注意事项

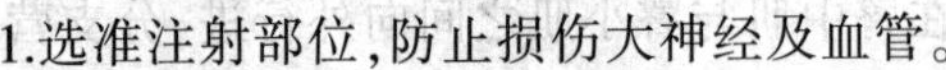

1.选准注射部位,防止损伤大神经及血管。

2.注射深度略小于臀大肌注射深度,此注射区皮下脂肪较薄,成人一般 0.8 cm,臀中肌和臀小肌平均厚度为 2.5 cm,进针时不要过深,以免针尖触及骨面。

注射部位三　三角肌

一、应用解剖学基础(图 1–32)

1.三角肌。该肌呈三角形,底朝上,起自锁骨外侧 1/3、肩峰、肩胛冈及肩胛筋膜,整块肌肉位于肩部皮下,从前、外、后三方包绕肩关节。

2.三角肌的血管、神经。三角肌的动脉来源较多,前外侧部由胸肩峰动脉的三角肌支分布,后部由旋肩胛动脉的分支分布,旋肱后动脉向后经四边孔至三角肌分布于三角肌的大部,为三角肌的主要动脉。三角肌由腋神经支配,腋神经从臂丛后束发出,与旋肱后动脉伴行经四边孔至三角肌。

3.三角肌毗邻关系。由于三角肌在肩部的特有解剖位置,以致肩关节的各种手术入路,都需要将三角肌分离或切断。因此熟悉三角肌覆盖下的各种结构,即前有喙突,喙肱肌,肱二头肌,胸小肌与肩胛下肌;外侧部为冈上肌腱,肩峰下囊及喙肩弓;后部有冈下肌,大圆肌和小圆肌,肱三头肌长头,腋神经,旋肱后动脉及桡神经。

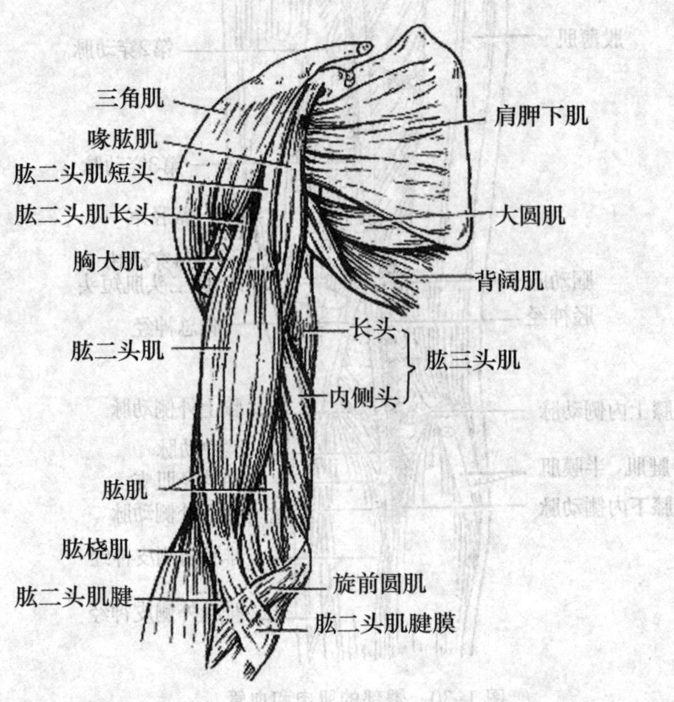

图 1–32 肩、臂部肌肉

4.三角肌区皮肤较厚,皮下组织较薄。

二、操作要点

1.部位选择(图 1–33)。三角肌也是临床上常用的肌肉注射的部位。观察发现桡神经与三角肌后缘中、下 1/3 有关,由于此区肌质也较薄,故被认为是三角肌注射的“危险区”。从三角肌的厚度以及神经血管的走行,认定此肌的上 1/3 和中 1/3 肌质较厚且无大血管及神经,故可视为是三角肌注射的“绝对安全区”。

2.体姿参考。患者取坐位或卧位。

3.进针层次。注射针经皮肤、浅筋膜、深筋膜至三角肌内。

4.进针技术同臀肌注射法。

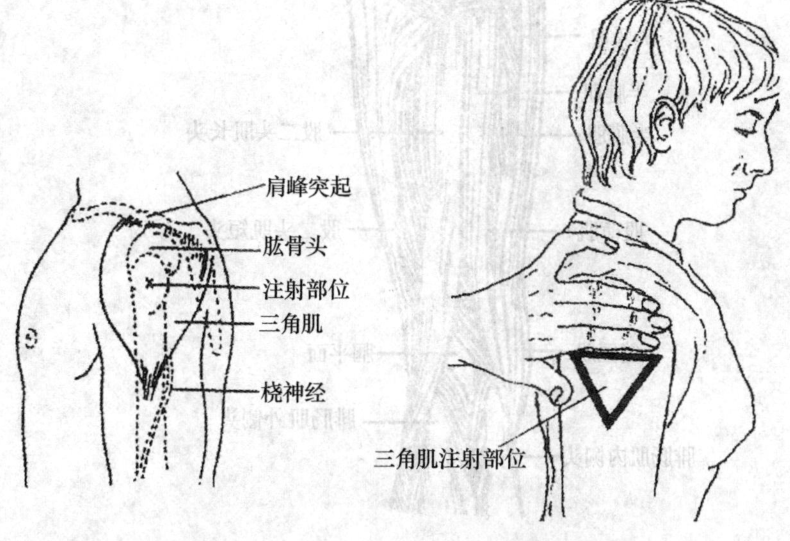

图 1–33 三角肌注射部位选择

三、注意事项

1.三角肌不发达者不宜做肌肉注射,以免刺至骨面,造成折针,必要时可提捏起三角肌斜刺进针。

2.在三角肌区注射时,针尖勿向前内斜刺,以免伤及腋窝内的血管及臂丛神经。

3.在三角肌后区注射时,针头切勿向后下偏斜,以免损伤桡神经。

注射部位四 臀大肌

一、应用解剖学基础

1.臀大肌(图 1–34)是臀部最大和最强的一块肌,略呈方形。是维持人体直立后伸髋关节的重要肌。此肌有广泛的起始,自上而下为髋骨背面(臀后线以后的部分),骶骨和尾骨背面,胸腰筋膜和骶结节韧带,止于髂胫束和股骨臀肌粗隆。其上缘长约 10.9 cm,上缘中点厚约 3.2 cm,下缘长约 12.6 cm,下缘中点厚约 2.4cm,起、止点宽约 11 cm。臀大肌的肌腱为膜板状,长约 3.9 cm,上 3/4 斜过股骨大转子,连于髂胫束,致使此处的髂胫束明显增厚,下 1/4 经股二头肌与股外侧肌之间止于臀肌粗隆和股外侧肌间隔。小儿此肌不发达,较薄。

2.臀大肌筋膜。该筋膜是臀区固有筋膜之一,不甚发达。筋膜向深面发出许多纤维隔,使臀大肌内部结合非常牢固。其内侧愈着于骶骨的背面,外侧移行于大腿阔筋膜并参与髂胫束的形成。臀筋膜损伤时,可引起腰腿痛,是腰腿痛的病因之一,称臀筋膜综合征。

3.臀部的血管、神经(图 1–35)。臀部的血管、神经较多,均位于臀大肌的深面,经梨状肌上孔和梨状肌下孔出入盆腔。臀下血管及神经,臀下动脉、静脉及臀下神经通过梨状肌下孔出盆腔。三者相互伴行,分布于臀大肌等处,各主干穿出梨状肌下孔处的体表投影在髂后上棘至坐骨结节连线的中点处。臀上血管及神经,臀上动脉、静脉及神经通过梨状肌上孔出盆腔,主要分布于臀中肌、臀小肌等处。它们出梨状肌上孔的体表投影在髂后上棘至大转子尖连线上、中 1/3 段交界处。阴部内血管及神经,阴部内动脉发自髂内动脉前干,经梨状

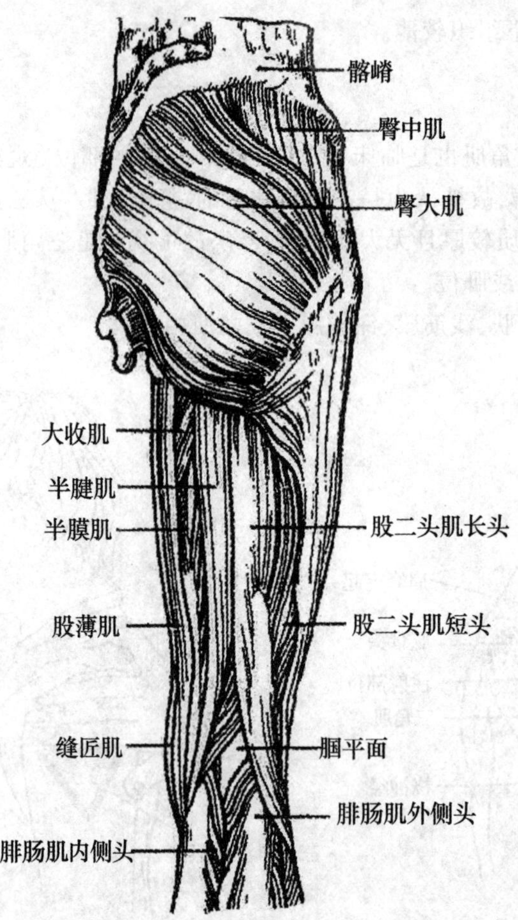

图 1-34 臀部及股后区肌肉

肌下孔出盆腔，再经坐骨小孔至会阴部。阴部内静脉和阴部神经与阴部内动脉伴行，位于动脉内侧。坐骨神经为全身最大的神经，起始处宽约 2 cm。坐骨神经一般经梨状肌下孔穿出至臀部，位于臀大肌中部深面，约在坐骨结节与股骨大转子连线的中点处下降至股后部。

4.臀区皮肤及浅筋膜臀区皮肤较厚，浅筋膜含有大量的脂肪组织，故该区皮下组织较厚，中年女性此处皮下脂肪厚约 2~4 cm。

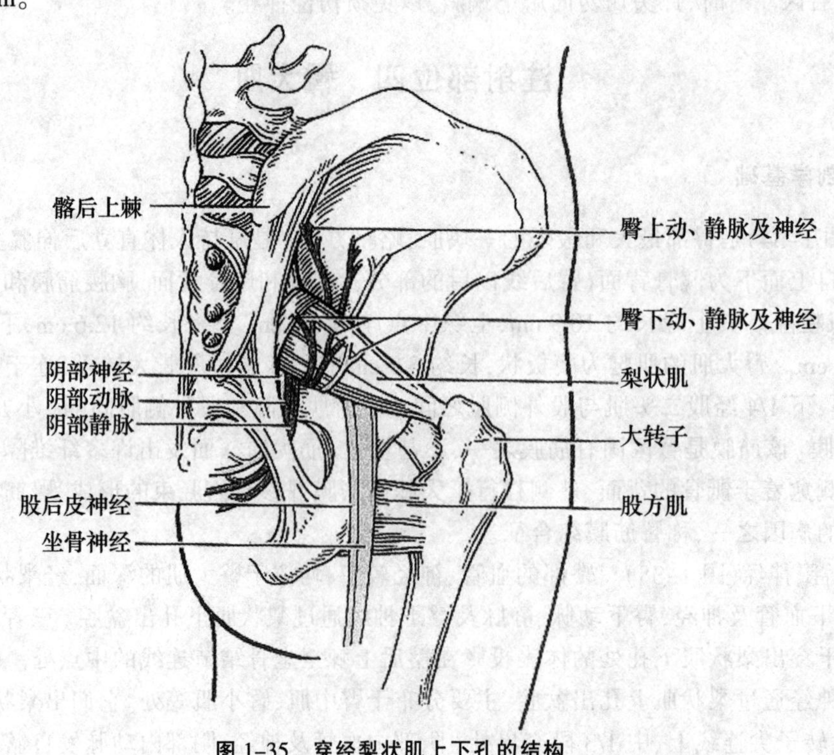

图 1-35 穿经梨状肌上下孔的结构

二、操作要点

1.部位选择。臀大肌注射区的定位方法有两种:(1)十字法(图 1-36A):从臀裂顶点向外划一水平横线,再通过髂嵴最高点向下作一垂线,两线十字交叉,将臀区分为四区。臀部外上 1/4 区为臀肌注射最佳部位。(2)连线法(图 1-36B):将髂前上棘至骶尾连接处作一连线,将此线三等分,其外上 1/3 为注射区。

2.体姿参考。患者多取侧卧位,下方的腿微弯曲,上方的腿自然伸直;或取俯卧位,足尖相对,足跟分开,亦可取坐位。

3.穿经结构。注射针穿经皮肤、浅筋膜、臀肌筋膜至臀大肌。

4.选准注射部位,术者左手绷紧注射区皮肤,右手持注射器,使针头与皮肤垂直,快速刺入 2.5~3.0 cm 即达臀大肌。

三、注意事项

1.选准注射部位,防止损伤大神经及血管,用十字法或连线法选好注射区。注射点处应无炎症、硬结及压痛,用十字法选区时,因臀外上 1/4 区的内下角靠近臀下血管、神经及坐骨神经,故选注射点时应避开此区的内下角,为避免损伤血管、大神经,进针时针尖勿向下倾斜。

2.防止折针,因臀大肌发达,在肌肉紧张时易发生折针。预防折针的方法是在肌肉松弛的情况下快速进针,针梗应垂直刺入,不可在肌内撬动及改变方向。为确保安全,切勿将针梗全部刺入,一般针梗的 1/3 应保留在体外,以防针梗从根部焊接处折断。万一折断,应保持局部与肢体不动,速用止血钳夹住断端取出。

3.注意进针深度,注射的深度因人而异,因臀区皮下组织较厚,成年人臀大肌注射时针梗不应短于 4.5 cm,注射过浅或针尖达不到肌肉时,易引起皮下硬结及疼痛。

4.婴儿不宜做臀肌注射,婴儿臀区较小,肌肉不发达,不宜做臀肌注射。小儿开始行走后臀肌逐渐发达,方可用于注射。

5.防止药液直接入血,进针后应回抽活塞,无回血后方可注射。

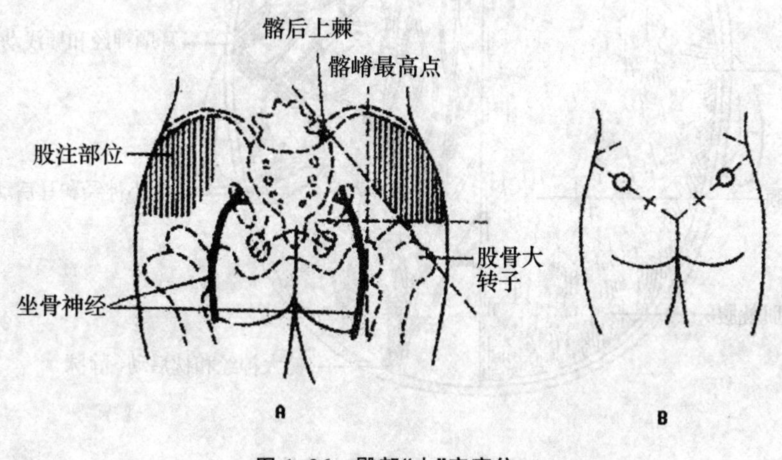

图 1-36 臀部"十"字定位

第八节 浅静脉穿刺术

【目的】

1.了解静脉穿刺的意义

(1)输入液体和药物以达解毒、治疗和控制感染的目的。

(2)补充营养及水分,维持和调节体内水、电解质及酸碱平衡。

(3)补充体液,纠正血容量不足,改善微循环,回升血压。

(4)输入脱水剂,降低颅内压,减轻或消除腹水及组织水肿。

(5)采血,用于献血、血液检查。

2.掌握浅部静脉的位置及特点

一、应用解剖学基础

头皮静脉、颈外静脉、上肢浅静脉、下肢浅静脉常被选择为穿刺静脉。

浅静脉位于皮下组织内,又叫皮下静脉,位置表浅,透过皮肤在体表易于看见。浅静脉数目较多,多吻合成静脉网,无动脉伴行。浅静脉有静脉瓣,其数目以四肢较多,下肢多于上肢。静脉管壁薄,平滑肌和弹性纤维较少,收缩性和弹性差,故当血容量明显减少时,静脉管壁发生塌陷。静脉血流缓慢,尤以近心端受到压迫或压力增高时血流更为缓慢,且常出现静脉充盈。

(一)头皮静脉

头皮静脉分布于颅外软组织内,数目多;在额部及顶区相互交通呈网状分布,表浅易见。静脉管壁被头皮内纤维隔固定,故易滑动,而且头皮静脉没有瓣膜,正逆方向都能穿刺,只要操作方便即可,故特别适用于小儿,也可用于成人。头皮静脉中的主要静脉有:(图 1–37)

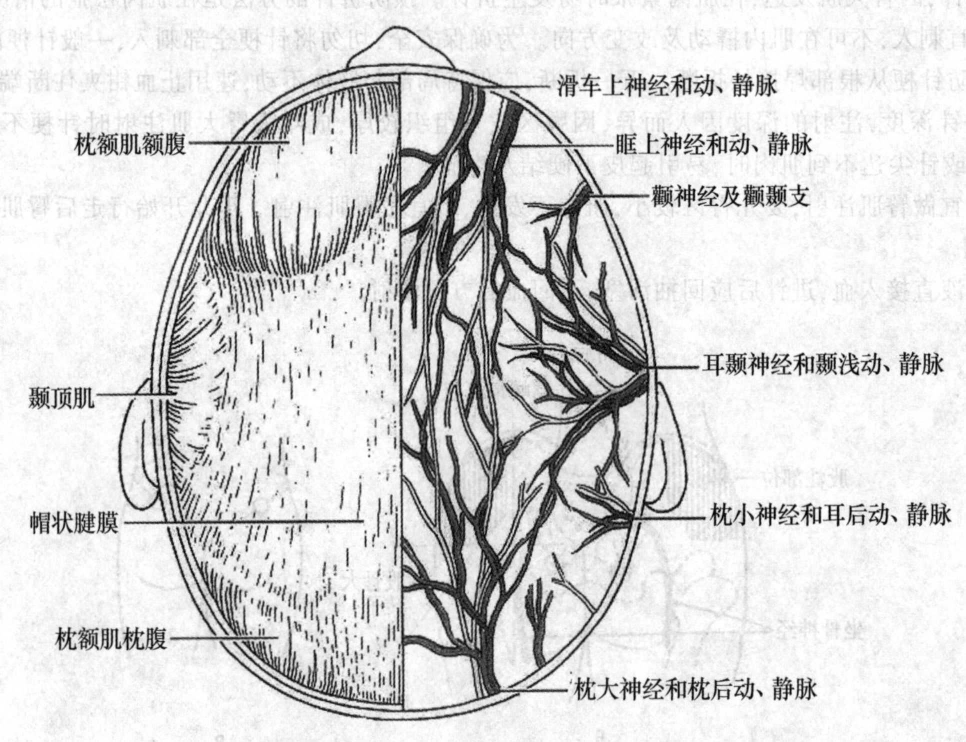

图 1–37 头顶部血管神经

1.滑车上静脉。起自冠状缝处的小静脉,沿额部浅层下行,与眶上静脉末端汇合,构成内眦静脉。

2.眶上静脉。起于额骨颧突附近,至滑车上静脉前在眼眶上方向内走行,在内眦附近形成面静脉。通过眶上切迹的分支与眼上静脉吻合。

3.面静脉。由眶上静脉和滑车上静脉汇合而成。在鼻的侧方斜行向下,然后在眼眶下方转向后外侧,在面动脉后面向下后走行,直至下颌角,在此处与下颌后静脉汇合,回流入颈内静脉。面静脉通过眼上静脉和眶上静脉的属支,通过至翼丛的面深静脉与海绵窦相通。面部的主要属支为眼上静脉,来自翼丛的面深静脉,眼睑下静脉,唇上下静脉。下颌骨下的主要属支为:颏下静脉,扁桃体静脉,腭外静脉和下颌下静脉。下颌下神经的伴行静脉和咽静脉及甲状腺上静脉也是下颌骨下水平的属支。

4.颞浅静脉。起始于颅顶及颞区软组织,在颞筋膜的浅面,颧弓根稍上方汇合成前后两支。前支与眶上静脉相交通，后支与枕静脉、耳后静脉吻合，而且有交通支与颅顶导静脉相连。前后支在颧弓根处汇合成颞浅静脉，下行至腮腺内注入下颌后静脉。

(二)颈外静脉(图 1-38)

颈外静脉是颈部最大的浅静脉，收集颅外大部分静脉血和部分面部深层的静脉血。颈外静脉由前后两根组成，前根为面后静脉的后支，后根由枕静脉与耳后静脉汇合而成，两根在平下颌角处汇合，沿胸锁乳突肌表面斜向后下，至该肌后缘、锁骨中点上方 2.5 cm 处穿颈部固有筋膜注入锁骨下静脉或静脉角。此静脉在锁骨中点上方 2.5~5.0 cm 处内有二对瓣膜，瓣膜下部扩大成囊。颈外静脉的体表投影相当于同侧下颌角与锁骨中点的连线。由于颈外静脉仅被皮肤、浅筋膜及颈阔肌覆盖，位置表浅，管径较大，在小儿病人常被选作穿刺抽血的静脉，尤其在小儿病人大哭时或压迫该静脉近心端时，静脉怒张明显，更易穿刺。颈部皮肤移动性大，不易固定，通常颈外静脉不作为穿刺输液的血管，但用硅胶管在此插管输液者日渐多见，使其应用范围扩大。

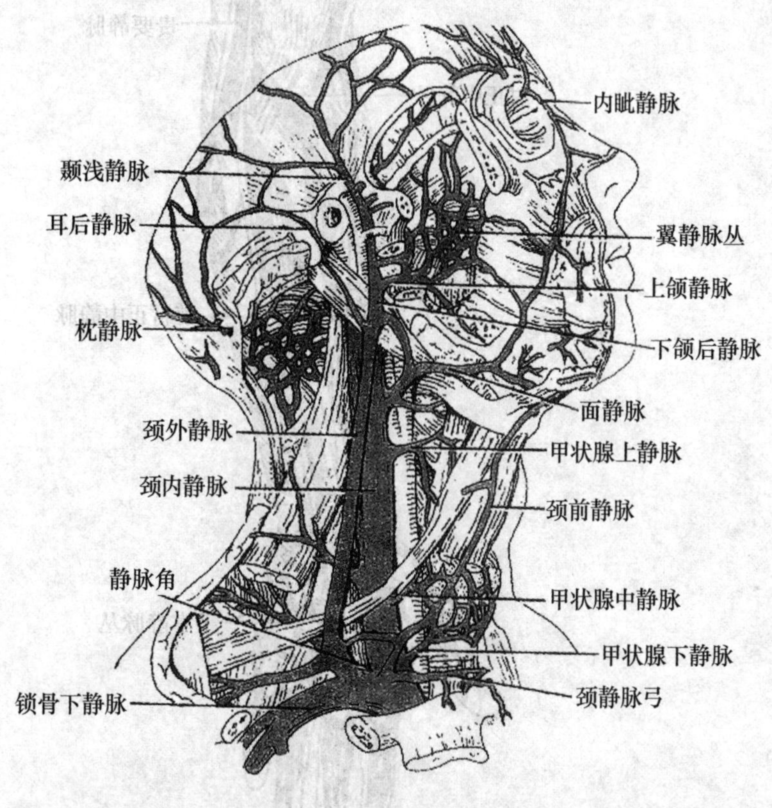

图 1-38 头颈部静脉

(三)上肢浅静脉(图 1-39)

上肢常用作穿刺的浅静脉主要有手背浅静脉和前臂浅静脉。

1.手背浅静脉较为发达，数目多，相互吻合成静脉网，网的桡侧汇集向上延续为头静脉，网的尺侧汇集成贵要静脉。

2.头静脉。头静脉起始后向上绕过前臂桡侧缘至前臂掌侧面，在肘窝稍下方发出肘正中静脉后，沿肱二头肌外侧沟上升，于三角肌胸大肌间沟穿入深部，汇入锁骨下静脉或腋静脉。

3.贵要静脉。贵要静脉沿前臂尺侧上升，在肘窝下方转向前面，接受肘正中静脉后，经肱二头肌内侧沟上行至臂中部，穿深筋膜汇入肱静脉。

3.肘正中静脉。肘正中静脉在肘部连接头静脉与贵要静脉之间，其连接形式变异甚多。前臂正中静脉起自手掌静脉丛，沿前臂前面上升，沿途接受一些属支，并通过交通支与头静脉及贵要静脉相连。前臂正中静脉末端注入肘正中静脉，有的末端分为二支，分别注入贵要静脉和头静脉，这种类型通常无肘正中静脉。

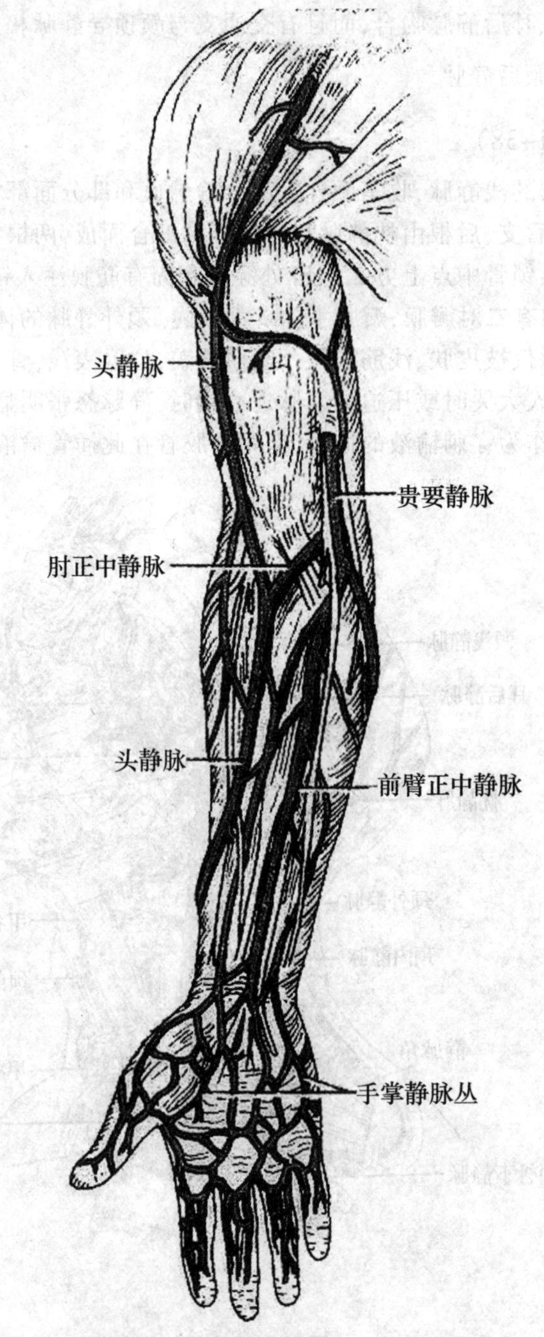

图 1–39 上肢浅静脉

(四)下肢浅静脉

下肢常用做穿刺的浅静脉主要有足背静脉和大隐静脉起始段。

1.足背静脉弓。足背静脉弓是足背静脉网最发达的部分,横位于足背跖骨的远侧端,隔皮肤清晰可见。足背静脉弓接受趾背静脉的注入,静脉弓的内、外两端向后移行为内侧缘静脉和外侧缘静脉。内侧缘静脉向上延续为大隐静脉,而外侧缘静脉则延续为小隐静脉。内、外侧缘静脉与足背静脉弓之间有许多静脉支相互吻合组成足背静脉网,位于足背浅筋膜内,并与足背皮神经相交织。

2.大隐静脉(图 1–40)是全身最长的浅静脉,其行程通过体表标志投影为:起始于足背静脉弓的内侧端,经内踝前方约 1~1.5 cm 处,即内踝前缘和胫骨前肌之间,继之沿小腿内侧上行,在胫骨前缘后方约 3.5 cm 处,正好位于胫骨内缘的后方。再在胫骨内侧髁和股骨内侧髁的后方上行至大腿内侧收肌结节处,此处离髌骨内缘一手掌宽,由此再向外上方至耻骨结节外下方 3~4 cm 处。大隐静脉在此穿卵圆窝注入股静脉。大隐静脉在股部也接受许多属支,一些属支单独开口大隐静脉,而另一些属支可汇聚形成较大的有名称静脉,这些静脉在其末端汇入大隐静脉前常常行向股三角基底半,通常它们可分为以下几组:1 支或数支大的股后内侧属支,1 支或数支股前外侧属支,4 支或数目更多的腹股沟静脉。股后内侧静脉较大,有时有 2 条,像其名称所示,引流股后内侧大片表浅区的静脉血。该属支(像其他属支那样)具有放射学和外科学上的意义,其下部属支之一常与小隐静脉连续。股后内侧静脉有时也被称为副隐静脉以便突出强调其合成形式和汇入大隐静脉的位置的多生性。当有 1 条或两条以上的股后内侧属支时,则将更低(更远侧)的属支称为副隐静脉。另一大的静脉属支,即股前外侧静脉或称股前皮静脉,常起于大腿远端的静脉网,跨过股三角的尖和远侧半到达大隐静脉。在大隐静脉穿过隐静脉裂孔处,有腹壁浅静脉,旋髂浅静脉和阴部外浅静脉等属支汇入。它们汇聚的类型常有变化。腹壁浅静脉和旋髂浅静脉引流下腹壁的血液,后者也接受大腿近外侧区的属支;阴部外浅静脉引流部分阴囊的血液。阴茎背静脉也汇入阴部外浅静脉。而阴部外深静脉则汇入大隐静脉的终端,胸腹壁浅静脉沿躯干的前外侧分布,将腹壁浅静脉或股静脉与胸外侧静脉相连,从而使股静脉和腋静脉间相通连。由此而形成上、下腔静脉引流区域之间的相互交通。胸腹壁静脉恰好沿原始乳腺嵴的位置分布于腋窝与耻骨区的范围内。

3.小隐静脉其起止、行程通过的体表标志投影为:起始于足背静脉弓的外侧端,在外踝后方上升,走在跟腱外侧,继而行至小腿后面中线,经腓肠肌内、外侧头之间上行至腘窝,穿深筋膜注入腘静脉。在小腿的下 1/3 部、小隐静脉在跟腱的外侧,深筋膜的浅面上行,其浅方仅覆有浅筋膜和皮肤,继而斜向内上,行进于小腿中线内侧,至小腿中上1/3 交界处穿过深筋膜,行于深筋膜和腓肠肌之间,并在腓肠肌两头之间继续上行,在腘窝内膝关节上方3~7.5 cm 处终止于腘静脉。属支小隐静脉在足背与深静脉相连,在小腿部接受许多皮静脉属支,并向近侧端和内侧分出几个静脉支汇入大隐静脉。有时发出交通支上行于内侧副隐静脉(见前文),这可能是小隐静脉的主要延伸。在小腿,小隐静脉位于腓肠神经附近。它具有 7~13 个瓣膜,其中一个静脉瓣位于小隐静脉的近终端处。小隐静脉的终止类型常有变化,它可能在大腿的近侧汇入大隐静脉或分为 2 支,一支汇入大隐静脉,另一支汇入腘静脉或股后静脉,有时小隐静脉在膝关节远侧终至大隐静脉或腓肠肌深静脉。

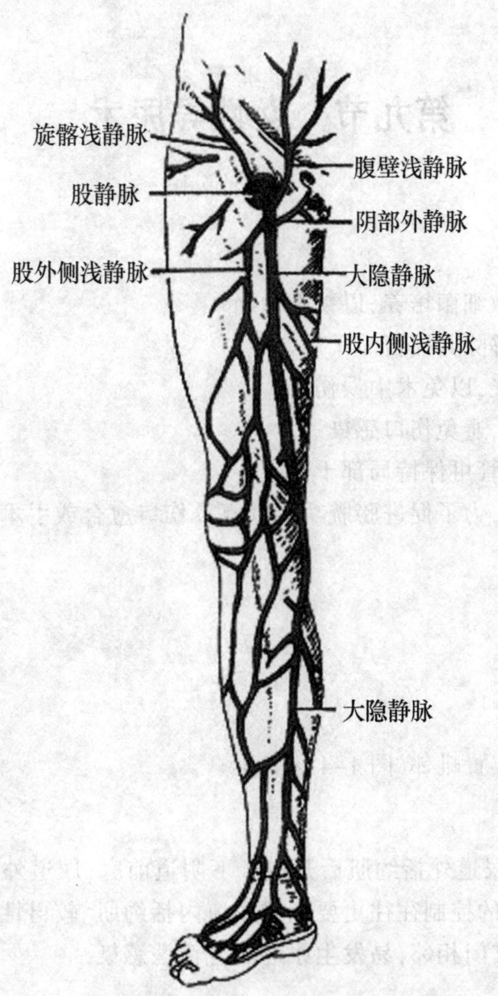

图 1-40 大隐静脉体表投影

二、操作要点

1.部位选择。根据年龄及病情可选择不同部位的静脉。婴幼儿多选用头皮静脉和颈外静脉,其次选用手背静脉和足背静脉。成人常选用手背静脉和足背静脉。

2.穿经层次。虽然选用的静脉部位不同,但穿经的层次基本相同,即皮肤、皮下组织和静脉壁。因年龄的不同,静脉壁的厚度、弹性及硬度有所不同。

3.在四肢,通常在欲穿刺部位的近心端扎以束带,以使静脉充盈,便于穿刺。穿刺时固定好皮肤和静脉,针尖斜面向上,与皮肤角度为 15°~30°,在静脉表面或旁侧刺入皮下,再沿静脉近心方向潜行然后刺入静脉,见回血后再顺静脉进针少许,将针头放平并固定。

4.进行抽血或注入药物,穿刺时要固定好静脉,尤其是老年病人,血管弹性较差,易于滑动。

三、注意事项

1.不可用力过猛,以免穿透静脉。

2.如需长期静脉给药者,穿刺部位应先从小静脉开始,逐渐向上选择穿刺部位,以增加血管的使用次数。

3.如果为一次性抽血检查,则可选择易穿刺的肘正中静脉。

4.穿刺部位应尽可能避开关节,以利于针头固定。

5.四肢浅静脉瓣膜较多,穿刺部位应避开瓣膜。

6.颈外静脉穿刺时应让患者取仰卧位,两臂贴附身旁,枕头垫于肩下,头偏向穿刺部位的对侧,并尽量后仰,充分显露穿刺部位,以便穿刺时使穿刺针与静脉平行,通常在该静脉的上、下段交界处刺入。

7.由于头皮静脉被固定在皮下组织的纤维隔内,管壁回缩能力差,故穿刺完毕后要压迫局部,以免出血形成皮下血肿。

第九节 女性导尿术

【目的】

1.了解女性导尿术的意义

(1)收集不受污染的尿标本,做细菌培养,以帮助诊断。

(2)为尿潴留病人放尿液,以解除其痛苦。

(3)盆腔手术前导尿,排空膀胱,以免术中误伤。

(4)会阴部手术不宜自行排尿,避免伤口感染。

(5)昏迷、小便失禁,保留导尿管可保持局部干燥。

(6)泌尿生殖系统疾病手术后,为了促进膀胱功能恢复及伤口愈合或手术后测定残余尿。

(7)鉴别尿闭或尿滞留。

2.掌握女性导尿术应用解剖。

一、应用解剖学基础

女性泌尿生殖系统各器官的位置毗邻(图 1-41)。

(一)女性尿道

位于阴道前方,长约 4 cm,穿尿道外括约肌后开口于下阴道前庭,尿道外口位于阴蒂头下方约 2 cm 处。女性尿道外括约肌很薄弱,对膀胱的控制往往更要依靠尿道内括约肌。较男性尿道短、直、粗,富有扩张性,尿道外口位于阴蒂下方,与阴道口、肛门相邻,易发生尿道的逆行性感染。

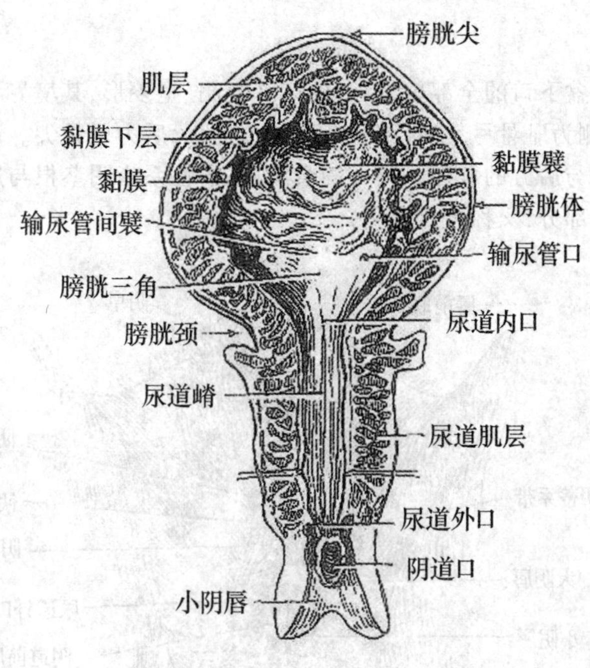

图 1-41 女性膀胱、尿道及外阴

(二)女性外生殖器(图 1-42)

1.阴阜。位于耻骨联合前方,稍隆起,皮下含有丰富的脂肪组织,性成熟后生有丛密的阴毛,阴毛呈三角形分布,其两侧延伸至大阴唇。

2.大阴唇。为一对纵行隆起的皮肤皱襞。两侧大阴唇之间的裂缝为女阴裂,女童、成年处女或肥胖者的两侧大阴唇多互相紧贴,女阴裂则呈闭合状态。两侧大阴唇向前上移行于阴阜,且互相连接,称唇前连合。向后则在会阴体前方相互连接,称唇后连合。在发生上大阴唇相当于男性的阴囊。大阴唇皮下浅筋膜中除脂肪组织外,还含有少量平滑肌和子宫圆韧带末端的纤维束。先天性腹股沟斜疝患者的疝内容物,可经腹股沟管下至大阴唇皮下,在尿道癌等行会阴切除手术后,可应用大阴唇带蒂转移皮管建尿道。

3.小阴唇。为一对小且较薄的纵行皮肤皱襞,位于大阴唇内侧。小阴唇皮肤薄而柔嫩,缺乏皮下脂肪。每侧小阴唇前端分为两片细小皱襞,外侧者在阴蒂上方互相汇合,包绕阴蒂头而构成阴蒂包皮,内侧者则在阴蒂下方相互汇合,附着于阴蒂头下方称阴蒂系带。未产妇的左、右小阴唇后端与大阴唇相互汇合形成阴唇系带,经产妇则因分娩使阴唇系带被撕裂。在治疗先天性无阴道和阴道闭锁行阴道成形术时,可利用小阴唇及部分大阴唇缝合成皮管,是较为理想的材料。

4.阴道前庭。为位于两侧小阴唇、阴蒂及阴唇系带之间的狭窄裂隙。此裂隙前端较锐,后端钝圆,中部较宽。阴道前庭的后底部有阴道口,其周缘的黏膜襞称处女膜。处女膜的厚薄和形态因人而异,常见的有环状和半月形二类,还有唇状、伞状和筛状等型。如果出现无孔处女膜(处女膜闭锁)畸形,而子宫和阴道发育正常者,则在初潮后经血不能排出,滞留于阴道、子宫和输卵管内,甚至通过伞部进入腹腔,但大多是伞部附近腹膜受经血刺激发生粘连,伞部闭锁,形成阴道、子宫和输卵管积血。这种畸形需作"X"状切开。处女膜破裂后则遗留有处女痕迹。阴道口前方有较小的乳头状突起为尿道外口,呈矢状裂,位于阴蒂的后下方,约离阴道口2.5 cm。在阴道口与阴唇系带之间有一小陷窝,经产妇此窝消失。在阴道口与小阴唇的中、后 1/3 处之间有前庭大腺管开口,性生活、分娩或其他情况污染外阴时,病原体易于侵入而引起前庭大腺炎。又因腺管口周围肿胀或渗出物凝聚而阻塞,脓液不能外流,形成前庭大腺脓肿。有时可自行破溃,脓液流出。当破口较大、引流通畅时,炎症较快治愈,但破口较小,急性炎症过后,脓液转为清稀而形成前庭大腺囊肿。囊肿较大者需手术治疗。

5.阴蒂。位于阴道前庭的最前方,相当于男性的阴茎,但较阴茎小而无尿道贯穿其中。阴蒂的游离端稍膨大,称阴蒂头,含有丰富的神经末梢,因而甚为敏感。

6.阴道。(见阴道灌洗术)

(三)会阴(图 1–43)

会阴是指盆膈以下封闭骨盆下口的全部软组织,即广义会阴。呈菱形,其境界与骨盆下口一致,前为耻骨联合下缘及耻骨弓状韧带,两侧为耻骨弓、坐骨结节及骶结节韧带,后为尾骨尖。通过两侧坐骨结节的连线,可将会阴分为前方的尿生殖区与后方的肛区。狭义的会阴,在男性系指阴茎根与肛门之间的部分;在女性系指阴道前庭后端与肛门之间的部分,又称产科会阴。

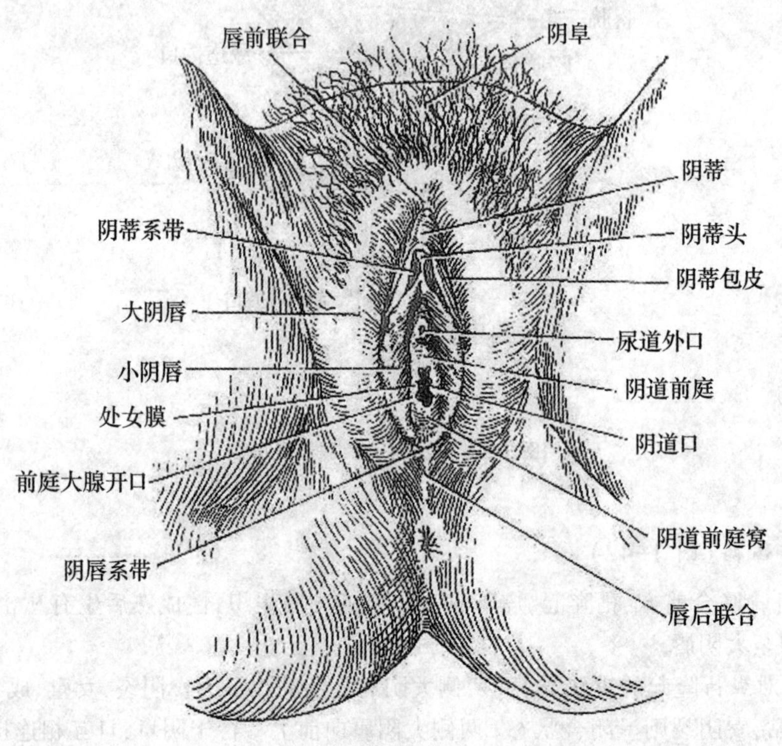

图 1–42 外阴的形态结构

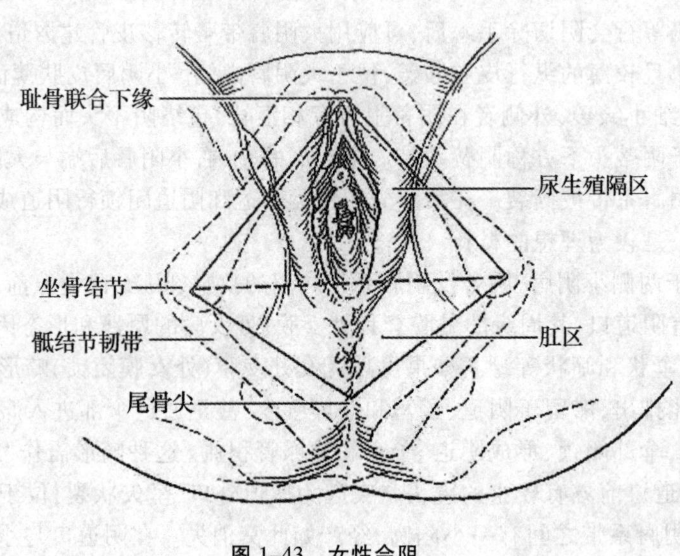

图 1–43 女性会阴

二、操作要点

1.协助患者取仰卧位屈膝,两腿略外展,暴露外阴。

2.一手戴手套,一手持血管钳夹取棉球消毒阴阜、大阴唇,再以戴手套的手分开大阴唇,消毒小阴唇和尿道。

3.固定小阴唇,将无菌治疗碗或碗盘移至洞巾口旁,嘱患者张口呼吸,用另一血管钳夹持导尿管对准尿道口轻轻插入尿道 4~6 cm,见尿液流出再插入 1~2 cm 左右,松开固定小阴唇的手,固定导尿管,将尿液引入治疗碗或弯盘内。

三、注意事项

1.用物必须严格消毒灭菌,并按无菌操作进行,以防感染。

2.尿潴留病人膀胱高度膨胀,当身体极度衰竭时,放尿量不应超过 1000 mL,以防腹压突然降低,发生虚脱而致膀胱黏膜无充血。

3.选择光滑、粗细适宜的导尿管,插管动作要轻、慢,以免损伤尿道黏膜。

4.为女病人导尿,如误入阴道,应更换导尿管。如导尿管滑出不能再向内插,以防止逆行性感染。

第十节　男性导尿术

【目的】

同本章第九节"女性导尿术"之"目的"。

一、应用解剖学基础

男性泌尿系统包括:肾、输尿管、膀胱和尿道。主要功能为产生尿液,维持机体内环境的稳态。

(一)男性尿道(图 1-44)

成人的长约 16~20 cm,分为前列腺部、膜部及海绵体部(3 部分)。海绵体部又可分为尿道球部和尿道阴茎体部,临床上将此部称为前尿道,将膜部及前列腺部称为后尿道。骑跨伤时常累及尿道球部,骨盆骨折亦常合并尿道膜部的损伤。尿道内径不一,约为 0.5~0.7 cm,全长有三个狭窄、三个扩大和两个弯曲(即 3332)。狭窄部分分别是尿道内口、尿道膜部及尿道外口,其中尿道外口最狭窄。尿道结石嵌顿于各狭窄处。尿道外口的

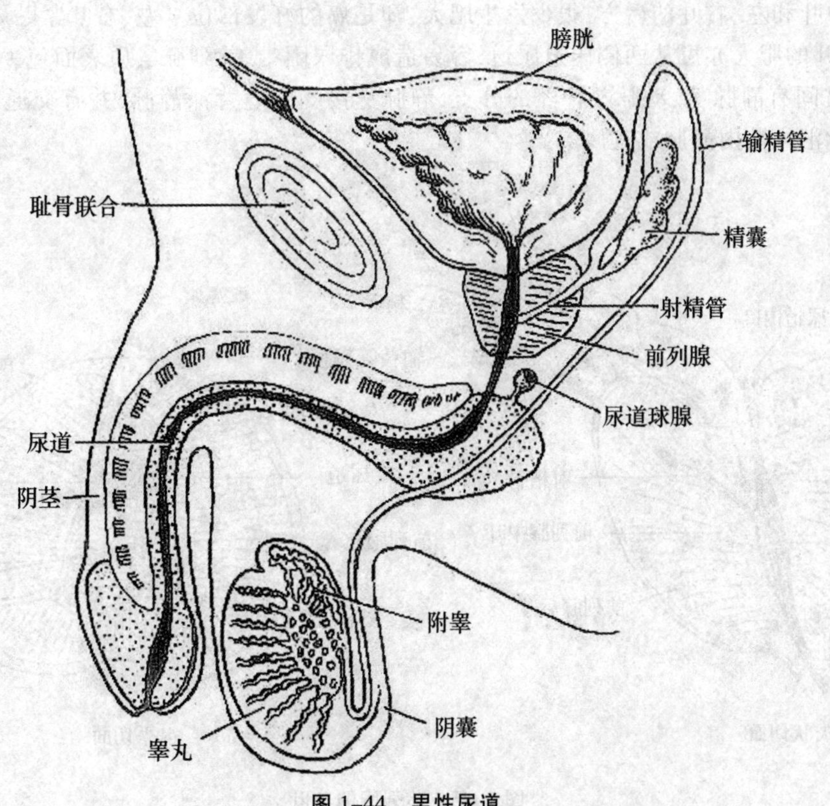

图 1-44　男性尿道

近侧，尿道扩张成终窝或称舟状窝，其顶面（前壁）有一个黏膜皱襞，即大陷窝。插入金属尿道器械时，钩嘴必须朝向下方导入，方能安全顺利。扩大部分分别是前列腺部、尿道球部及尿道舟状窝。两个弯曲，一个是耻骨下弯，即自尿道内口至耻骨联合下方，所形成的一个凹面向上的固定弯曲；一个是耻骨前弯，位于阴茎体与阴茎根的移行处，呈一凹面向下的可变弯曲。在导尿或经尿道将器械插入膀胱时，应注意上述弯曲，轻缓操作，以免损伤尿道。尿道在不同的部位损伤，可在相应部位引起尿外渗。若前尿道破裂，尿液可渗至会阴浅隙，向前蔓延至阴茎、阴囊，向上可达腹前外侧壁的 Scarpa 筋膜深面。若尿道膜部破裂，尿液仅渗入会阴深隙中，并不向外蔓延。

（二）阴茎

呈圆柱形，分为阴茎根部、阴茎体部和阴茎头（龟头）三部分。阴茎头和体显露于体表，阴茎体后端悬吊于耻骨弓。阴茎软缩时下垂于阴囊前方。常态下阴茎长度平均 80.08+0.40（40~145）mm，周径 81.08+0.33（40~120）mm，阴茎皮肤菲薄，富有移动性，其前端反折包裹阴茎头称包皮，成人包皮则全部或部分地退缩至冠状沟的上下方，以显露阴茎头。

（三）尿道

球部为位于阴囊根部与会阴体之间的隆起，由尿道海绵体后端以及覆盖其表面的球海绵体肌所形成。会阴部骑跨伤的患者常在此处出现尿道破损。在插入膀胱镜或金属导尿管时，此处尿道为突向下的耻骨下弯，应将膀胱镜或金属导尿管转向后上方导入膀胱，以免损伤尿道黏膜或者穿破尿道。

（四）前列腺（图 1–45）

1.位置与毗邻。前列腺位于膀胱颈和尿生殖膈之间。上部宽大为前列腺底，与膀胱颈邻接，其前部有尿道穿入，后部有左、右射精管向前下穿入；下端尖细为前列腺尖，向下与尿生殖膈接触，两侧有前列腺提肌绕过，尿道从尖部穿出。尖与底之间为前列腺体，体有前面、后面和外侧面。前面有耻骨前列腺韧带，使前列腺鞘与耻骨盆面相连；后面平坦，正中有一纵行浅沟，称前列腺沟，借直肠膀胱隔与直肠壶腹相邻。直肠指检时，向前可扪及前列腺的大小、形态、硬度及前列腺沟。

2.分叶。前列腺通常分为五叶（图 1–45）：即前叶、中叶、后叶，左、右叶。前叶甚小，位于尿道的前方，临床无重要意义。中叶呈楔形，又称前列腺峡，位于尿道的后方，后叶前方和左、右叶之间，恰在射精管进入尿道的开口上方。老年人中叶常常肥大，当中叶肥大向上发展时，尿道内口后方的黏膜隆起，容易引起排尿困难。后叶位于射精管、中叶和左、右叶的后方，很少发生肥大，却是癌的好发部位。左、右叶紧贴尿道侧壁，位于后叶侧部前方，左、右叶的肥大亦可从两侧压迫尿道，容易造成排尿困难。前列腺实质表面包裹着薄而坚韧的固有膜，与前列腺鞘之间有静脉丛、动脉及神经的分支，静脉丛接受阴茎背深静脉，并有交通支与膀胱静脉丛吻合，经膀胱下静脉汇入髂内静脉或其属支。

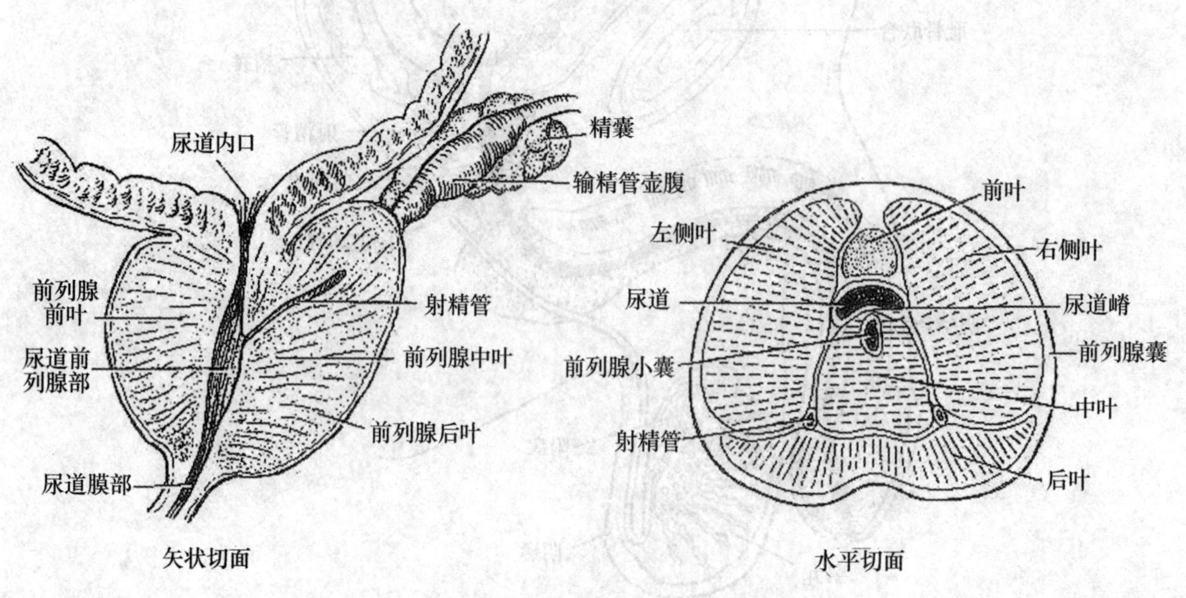

图 1–45 前列腺的分叶

二、操作要点

1.协助患者取仰卧位屈膝,两腿略外展,暴露外阴。消毒阴阜、阴囊、阴茎、尿道外口龟头和冠状沟数次。

2.一手用无菌纱布裹住阴茎并提起,使之与腹壁成60度角,将包皮向后方推,以暴露出尿道口。固定阴茎,嘱病人张口呼吸,用血管钳夹持导尿管前端,对准尿道口轻轻插入约20~22 cm,见尿液流出后,再插入2 cm,将尿液引流至治疗盘或治疗碗。

三、注意事项

1.用物必须严格消毒灭菌,并按无菌操作进行,以防感染。

2.尿潴留病人膀胱高度膨胀,当身体极度衰竭时,放尿量不应超过1000 mL,以防腹压突然降低,发生虚脱致膀胱黏膜无充血。

3.选择光滑、粗细适宜的导尿管,插管动作要轻、慢,以免损伤尿道黏膜。

4.上提尿道改变耻骨前弯。

5.男性尿道较长,又有三处狭窄,插管时略有阻力,因此在插管过程受阻时,稍停片刻,请患者深呼吸,减轻尿道括约肌的紧张,再缓缓插入导尿管,切忌用力过猛而损伤尿道。

第十一节　灌肠及直肠镜检查术

【目的】

将一定量的液体由肛门经直肠灌入结肠,以帮助患者清洁肠道、排便、排气或由肠道给药或营养,达到确定诊断和治疗目的。

1.了解灌肠术及直肠检查的意义

(1)解除便秘。

(2)清洁肠道,为肠道手术、检查或分娩作准备。

(3)稀释并清除肠道内的有害物质,减轻中毒。

(4)灌入低温液体,为高热患者降温。

2.掌握灌肠术及直肠检查的应用解剖

一、应用解剖学基础

大肠(图1-46)是消化管的下段,在右髂窝内起自回肠,下端终于肛门,全长1.5 m,可分为盲肠、结肠、直肠和肛管四部分。大肠的主要生理功能是吸收水分,也能吸收无机盐和葡萄糖,另一功能是形成、储存和排出粪便。

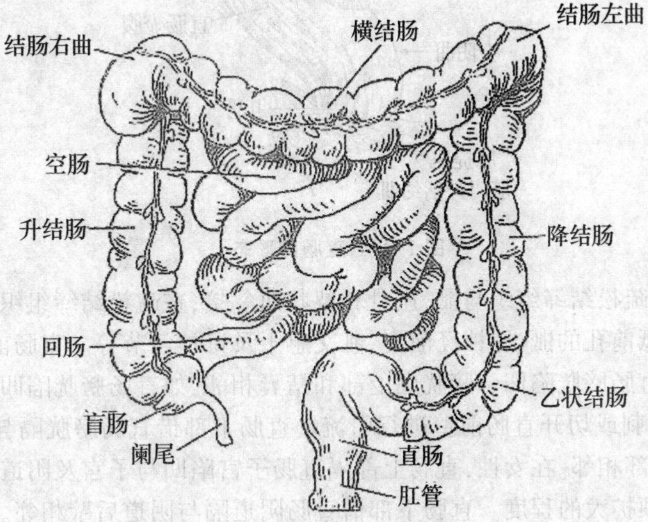

图1-46　大肠的组成

(一)结肠

结肠按其行程分为升结肠、横结肠、降结肠和乙状结肠。

1.升结肠。始于盲肠,沿腹腔右外侧区上行,至肝右叶下方转向左,形成结肠右曲,移行于横结肠,行程长约 12~20 cm。升结肠一般为腹膜间位器官,其后方借疏松结缔组织与腹后壁相贴,因此结肠病变有时累及腹膜后隙。少数人升结肠为腹膜内位,具有系膜,活动性增大。升结肠内侧为右肠系膜窦及回肠肠袢;外侧与腹壁间形成右结肠旁沟,上通右肝下间隙,下通髂窝、盆腔,故肝下间隙积脓时,可沿此沟流入右髂窝与盆腔,阑尾化脓时也可向上蔓延至肝下。结肠右曲后面贴邻右肾,内侧与十二指肠相邻,前上方有肝右叶与胆囊。右肾周围脓肿或肝脏脓肿可溃入结肠。胆囊结石时,胆囊可与肠壁粘连,形成瘘管,结石可进入结肠。

2.横结肠。始于结肠右曲,向左呈下垂的弓形横过腹腔中部,至脾前端折转下行,形成结肠左曲,续于降结肠,一般长约 40~50 cm。横结肠为腹膜内位器官,有系膜、大网膜与其相连。横结肠系膜根附着于十二指肠降部、胰与左肾的前面;横结肠始末两部系膜短,较固定,中间部系膜长,活动度大。大网膜自胃大弯下垂,向后上反折附于横结肠,其前叶上部构成胃结肠韧带。横结肠上方与肝、胃相邻,下方与空、回肠相邻,因此,常随肠、胃的充盈变化而升降,胃充盈或直立时,横结肠中部大多降至脐下,甚至垂入盆腔。结肠左曲位置高于右曲,相当于第 10~11 肋水平,借膈结肠韧带附于膈下,后方贴靠胰尾与左肾,前方邻胃大弯并为肋弓所掩盖,因此,结肠左曲肿瘤触诊往往不易发现,应予以注意。

3.降结肠。始于结肠左曲,沿腹腔左外侧区腹后壁下降,至左髂嵴水平续于乙状结肠,长约 25~30 cm。降结肠属腹膜间位。内侧为左肠系膜窦及空肠肠袢,外侧为左结肠旁沟,此沟上端为膈结肠韧带所阻隔,下方与盆腔相通,因此,沟内的积液只能向下流入盆腔。

4.乙状结肠。平左髂嵴续自降结肠,呈乙状弯曲跨过左侧髂腰肌、髂外血管、精索内血管及输尿管前方降入盆腔,平第 3 骶椎续为直肠,长约 40 cm。乙状结肠属腹膜内位,有较长的乙状结肠系膜,活动性较大,可降入盆腔,也可移至右下腹遮盖回盲部,增加阑尾切除术的复杂性,有时也可发生乙状结肠扭转。

(二)直肠(图 1–47)

1.位置与形态。直肠位于盆腔后部,上平第 3 骶椎高度接乙状结肠,向下穿盆膈延续为肛管。据统计,成人的直肠平均长 11.7 cm,其下份肠腔明显膨大称直肠壶腹。直肠并不直,在矢状面上有两个弯曲,上部的弯曲与骶骨曲度一致,称骶曲;在下部绕尾骨尖的弯曲,称会阴曲。在冠状面直肠尚有左、右侧的弯曲,但不恒定。在作直肠或乙状结肠镜检查时,应注意这些弯曲,缓慢推进,以免损伤肠壁。

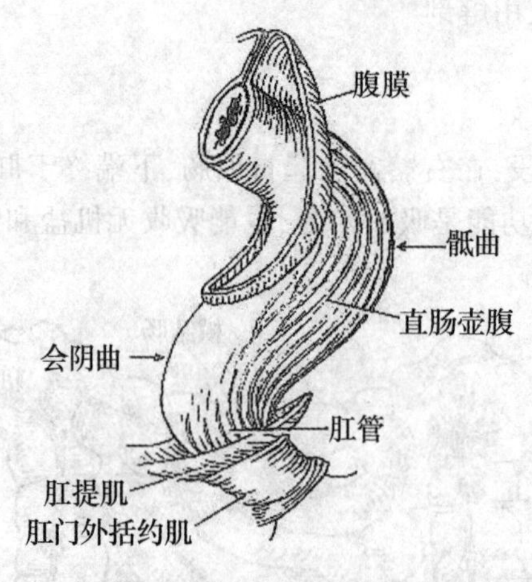

图 1–47 直肠的形态

2.毗邻。直肠的后面借疏松结缔组织与骶、尾骨和梨状肌邻接,在疏松结缔组织内除骶正中血管、骶外侧血管、骶静脉丛外,还有出骶前孔的骶、尾神经前支,骶交感干及奇神经节等。直肠前面的毗邻有明显的性别差异,在男性,直肠上部隔直肠膀胱陷凹与膀胱底上部和精囊相邻,如直肠膀胱陷凹中有炎性液体,常用直肠指检以帮助诊断,有时可穿刺或切开直肠前壁进行引流。直肠下部借直肠膀胱隔与膀胱底下部、前列腺、精囊、输精管壶腹及输尿管盆部相邻。在女性,直肠上部隔直肠子宫陷凹与子宫及阴道穹后部相邻,故借直肠指检可了解分娩过程中子宫颈扩大的程度。直肠下部借直肠阴道隔与阴道后壁相邻。直肠两侧的上部为腹膜形成的直肠旁窝，两侧的下部与盆丛，直肠上动、静脉的分支，直肠侧韧带及肛提肌等邻贴。

3.内面观（图 1–48）。直肠腔内由黏膜和环行平滑肌形成的半月形横向皱襞，称直肠横襞，一般有三条：上直肠横襞位于乙状结肠与直肠交界附近的左侧壁，距肛门约 13 cm；中直肠横襞最大且恒定，居直肠右前壁，相当于腹膜返的高度，距肛门约 11 cm，此横襞具有定位意义；下直肠横襞多位于左侧壁，距肛门 8 cm。在进行肠腔内器械检查时，也要注意避免伤及这些横襞。

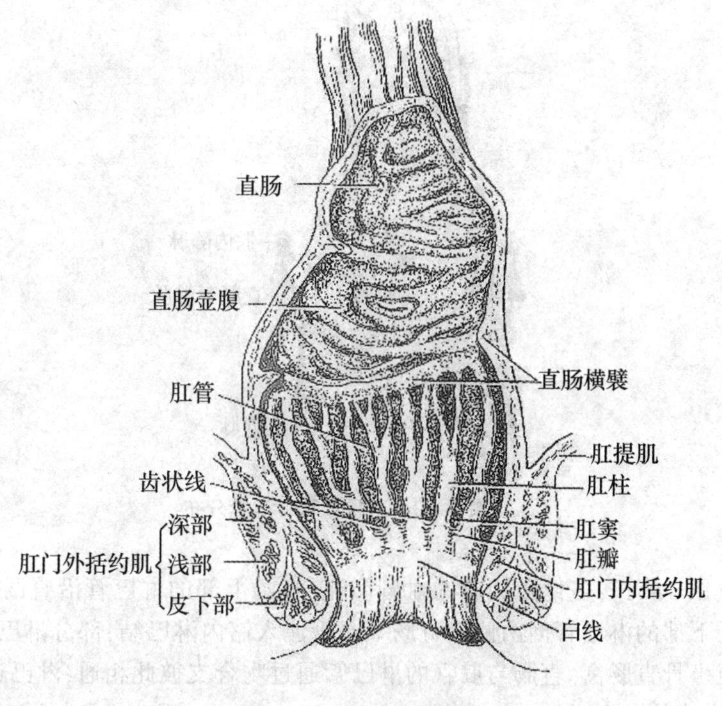

图 1–48　直肠内部结构

4.血管、淋巴及神经

（1）直肠动脉（图 1–49）：有直肠上动脉、直肠下动脉及骶正中动脉分布，彼此间有吻合。直肠上动脉为肠系膜下动脉的直接延续，行于乙状结肠系膜根内，经骶骨岬左前方下降至第 3 骶椎高度分为左、右两支，由直肠后面绕至两侧下行，分支前与乙状结肠动脉之间有吻合，分布于直肠。直肠下动脉多起自髂内动脉前干，经直肠侧韧带进入直肠下部，主要分布于直肠。骶正中动脉有分支经直肠后面分布于直肠后壁。

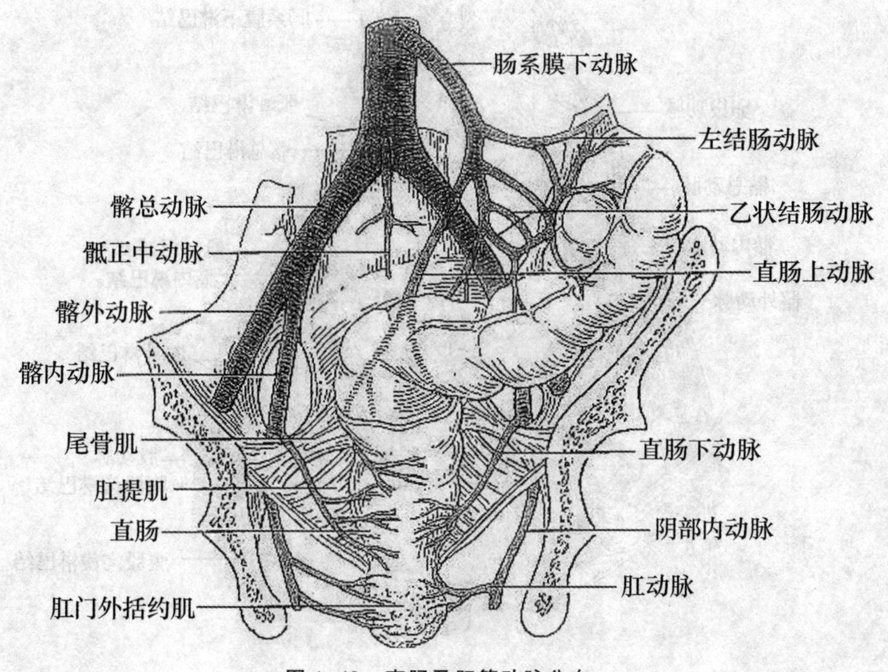

图 1–49　直肠及肛管动脉分布

(2)直肠静脉(图 1-50):上述各动脉皆有同名静脉伴行,在直肠肌层和黏膜下层内,吻合成丰富的静脉丛。该静脉丛可分为位于直肠黏膜下及肛管皮下的直肠肛管内丛和位于肌层表面和腹膜深面的直肠肛管外丛。直肠肛管内丛又可根据齿状线分为直肠肛管上丛和直肠肛管下丛。

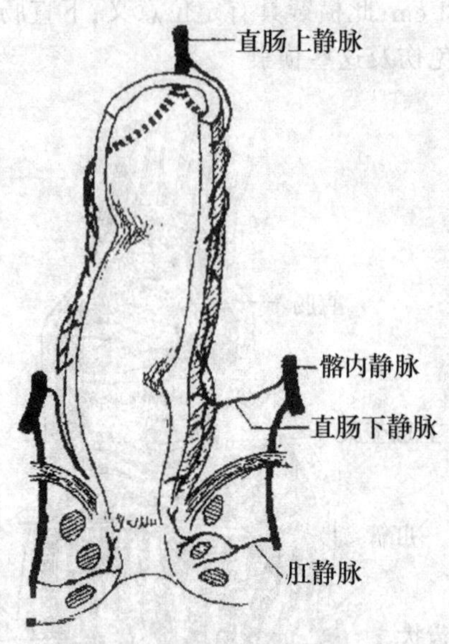

图 1-50 直肠及肛管静脉分布

(3)直肠的淋巴(图 1-51):多伴随相应的血管回流,直肠上部的淋巴管沿直肠上血管引流,向上注入肠系膜下淋巴结。直肠下部的淋巴管向两侧沿直肠下血管注入髂内淋巴结;部分淋巴管向后注入骶淋巴结;部分淋巴管穿肛提肌至坐骨直肠窝。直肠与肛管的淋巴管通过吻合支彼此相通,淋巴道转移是直肠癌主要的扩散途径,手术要求彻底清除。

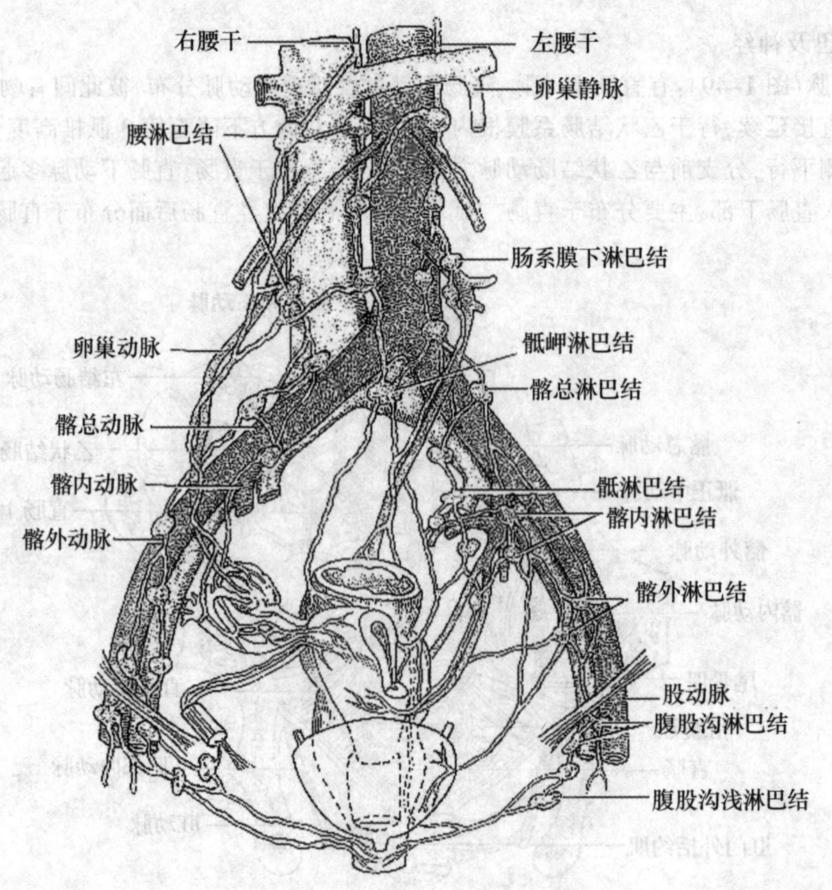

图 1-51 直肠的淋巴回流

(4)直肠的神经:为内脏神经分布,交感神经发自肠系膜下丛和盆丛;副交感神经发自盆内脏神经,经盆丛、直肠下丛沿直肠侧韧带分布于直肠。与排便反射有关的传入纤维,也由盆内脏神经传入。

(三)肛管

肛管长约 4 cm,上续直肠,向后下绕尾骨尖终于肛门。

1.内面观(图 1–48)。肛管内有 6~10 条纵向的黏膜皱襞,称肛柱。平肛柱上端的环形线,即肛直肠线。相邻肛柱下端之间呈半月形的黏膜皱襞,称肛瓣。肛瓣与相邻肛柱下端围成的小隐窝,称肛窦。肛窦开口向上,窦内常有粪屑,感染后易致肛窦炎,严重者可形成肛瘘或坐骨直肠窝脓肿等。通过肛柱下端及肛瓣的边缘连成锯齿状的环形线,称齿状线或肛皮线。此线上、下覆盖的上皮、血液供应,淋巴引流以及神经分布完全不同,临床上有实用意义。齿状线稍下方有一呈环状隆起的光滑区,称肛梳,因其上皮深面含有静脉丛,故活体上呈浅蓝色。肛梳的下缘为一条略呈波浪形的线,称白线,距肛门约 1.5 cm。临床检查时可触到的浅沟即白线,亦称括约肌间沟,为肛门内、外括约肌的交界处。肛管黏膜及皮下的静脉吻合成丛,可因血流不畅而淤积,以致曲张成痔。位于齿状线以上者为内痔,位于齿状线以下者为外痔,若跨越齿状线上、下者为混合痔。

2.肛门为肛管末端的开口,相当于尾骨尖下方 4 cm 处,通常呈矢状位纵裂。由于肛门括约肌的紧缩,肛周的皮肤形成辐射状的皱褶,内含汗腺和皮脂腺。

3.肛门括约肌(图 1–52)位于肛管周围,包括肛门内括约肌与肛门外括约肌。

(1)肛门内括约肌:为直肠壁的环行肌层在肛管处明显增厚形成,属于不随意肌。仅有协助排便的作用,无括约肛门的功能。

(2)肛门外括约肌:为环绕肛门内括约肌周围的横纹肌,按其纤维所在位置,又可分为皮下部、浅部及深部。皮下部:位于肛管下端皮下,肌束呈环形,前方附着于会阴中心腱,后方附着于肛门下端及肛尾韧带。手术损伤或需要切断此部时,不致引起大便失禁。浅部:位于皮下部深面,肌束围成椭圆形,前方附着会阴中心腱,后方附着于尾骨下部及肛尾韧带。深部:位于浅部上方,环绕肛门内括约肌与直肠壁纵行肌层的外面。其深部的肌纤维与耻骨直肠肌相融合,形成较厚的环行肌束,前方有许多肌纤维互相交织,并与会阴浅横肌相接,在女性更为显著。后方的肌纤维多附着于肛尾韧带,由肛门外括约肌的浅、深部,耻骨直肠肌,肛门内括约肌以及直肠壁纵行肌层的下部等,在肛管与直肠移行处的外围共同构成的强大肌环,称肛直肠环。此环对括约肛门有重要作用,手术时若不慎被切断,可引起大便失禁。

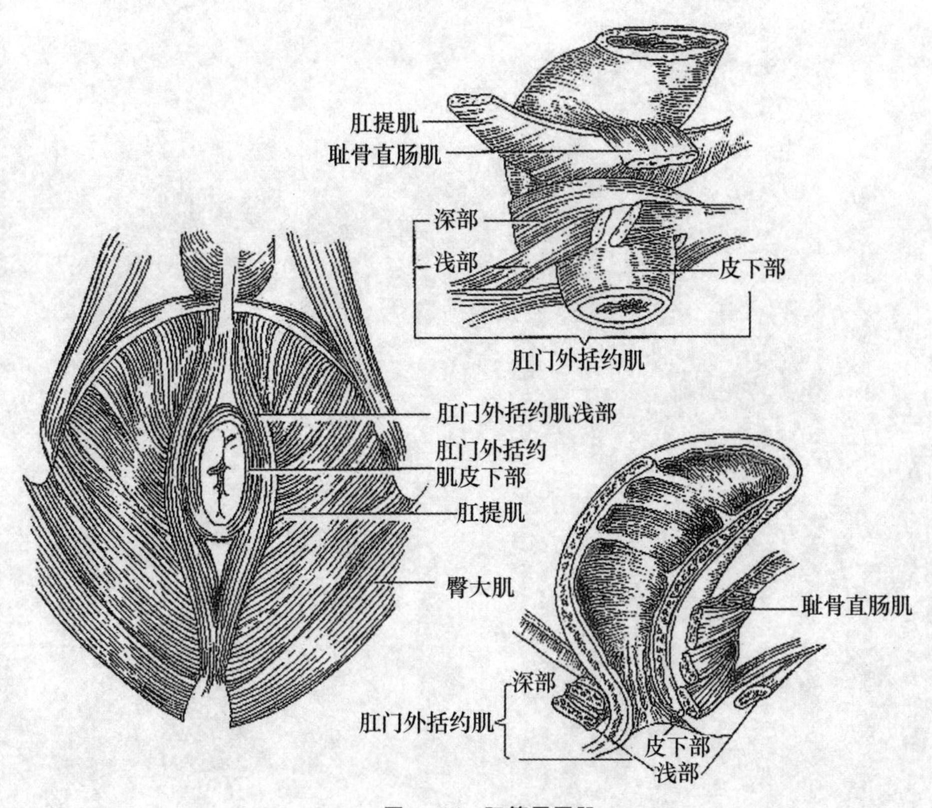

图 1–52 肛管周围肌

4.神经。直肠和肛管以齿状线为界,其上方由内脏神经分布,其下方由阴部神经的分支肛神经分布。自主神经的副交感神经是直肠功能的主要调节神经,分布至盆腔脏器的盆内脏神经经盆丛并通过直肠侧韧带而分布于直肠和肛管。直肠的内脏感觉信息也由盆内脏神经传入中枢,实现排便反射。分布至齿状线以下部分的肛神经为躯体神经,其运动纤维支配肛门外括约肌的运动,感觉纤维则管理肛管及肛门周围皮肤的感觉。

二、操作要点

1.体位选择:患者取左侧卧位,双膝屈曲。使乙状结肠、降结肠处于下方,利用重力作用使灌肠液顺利流入乙状结肠和降结肠,有利于全程结肠内容物的清除。

2.将灌肠筒挂于输液架上,筒内液面高于肛门约 40~60 cm。

3.连接肛管,润滑肛管前端,排尽管内气体,夹管。一手垫卫生纸分开肛门,暴露肛门,嘱患者深呼吸,一手将肛管轻轻插入直肠 7~10 cm(小孩插入深度 4~7 cm)。固定肛管,并放肛夹,使液体缓缓流入。

三、注意事项

1.插管前应让病人排尿。

2.插管应沿直肠弯曲缓慢插入直肠。插管时勿用强力,以免损伤直肠黏膜,特别是直肠横襞。如遇阻力可稍停片刻,待肛门括约肌松弛或将插管稍后退改变方向再继续插入。直肠镜的插入方法及注意事项同灌肠插管。

3.保持一定灌注压力和速度,灌肠筒过高,压力过大,液体流速过快,不易保留,而且易造成肠道损伤。伤寒患者灌肠时灌肠筒内液体面不得高于 30 cm,液体量不得超过 500 mL。

第二章　护理常用穿刺应用解剖

第一节　胸腔穿刺术

【目的】

1.了解胸腔穿刺的意义

(1)诊断:抽取胸腔积液送检,明确诊断。

(2)治疗。

①排出胸腔内的积液和积气,以减少压迫症状。

②胸腔内注入药物(抗生素、抗结核药、抗癌药)辅助治疗。

2.掌握胸腔穿刺应用解剖

一、应用解剖学基础

胸部位于颈部与腹部之间,其上部经胸廓上口与颈部相通;下端为胸廓下口,被膈所封闭。并借此分隔胸腔和腹腔;上部两侧借上肢带与上肢相连。胸部由胸壁、胸腔及其内的器官组成。内有心、肺、大血管等重要器官。

(一)胸壁

1.皮肤

胸前、外侧区皮肤较薄,尤以乳头、胸骨前面和两侧部最薄。除胸骨表面部分外,均有较大的活动性。

2.浅筋膜

胸前、外侧区的浅筋膜与颈、腹部和上肢浅筋膜相延续,内含脂肪、浅血管、淋巴管、皮神经和乳腺。其厚度个体差异较大,胸骨前面较薄,其余部分较厚。

(1)皮神经(图 2-1)

胸前、外侧区的皮神经来自颈丛和上部的肋间神经分支。锁骨上神经 3~4 支,自颈丛发出后经颈部向下跨越锁骨前面,分布于胸前区上部和肩部皮肤。肋间神经的前、外侧皮支:胸前、外侧区皮肤除锁骨上神经分布区外,其余均由肋间神经的前、外侧皮支分布。肋间神经在腋前线附近发出外侧皮支,分布于胸外侧区和胸前区外侧部皮肤,在胸骨两侧发出前皮支,分布于胸前区内侧部皮肤。肋间神经的皮支分布呈明显的节段性,自上而下按神经序数排列,呈环形条带状。第 2 肋间神经分布于胸骨角平面皮肤,其外侧皮支尚分布至臂内侧部(肋间臂神经);第 4 肋间神经至乳头平面;第 6 肋间神经至剑胸结合平面;第 8 肋间神经至肋弓平面。根据皮神经的分布可测定麻醉平面和诊断脊髓损伤节段。相邻皮神经的分布互相重叠,共同管理一带状区的皮肤感觉。故肋间神经分布特点为:具有节段性,又有重叠性。如第 4 肋间平面的皮肤除接受第 4 肋间神经皮支外,尚接受来自第 3、5 肋间神经的皮支。因此一条肋间神经受损,其分布区的感觉障碍不明显,当相邻两条肋间神经受损时,才会出现这一共同管理带状区感觉的丧失。

(2)浅血管主要包括浅动脉和浅静脉(图 2-1)。

动脉主要由胸廓内动脉、肋间后动脉和腋动脉等分支供血。静脉汇入胸腹壁静脉和上述动脉的伴行静脉等。胸廓内动脉的穿支细小,在距胸骨侧缘约 1 cm 处穿出,分布至胸前区内侧部。女性的第 2~4 穿支较大,发分支至乳房,在施行乳癌根治术时应注意结扎这些血管。肋间后动脉的前、外侧皮支与肋间神经的同名分支伴行,分别分布至胸前、外侧区肌肉、皮肤和乳房。上述二动脉的分支均有伴行静脉,分别汇入胸廓内静脉和肋间后静脉。胸腹壁静脉:起自脐周静脉网,沿胸前区外侧部斜向外上行,汇入胸外侧静脉,收集腹壁上部、胸前外侧区浅层的静脉血。此静脉是沟通上、下腔静脉的重要通道之一,当门静脉血回流受阻时,借此静脉建立门腔静脉的侧支循环,血流量加大而曲张。

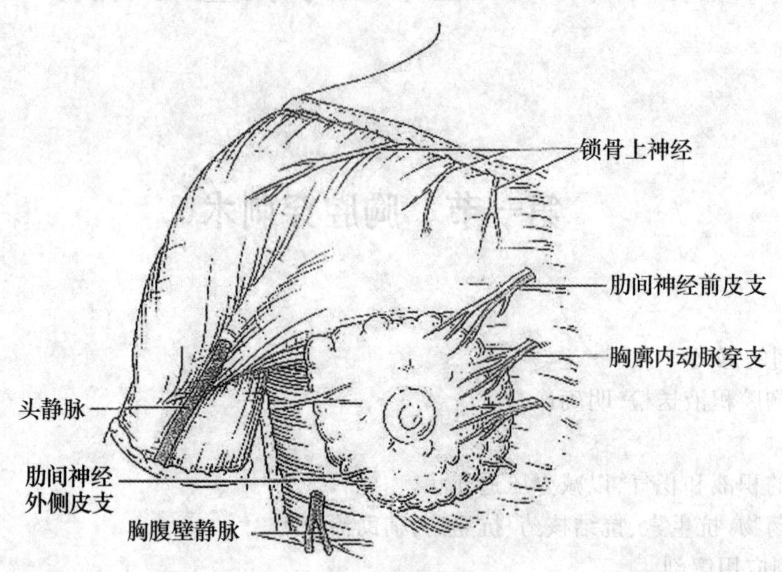

图 2-1 胸壁浅层结构

3.乳房

(1)位置和形态结构(图 2-2)

乳房在儿童和男性不发达,青春期末哺乳女性的乳房呈半球形。位于第 2~6 肋高度,浅筋膜浅深二层之间,胸肌筋膜表面,自胸骨旁线向外可达腋中线。乳房内含乳腺和脂肪。乳腺被结缔组织分隔为 15~20 个腺叶,每个腺叶又分若干小叶。每一腺叶有一输乳管,以乳头为中心呈放射状排列,末端开口于乳头。乳腺脓肿切开引流时,宜做放射状切口,以免切断输乳管,并注意分离结缔组织间隔,以利引流。腺叶间结缔组织中有许多与皮肤垂直的纤维束,一端连于皮肤和浅筋膜浅层,一端连于浅筋膜深层,称乳房悬韧带或 Cooper 韧

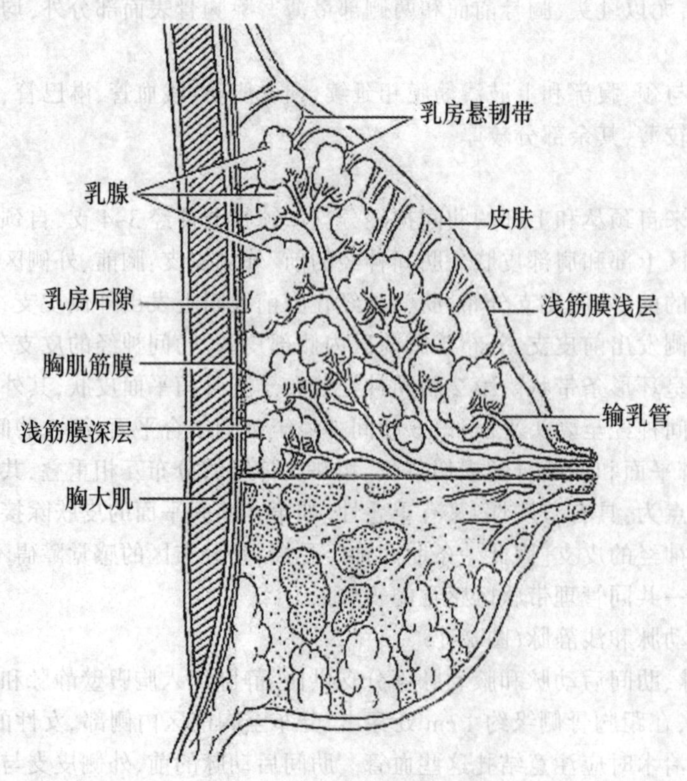

图 2-2 乳房矢状切面图

带。由于韧带两端固定，无伸展性，乳腺癌时，该处皮肤出现凹陷。浅筋膜深层与胸肌筋膜间有一间隙，称乳房后隙，内含疏松结缔组织、脂肪和淋巴管，后者收纳乳房深部的淋巴，乳腺癌时可自此向深部转移。此隙炎症时容易向下扩展，宜作低位切开引流术。

(2)淋巴回流

女性乳房淋巴管丰富，分为浅、深二组。浅组位于皮内和皮下，深组位于乳腺小叶周围和输乳管壁内，二组间广泛吻合。乳房的淋巴主要注入腋淋巴结，部分至胸骨旁淋巴结、胸肌间淋巴结和膈淋巴结等(图 2-3)。

1)乳房外侧部和中央部的淋巴管注入腋淋巴结的胸肌淋巴结，这是乳房淋巴回流的主要途径。

2)乳房上部的淋巴管注入腋淋巴结的尖淋巴结和锁骨上淋巴结。

3)乳房内侧部的淋巴管注入胸骨旁淋巴结，并与对侧乳房淋巴管相吻合。

4)乳房内下部的淋巴管注入膈上淋巴结，并与腹前壁上部及膈下的淋巴管相吻合，从而间接地与肝上面的淋巴管相联系。

5)乳房深部的淋巴管经乳房后隙继穿胸大肌注入胸肌间淋巴结或尖淋巴结。胸肌间淋巴结又称Rotter 结，位于胸大、小肌之间，乳腺癌时常受累。乳房浅淋巴管网广泛吻合，两侧相互交通。当乳腺癌累及浅淋巴管时，可导致所收集范围的淋巴回流受阻，发生淋巴水肿，使局部皮肤出现点状凹陷，呈“橘皮样”改变，是诊断乳腺癌的重要依据。

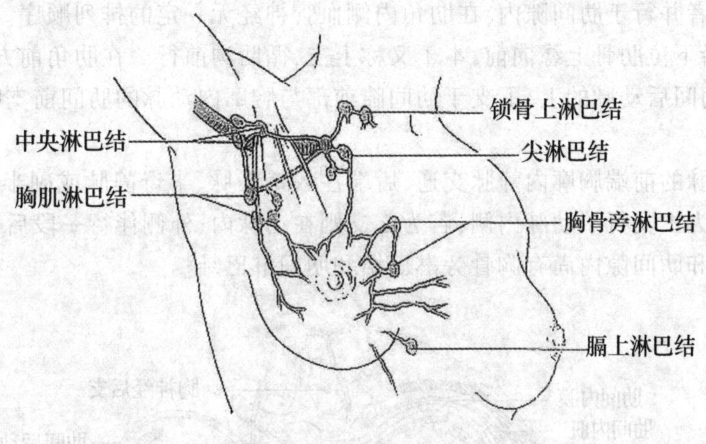

图 2-3 乳房淋巴结分布

4.深筋膜

胸前外侧区的深筋膜分为浅、深二层。浅层覆盖于胸大肌表面，较为薄弱，向上附于锁骨，向下与腹部深筋膜相移行，内侧与胸骨骨膜相连，外侧在胸外侧壁处增厚，向后接胸背部深筋膜浅层。深层位于胸大肌深面，上端附于锁骨，向下包裹锁骨下肌和胸小肌，并覆盖在前锯肌表面，其中张于喙突、锁骨下肌和胸小肌上缘的部分，称锁胸筋膜(图 2-4)。锁胸筋膜深面有胸内、外侧神经和胸肩峰动脉的分支穿出至胸大、小肌，头静脉和淋巴管穿经此筋膜入腋腔。手术切开锁胸筋膜时应注意保护胸内、外侧神经，以免损伤而导致胸大、小肌瘫痪。

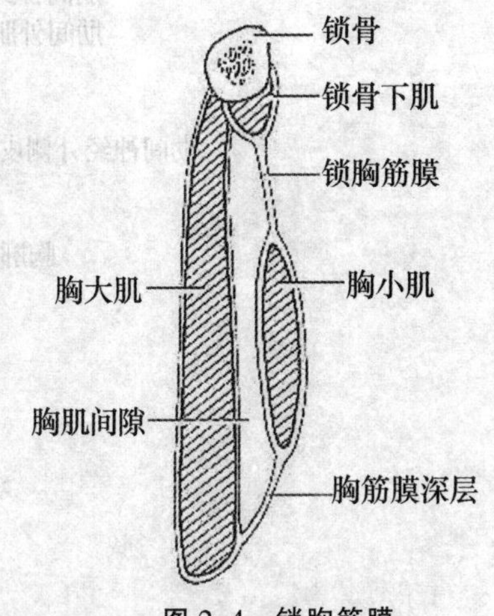

图 2-4 锁胸筋膜

5.肌层

胸前、外侧区肌层由胸肌和部分腹肌所组成。自浅至深大致分为四层。第一层为胸大肌、腹外斜肌和腹直肌上部。第二层为锁骨下肌、胸小肌和前锯肌。第三层为肋间肌。第四层为贴于胸廓内面的胸横肌。胸大肌位于胸前区，按起始部位不同，而分为锁骨部、胸肋部和腹部。由胸内、外侧神经支配。血供主要来自胸肩峰动脉的胸肌支和胸廓内动脉的穿支，前者与胸外侧神经、后者与肋间神经前皮支各组合成血管神经束。前锯肌位于胸外侧区，为一定薄扁肌，由胸长神经支配，主要由胸背动脉供血。若手术不慎损伤胸长神经，可出现“翼状肩”。胸大肌和前锯肌下部位置表浅且较为宽大，可供肌瓣移植，修补胸壁缺损。

6.肋间隙

12 对肋参与围成胸廓，肋与肋之间的间隙为肋间隙。隙内有肋间肌、血管、神经和结缔组织膜等结构。肋间隙的宽窄不一,上部肋间隙较宽,下部较窄;肋间隙前部较宽,后部较窄,但可随体位变化而改变。肋弯曲而有弹性,第5~8肋曲度大,易发生骨折。骨折断端如向内移位,可刺破胸膜和肋间血管神经,甚至刺破肺而引起血胸、气胸或肺不张。

(1)肋间肌位于相邻二肋之间,主要包括肋间外肌、肋间内肌和肋间最内肌。

肋间外肌:位于肋间隙浅层,从肋结节至肋骨前端接肋间外膜。后者向内侧至胸骨侧缘。肌纤维斜向前下。

肋间内肌:位于肋间外肌深面,肌纤维斜向前上。自胸骨侧缘向后至肋角处接肋间内膜,后者向内侧与脊柱相连。肋骨切除术时,应沿肋缘顺肋间内、外肌纤维方向剥离骨膜,即沿肋下缘从前向后,沿肋上缘从后向前剥离。

肋间最内肌:位于肋间内肌深面,肌纤维方向与肋间内肌相同,二肌间有肋间血管神经通过。该肌薄弱不完整,仅存在于肋间隙中1/3部,而前、后部无此肌,故肋间血管神经直接与其内面的胸内筋膜相贴,当胸膜感染时,可刺激神经引起肋间神经痛。

(2)血管和神经。肋间隙内有肋间后血管和肋间神经(图2-5,图2-6)。

1)动脉:肋间动脉包括肋间后动脉和肋间前动脉,肋间后动脉共11对,较肋间前动脉粗大。第1、2肋间隙的动脉来自锁骨下动脉的分支,第3~11肋间隙者来自肋间后动脉。肋间后动脉起自胸主动脉,有同名静脉和肋间神经伴行,三者并行于肋间隙内,在肋角内侧血管神经无一定的排列顺序。在肋角附近,肋间血管神经均发一较小的下支沿下位肋骨上缘向前,本干又称上支,循肋沟前行。在肋角前方三者排列顺序自上而下为静脉、动脉、神经。肋间后动脉的上、下支于肋间隙前部与胸廓内动脉的肋间前支吻合,下三对肋间后动脉不分上、下支。

2)静脉:肋间后静脉的前端胸廓内静脉交通,后端注入奇静脉、半奇静脉或副半奇静脉,胸廓内静脉1~2支与同名动脉伴行,若为1支行于动脉内侧,若为2支则在动脉内、外侧伴行一段后合为一干,走行在动脉内侧,在胸廓内血管周围和肋间隙内尚有胸骨旁淋巴结和肋间淋巴结。

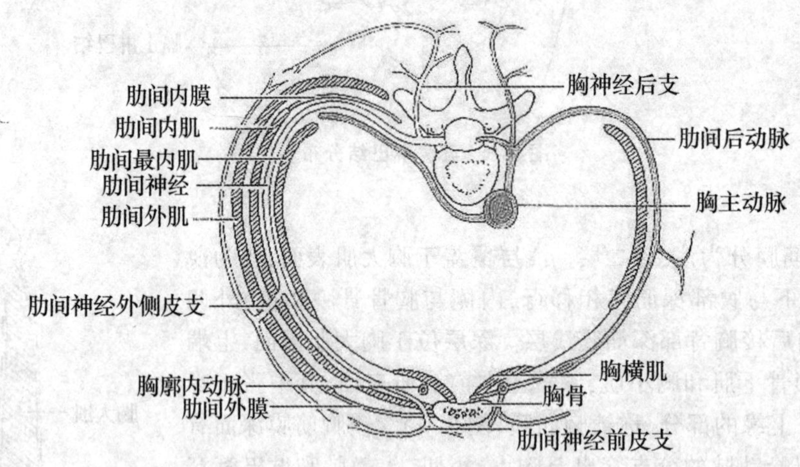

图2-5 肋间血管神经层次及行径

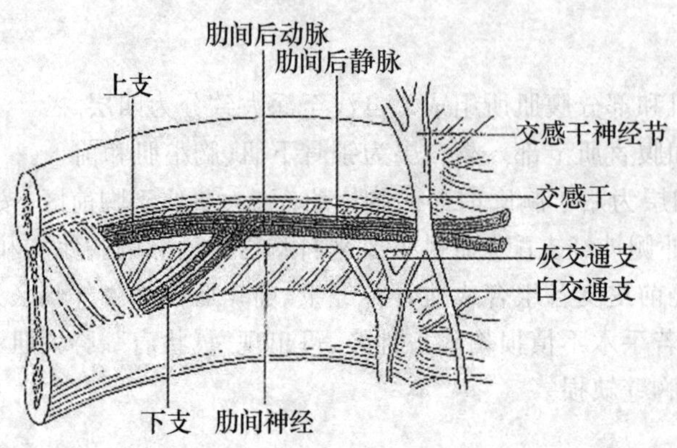

图2-6 肋间血管神经分布

3)肋间神经:共 11 对,在相应肋间隙内沿肋沟前行,至腋前线附近发出外侧皮支。第 2 肋间神经外侧皮支较粗大,称肋间臂神经,横经腋窝,分布于腋窝和臂内侧皮肤,乳腺癌根治术应注意保护。肋间神经本干继续前行,上 6 对至胸骨侧缘、下 5 对和肋下神经经肋弓前面至白线附近浅出,易名为前皮支。手术时应注意保护跨越肋弓的肋间神经,以免损伤导致腹前外侧肌瘫痪和皮肤感觉障碍。根据肋间血管神经行经肋间隙的部位,胸膜腔穿刺宜在肋角外侧进针,稍靠但不宜紧靠肋骨上缘;在肋间隙前部进针,应在肋间隙中部穿入。

7.胸廓内血管和胸横肌(图 2–7)

(1)胸横肌贴于胸骨体和肋软骨后面,常有四个肌束起于胸骨体下部,呈扇形向上止于第 3~6 肋软骨内面,由肋间神经支配。

(2)胸廓内动脉起自锁骨下动脉第一段下面,向下经锁骨下静脉后方,穿胸廓上口入胸腔,沿胸骨侧缘外侧约 1.25 cm 下行,至第 6 肋间隙分为肌膈动脉和腹壁上动脉二终支。沿途发出心包膈动脉,分布至心包和膈;肋间前支分布至肋间隙,并与肋间后动脉分支吻合。胸廓内动脉前方有上 6 对肋软骨、肋间内肌和肋间外膜,后面上部紧贴胸内筋膜和壁胸膜,第 3 肋软骨以下借胸横肌与上述两膜分隔。

(3)胸廓内静脉 1~2 支,与同名动脉伴行,若为 1 支则行于动脉内侧,若为 2 支则在动脉内、外侧伴行一段后合为一干,走在动脉内侧。

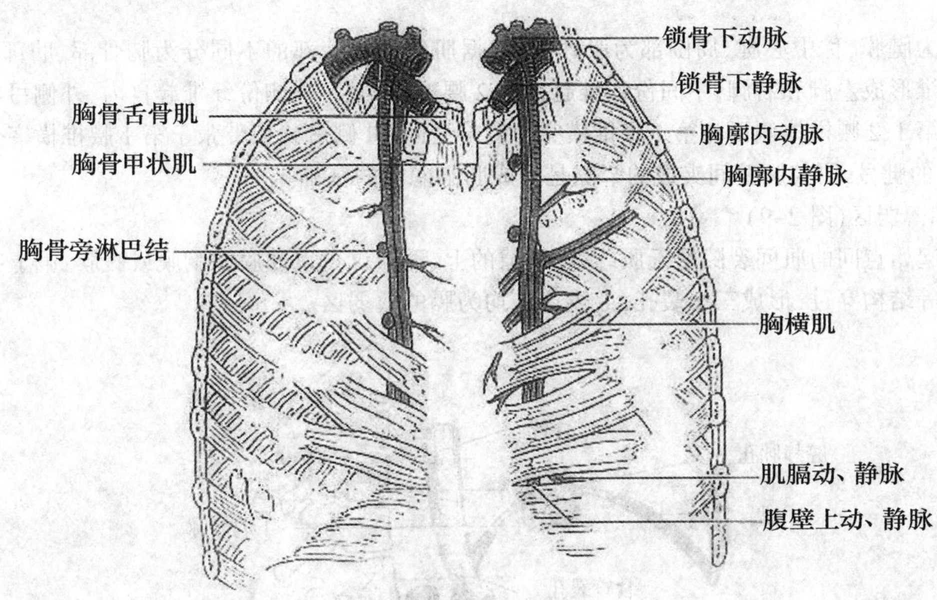

图 2–7　胸壁内面结构

8.淋巴结

(1)胸骨旁淋巴结位于胸骨两侧,胸廓内血管周围,以第 1~2 肋间隙出现率最高,收纳乳房内侧部等处的淋巴,该部的癌肿常转移至此淋巴结。胸骨旁淋巴结的配布范围为胸骨侧缘外侧约 3 cm,第 1~6 肋间隙范围内。胸骨后面一般无淋巴结。

(2)肋间淋巴结位于肋间隙内,分为前、中、后组。前、中组有时缺如,后组比较恒定。前组位于肋骨和肋软骨交界处附近,输出管注入胸骨旁淋巴结;中组位于腋前线至肋角范围内,输出管注入腋淋巴结;后组位于肋角内侧,输出管注入胸导管。

9.胸内筋膜

胸内筋膜是一层致密的结缔组织膜,衬于肋和肋间肌内面。此筋膜厚薄不均,在胸骨、肋和肋间隙内面的部分较厚,脊柱两侧较薄。胸内筋膜与壁胸膜间有疏松结缔组织,脊柱两旁较发达,两膜易于分离,筋膜向下覆于膈的上面,称膈胸膜筋膜,向上覆于胸膜顶上面,称胸膜上膜,即 Sibson 膜。

10.胸膜(见胸腔闭式引流)

11.膈

(1)形态和分部(图 2–8)

膈位于胸、腹腔之间,封闭胸廓下口,为一向上隆凸的薄肌,是主要呼吸肌。膈穹隆顶部右高左低,最高点右侧可至第 4 肋间隙,左侧达第 5 肋间隙高度。整个膈的上面覆以筋膜,中央部与心包愈着,隔心包与心包腔及心相邻；周围部被覆膈胸膜，借胸膜和肋膈隐窝与肺底相分隔。膈下面右半与右半肝、左内叶相邻，膈下面左半与肝左外叶、胃和脾相邻。

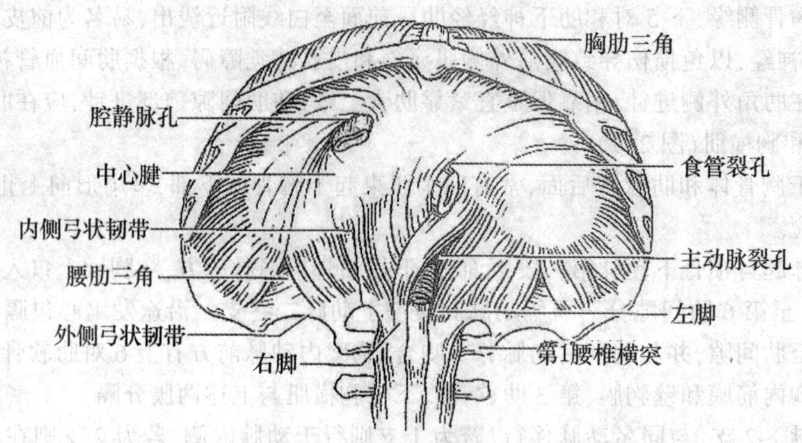

图 2-8 膈下面结构

膈中央部为腱膜，称中心腱，周围部为肌纤维，根据肌纤维起始部的不同分为胸骨部、肋部和腰部，腰部内侧份的肌纤维形成左脚和右脚，中间份纤维起自第 2 腰椎体侧面，外侧份纤维起自内、外侧弓状韧带，内侧弓状韧带张于第 1、2 腰椎体侧面与第 1 腰椎横突外侧端之间，外侧弓状切带张于第 1 腰椎横突外侧端与第 12 肋尖端之间的腱弓，膈与胸壁间夹成的窄隙是形成肋膈隐窝的基础。

(2)裂隙和薄弱区(图 2-9)

膈的各部起始点间的肌间裂隙缺乏肌纤维，裂隙的上、下面仅覆以筋膜和胸膜或腹膜；膈上有主动脉、食管和下腔静脉等结构穿过，形成三个裂孔，上述这些均为膈的薄弱区。

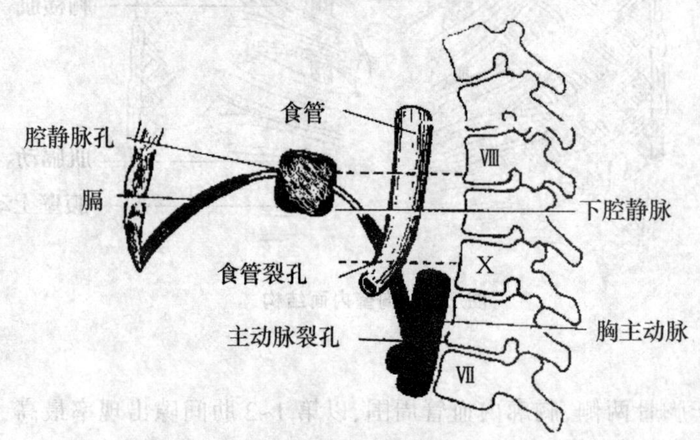

图 2-9 膈的裂孔及穿经的结构

1)腰肋三角位于膈的腰部与肋部起点之间，左右各一，呈三角形，由膈的腰部、肋部与第 12 肋围成。三角内充填有少量结缔组织，前方隔着肾的被膜与肾上极的后面相邻，后方仅贴有一层膈胸膜，与肋膈隐窝相分隔，故肾手术时应注意保护胸膜，以免撕破导致气胸。腹腔脏器可经腰肋三角突向胸腔，形成膈疝。右侧腰肋三角较左侧的腰肋三角小，且有肝脏的保护，因此，左侧的腰肋三角为临床上膈疝的好发部位。

2)胸肋三角位于膈的胸骨部与肋部起点之间，左右各一，有腹壁上血管以及来自腹壁和肝上面的淋巴管通过。

3)主动脉裂孔在膈左、右脚与脊柱之间，平第 12 胸椎高度，有胸主动脉、胸导管通过。

4)食管裂孔在主动脉裂孔的左前上方，平第 10 胸椎高度，有食管、迷走神经前后干通过，此裂孔是膈疝的好发部位之一。

5)腔静脉裂孔位于食管裂孔的右前上方，平第 8 胸椎高度，有下腔静脉通过。

(3)血管、淋巴和神经

1)血管。膈的血液供应主要来自膈下动脉、心包膈动脉、肌膈动脉和下位肋间后动脉，有伴行静脉，最终分别注入上、下腔静脉。

2)淋巴。膈的上、下面均有丰富淋巴管,注入膈上、下淋巴结。膈上淋巴结位于膈的上面,分为前、中、后组,分别位于剑突后方、膈神经穿膈处和主动脉裂孔附近,收纳膈、心包下部和肝上面淋巴管,其输出管注入胸骨旁淋巴结和纵隔后淋巴结,肝癌可经膈上淋巴结向胸部转移。膈下淋巴结沿膈下动脉排列,收纳膈下面后部淋巴结,而膈下面前部淋巴管穿过膈肌注入膈上前淋巴结。

3)神经。膈由膈神经(C3~C5 前支)支配,膈神经起自颈丛,经锁骨下动脉与锁骨下静脉之间经胸廓上口入胸腔。继而在上纵隔下行,经肺根前方、心包与纵膈胸膜间达膈。右膈神经穿中心腱或腔静脉裂孔,左膈神经穿肌部。沿途发出胸骨支、肋支、心包和胸膜支,其运动纤维支配膈,感觉纤维分布至胸膜、心包和膈下中央部腹膜,右膈神经尚有纤维至肝上面和胆囊。有时尚有副膈神经,该神经多在膈神经外侧,经锁骨下静脉后方下行,与膈神经相汇合。当膈神经封闭或手术时,应注意副膈神经存在的可能性,出现率为 48%。

二、操作要点

1.体位。协助病人反坐在靠背椅上,患侧手臂于头顶部,健侧手臂放于椅背上,头俯上,危重者取半卧位。

2.穿刺部位定位。可直接叩诊或借助 X 线检查定位。一般选择在肩胛线第 7~9 肋间隙或腋中线第6~7 肋间隙;气胸要选择锁骨中线第 2 肋间进针,注意局部皮肤有无感染,清洁局部皮肤。

3.穿刺层次(图 2–10)。皮肤、浅筋膜、背阔肌、前锯肌、肋间外肌、肋间内肌、肋间最内肌、胸内筋膜、壁胸膜和胸膜腔。

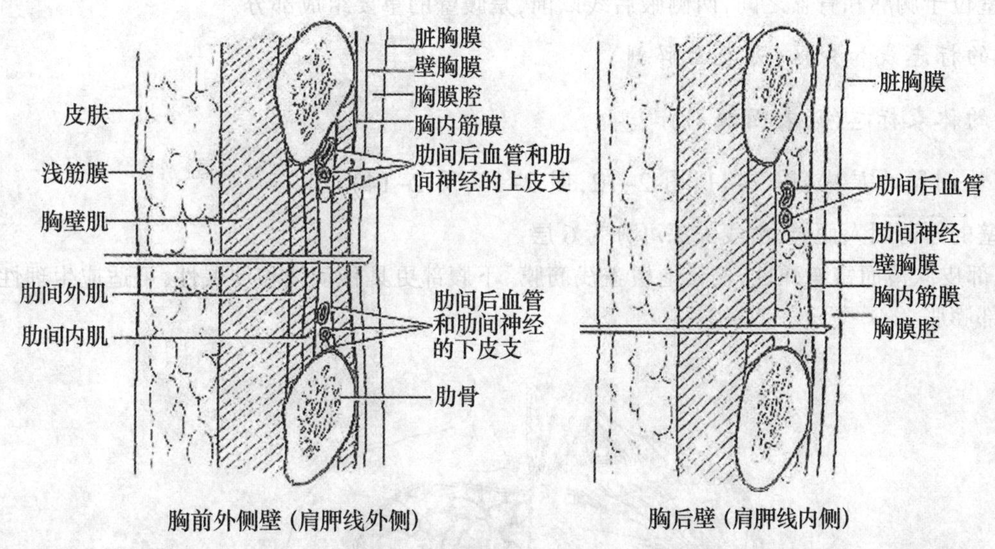

图 2–10 胸壁的层次及穿刺部位

4.穿刺过程。术者左手食、中指固定穿刺处皮肤,右手持针刺入(针栓胶管用血管钳夹住)沿肋骨上沿缓慢进入胸腔,连接针栓胶管。

三、注意事项

1.每次放液抽气均不要太快,一次放液量不超过 1000 mL,间断放液时,护士应将穿刺针及时夹闭,避免气体进入。

2.胸膜腔穿刺时,为了避免损伤肋间血管,不宜在肋角内侧进针,因为这里有肋间后动脉斜行于肋间隙中。在肋角外侧进针时,为了避免损伤动脉主干,应靠近肋骨的上缘,但也不宜紧贴肋骨上缘。因为肋间后动脉有一分支沿肋骨上缘前行。在肋间隙前部穿刺时,因为此处有沿肋骨上缘和沿肋骨下缘走的肋间后动脉与肋间前动脉吻合,所以,既不宜靠近肋骨上缘,也不宜靠近肋骨下缘,应在肋间隙中部进针。

3.此外胸膜脏穿刺还要注意避免损伤膈和膈下方的腹腔脏器。因为膈呈穹隆形向上凸,所以在第 7 肋间隙以下穿刺就有刺伤膈的危险。

第二节 腹腔穿刺术

【目的】

腹腔穿刺术是借助穿刺针直接从腹前壁刺入腹膜腔的一项诊疗技术。

1.了解腹腔穿刺的意义

(1)明确腹腔积液的性质,找出病原,协助诊断。

(2)适量的抽出腹水,以减轻病人腹腔内的压力,缓解腹胀、胸闷、气急、呼吸困难等症状,减少静脉回流阻力,改善血液循环。

(3)向腹膜腔内注入药物。

(4)注入一定量的空气(人工气腹)以增加腹压,使膈肌上升,间接压迫两肺,减小肺活动幅度,促进肺空洞的愈合,在肺结核空洞大出血时,人工气腹可作为一项止血措施。

2.掌握腹腔穿刺应用解剖

一、应用解剖学基础

腹前外侧壁位于胸廓和骨盆之间,两侧腋后线以前,是腹壁的重要组成部分。

(一)腹部的标志线和分区(见表面解剖)

(二)腹部的体表标志(见表面解剖)

(三)腹前外侧壁的层次(图 2-11,图 2-12,图 2-13,图 2-14)

腹前外侧壁的厚薄因人而异,由浅入深可分为 6 层。

1.皮肤。腹部皮肤薄而富有弹性,松松地覆盖浅筋膜。下腹部更具移动性和伸展性,可适应生理性或腹内压增大时的腹部膨胀。

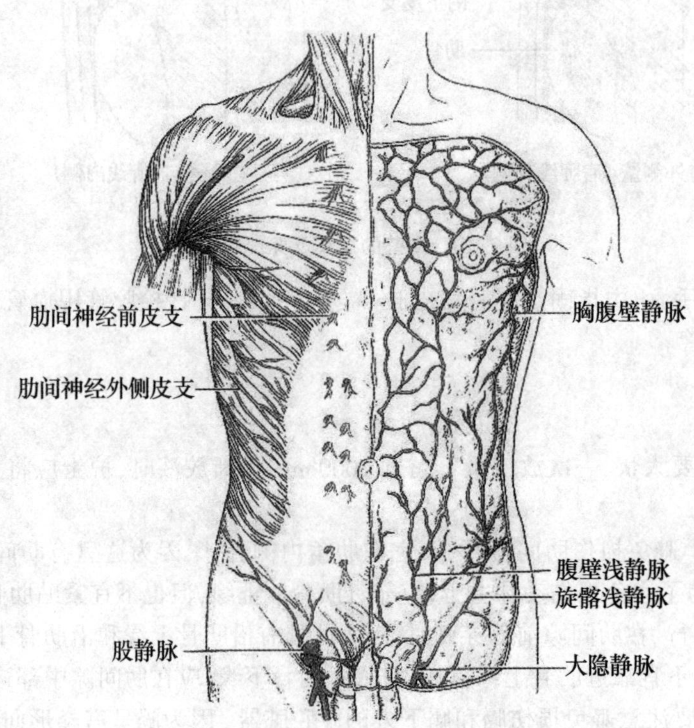

图 2-11 胸腹壁浅层结构

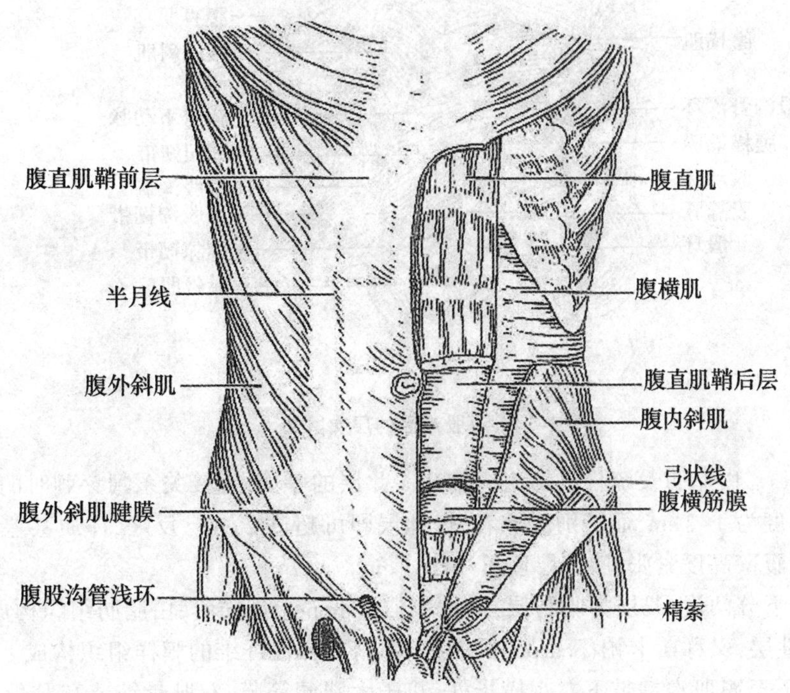

图 2-12　腹前壁的层次结构(浅层)

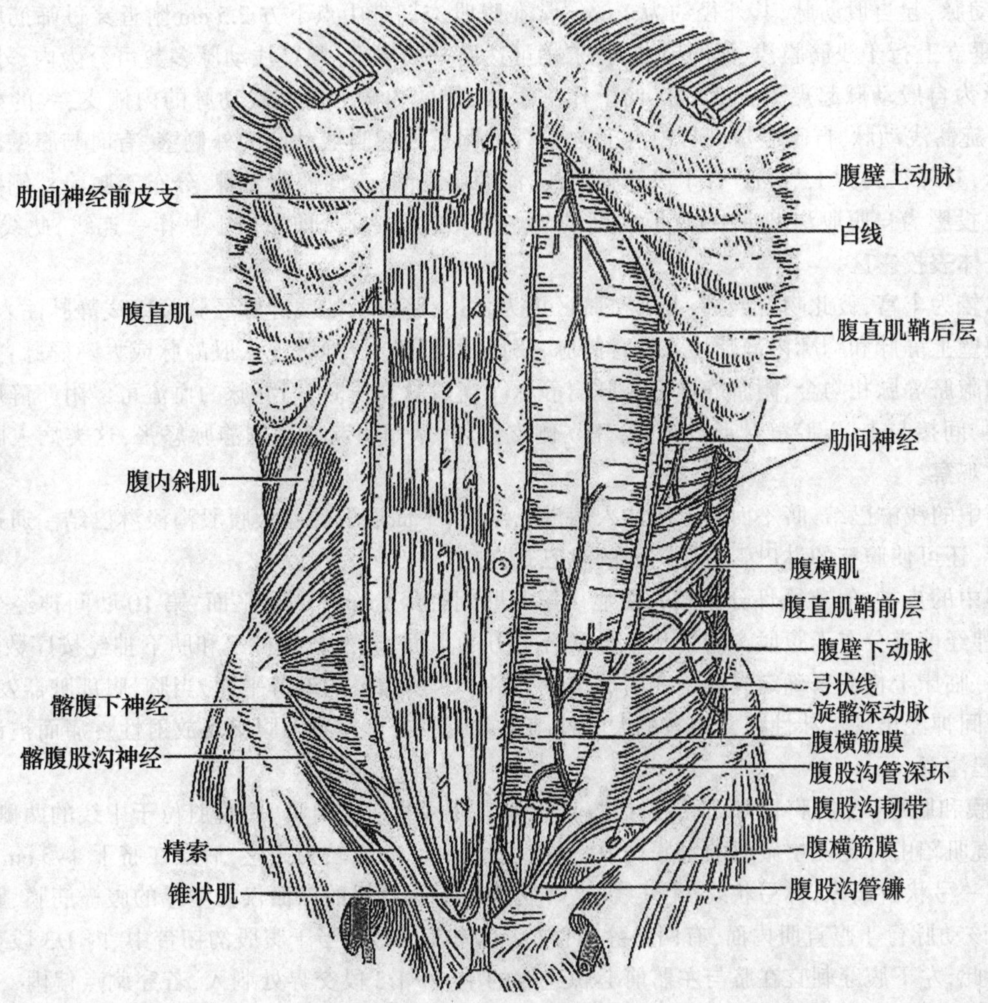

图 2-13　腹前壁的层次结构(深层)

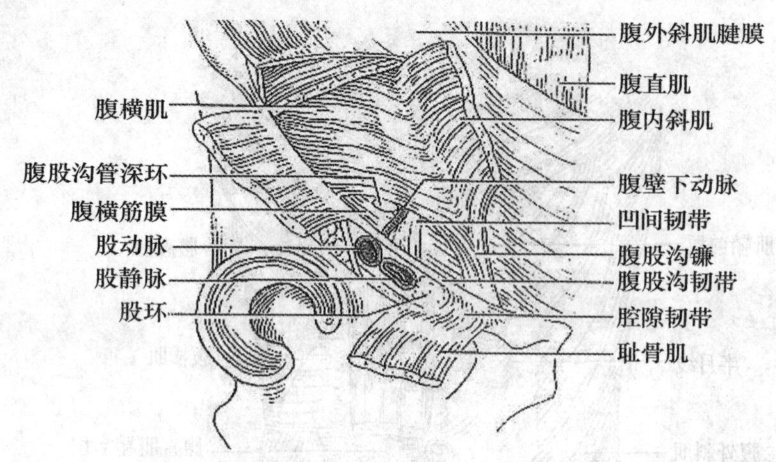

图 2-14 腹股沟区的层次解剖

2.浅筋膜(皮下组织)。由脂肪及疏松结缔组织构成。此层的厚薄,直接关系到穿刺时的进针深度。一般成人下腹部腹壁全层厚度为 1~2 cm,而特别肥胖者,仅此层即可超过 2 cm。反之,体质甚差或长期大量腹水病人,腹压长期过大,致腹壁高度紧张,腹壁厚度可小于 1 cm。

浅筋膜在脐平面以下分两层,浅层为脂肪层,又称康伯(Camper)氏筋膜,由脂肪组织构成,向下与大腿的脂肪层相续,深层为膜性层,又称斯卡帕(Scarpa)氏筋膜,由富有弹性纤维的膜样组织构成。此层在中线处附着于腹白线,两侧则向下至腹股沟韧带下方 1 横指处,止于大腿阔筋膜,在耻骨结节和耻骨联合间向下与会阴浅筋膜相连。

浅筋膜层的血管分布较少,易发生感染。腹前壁下半部浅筋膜内有两条动脉,即腹壁浅动脉和旋髂浅动脉,腹壁浅动脉,起自股动脉,其外径约为 1 mm,常在腹股沟韧带中点下方 2.5 cm 附近穿过筛筋膜或阔筋膜浅出。几乎垂立上行于浅筋膜浅、深两层之间,末梢可达脐平面以上。腹壁浅动脉多数可分为内、外侧两主支,其体表投影为自股动脉起点下方 2.5 cm 向上作一垂线,线的内侧为腹壁浅动脉的内侧支,线的外侧为动脉的外侧支。旋髂浅动脉,自腹股沟韧带中点下方 1.5 cm 附近处起自股动脉的外侧壁,有时与腹壁浅动脉共干起自股动脉,其外径约为 1.2 cm。行于浅筋膜的浅、深两层之间,走向髂前上棘,分布于腹前外侧壁的下外侧份。其体表投影为自腹股沟韧带中点(股动脉的起点)下方 1.5 cm 处向髂前上棘作一连线,此线上、下 1 cm 内为该动肌体表投影区。

浅静脉较为丰富,彼此吻合成网,尤其在脐区更为发达,脐以上的浅静脉经胸腹壁浅静脉注入腋静脉,或经深部的腹壁上静脉和胸廓内静脉注入头臂静脉;脐以下经腹壁浅静脉注入股静脉或大隐静脉;另外在脐区浅静脉还和附脐静脉相吻合,附脐静脉汇入肝门静脉。当门脉高压时,门静脉的血流可经附脐静脉返流至脐周围静脉网,间接与上、下腔静脉形成吻合,建立侧支循环,从而引起脐周围静脉怒张,这类病人腹穿时应在腹壁上注意观察。

浅筋膜中的浅淋巴结,脐平面以上的注入腋淋巴结,脐平面以下的注入腹股沟浅淋巴结。通过肝圆韧带内的淋巴管,还可使腹壁的淋巴管与肝门处的淋巴管交通。

浅筋膜中的皮神经,节段性分布较为明显。第 6 肋间神经分布于剑突平面;第 10 肋间神经分布于脐平面;第 1 腰神经前支分布于腹股沟韧带和耻骨联合上方的平面,其他肋间神经和肋下神经按序数分布于这 3 个平面之间。临床上借此来确定脊髓病变的部位及外科手术所需要的麻醉平面。当胸、腹部脏器发生疾病时,常可刺激肋间神经出现牵涉性痛,如右侧大叶性肺炎或胸膜炎可在右下腹出现放射性疼痛而被误诊为阑尾炎,必须引起注意。

3.深筋膜和肌层。深筋膜较薄,肌层包括腹直肌和其外侧的三层阔肌。腹直肌位于中线的两侧,被腹直肌鞘包裹,腹直肌鞘由外侧三层阔肌的腱膜构成,分前、后两层。前层较为完整,后层在脐下 4~5 cm 处缺如,从有到无形成一弓状游离缘,称弓状线(半环线)。弓状线以下腹直肌的深面仅为增厚的腹横筋膜,腹壁下动脉位于其中。该动脉行于腹直肌内面,有两条静脉伴行,其体表投影相当于腹股沟韧带中、内 1/3 段交界处与脐的连线。因此,左下腹穿刺宜在脐与左髂前上棘连线的中、外 1/3 段交界处刺入,若穿刺点偏内,一旦损伤腹壁下血管,有出血的危险。三层阔肌由浅入深分别为腹外斜肌、腹内斜肌和腹横肌,其纤维呈交叉排列,可增强腹壁抵抗力。

4.腹横筋膜为衬附于腹横肌和腹直肌鞘后层深面的一薄层纤维膜，与肌肉结合疏松，但与后层紧密相连。在接近腹股沟韧带和腹直肌外缘处逐渐增厚致密。腹穿通过此层时有突破感，易被误认为已入腹膜腔。

5.腹膜外脂肪为填充于腹横筋膜与壁腹膜之间的脂肪组织。上腹部菲薄，下腹部特别是腹股沟区较发达。此层与腹膜后间隙的疏松组织相连续，如果穿刺后腹水从刺破的壁腹膜外漏，很容易进入和积聚在疏松的腹膜外脂肪层内，并向腹膜后间隙扩散。为此，腹穿完成后除立即束以多头腹带外，只要病情允许，病人应暂取平卧位，以减小下腹部压力。但对形成大量腹水初次穿刺的病人，在诊断性穿刺的同时，应放出适量腹水，以免腹压太高，造成穿刺孔闭合不良，腹水外漏。

6.壁腹膜为腹前外侧壁的最内层，在脐平面以下，腹前壁的腹膜形成以下皱襞：中线上为脐正中襞，其深面为脐尿管索，是胚胎时期脐尿管的遗迹；外侧为脐内侧襞，其深面为脐动脉索，是胚胎时期脐动脉的遗迹；最外侧为脐外侧襞，其深面是腹壁下动脉。

（四）腹膜（图 2–15）

为薄而光滑的浆膜，衬于腹壁内面并包被腹、盆腔脏器的表面。衬于腹壁内面的腹腔称壁腹膜，贴覆于脏器表面的腹膜称脏腹膜，两部分互相移行，共同围成的不规则浆膜间隙称腹膜腔。男性腹膜腔为一密闭的腔隙；女性腹膜腔则借输卵管、子宫腔及阴道与外界相通。腹水时，由于腹水对输卵管的压迫，加上输卵管是一对弯曲的肌性管道，腹水不会沿上述途径自行排出。

1.腹膜的功能（见腹膜透析护理）。

2.腹膜与脏器的关系（见腹膜透析护理）。

3.腹膜形成的结构（见腹膜透析护理）。

（五）腹前壁的神经

腹前壁由第 7~11 肋间神经、肋下神经、髂腹下神经及髂腹股沟神经支配，它们由上而下呈节段性分布，司理腹前外侧壁的皮肤、肌肉和壁腹膜，所以腹穿时局部浸润即可达麻醉目的。

（六）腹水对脏器位置的影响

除腹膜外位器官和盆腔脏器外，腹腔内大部分器官都有一定的活动性。在腹水的推移、“漂浮”作用下，腹膜内位器官（如空肠、回肠、横结肠、乙状结肠等）容易改变各自的位置。当穿刺放出大量腹水之后，腹腔压力骤降，腹壁松弛，被推移的脏器复位，或超复位而下降，结果牵拉系膜和神经血管，病人出现腹部不适。腹腔内压的突然下降，还可以使大量血液滞留于门静脉系统，回心血量减少，影响正常的循环功能，发生休克，甚至

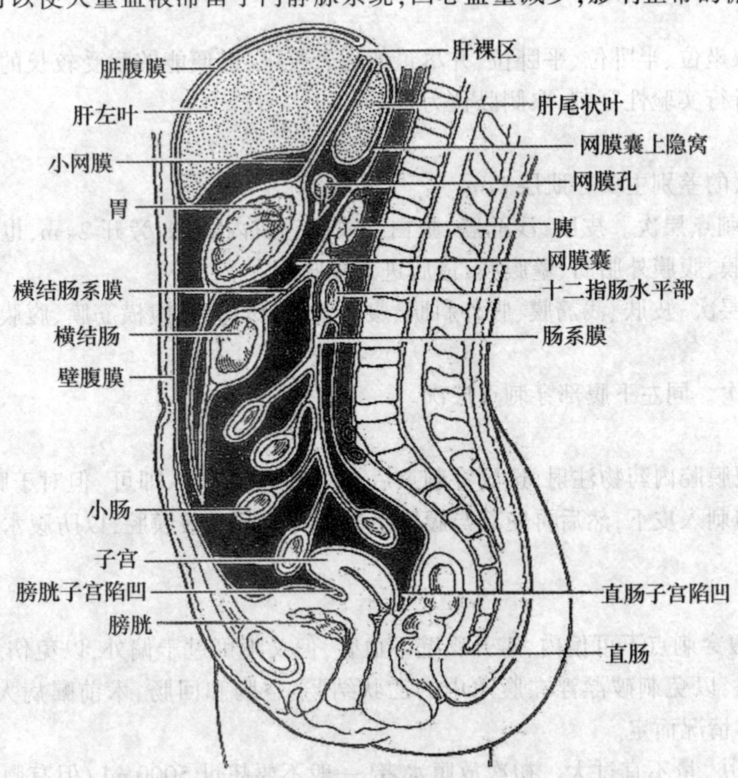

图 2–15 腹部正中矢状面（腹膜与器官的位置关系）

对肝硬化病人可诱发肝昏迷。所以,放腹水时要控制速度,以每小时 1000 mL 左右为宜,不能过快。一次放出的腹水量不应超过 5000 mL。在放腹水过程中最好一边放一边自上而下将腹带裹紧,避免发生上述并发症。注入气体为了增加腹压以治疗肺部疾患的腹腔穿刺,要掌握注气速度和注气量(一次注气量不超过 1500 mL),逐渐调整腹压,以免引起病人出现恶心、呕吐等胃肠道的刺激症状。

二、操作要点

1.部位选择(图 2-16)

穿刺点可选择以下三处。

(1)脐下穿刺点。脐与耻骨联合上缘间连线的中点上方 1 cm(或连线的中段)偏左或 1~2 cm 处,此处无重要器官,穿刺较安全。

(2)左下腹部穿刺点。脐与左髂前上棘连线的中、外 1/3 段交界处,此处可避免损伤腹壁下动脉,肠管较游离不易损伤。

(3)侧卧位穿刺点。脐平面与腋前线或腋中线交点处,此处穿刺多适于腹膜腔内少量积液的诊断性穿刺。

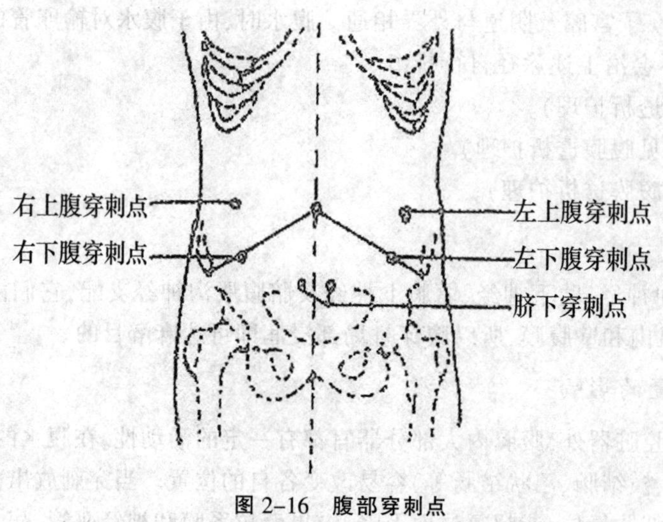

图 2-16 腹部穿刺点

2.体姿参考

根据病情和需要可取坐位、半卧位、平卧位,并尽量使病人舒服,以便能够耐受较长的操作时间。对疑为腹腔内出血或腹水量少者行实验性穿刺,取侧卧位为宜。

3.穿经层次

不同穿刺点穿经层次的差别主要在肌层。

(1)下腹部正中旁穿刺点层次。皮肤、浅筋膜、腹白线或腹直肌内缘(如旁开 2 cm,也有可能涉及腹直肌鞘前层、腹直肌)、腹横筋膜、腹膜外脂肪、壁腹膜,最后进入腹膜腔。

(2)左下腹部穿刺点层次。皮肤、浅筋膜、腹外斜肌、腹内斜肌、腹横肌、腹横筋膜、腹膜外脂肪、壁腹膜,最后进入腹膜腔。

(3)侧卧位穿刺点层次。同左下腹部穿刺点层次。

4.操作步骤

对于诊断性穿刺及腹膜腔内药物注射,选好穿刺点后,穿刺针垂直刺入即可。但对于腹水量多者的放液,穿刺针自穿刺点斜行方向刺入皮下,然后再使其与腹壁呈垂直方向刺入腹膜腔,以防腹水自穿刺点滑出。

三、注意事项

1.定位要准确,左下腹穿刺点不可偏内,避开腹壁下血管,但又不可过于偏外,以免伤及旋髂深血管。

2.进针速度不宜过快,以免刺破漂浮在腹水中的乙状结肠、空肠和回肠,术前嘱病人排尿,以防损伤膀胱。进针深度视病人具体情况而定。

3.放腹水速度不宜过快,量不宜过大。初次放腹水者,一般不要超过 5000 mL(但有腹水浓缩回输设备者不限此量),并要在2小时以上的时间内缓慢放出,放液中逐渐紧缩已置于腹部的多头腹带。

4.注意观察病人的面色、呼吸、脉搏及血压变化,必要时停止放液并及时处理。

5.术后卧床休息24小时,以免引起穿刺伤口腹水外渗。

第三节 腰椎穿刺术

【目的】

1.了解腰椎穿刺的意义

(1)采集标本,做脑脊液的常规生化检验涂片检查和病原体培养,以帮助诊断。

(2)测定颅内压力,了解蛛网膜下腔有无阻塞。

(3)做造影或放射性核素等辅助检查,如气脑、脊髓空气造影。

(4)实施手术麻醉。

(5)注入药物:鞘内注射止痛剂、抗癌药等。

2.掌握腰椎穿刺的应用解剖

一、应用解剖学基础

脊柱是由椎骨组成的节段性的中轴骨架。一系列的椎间关节将椎骨依次连接成一个即牢靠又柔顺的整体,以支持躯干和保护脊髓。脊柱由33个椎骨组成,其中颈段7个,胸段12个,腰段5个,由5块骶椎融合成1块骶骨及由4~5块尾椎融合成的1块尾骨。

(一)椎骨

1.各部椎骨的形态特点

椎骨由椎体、椎弓和椎弓发出的7个突起所组成。椎体与椎弓围成椎孔,各椎骨的椎孔共同连成椎管。椎弓包括椎弓板和椎弓根,相邻椎弓根的椎上、下切迹围成椎间孔,有脊神经和血管通过。由于各部分椎骨所在部位不同,及其承受压力、运动情况、周围结构的差异,因而各部位椎骨各有一定的特征。

(1)颈椎(图2-17)。椎体小,上、下面均呈鞍状,第3~7颈椎椎体上面侧缘有明显向上的嵴样突起,称椎体钩,下面侧缘的相应部位有斜坡样的唇缘,两者参与组成钩椎关节。椎体钩的作用是限制上一椎体向两侧移位,增加椎体间的稳定性,并防止椎间盘向外后方脱出。椎体钩前方为颈长肌,外侧为椎动、静脉及周围的交感神经丛,后外侧部参与构成椎间孔前壁,有颈神经和颈血管通过。横突根部有横突孔,孔内有椎动、静脉和交感神经丛。横突末端分为横突前、后结节,第6颈椎前结节前方有颈总动脉,结节间有脊神经通过。前结

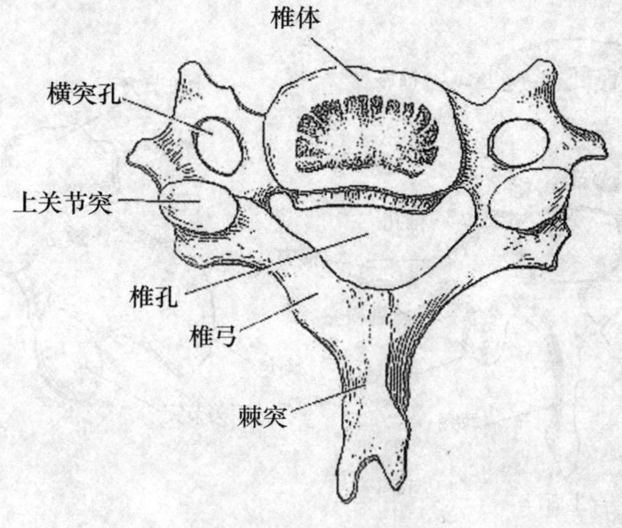

图2-17 颈椎形态结构

节是肋骨的遗迹,有时第 7 颈椎前结节长而肥大,形成颈肋,可伸达斜角肌间隙或第 1 肋上面,压迫臂丛、锁骨下动脉和锁骨下静脉。关节突的关节面几乎呈水平位,受斜向或横向暴力时易脱位。相邻椎弓根的上、下切迹围成椎间孔,是骨性管道,其前内侧壁为椎体钩、椎间盘和椎体的下部,后外侧壁为椎间关节。颈椎的椎体钩、横突和关节突构成一复合体,有脊神经和椎动脉等在此通过。复合体的任何组成结构的病变均可压迫神经和血管。第1 颈椎又称寰椎,由前、后弓和侧块组成,无椎体、棘突和关节突。后弓上面近侧块处有椎动脉沟,椎动脉和枕下神经自此经过。第 2 颈椎又称枢椎,其椎体向上伸出齿突。头颈部的旋转活动,主要是在寰椎与齿突之间。如旋转活动受限,则提示病变可能在寰椎与枢椎齿突之间。隆椎棘突最大最坚固,常作为定位标志。

(2)胸椎(图 2–18)。椎体两侧和横突末端有肋凹,棘突长,斜向后下,关节突的关节面近额状位,易发生骨折而不易脱位。

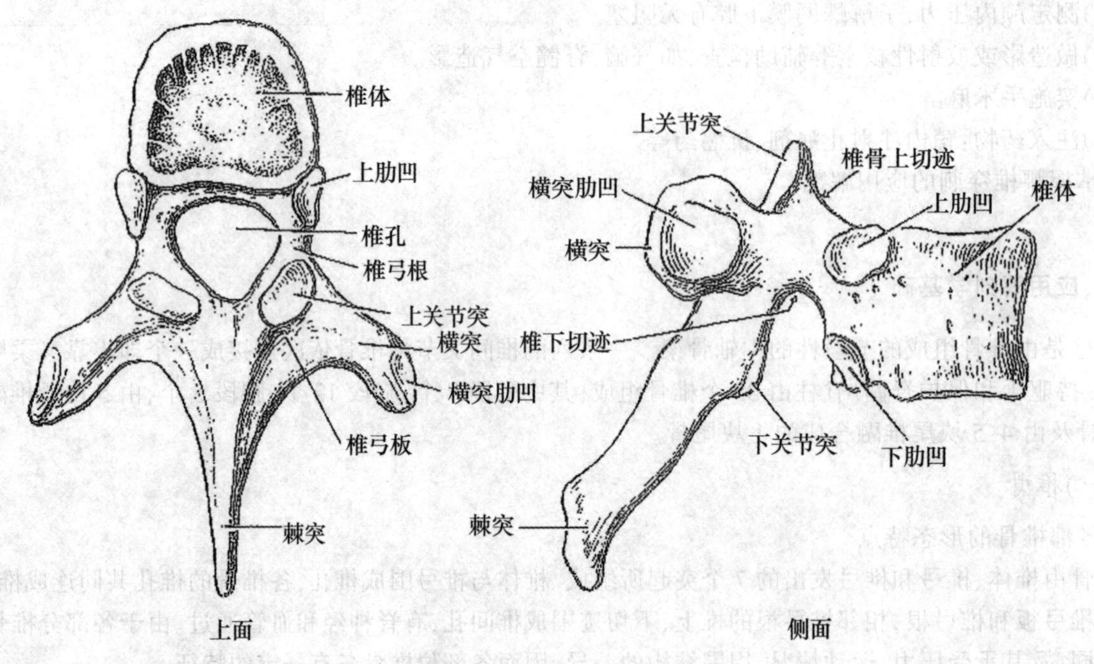

图 2–18 胸椎形态结构

(3)腰椎(图 2–19)。椎体大,脊柱结核常发生在此处,病变形成的脓肿可向周围蔓延。关节突的关节面从额状位逐渐演变为矢状位。上关节突后缘有一突起,称乳突。横突根部后下方的突起,称副突,副突与乳突间张有上关节突副突韧带,韧带深面有腰神经后内侧支通过,该处的韧带肥厚或有骨质增生,均可压迫神经。第3 腰椎横突最长,有较多的肌附着,穿行于肌筋膜的腰神经后外侧支,可因肌筋膜损伤而引起腰腿部疼痛,即第3 腰椎横突综合征。棘突宽,呈矢状位后伸。相邻两棘突间距较宽,第 3~5 腰椎棘突间是腰椎穿刺或麻醉的

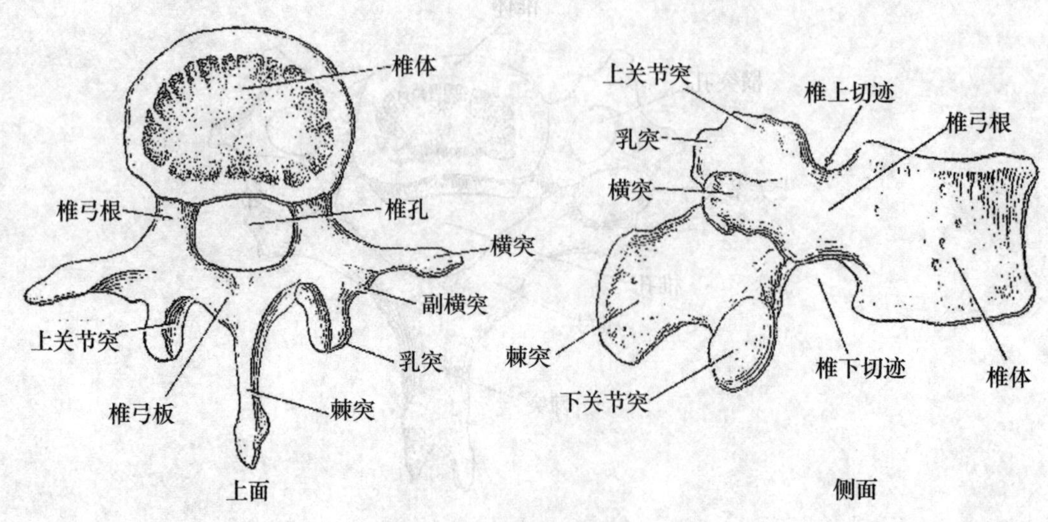

图 2–19 腰椎形态结构

进针部位。

(4)骶骨(图 2-20)。由 5 个骶椎融合而成。有时第 1、2 骶椎间不骨化融合,则第 1 骶椎似为第 6 腰椎,称第 1 骶椎腰椎化;有时第 1 骶椎与第 5 腰椎骨化融合,称腰椎骶化。上述两种情况常可刺激坐骨神经根而致腰腿痛。骶骨的内腔称骶管,向下终于骶管裂孔,是椎管的下口,背面覆以骶尾背侧韧带。裂孔下部两侧有第 5 骶椎下关节突形成的骶角,体表易于触及,是骶管裂孔的定位标志。骶正中嵴两侧有四对骶后孔,分别有第 1~4 骶神经后支穿过,可经这些孔作骶神经阻滞麻醉。骶管裂孔的体表定位:除以骶角作为标志外,还可用下述方法进行定位,即以左、右髂后上棘分别定为 A 和 B 点,左、右坐骨结节定为 C 和 D 点,AD 线与 BC 线的交点处,为骶管裂孔的定位点。

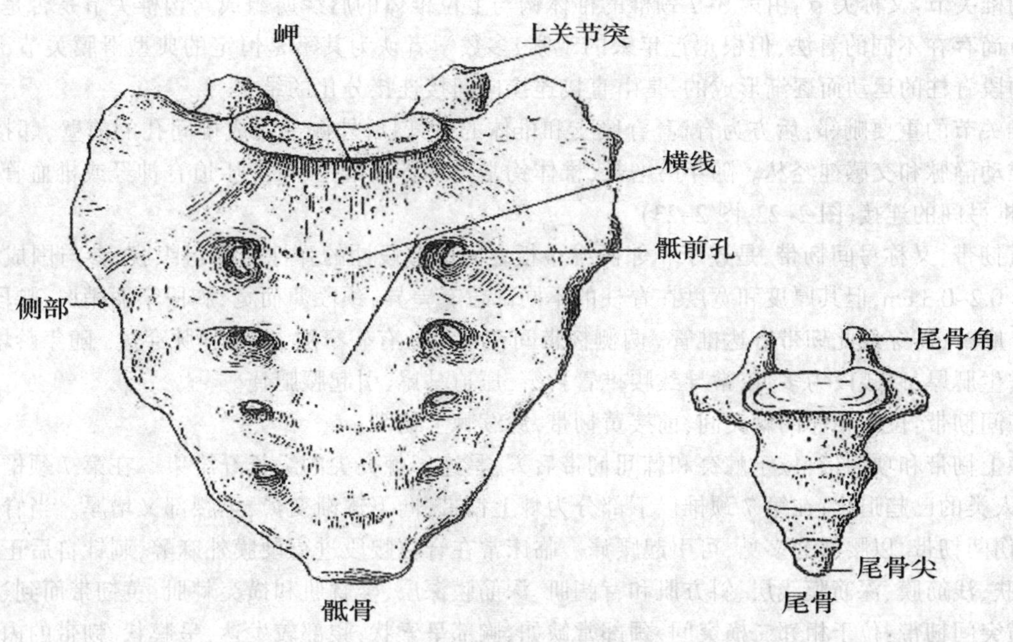

图 2-20　骶骨和尾骨的形态结构

(5)尾骨由 4 个尾椎合成。

2.椎骨间的连接(图 2-21,图 2-22,图 2-23)

(1)椎体间的连接

椎体借椎间盘、前纵韧带和后纵韧带相连。

1)前纵韧带:位于椎体和椎间盘前方,上自枕骨基底部,下至第 1、2 骶椎,宽而坚韧,与椎体边缘和椎间

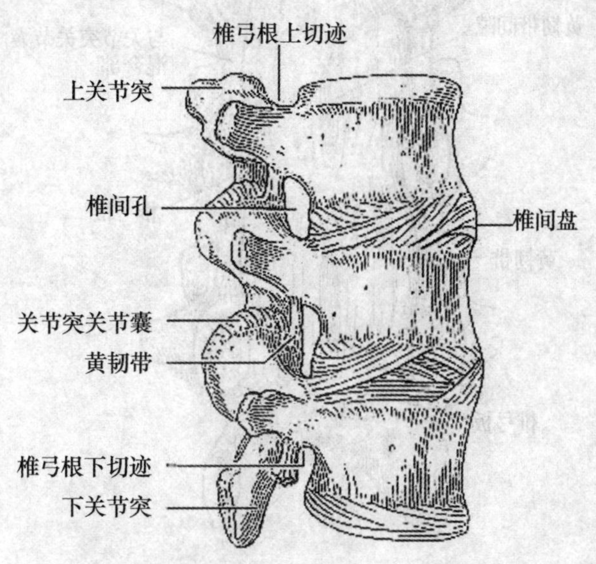

图 2-21　椎体间连接侧面观

盘连接紧密,有防止椎间盘向前突出和限制脊柱过度后伸的作用。

2)后纵韧带:位于椎体和椎间盘后方,上自枢椎,下至骶骨,窄细而坚韧,尤以腰段者为窄,与椎体边缘和椎间盘连接紧密,而与椎体连接疏松,有防止椎间盘向后突出和限制脊柱过度前屈的作用。由于此韧带窄细,椎间盘的后外侧部相对较为薄弱,是椎间盘突出的好发部位。有时后纵韧带可骨化肥厚,向后压迫脊髓。

3)椎间盘:位于相邻两椎体间,共23个,自第2颈椎向下至第1骶椎。第2颈椎体与齿突骨化愈合,偶有椎间盘的遗迹,X线片上呈透明线状,应与骨折相鉴别。椎间盘由髓核、纤维环和上、下软骨板构成。上、下软骨板紧贴于椎体上、下面;纤维环为围绕于髓核周围的纤维软骨,其前份较厚,后外侧份较薄;髓核呈胶状,位于纤维环的中央偏后。椎间盘富于弹性,可缓解外力对脊柱和颅的震动。

4)钩椎关节:又称关节,由第3~7颈椎的椎体钩与上位椎体的唇缘所组成。钩椎关节是否是一个真正的滑膜关节尚存在不同的看法,但根据近年来的观察,多数学者认为其不是恒定的典型滑膜关节,而是5岁以后随着颈段脊柱的运动而逐渐形成的,是由直接连接向间接连接分化的结果。

钩椎关节的重要毗邻:后方为脊髓、脊膜支和椎体的血管;后外侧部构成椎间孔的前壁,邻接颈神经根;外侧有椎动静脉和交感神经丛。随年龄增长,椎体钩常出现骨质增生,可能压迫脊神经或椎血管。

(2)椎弓间的连接(图2–22,图2–23)

1)黄韧带:又称弓间韧带,是连于相邻两椎弓板之间的节段性的弹性结缔组织膜,参与围成椎管的后外侧壁。厚0.2~0.3 cm,但其厚度和宽度在脊柱的不同部位有差异,颈段薄而宽,胸段窄而稍厚,腰段最厚,腰穿或硬膜外麻醉,需穿经此韧带方达椎管。两侧韧带间在中线处有一窄隙,有小静脉穿过。随年龄增长,黄韧带可出现增生肥厚,以腰段为多见,常导致腰椎管狭窄,压迫马尾,引起腰腿痛。

2)棘间韧带:位于相邻两棘突间,前接黄韧带,后续棘上韧带。

3)棘上韧带和项韧带:位于棘突和棘间韧带后方,是连于棘突尖的纵长纤维束。在第7颈椎以上部分为项韧带,人类的已趋退化;在第7颈椎以下部分为棘上韧带,向下逐渐变薄,至腰部又增厚。当脊柱过度前屈时,可损伤两韧带,以腰部为多见,可引起腰痛。临床常在脊柱腰段进行硬膜外麻醉,刺针自后正中线稍旁穿入,经皮肤、浅筋膜、深筋膜浅层、斜方肌和背阔肌、深筋膜深层、竖脊肌和横突棘肌、黄韧带而到达椎管。

4)横突间韧带:位于相邻二横突间。颈部常缺如,胸部呈索状,腰部较发达,呈膜状。韧带的内下方有腰神经,该韧带增生肥厚时,可压迫神经,是引起腰腿痛椎管外因素中常见的病因之一。

5)关节突关节:由相邻关节突的关节面组成,各关节囊松紧不一,颈部松弛易于脱位,胸部较紧张,腰部紧而厚。前方有黄韧带,后方有棘间韧带加强。关节突关节参与构成椎间孔的后壁,前方与脊神经相邻,颈段还有椎动脉穿行。关节突关节由脊神经后支分支支配,神经受压或被牵拉,均可引起腰背痛。

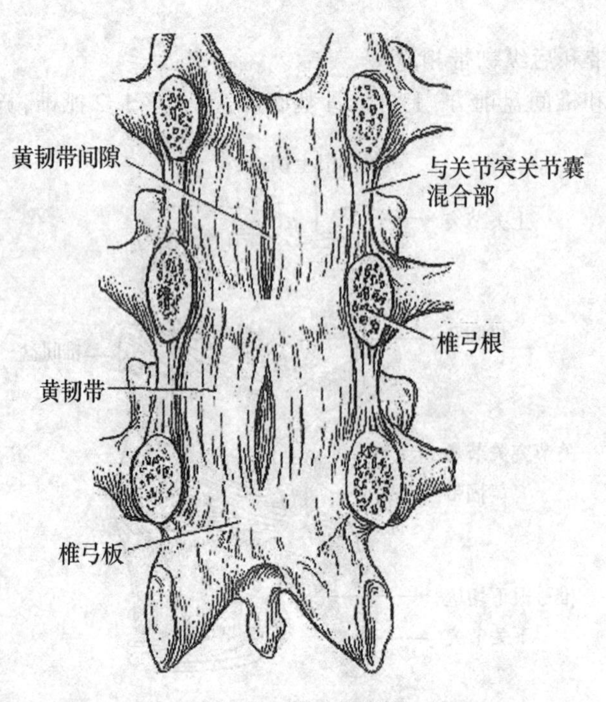

图2–22 椎弓间连接

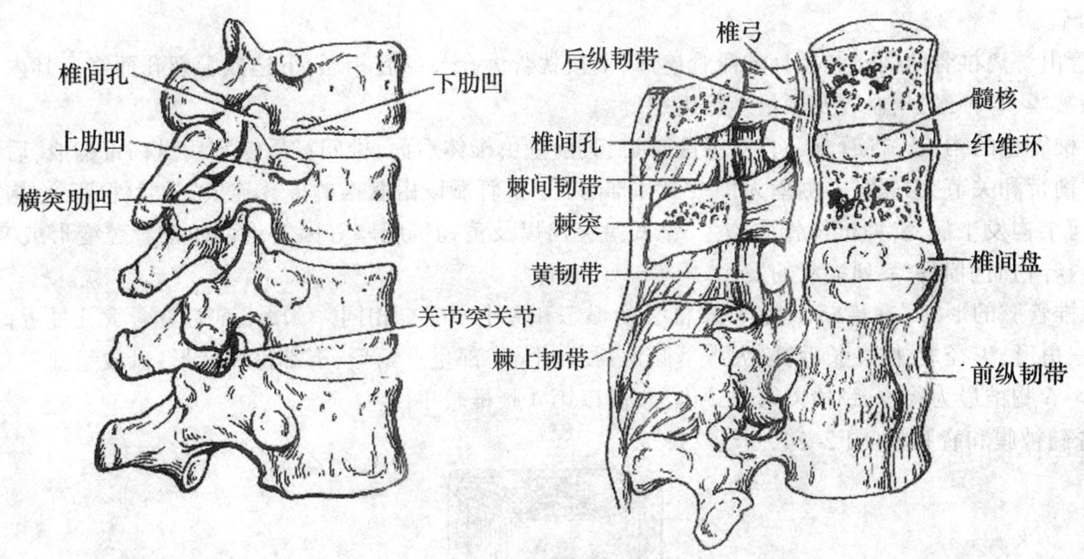

图 2-23 椎骨间连接

6)腰骶连接:第 5 腰椎与第 1 骶椎之间的连接,与上方各椎骨间的连接基本相似。此外,在两侧尚有强大的髂腰韧带和腰骶韧带,前者自第 5 腰椎横突至髂嵴后部,由胸腰筋膜向下增厚而成;后者自第 5 腰椎横突至骶骨盆面,第 5 腰神经前支在韧带的内侧经过。上述连接对维持人体直立,支持体重,防止第 5 腰椎向前滑脱起着重要作用,是躯干与下肢的连接桥梁。

7)骶尾关节:第 5 骶椎与尾骨间的连接,以韧带连接为主。位于骶管前、后和两侧有坚韧的骶尾韧带,其中在骶管前方,覆盖于骶管裂孔背面者为骶尾背侧浅韧带。该韧带起自骶管裂孔周缘,向下止于尾骨背面,几乎完全封闭该孔。骶管麻醉时,刺针通过此韧带后有明显的落空感,提示已进入骶管。

8)寰枢关节:包括寰枢外侧关节和寰枢正中关节。前者由寰椎下关节面与枢椎上关节面组成,关节囊和周围韧带松弛,在一定限度内有较大范围的运动;后者位于齿突前后,前方者由齿突与前弓的关节面组成,后方者为齿突与寰椎横韧带间的滑膜囊。寰椎横韧带张于寰椎侧块的内侧面,将寰椎的椎孔分为前、后二部。前部容纳齿突,后部容纳脊髓及其被膜。寰椎横韧带中部向上、下各发出一纵行纤维束,分别附于枕骨大孔前缘和枢椎体后面,纵横纤维共同构成寰椎十字韧带,有限制齿突后移的作用,当暴力损伤韧带时,齿突向后移位,可压迫脊髓导致致命的危险。

3.椎骨与颅骨的连接

(1)寰枕关节由枕骨髁和寰椎上关节面组成,关节囊松弛,可使头部作屈伸和侧屈运动,可借寰枕前、后膜加强关节的稳定性。

(2)寰枕前、后膜:寰枕前膜为张于寰椎前弓上缘与枕骨大孔前缘之间的结缔组织膜,宽而致密,中部有前纵韧带加强,并与之愈合。寰枕后膜张于寰椎后弓与枕骨大孔后缘之间,位于枕下三角深面,其外侧部有椎动脉和第 1 颈神经穿过。

(3)覆膜为后纵韧带向上的延续,覆盖在齿突后方,向上附于枕骨斜坡,有防止齿突后移,保护脊髓的作用。

(4)齿突尖韧带位于寰椎横韧带深面,张于齿突尖与枕骨大孔前缘之间,甚薄。

(5)翼状韧带位于寰椎横韧带的前上方,张于齿突与枕骨髁之间,限制头部过度前俯和旋转运动。寰椎横韧带和翼状韧带又合称为寰枢韧带复合,具有稳定寰枢关节和寰枕关节的作用。寰椎横韧带是其主要组成部分,使齿突局限于寰椎前弓后面的关节凹内;翼状韧带是辅助部分,阻止寰椎向前移位和头部的过度旋转运动。

4.椎骨与肋骨的连接

肋椎关节:包括肋头关节和肋横突关节。

(1)肋头关节由肋头关节面、相应椎体的肋凹和椎间盘构成。关节囊周围有韧带加强,囊内有韧带将关节腔分为上、下两部分,但第 1、10、11、12 肋头关节无此韧带。

(2)肋横突关节由肋结节关节面和胸椎横突肋凹构成,第 11、12 肋因无肋结节,故无此关节。

5.椎管

椎管由游离椎骨的椎孔和骶骨的骶管连成,上接枕骨大孔与颅腔相通,下达骶管裂孔而终。其内容有脊髓、脊髓被膜、脊神经根、血管及少量结缔组织等。

(1)椎管壁的构成。椎管是一骨纤维性管道,其前壁由椎体后面、椎间盘后缘和后纵韧带构成,后壁为椎弓板、黄韧带和关节突关节,两侧壁为椎弓根和椎间孔。椎管骶段由骶椎的椎孔连成,为骨性管道。构成椎管壁的任何结构发生病变,如椎体骨质增生、椎间盘突出以及黄韧带肥厚等因素均可使椎管腔变形或变狭窄,压迫其内容物而引起一系列症状的发生。

(2)椎管腔的形态。在横断面观,各段椎管的形态和大小不完全相同。颈段上部近枕骨大孔处近似圆形,往下为三角形,矢径短,横径长;胸段大致呈圆形;腰段上、中部呈三角形,下部呈三叶形;骶段呈扁三角形。椎管以第4~6胸椎最为狭小,颈段以第7颈椎,腰段以第4腰椎较小。

6.脊髓被膜和脊膜腔(图2-24,图2-25)

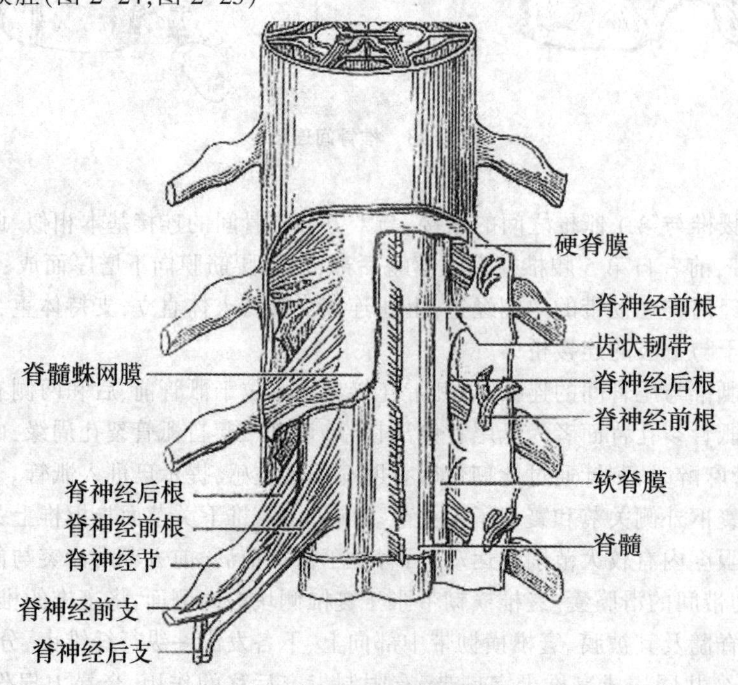

图2-24 脊髓的被膜

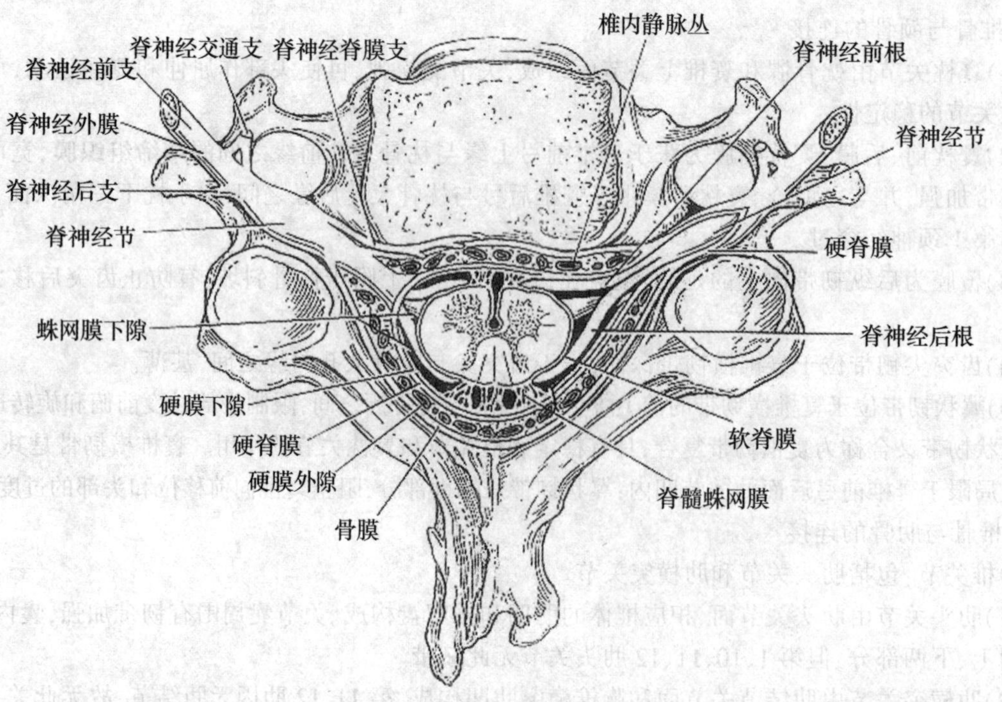

图2-25 椎管内结构

椎管内容有脊髓及其被膜等结构。脊髓上端平枕骨大孔连于脑,下端终于第 1 腰椎下缘,向下以终丝附于尾骨背面。脊髓表面被覆三层被膜,由外向内为硬脊膜、脊髓蛛网膜和软脊膜。各层膜间及硬脊膜与椎管骨膜间均存在腔隙,由外向内依次有硬膜外腔、硬膜下腔和蛛网膜下腔。

(1)被膜

1)硬脊膜:由致密结缔组织构成,厚而坚韧,形成一长筒状的硬脊膜囊。上方附于枕骨大孔边缘,与硬脑膜相续,向下在平第 2 骶椎高度处形成一盲端,并借终丝附于尾骨。硬脊膜囊内有脊髓和 31 对脊神经根,每对脊神经根穿硬脊膜囊时被包被形成神经外膜,并与椎间孔周围的结缔组织紧密相连,起固定作用。

2)脊髓蛛网膜:薄而半透明,向上与脑蛛网膜相续,向下于平第 2 骶椎高度处成一盲端。此膜发出许多结缔组织小梁与软脊膜相连。

3)软脊膜:柔软且富于血管,与脊髓表面紧密相贴。在前正中裂和后正中沟处有纤维素或膜与脊髓相连,分别称为软脊膜前纤维索和后纤维隔。在脊髓两侧,软脊膜增厚并向外突,形成齿状韧带。齿状韧带为软脊膜向两侧伸出的三角形结构。额状位,介于前、后根之间。其外侧缘形成一三角形齿尖,齿尖伸向外侧推顶脊髓蛛网膜而与硬脊膜相连。齿状韧带的附着部位不一,在颈段位于上下两神经根穿硬脊膜间,胸部以下则不很规则。据统计,齿状韧带每侧有 15~22 个。最上一对在第 1 颈神经根附近,最下一对可变动在第 11 胸神经至第 2 腰神经根之间,其附着处的下方常恒定地发出一细小的结缔组织纤维索,长 1.28~1.32 cm,经后根前方向下止于第 1 腰神经穿硬脊膜处的附近,据此可作为辨认第 1 腰神经的标志。齿状韧带有维持脊髓正常位置的作用。

(2)脊膜腔(图 2–26)

1)硬膜外腔:位于椎管骨膜与硬脊膜之间的窄隙,其内填有脂肪、椎内静脉丛和淋巴管,并有脊神经根及其伴行血管通过,呈负压。此腔上端起自枕骨大孔高度,下端终于骶管裂孔,由于硬脊膜附于枕骨大孔边缘,故此腔不通颅内。临床硬膜外麻醉即将药物注入此腔,以阻滞脊神经根。刺针穿入腔后因负压而有抽空感,这与穿入蛛网膜下腔时,有脑脊液流出并呈正压的情况不同。硬膜外腔被脊神经根划分为前、后二腔。前腔窄

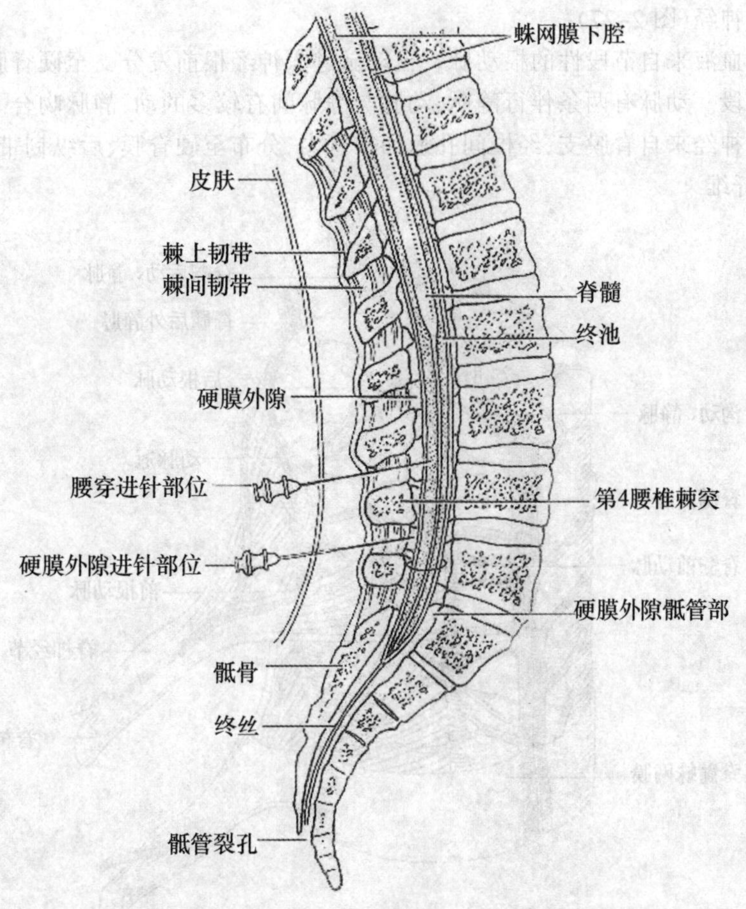

图 2–26　腰穿和硬膜外隙进针部位

小，后腔较大，内有脂肪、静脉丛和脊神经根等结构。在中线上，前腔有疏松结缔组织连于硬脊膜与后纵韧带，后腔有纤维隔连于椎弓板与硬脊膜后面。这些结构以颈段和上胸段的出现率为高，且较致密，是导致硬膜外麻醉出现单侧麻醉或麻醉不全的解剖学因素。骶段硬膜外腔上大下小，前宽后窄，硬脊膜紧靠椎管后壁，间距为 0.1~0.15 cm，骶管麻醉时应注意刺针的角度。硬脊膜囊平第 2 骶椎高度变细，裹以终丝，其前、后方有纤维索把它连于骶管前、后壁上，结合较紧，似有中隔作用，且腔内充满脂肪，这可能是骶管麻醉亦会出现单侧麻醉的因素。

骶管内骶神经根列于硬膜外腔内，外包以硬脊膜延伸的神经鞘。第 1~3 骶神经鞘较厚，周围脂肪较多，这可能是骶神经麻醉不全的因素。骶管裂孔至终池下端的距离平均为 5.7 cm。椎静脉丛：按部位分为椎内静脉丛和椎外静脉丛。椎内静脉丛密布于硬膜外腔内，上自枕骨大孔，下达骶骨尖端，贯穿椎管全长。椎外静脉丛位于脊柱外面，椎体前方、椎弓及其突起的后方，在寰椎与枕骨之间较为发达，称枕下静脉丛。两丛互相吻合交通，无瓣膜，收集脊柱、脊髓及邻近肌肉的静脉血，汇入椎静脉、肋间后静脉、腰静脉和骶外侧静脉。向上与颅内的枕窦、乙状窦等交通，向下与盆腔等静脉广泛吻合，因此，椎静脉丛是沟通上、下腔静脉系和颅内、外静脉的重要通道。当盆、腹、胸腔等部位的器官发生感染、肿瘤或寄生虫病时，可经椎静脉丛侵入颅内或其他远位器官。

2）硬膜下腔：位于硬脊膜与脊髓蛛网膜之间的潜在腔隙，与脊神经周围的淋巴隙相通，内有少量液体。

3）蛛网膜下腔：位于脊髓蛛网膜与软脊膜之间，腔内充满脑脊液，向上经枕骨大孔与颅内相应腔相通，向下达第 2 骶椎高度，两侧包裹脊神经根形成脊神经周围隙。此腔在第 1 腰椎至第 2 骶椎高度扩大，称终池，池内有腰、骶神经根构成的马尾和软脊膜向下延伸的终丝。由于成人脊髓下端平第 1 腰椎下缘，而马尾浸泡在终池的脑脊液中，故在第 3~4 或 4~5 腰椎间进行腰椎穿刺或麻醉，将刺针穿至终池而不会损伤脊髓和马尾。腰穿时刺针经皮肤、筋膜、棘上韧带、棘间韧带，黄韧带、硬脊膜和脊髓蛛网膜而到达终池。小脑延髓池：是颅内的蛛网膜下腔。临床进行穿刺是在项部后正中线上枕骨下方或第 2 颈椎棘突上方进针，经皮肤、筋膜、项韧带、寰枕后膜、硬脊膜和蛛网膜而到达该池。成人由皮肤至寰枕后膜的距离为 4~5 cm，刺针穿寰枕后膜时有阻挡感，当阻力消失时刺针即已穿过寰枕后膜将进入小脑延髓池。穿刺时应注意进针的深度，以免损伤延髓。

（3）被膜的血管和神经（图 2–27）

1）血管：硬脊膜的血液来自节段性的根动脉。根动脉进入神经根前发分支至硬脊膜，长的分支供应几个节段，短支不超过本节段。动脉有两条伴行静脉，动脉与静脉间有较多的动、静脉吻合。

2）神经：硬脊膜的神经来自脊膜支，经椎间孔返回椎管内，分布至硬脊膜、后纵韧带和椎骨等结构。脊膜支含感觉和交感神经纤维。

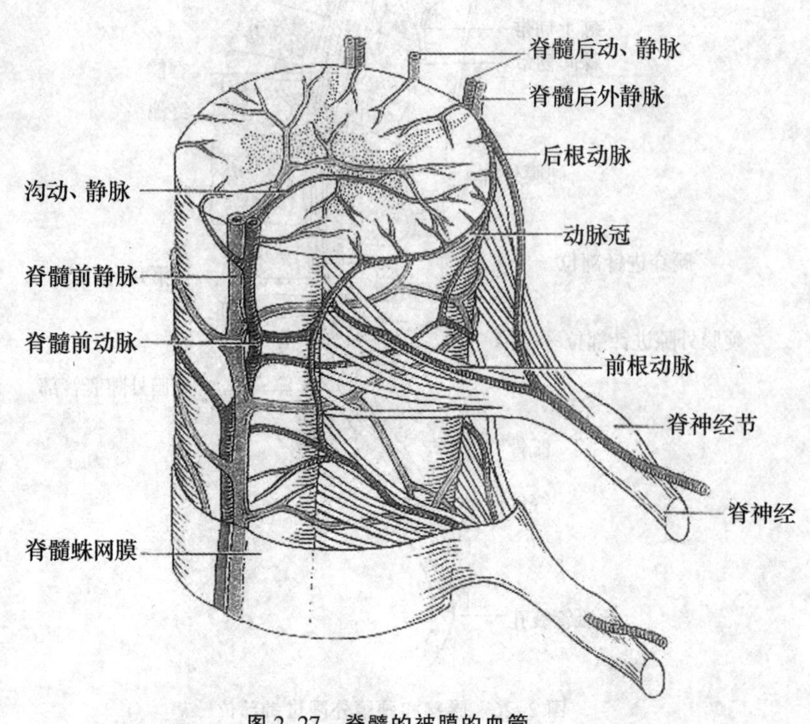

图 2–27 脊髓的被膜的血管

(4)脊神经根

1)行程和分段:脊神经根丝离开脊髓后,即横行或斜行于蛛网膜下腔,到达其相应的椎骨平面,在此处根丝汇成前根和后根,穿蛛网膜囊和硬脊膜囊,然后行于硬膜外腔中。脊神经根在硬脊膜囊以内的一段,为蛛网膜下腔段,穿出硬脊膜囊的一段,为硬膜外段。

2)与脊髓被膜的关系:脊神经根离开脊髓时即包以软脊膜,当穿脊髓蛛网膜和硬脊膜时,带出此二膜形成蛛网膜鞘和硬脊膜鞘。此三层被膜向外达椎间孔处与脊神经外膜、神经束膜和神经内膜相延续。在神经根周围延伸的蛛网膜下腔至脊神经节近端附近封闭消失,有时可伸展至脊神经近侧部,因而在进行脊柱旁注射时,药液也有可能进入蛛网膜下腔内。

3)与椎间孔和椎间盘的关系:脊神经根的硬膜外段较短,借硬脊膜鞘紧密连于椎间孔周围,以固定硬脊膜囊并保护鞘内的神经根不受牵拉。此段在椎间孔处最易受压。椎间孔的上、下壁为椎弓根上、下切迹,前壁为椎间盘和椎体,后壁为关节突关节。常见椎间盘突出可压迫脊神经根。由于颈神经自相应椎骨上方穿出,当椎间盘突出压迫颈神经时,受压的颈神经序数应为突出的椎间盘序数加1。而胸、腰神经根丝在椎管内下行一段至相应椎骨下方汇成胸、腰神经穿出,故当腰椎间盘突出时,压迫的神经为突出椎间盘序数下1~2位的胸、腰神经。如第4、5腰椎间盘突出,被压迫的是第5腰神经或第5腰神经和第1骶神经。

二、操作要点

1.体位。协助病人取侧卧位,背部与床边垂直,去枕低头,双手抱膝向腹部弯曲。

2.穿刺层次。皮肤、浅筋膜、深筋膜、棘上韧带、棘间韧带、黄韧带、椎管内骨膜、硬脊膜外隙、蛛网膜、蛛网膜下腔。

3.部位选择。穿刺点选第3~4(4~5)腰椎间隙。

4.常规消毒。铺无菌洞巾,协助医生戴手套,局部麻醉,左手固定穿刺点皮肤,右手持腰椎穿刺针,垂直进针至手阻感消失,拔出针芯。待脑脊液流出数滴后,接测压管以测脑脊液压力,留取适量的标本。

5.做压颈动力实验,护士用手压迫病人一侧颈静脉10 s。

6.术毕插入针芯,拔出穿刺针,针孔用碘酊再次消毒,覆盖无菌纱布,包扎固定,安置病人,处理用物。

三、注意事项

1.嘱病人去枕平卧4~6小时,以防头部低压性疼痛。

2.观察生命体征及脑疝症状,如有异常及时与医生联系。

3.保持安静,避免剧烈的咳嗽。

第四节　骨髓穿刺术

【目的】

1.了解骨髓穿刺的意义

(1)诊断。做骨髓液涂片或病原体培养,以诊断造血系统疾病、肿瘤及其感染。

(2)抗癌化疗、放疗及应用免疫抑制剂后,应及时观察骨髓造血情况,以指导治疗做骨髓移植。

(3)骨髓移植或骨髓腔输液、输血、注药等治疗。

2.掌握骨髓穿刺应用解剖

一、应用解剖学基础

骨髓穿刺常选择的部位有:胸骨、髂骨、椎骨和胫骨等。

(一)骨

成人有206块骨,每块骨都是一个相对独立的器官,具有一定的形态和结构,完成一定的功能。随年龄增长和活动状况的变化，骨不断地发生变化，并具有修复和再生的能力。全身骨约占体重的20%，按部位可分为中轴骨和四肢骨。

1.骨的形态

骨按形态，一般分为长骨、短骨、扁骨和不规则骨等四种。各种骨的形态与其所担负的功能相关。

(1)长骨：多呈长管状，主要分布于四肢，如肱骨、股骨等。长骨的两端膨大称骺，其表面有光滑的关节面。中部细长称骨干，内有空腔称骨髓腔。

(2)短骨：一般呈立方形，多见于承受压力较大而运动又较复杂的部位，如手的腕骨和足的跗骨。

(3)扁骨：多呈宽扁板状，主要构成骨性腔的壁，对腔内器官有保护作用，如颅的顶骨、胸部的胸骨等。有的以宽阔的面积供肌肉附着，对肢体运动起重要作用，如骨盆的髋骨等。

(4)不规则骨：形状不规则，主要分布于躯干、颅底和面部，如躯干的椎骨、颅底的颞骨和面部的上颌骨等。有些不规则骨的内部具有含气的空腔，称为含气骨，如上颌骨内的上颌窦。这些骨在发音时起共鸣作用，也能减轻骨的重量。

此外，还有一些呈卵圆形结节状的小骨，称为籽骨。这些骨主要分布于手和足的肌腱内，在运动中可减少摩擦和改变骨骼肌牵引方向，如髌骨。

2.骨的构造(图2-28)

骨由骨膜、骨质和骨髓三部分组成。

(1)骨膜，包括骨外膜和骨内膜。前者覆盖于除关节面之外的骨表面，后者分布于骨髓腔内表面及骨松质表面。骨膜拥有丰富的血管、淋巴管及神经，并含有幼稚的骨细胞，对骨的营养、生长和损伤后的修复等起非常重要的作用。

(2)骨质，是骨的实质，骨标本主要是骨质部分，分密质和松质两部分。骨密质分布于骨的表面，骨干处较厚，致密坚硬，耐压性较大，由紧密排列成层的骨板构成。骨松质呈海绵状，弹性较大，由互相交错的骨小梁构成，分布于骨的内部。骨小梁的排列与骨所承受的压力和张力的方向是一致的。骨密质构成长骨的干，长骨的骺和短骨的表面有薄层密质覆盖，内部为松质。扁骨的内、外两面各有一层密质，分别称内板和外板，两板之间夹有一薄层松质，颅盖骨内、外板之间的松质称板障。

(3)骨髓，充填于骨髓腔和骨松质的网眼内，分红骨髓和黄骨髓两种。红骨髓具有造血功能。胎儿和幼儿的骨髓均为红骨髓。随年龄的增长，骨髓腔内的红骨髓逐渐被脂肪组织所代替，成为黄骨髓，失去造血功能。而长骨的骺、短骨和扁骨的松质内仍保留红骨髓。

3.骨的化学成分和物理特性。骨的化学成分包括有机质和无机质两种。有机质成分是骨胶原纤维和黏多糖蛋白，它使骨具有一定的韧性和弹性。无机质主要是钙盐(磷酸钙、碳酸钙等)，它使骨有脆性并且坚硬。骨

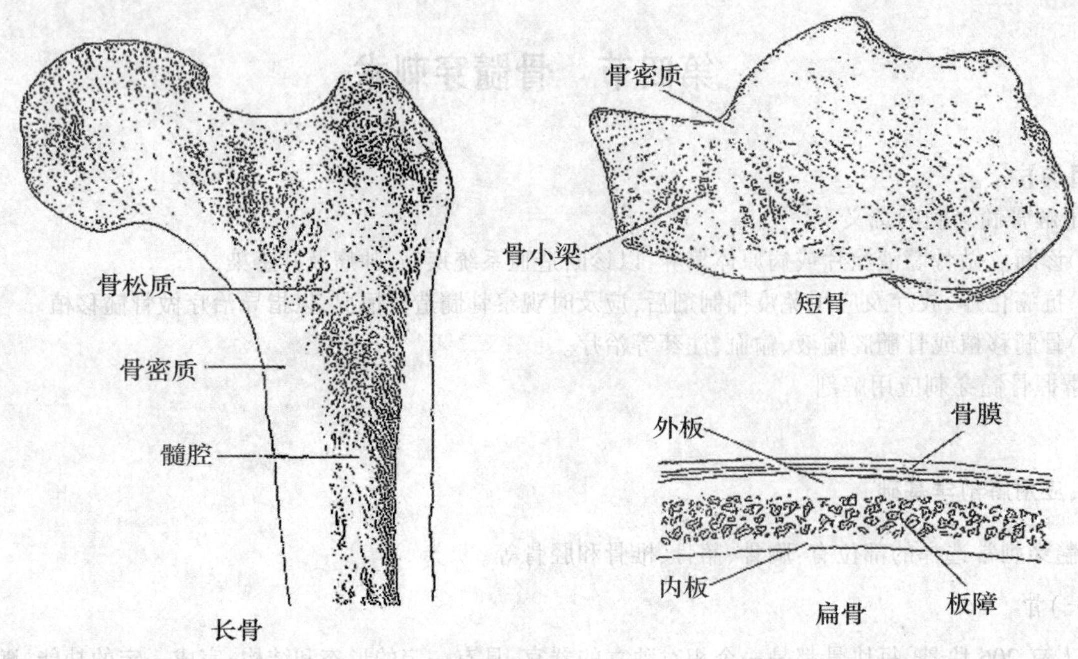

图2-28 骨的构造

的化学成分可因年龄、营养状况等因素的影响而发生变化。青壮年的骨有机质约占1/3,无机质约占2/3,因而既坚硬又具有弹性;幼儿的骨含有机质相对较多,韧性大,不易骨折,但容易弯和变形;老年人的骨无机质含量增多,骨的脆性大,易骨折。

4.骨的发生和生长

(1)骨的发生。骨的发生有两种方式,即膜内成骨和软骨内成骨。膜内成骨,如颅盖骨及面颅骨等。软骨内成骨,如四肢骨、颅底骨和躯干骨等。

(2)骨的生长。出生后骺软骨不断增生和骨化,因此骨的长度不断增加。成年后,骺软骨全部骨化,骨干、骺之间融合形成一层薄而致密的骨质,即骺线,此时骨即停止增长。在长度不断增加的同时,骨膜深层的成骨细胞在骨干周围也不断形成新的骨质,使骨逐渐加粗。

(二)胸骨(图2-29)

位于胸廓前部,呈剑形,可分为柄、体和剑突三部分。胸骨柄两侧与锁骨、第1肋软骨和第2肋软骨的上半部相连,柄与体以软骨相连。体原有4部分,称为胸骨节,在青春期至25岁互相愈合。体的侧缘有肋切迹,接纳第2肋软骨下半部、第3~6肋软骨及第7肋软骨上半部(图2-30)。剑突是胸骨最小的部分,而且骨化较晚,一般到30~40岁才完全骨化。胸骨是扁平骨,髓腔内含红骨髓,是临床抽取骨髓的常用部位之一。胸骨穿刺常在第2肋间隙平面,经胸骨的前上面进针,也可在胸骨柄穿刺,胸骨的下1/3常有先天异常,故很少用作穿刺点。胸骨柄两侧与锁骨和第1、2肋相连,位置稳定,便于穿刺操作,但骨质较坚实,不易刺入。老年人胸骨柄的髓腔内常为黄骨髓。胸骨穿刺时要注意进针深度,切勿过深刺透胸骨,伤及胸骨后邻的重要结构。胸骨体最厚的部位在上缘或靠近上缘处,根据中国人资料统计,平均厚度男性为13.5~12.5 mm,女性为12~11.5mm,男性比女性约厚1 mm,因此穿刺深度以10 mm左右为宜(见表2-1)。

表2-1　30例成人干燥胸骨的平均厚度(mm)

	胸骨柄	胸骨角	胸骨体
前皮质	1.26±0.18	1.75±0.25	1.13±0.09
骨髓腔	9.07±1.75	8.08±0.40	6.39±1.37

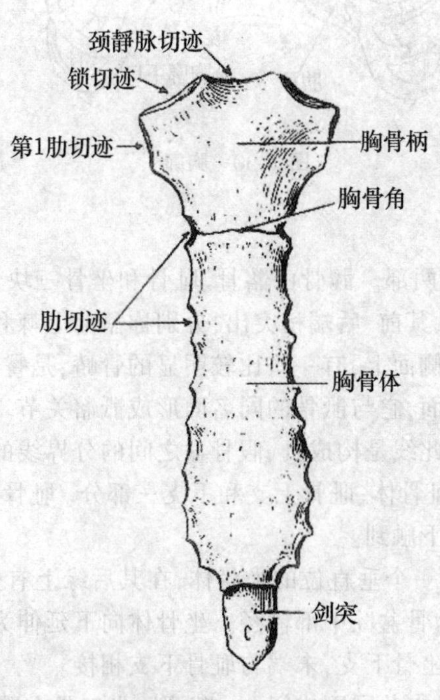

图2-29　胸骨的形态

胸骨的临床要点：

1.胸骨两侧附有带弹性的肋软骨,常保护胸骨不易受损伤。在间接暴力的作用下,若有胸椎骨折脱位时,胸骨也可发生骨折。直接暴力撞击胸骨时,可使较活动的胸骨体与较固定的胸骨柄分离,向后脱位。

2.胸骨是扁平骨,部位表浅,内藏有具造血机能的红骨髓,是穿刺抽取骨髓标本最方便的部位。穿刺针由胸骨角处插入,针应与胸骨柄平行,自下而上,穿过胸骨柄的骨皮质,进入骨松质中,抽取骨髓。应避免穿刺过深。

3.经胸骨可作为胸骨后器官的手术径路,如心血管手术,胸骨后甲状腺切除等,均可在正中线上劈开胸骨。

4.胸骨发育异常。在胚胎发生中,胸骨由左、右胸骨原基带在正中线愈合而成。如果没有愈合或愈合不全,就可发生各种程度的胸骨裂。轻者在胸骨体上出现一个孔,重者胸骨下大部分分裂,甚至整个胸骨完全分裂,致使胸腺和心包直接位于皮下。

5.胸廓发育异常

(1)佝偻病患者的胸廓前后径大,胸骨明显向前突出,称为鸡胸。

(2)哮喘和慢性支气管炎的老年病人,因长期咳嗽气喘,胸廓各径均增大状,称为桶状胸。

(3)胸骨下部和附于此处的肋软骨和肋骨向背侧下陷,使胸廓呈漏斗状,称为漏斗胸,严重者可影响心脏活动。有人认为,这种漏斗胸并非肋软骨、肋骨和胸骨的发育异常,而是附着于胸骨体和剑突的膈肌肌纤维被纤维组织所代替,使前胸壁的下部拉向后。

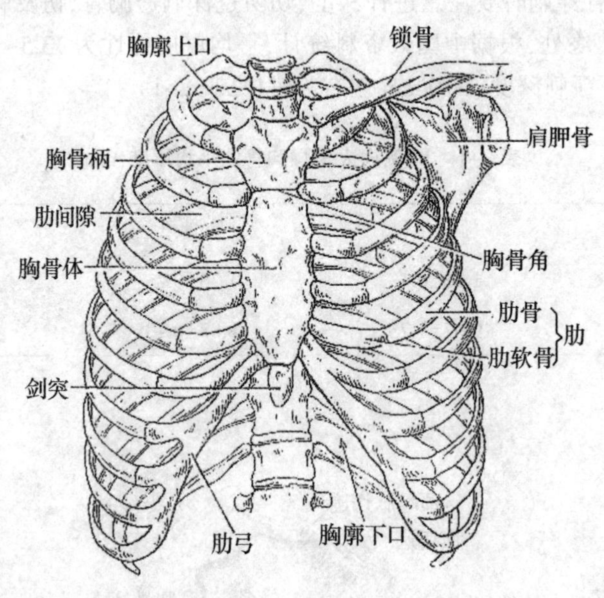

图 2-30 胸廓

(三)髋骨(图 2-31)

1.髂骨位于髋骨的上部,分体、翼两部。髋骨由髂骨、耻骨和坐骨三块骨愈合而成。髂骨体位于下部,肥厚。髂骨翼上缘称髂嵴,全长可触及,其前、后端稍突出,分别称髂前上棘和髂后上棘,在髂前、后上棘的稍下方,各有一髂前、后下棘。髂骨翼的外侧面上,有一些比较明显的骨嵴,是臀部强大肌肉附着的骨性痕迹。髂骨翼内侧面的后部,有一个较大的耳状面,它与骶骨的同名面形成骶髂关节。从耳状面的尖端开始,向前下方走行的一条线,称为髂耻线或弓状线。此线是构成真、假骨盆之间的分界线的一段。

2.耻骨位于髋骨的前下部,包括耻骨体、耻骨上支和下支三部分。耻骨上支的上缘前端有一耻骨结节,是腹股沟韧带内侧端的附着处,可于皮下触到。

3.坐骨位于髋骨后下方。坐骨有一个垂直位的坐骨体,在其后缘上有坐骨棘,此棘将坐骨大切迹和坐骨小切迹分开。两侧坐骨棘间的距离为骨盆腔中部横径。坐骨体向下延伸为坐骨上支,其下端形成坐骨结节,其余部分几乎呈直角向前突出,形成坐骨下支,末端与耻骨下支相接。

由耻骨体,耻骨支、坐骨体和坐骨支共同围成闭孔。髂、耻、坐三骨在髋臼愈合。髋臼是容纳股骨头的窝,它以半月状的关节面与股骨头相关节。在 16 岁以前,三骨在髋臼处借软骨结合。

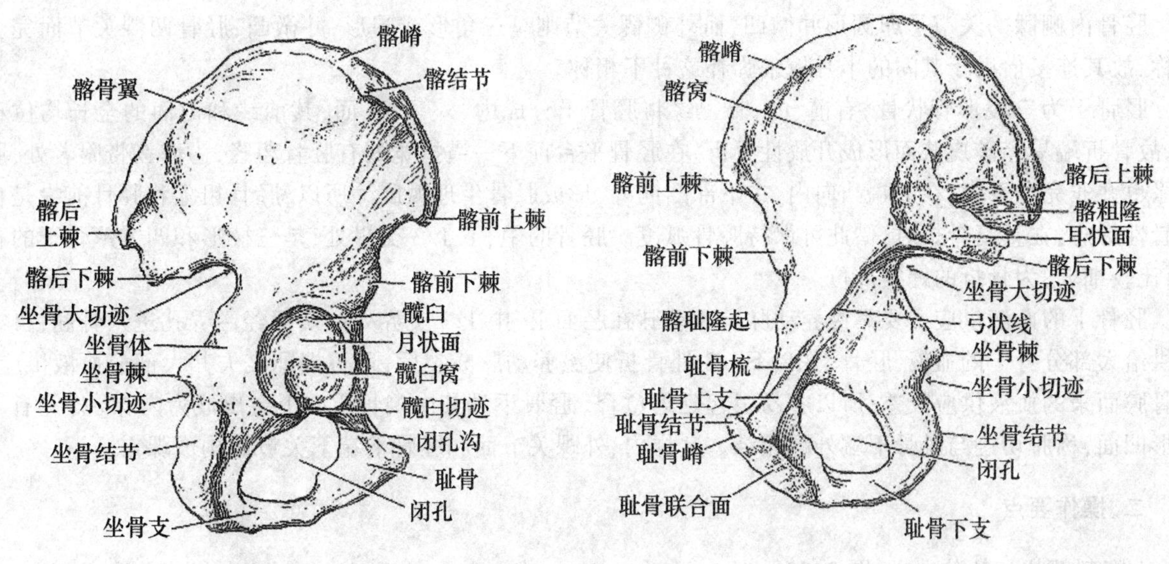

图 2-31　髋骨的形态

在人体处于直立位时，骨盆是倾斜的，骨盆入口平面与水平面之间在男性中约成 50°~55°角，在女性中约成55°~60°角。

（四）椎骨（内容在前已经叙述）

（五）胫骨（图 2-32）

是连接股骨下端，承受体重的重要骨。

上端的两个膨大为内侧髁和外侧髁，两侧的关节面呈浅凹，中央有髁间隆起，这两个浅关节面又称胫骨平台，与股骨髁互成关节。胫骨上端主要为松质骨构成。在暴力作用下容易被股骨髁打击而造成塌陷。胫骨平台和胫骨干在矢状面上并不垂直而是向后倾斜。

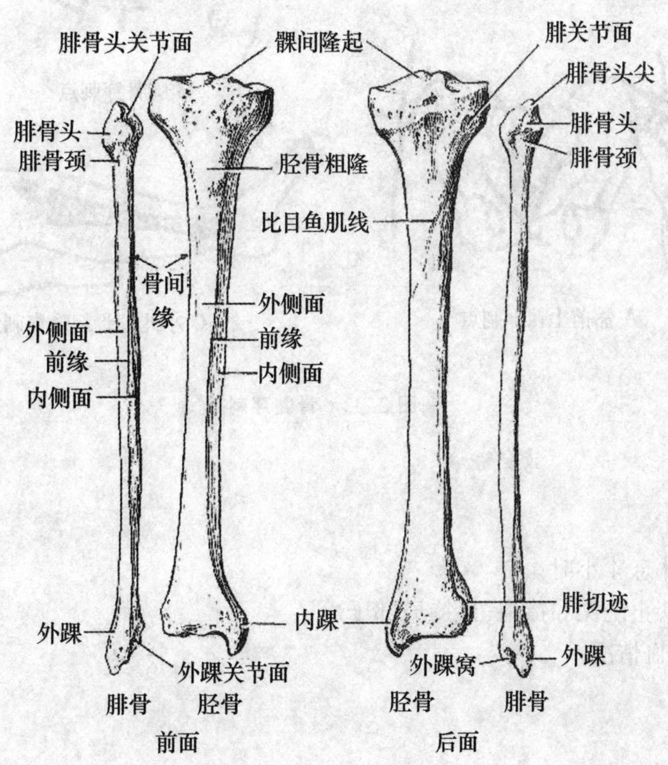

图 2-32　胫骨、腓骨的形态

胫骨内侧髁的关节呈卵圆形并微凹，而外侧髁关节则呈三角形或圆形，并微凸，胫骨两髁关节面完全不相称，故其连接借助于其间的半月板来弥补这种不相称。

胫骨干为三棱形管状骨，有前、内、外三缘将胫骨干分成内、外、后三面，其前缘和内面的全长均位于皮下。故骨折端易穿破皮肤面形成开放性骨折。在胫骨平台前下一横指宽处有胫骨粗隆，为髌韧带附着处，胫骨前缘也并非完全垂直，在上端凸向内，在下部凸向外，形成胫骨生理弧度。所以，胫骨粗隆和胫骨前缘是良好的骨性标志，在整复骨折时，借此可保持胫骨弧度。胫骨的中、下 1/3 交界处，是三棱形和四方形骨干的移行部，比较细弱，为骨折的好发部位。

胫骨干的血液供应主要靠滋养动脉。此动脉在胫面上、中 1/3 交界处的后面经滋养孔进入骨髓，自上而下供给大部分骨干的血液，胫骨干中、下 1/3 处骨折使滋养动脉断裂后，远折端即丧失其大部分血液供应，仅从骨膜而来的血液供应较差，所以容易引起延迟愈合。胫骨下端其内侧骨质向下突出成为内踝。外侧有一三角形凹面，称腓切迹与腓骨下端外踝相结。这样内、外踝关节面和胫骨下端下关节面构成踝穴。

二、操作要点

1.穿刺部位和体位选择(图 2-33)。

(1)选髂前的上棘、胸骨及胫骨做穿刺者取平卧位。

(2)选髂后上棘穿刺者取侧卧位或俯卧位。

(3)脊椎棘突穿刺者取反坐于靠背椅上的坐姿，尽量弯腰，使背部向外突出或侧卧位，使棘突暴露清晰。

2.穿经层次：皮肤、浅筋膜、深筋膜、骨膜、骨密质、骨松质、抽取红骨髓。

3.根据局麻时探测，将骨髓穿刺针的固定器定于适当部位(一般 1~1.5 cm)并拧紧。然后在局麻针眼处垂直进针，至骨髓腔时突感阻力消失，即拔出针芯，用 20 mL 干空针抽吸骨髓液，根据需要配合医师做好骨髓涂片及培养。

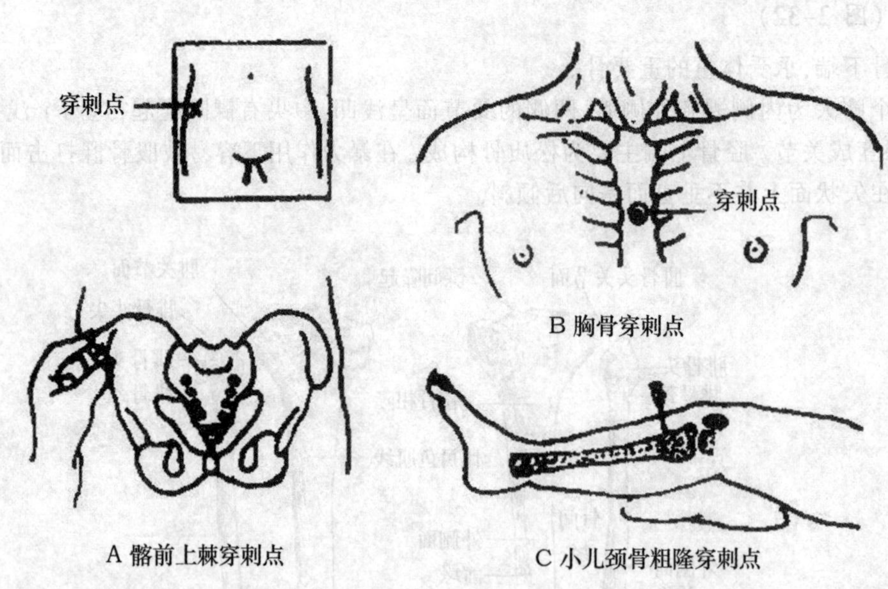

图 2-33　骨髓穿刺点

三、注意事项

1.协助平卧，卧床休息 4 小时。

2.术后 24 小时内禁止洗澡和擦浴，保持局部干燥。

3.观察局部有无出血情况。

第五节　肝脏穿刺术

【目的】

1.了解肝穿刺术的意义

肝脏穿刺术是借助穿刺针直接刺入肝脏的一种诊疗技术,可分为肝脓肿穿刺术和肝活组织穿刺术。前者适用于抽出脓液以治疗肝脓肿及辅助病因诊断;后者适用于通过临床、实验室或其他辅助检查。仍无法确诊的肝脏疾患。另外,临床推广应用的经皮肝穿刺胆管造影术(PTC)及置管引流术(PTCD),也属肝脏穿刺术的范畴。

3.掌握肝脏的应用解剖

一、应用解剖学基础

1.胸部标志线、肺及胸膜下界的体表投影和肝体表投影(见表面解剖和胸腔穿刺术)。

2.胸侧壁至腹膜腔的层次结构。

(1)皮肤至膈胸膜(见胸腔穿刺术)。

(2)膈肌(见心包穿刺术)。

(3)膈下壁腹膜借致密结缔组织与膈肌紧密相接,不易剥离。

3.肝脏为人体最大的腺体,重约 1500 g,肝的左右径×上下径×前后径为 258 mm×152 mm×58 mm。质软而脆,易破裂出血,功能复杂。

(1)肝的位置。肝大部分位于右季肋区和腹上区,小部分可达左季肋区,肝的上面基本与膈穹隆一致。肝右叶上面与右肋膈隐窝及右肺下叶借膈肌相邻。活体肝的位置多不固定,可随呼吸、内脏活动及体位改变而出现差异。正常呼吸时,其升降之差约为 2~3 cm,这是肝脏穿刺时训练病人屏息呼吸,避免损伤其肝脏的重要原因。

肝血液供应丰富,为棕红色,质软而脆,受暴力打击易破裂出血。肝呈楔形,可分为上、下两面,前、后两缘,左、右两叶。①肝的前缘锐利。肝的后缘钝圆,与脊柱相贴。②肝的上面凸隆,贴膈。③肝的下面凹凸不平,与许多内脏接触。下面有略呈“H”形的左右两条纵沟和一条横沟。左纵沟的前部内有肝圆韧带,右纵沟的前部内容纳胆囊,右纵沟后部内有下腔静脉通过。连接左、右纵沟中份的横沟为肝门,有门静脉、肝固有动脉、肝左右管、淋巴管和神经等出入。肝以其上面的肝镰状韧带的附着线为界,分为左、右两叶。左叶小而薄,右叶大而厚(图 2-34,图 2-35)。

(2)肝上腹膜间隙(膈下间隙)。肝属腹膜间位器官,其上面的脏腹膜与膈下面的壁腹膜之间构成肝上腹膜

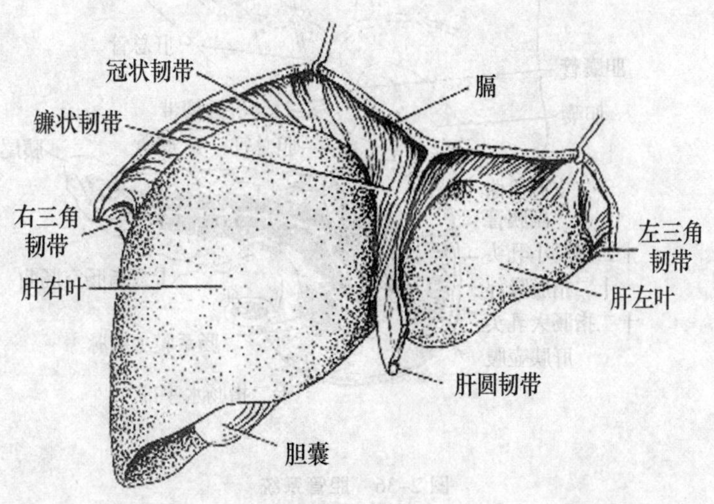

图 2-34　肝上面形态结构

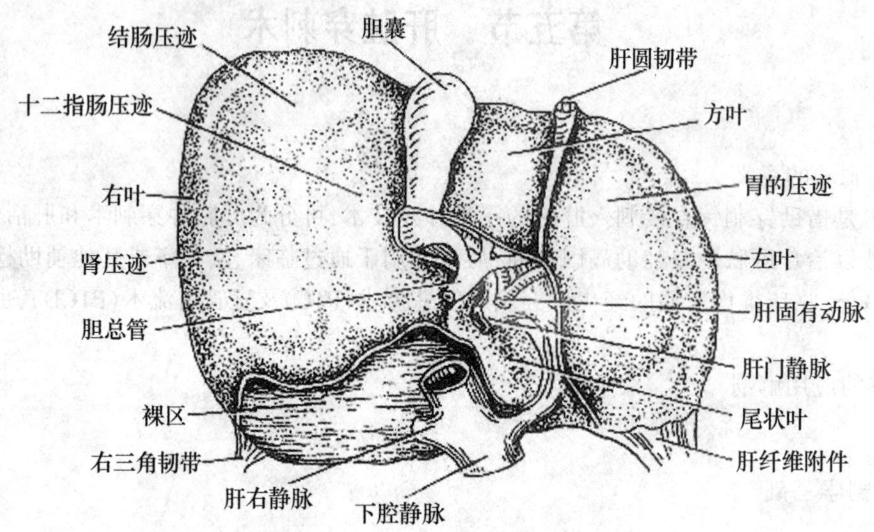

图 2-35 肝脏面形态结构

间隙。肝上腹膜间隙可分为两个:①右膈下间隙,位于膈与肝右叶之间。②左膈下间隙,位于膈与肝左叶前上面之间。此外,肝右叶上面后份,还有膈下腹膜外间隙,即肝裸区,为肝穿刺行肝内胆管造影术的穿刺部位之一。

(3)肝的组织结构。肝表面的浆膜下为富有弹力纤维的结缔组织被膜,该结缔组织在肝门处增多,伴随血管、胆管进入肝实质,将肝实质分为许多肝小叶。肝小叶呈不规则的棱柱体,长约 2 mm,宽约 1 mm,每个肝小叶的中轴都贯穿着一条中央静脉。在肝小叶的横切面上,可见以中央静脉为中心,肝细胞呈放射状排列形成的肝细胞索。肝细胞索是单行肝细胞排列成的板状结构,称肝板。肝细胞排列不整齐,凹凸不平,相邻肝板彼此吻合成网状。肝细胞是多角形的上皮细胞,肝细胞的形态和结构变化,往往反映出肝脏的功能状态,所以,肝活组织穿刺(针取)术,有助于某些肝脏疾患的诊断。

(4)肝内管道系统(图 2-36)。在肝内血管和肝管的铸型腐蚀标本上,可见肝内管道密集,几乎呈海绵状。可分为肝门血管系(包括门静脉系、肝动脉系)、肝静脉系、肝管系。其中门静脉系和肝静脉系在肝内的分支和属支较粗。所以,肝脏穿刺术有大出血的危险。

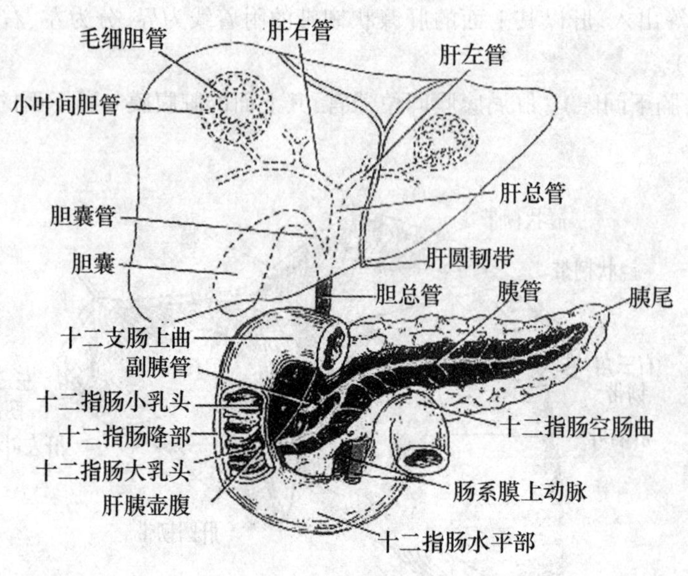

图 2-36 胆管系统

二、操作要点

1.部位选择

(1)肝脓肿穿刺。准确叩出肝浊音界,取右腋前线第 8、9 肋间隙或以肝区压痛最明显处为穿刺点。术前结合超声检查,明确脓肿位置、范围,以协助确定穿刺部位、方向及进针深度。

(2)肝活组织穿刺。一般取右腋前线第 8 肋间隙或腋中线第 9 肋间隙为穿刺点。肝肿大超过肋缘下 5 cm 以上者,亦可自右肋缘下穿刺。

2.体姿参考。取仰卧位,躯体右侧靠近床沿,右上肢屈肘置于枕后。

3.穿经结构。两种穿刺层次基本相同,由浅入深有 9 层,即皮肤、浅筋膜、深筋膜及腹外斜肌、肋间组织、胸内筋膜、壁胸膜、肋膈隐窝、膈、腋下间隙,最后进入肝实质。

三、注意事项

1.术前向病人解释穿刺目的,要求其反复训练屏息方法(深吸气后于呼气末,屏气片刻),以便配合操作。

2.一定要在患者屏息状态下进针和拔针,切忌针头在肝内转换方向、搅动,仅可前后移动,改变深度,以免撕裂肝组织导致大出血。肝脓肿穿刺深度一般不超过 8 cm,肝活组织穿刺一般以不超过 6 cm 为妥。

3.术中防止空气进入。

4.术后密切观察患者有无腹痛或内出血征象,必要时紧急输血,并请外科会诊。

第六节　肾脏穿刺术

【目的】

1.了解肾脏穿刺的意义

(1)诊断:对于疑难肾脏病可取活体组织做光镜、电镜检查及免疫荧光测定,以明确肾脏病变类型及性质。

(2)指导治疗:可作为肾移植后的动态观察,用以判断预后及制订治疗方案。

2.掌握肾的应用解剖

一、应用解剖学基础

(一)肾

肾是实质性器官,左、右各一,肾的大小每个人都有所不同,正常成人每个肾平均重量为 120~150 g,新鲜时呈红褐色,由肾纤维膜所包裹。肾排泄最终产物和多余的水分,从而对调节体液成分的浓度和维持电解质的平衡起重要作用;还具有产生与造血、血压及钙代谢有关的内分泌的功能。肾的先天异常:在胚胎发育过程中,肾可能出现形态、位置和数目等异常(图 2-37)。(1)马蹄肾,左、右两肾下端互相连接,形成蹄铁形。马蹄肾的位置较低,使输尿管弯曲,故易使尿路阻塞而诱发感染。(2)多囊肾,在肾组织中出现大小不一的囊泡,一般认为是由胚胎时肾小管和集合小管未能连通所致,进而使尿液不能排出,扩大成囊,扩大的囊泡压迫正常的组织,造成肾功能障碍。(3)双肾盂及双输尿管,输尿管重复出现,形成双输尿管。如输尿管上端分支则形成双肾盂。双输尿管可分为部分和完全两种。(4)异位肾,由于输尿管未伸展,其所诱导的后肾停留于盆腔内,未能上升至正常的位置。

1.肾位置与毗邻(图 2-38)

(1)位置。肾(图 2-39)位于脊柱的两侧,贴附于腹后壁,两肾肾门相对,上极相距稍近。受肝右叶的影响,右肾低于左肾 1~2 cm。以椎骨为标志,右肾上端平第 12 胸椎,下端平第 3 腰椎;左肾上端平第 11 胸椎,下端平第 2 腰椎。左侧第 12 肋斜过左肾后面的中部,第 11 肋斜过左肾后面的上部;右侧第 12 肋斜过右肾后面的上部。

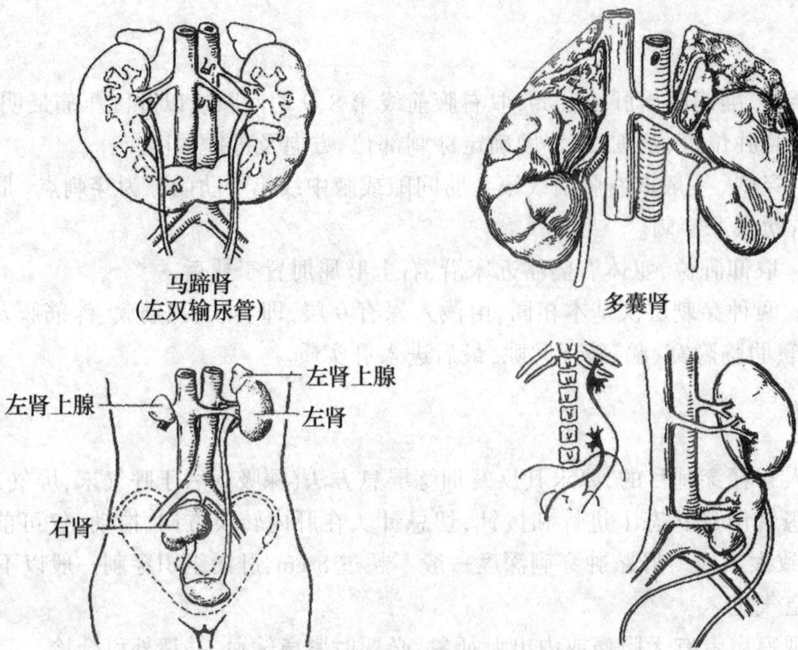

图 2-37 肾的异常

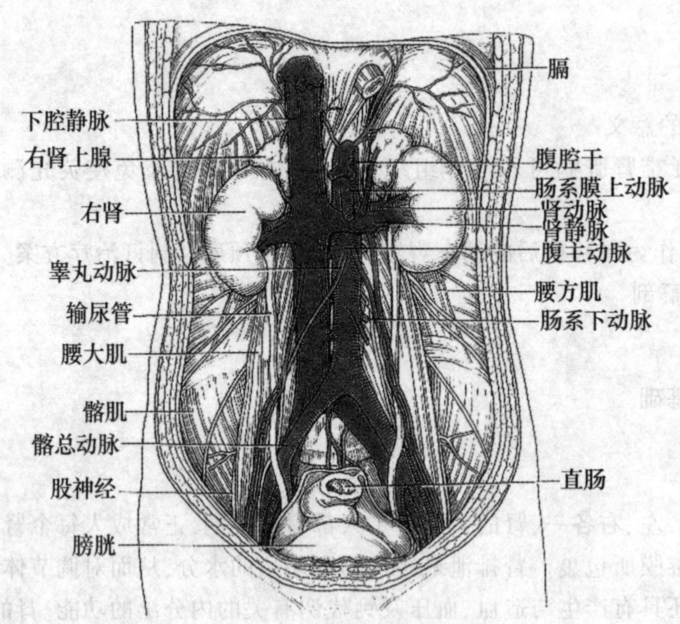

图 2-38 腹后壁的结构

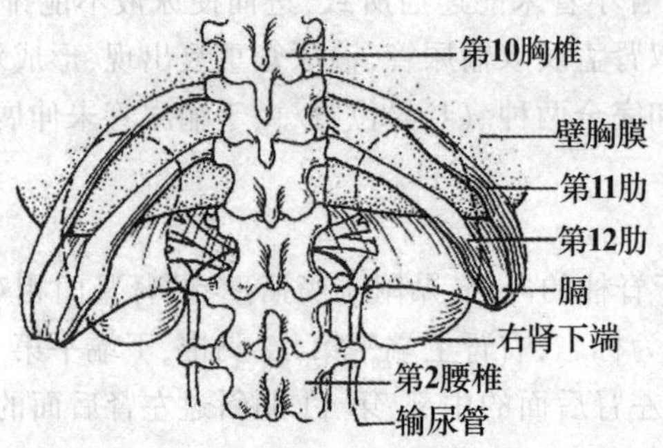

图 2-39 肾的位置

肾门的体表投影(图 2-40)：在腹前壁位于第 9 肋前端，在腹后壁位于第 12 肋下缘与竖脊肌外缘的交角处，此角称肾角或背肋角。肾病变时，此处常有压痛或叩击痛。肾的体表投影：在后正中线两侧 2.5 cm 和 7.5~7.8 cm 处各作两条垂线，通过第 11 胸椎和第 3 腰椎棘突各作一水平线，肾即位于此纵横标志线所组成的两个四边形范围内。此范围内如有疼痛等异常表现时，常提示肾有病变。肾的位置可有变异，位于盆腔或髂窝者为低位肾；若横过中线移至对侧，则为交叉异位肾。肾的位置异常比较少见，在腹部肿块的诊断中，应注意与肿瘤相鉴别。

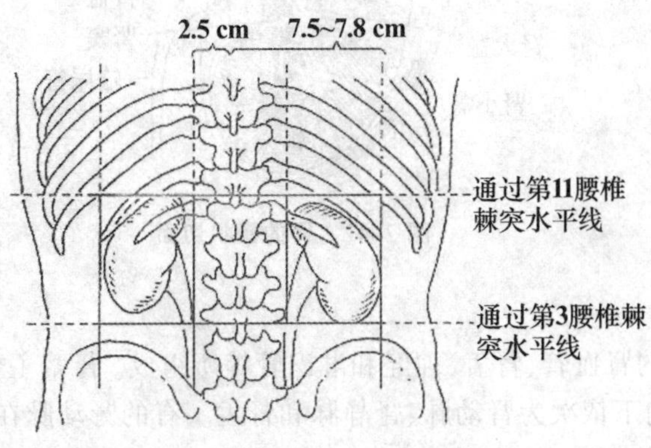

图 2-40　肾的体表投影

(2)毗邻(图 2-41)。肾的上方借疏松结缔组织与肾上腺相邻，两者共同由肾筋膜包绕。两肾的内下方以肾盂续输尿管。左肾的内侧有腹主动脉，右肾的内侧有下腔静脉，两肾的内后方分别有左、右腰交感干。由于右肾邻近下腔静脉，右肾肿瘤或炎症常侵及下腔静脉，因此在右肾切除术时，需注意保护下腔静脉，以免损伤造成难以控制的大出血。肾前方的毗邻，左、右侧有所不同。左肾的上部有胃后壁，中部有胰横过，下部有空肠及结肠左曲；右肾的上部为肝右叶，下部为结肠左曲，内侧为十二指肠降部。左肾切除术时应注意勿伤及胰体和胰尾；右肾手术时要注意保护十二指肠降部。肾后面第 12 肋以上部分与膈邻贴，并借膈与胸膜腔相邻。肾手术需切除第 12 肋时，要注意保护胸膜，以免损伤造成气胸。在第 12 肋以下部分，除有肋下血管、神经外，自内向外有腰大肌及其前方的生殖股神经，腰方肌及其前方的髂腹下神经、髂腹股沟神经等。肾周围炎或脓肿时，腰大肌受到刺激可发生痉挛，引起患侧下肢屈曲。

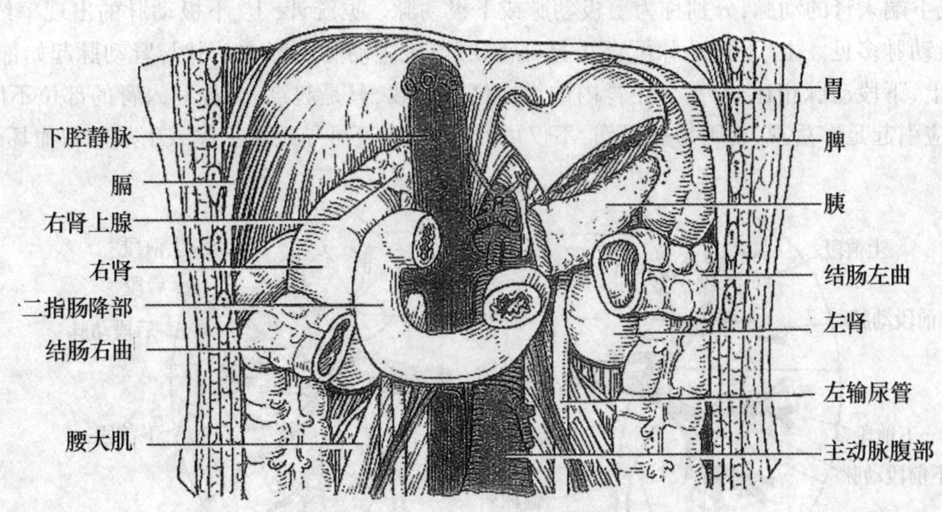

图 2-41　肾的毗邻关系

2.肾门、肾窦、肾蒂(图 2-42)

(1)肾门。肾内缘中部凹陷处称肾门，是肾血管、肾盂、神经和淋巴管出入肾的部位。肾门多为四边形，其边缘称为肾唇。前唇和后唇有一定的弹性，手术需分离肾门时，牵开前唇或后唇可扩大肾门，显露肾窦。

(2)肾窦。由肾门深入肾实质所围成的腔隙称肾窦，内有肾动脉的分支，肾静脉的属支，肾盂，肾大、小盏，

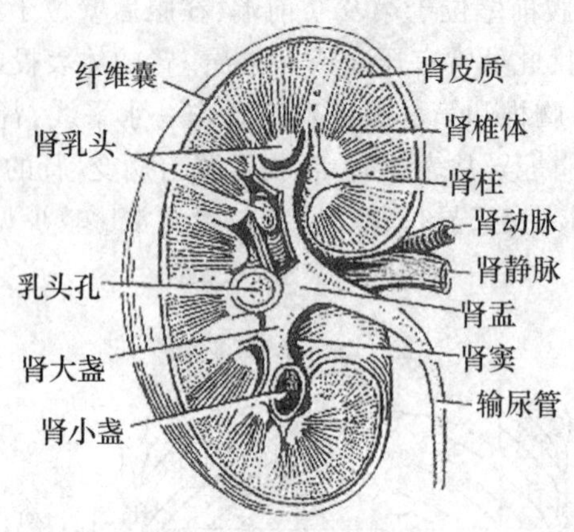

图 2–42 肾的额状切面

神经、淋巴管和脂肪组织。

(3)肾蒂。由出入肾门的肾血管、肾盂、神经和淋巴管等所组成。肾蒂主要结构的排列由前向后依次为肾静脉、肾动脉和肾盂;由上向下依次为肾动脉、肾静脉和肾盂。有的肾动脉在肾静脉平面以下起自腹主动脉,经肾静脉的后面上行,然后绕至前方进入肾门。此种肾动脉可压迫肾静脉,使肾静脉血流受阻,静脉压增高,动脉血供也相对减少,尤其在直立位时,动脉压迫静脉则更明显,这可能是直立性高血压的病因之一。

3.肾血管与肾段(图 2–43,图 2–44)

(1)肾动脉和肾段肾动脉多平第 1~2 腰椎间盘高度,起自腹主动脉,于肾静脉的后上方横行向外,经肾门入肾。由于腹主动脉位置偏左,故右肾动脉较长,并经下腔静脉的后面右行入肾。肾动脉起始部的外径平均为 0.77 cm,肾动脉的支数多为 1 支、2 支,3~5 支者少见。肾动脉进入肾门之前,多分为前、后两干,由前、后干分出段动脉。在肾窦内,前干走行在肾盂的前方,分出上段动脉、上前段动脉、下前段动脉和下段动脉。后干走行在肾盂的后方,入肾后延续为后段动脉。每一条段动脉均有相应供血区域,上段动脉分布于肾上端;上前段动脉至肾前面中上部及肾后面外缘;下前段动脉至肾前面中下部及肾后面外缘;下段动脉至肾下端;后段动脉至肾后面的中间部分。每一段动脉分布的肾实质区域,称为肾段。肾段共有五个:上段、上前段、下前段、下段和后段。肾各段动脉之间彼此没有吻合,若某一段动脉血流受阻时,其相应供血区的肾实质即可发生坏死。肾段的划分,为肾段局性病变的定位及肾段或肾部分切除术提供了解剖学基础。肾动脉的变异比较常见。将不经肾门而在肾上端或下端入肾的动脉,分别称为上极动脉或下极动脉。据统计,上、下极动脉的出现率约为 28.7%,上极动脉比下极动脉多见。上、下极动脉可直接起自肾动脉、腹主动脉或腹主动脉与肾动脉起始部的交角处。上、下极动脉与上、下段动脉相比较,二者在肾内的供血区域一致,只是起点、行程和入肾的部位不同。手术时对上、下极动脉应引起足够重视,否则易被损伤,不仅可致出血,而且可导致肾上端或下端的缺血坏死。

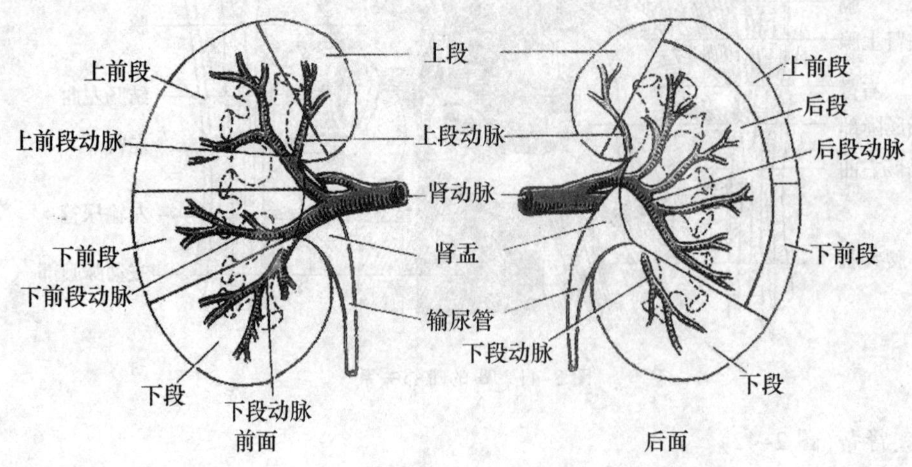

图 2–43 肾段动脉的分布

(2)肾静脉(图 2–44,图 2–45)肾内的静脉与肾内动脉不同,无节段性,但有广泛吻合,结扎单支不影响血液回流。肾内静脉在肾窦内汇成 2 或 3 支,出肾门后则合为一干,走行于肾动脉的前方,以直角汇入下腔静脉。肾静脉多为 1 支,少数有 2 支或 3 支者,且多见于右侧。肾静脉的平均长度,左侧为 6.47 cm;右侧为 2.75 cm。其外径两侧亦不同,左侧为 1.4 cm;右侧为 1.1 cm。两侧肾静脉的属支不同。右肾静脉通常无肾外属支汇入;左肾静脉收纳左肾上腺静脉,左睾丸(卵巢)静脉,其属支还与周围的静脉有吻合。肝门静脉高压症时,利用此点行大网膜包肾术,可建立门、腔静脉间的侧支循环,从而降低肝门静脉压力。左肾静脉约有半数以上与左侧腰升静脉相连,经腰静脉与椎内静脉丛、颅内静脉窦相通,因此左侧肾和睾丸的恶性肿瘤可经此途径向颅内转移详见肾的血循环途径(表 2–2)。

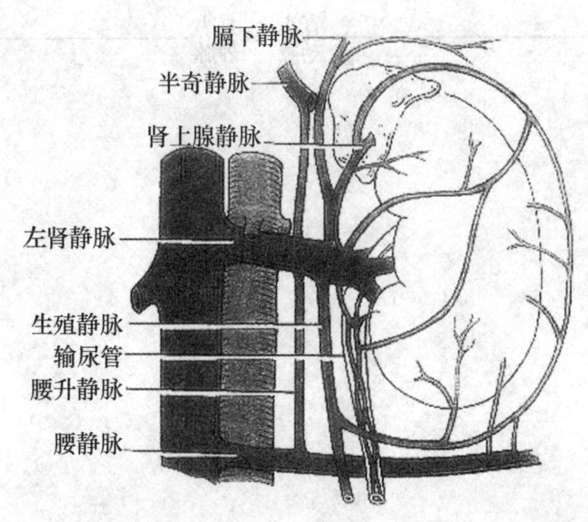

图 2–44 左肾的静脉回流

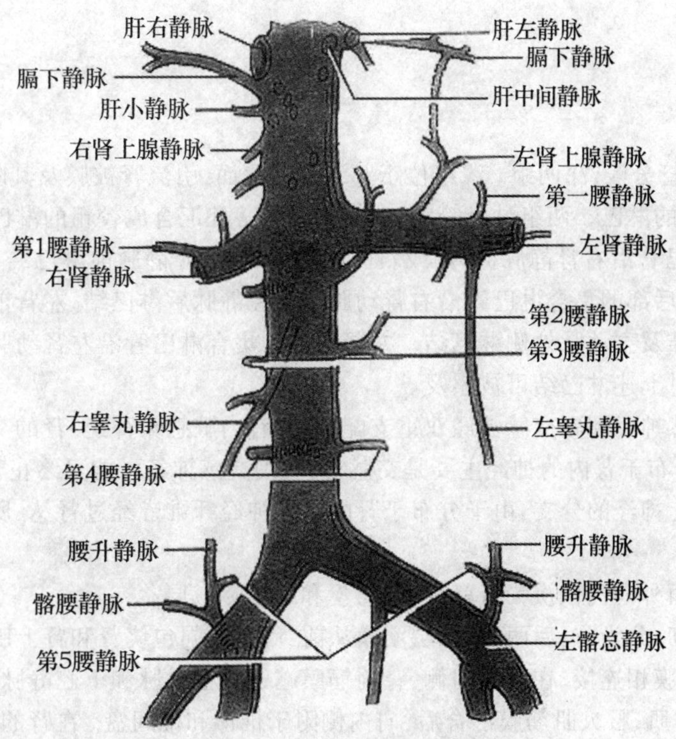

图 2–45 下腔静脉的属支

表 2-2 肾的血液循环途径

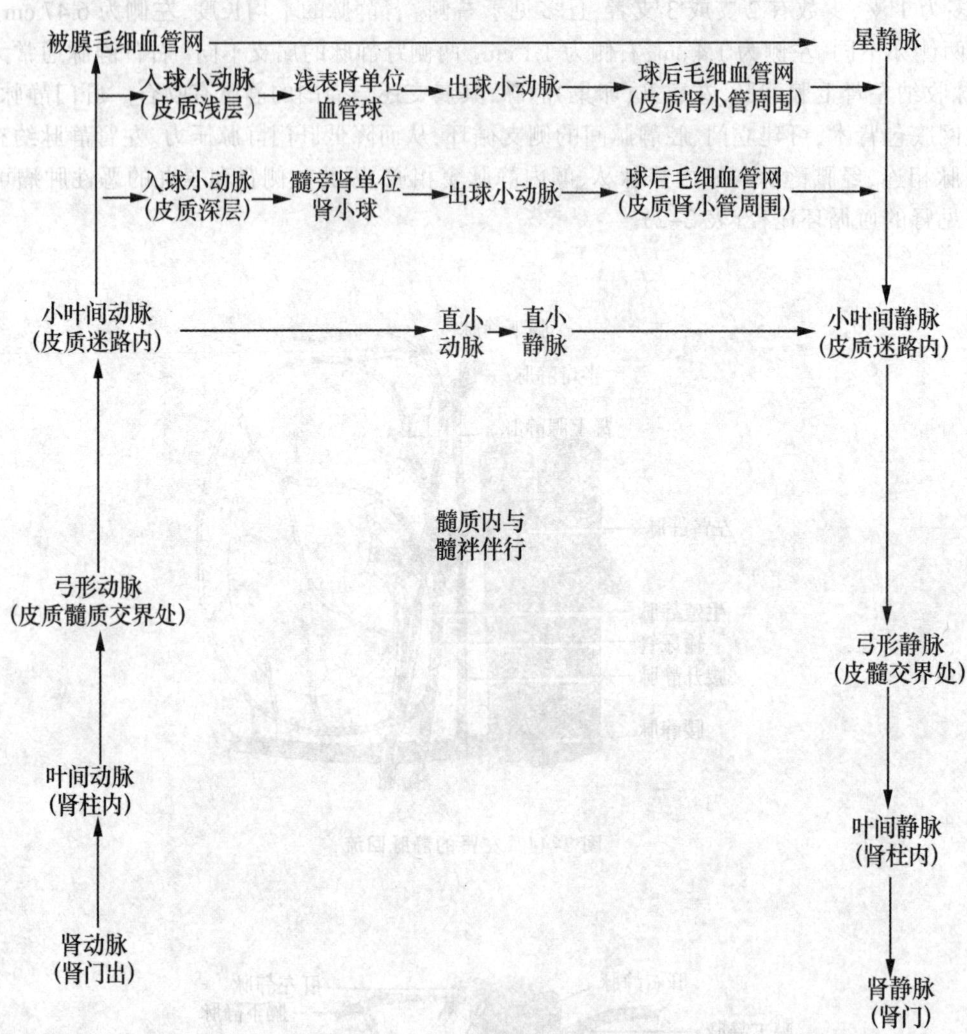

4.淋巴及神经

(1)淋巴。肾内淋巴管分浅、深两组。浅组位于肾纤维膜深面,引流肾被膜及其附近的淋巴。深组位于肾内血管周围,引流肾实质的淋巴。两组淋巴管相互吻合,在肾蒂处汇合成较粗的淋巴管,汇入各群腰淋巴结。其中右肾前部的集合淋巴管沿右肾静脉横行,或斜向内下方,注入腔静脉前淋巴结、主动脉腔静脉间淋巴结及主动脉前淋巴结。右肾后部的集合淋巴管沿右肾动脉注入腔静脉后淋巴结。左肾前部的集合淋巴管沿左肾静脉注入主动脉前淋巴结及主动脉外侧淋巴结。左肾后部的集合淋巴管沿左肾动脉注入该动脉起始处的主动脉外侧淋巴结。肾癌时上述淋巴结可被累及。

(2)神经。肾接受交感神经和副交感神经双重支配,同时有内脏感觉神经。肾的交感神经和副交感神经皆来源于肾丛。一般认为分布于肾内的神经主要是交感神经,副交感神经可能只终止于肾盂平滑肌。肾的感觉神经来自交感神经和迷走神经的分支,由于分布于肾的感觉神经纤维皆经过肾丛,所以切除或封闭肾丛可消除肾疾患引起的疼痛。

5.肾被膜(图 2-46)由外向内依次为肾筋膜、脂肪囊和纤维囊三层。

(1)肾筋膜,质较坚韧,分为前、后两层,两层筋膜从前、后方共同包绕肾和肾上腺。在肾的外侧缘,两层筋膜相互融合,并与腹横筋膜相连接。在肾的内侧,肾前筋膜越过腹主动脉和下腔静脉的前方,与对侧的肾前筋膜相续。肾后筋膜与腰方肌、腰大肌筋膜汇合后,向内侧附于椎体和椎间盘。在肾的上方,两层筋膜于肾上腺的上方相融合,并与膈下筋膜相连续。在肾的下方,肾前筋膜向下消失于腹膜下筋膜中,肾后筋膜向下至髂嵴与髂筋膜愈着。由于肾前、后筋膜在肾下方互不融合,向下与直肠后隙相通,经此通路可在骶骨前方做腹膜后注气造影。由肾筋膜发出许多结缔组织小束,穿过脂肪囊与纤维囊相连,对肾有一定的固定作用。由于肾筋膜

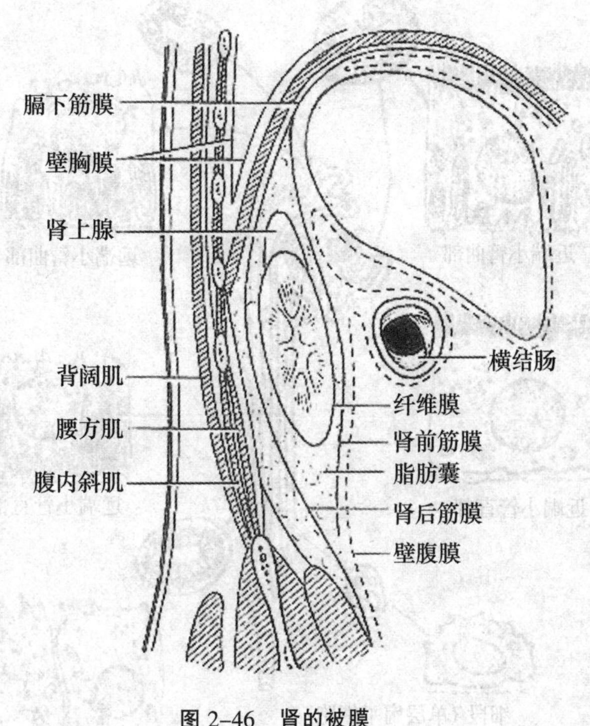

图 2-46 肾的被膜

的下端完全开放，当腹壁肌减弱，肾周围脂肪减少，或有内脏下垂时，肾移动性可增大，向下形成肾下垂或称游走肾。如果发生肾积脓或有肾周围炎时，脓液可沿肾筋膜向下蔓延。

(2)脂肪囊又称肾床，为脂肪组织层，成人的厚度可达 2 cm，在肾的后面和边缘脂肪组织更为发达。脂肪囊有支持和保护肾的作用。经腹膜外作肾手术时，在脂肪囊内易于游离肾脏。肾囊封闭时，药液即注入此囊内。由于该层脂肪组织发达，易透过 X 线，在 X 线片上可见肾的轮廓，对肾疾病的诊断有一定意义。

(3)纤维囊又称纤维膜，为肾的固有膜，由致密结缔组织所构成，质薄而坚韧，被覆于肾表面，有保护肾的作用。纤维膜易于从肾表面剥离，利用这一特点，可将肾固定于第 12 肋和腰大肌上，以治疗肾下垂。在肾部分切除或肾外伤时，应缝合纤维膜，以防肾实质撕裂。

6.肾的组织结构(表 2-3，图 2-47)

肾实质包括皮质和髓质，皮质位于肾实质的表面(肾实质的外 1/3)，髓质位于皮质的内部(肾实质的内 2/3)，髓质由 15~20 个肾锥体构成，位于肾锥体之间的皮质称为肾柱。肾锥体的尖钝圆，称为肾乳头，伸向肾窦，有时 2~3 个肾锥体的尖合成一个肾乳头，故肾乳头的总数较肾锥体为少，每个肾平均有 7~12 个肾乳头。肾乳头上有许多乳头孔(约 10~30 个)，为乳头管开向肾小盏的口。肾锥体的底与皮质的分界不清，髓质的血管和肾直小管向皮质放射，因此形成颜色较深的条纹，称为髓放线。

肾实质按功能可分为泌尿部和排尿部两部。泌尿部由肾单位组成，每一肾约包括 1000000 个以上肾单位。肾单位包括肾小体(包括肾小球、肾小囊)和肾小管(包括近曲小管、髓袢和远曲小管)。排尿部包括集合管和乳头管。泌尿部主要位于皮质内(部分髓袢位于髓质内)，由生后肾组织发生而来；排尿部主要位于髓质内，由输尿管芽发生而来，因此，肾是由不同来源的两种小管合并组成，肾的血液循环(是干素)。

表 2-3 肾单位的构成

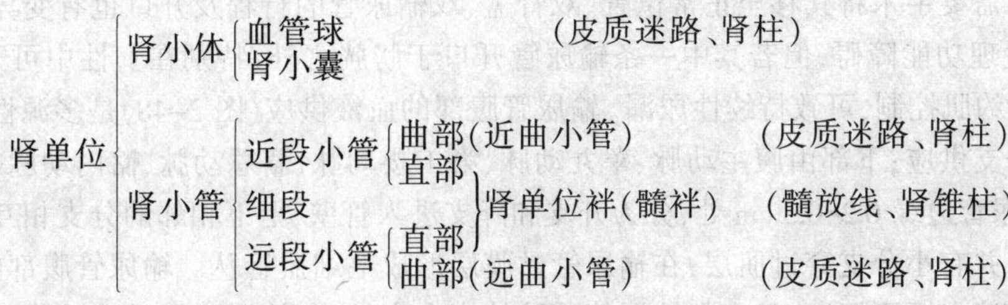

肾单位	肾小体	血管球		(皮质迷路、肾柱)
		肾小囊		
	肾小管	近段小管	曲部(近曲小管)	(皮质迷路、肾柱)
			直部	肾单位袢(髓袢) (髓放线、肾锥柱)
		细段		
		远段小管	直部	
			曲部(远曲小管)	(皮质迷路、肾柱)

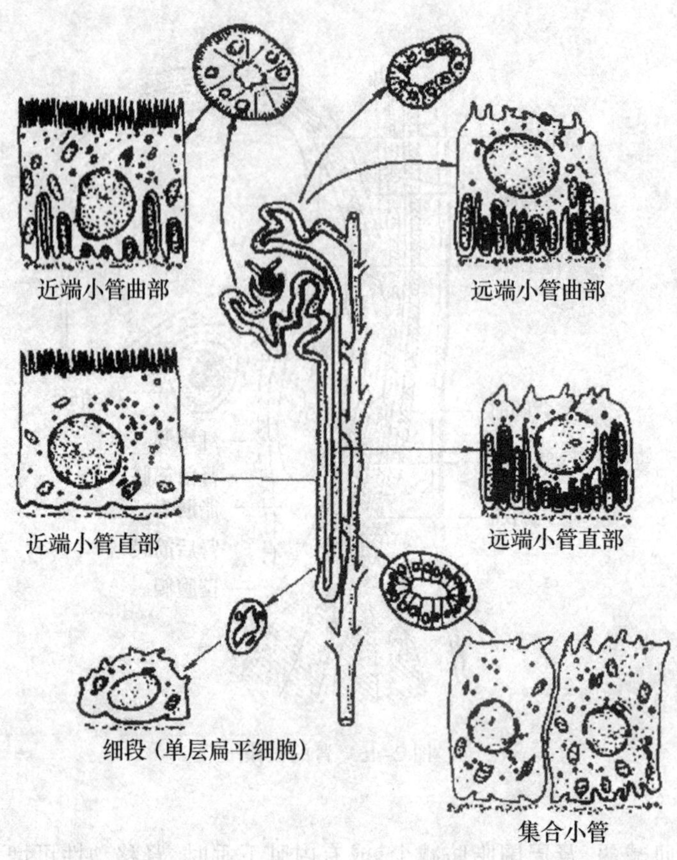

图 2-47 泌尿小管各段的上皮

(二)输尿管

输尿管是位于腹膜后隙的细长管状器官,位于脊柱两侧,左、右各一。上端起自肾盂,下端终于膀胱,在成人长约 25~30 cm。通常可将输尿管分为三部分:

1.腹部,自肾盂与输尿管交界处至跨越髂血管处。

2.盆部,从跨越髂血管处至膀胱壁。

3.壁内部,斜行穿膀胱壁,终于膀胱黏膜的输尿管口。

输尿管腹部长约 13~14 cm,紧贴腰大肌前面向下内侧斜行,在腰大肌中点的稍下方有睾丸血管斜过其前方。输尿管腹部的体表投影:在腹前壁与半月线相当;在腹后壁约与腰椎横突尖端所作的连线一致。输尿管腹部的上、下端分别是解剖上的第 1、2 狭窄部。肾盂输尿管连接处的直径约 0.2 cm; 跨越髂血管处直径约 0.3 cm;其中间部分较粗,直径约 0.6 cm。输尿管的狭窄部常是结石的阻塞部位,尤其肾盂输尿管连接处的狭窄性病变,是导致肾盂积水的重要病因之一。右输尿管腹部的前方有十二指肠降部、升结肠血管、回结肠血管、精索内血管、回肠末段,右侧与盲肠及阑尾邻近,因此回肠后位阑尾炎常可引起右输尿管炎,尿中可出现红细胞及脓细胞。左输尿管腹部的前方,有十二指肠空肠曲、降结肠血管,精索内血管也斜越输尿管腹部的前方。抵达骨盆上口时,两侧输尿管跨越髂外血管的起始部进入盆腔。由于输尿管腹部的大部分与升、降结肠血管相邻,故行左或右半结肠切除术时,应注意保护输尿管腹部。输尿管变异比较少见。下腔静脉后输尿管容易发生输尿管梗阻,有时需要手术将其移至正常位置。双肾盂、双输尿管的行程及开口也有变异,如双输尿管开口于膀胱,可不引起生理功能障碍,但若其中一条输尿管开口于膀胱之外,特别在女性中可开口于尿道外口附近或阴道内,因无括约肌控制,可致持续性尿漏。输尿管腹部的血液供应(图 2-48)是多源性的,其上部由肾动脉、肾下极动脉的分支供应;下部由腹主动脉、睾丸动脉、第 1 腰动脉、髂总动脉、髂内动脉等分支供应。各条输尿管动脉到达输尿管边缘 0.2~0.3 cm 处,分为升支和降支进入管壁,上下相邻的分支相互吻合,在输尿管的外膜层形成动脉网,并有小分支穿过肌层,在输尿管黏膜层形成毛细血管丛。输尿管腹部的不同部位有不同的血液来源,由于血液来源不恒定,且少数输尿管动脉的吻合支细小,故输尿管手术时若游离范围过大,可

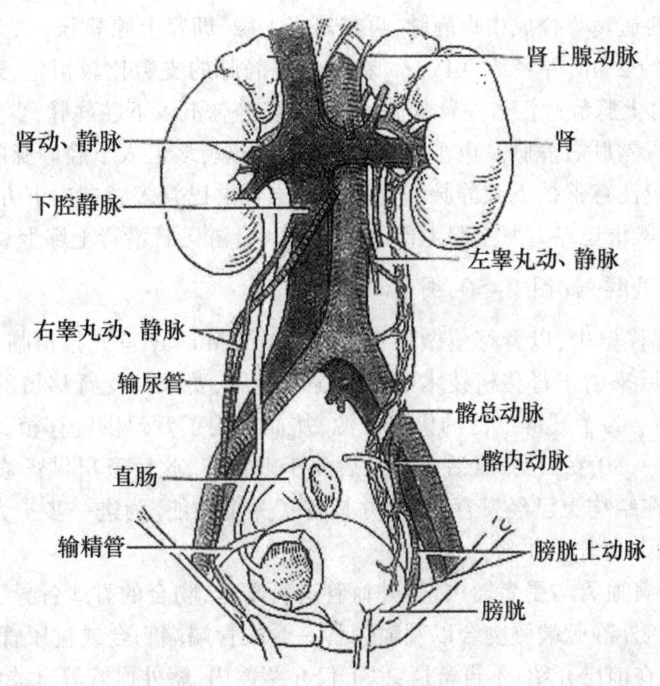

图 2–48　输尿管行径及血供

影响输尿管的血供,有发生局部缺血、坏死的危险。供血到输尿管腹部的动脉多来自内侧,手术时在输尿管的外侧游离,可减少血供的破坏。输尿管腹部的静脉与动脉伴行,分别经肾静脉、睾丸静脉、髂静脉等回流。

(三)肾上腺

肾上腺为成对的内分泌器官,位于腹膜后隙内脊柱的两侧,如以椎骨为标志,则平第 11 胸椎高度,位于两肾的上端,属腹膜外位器官。

1. 形态:左侧为半月形,右侧呈三角形,高约 5 cm,宽约 3 cm,厚 0.5~1 cm,重 5~7 g。肾上腺与肾共同包在肾筋膜内,通过腹膜后注气造影,可显示肾上腺的轮廓,对诊断肾上腺病变有一定意义。

2. 位置毗邻:左、右侧不同,左肾上腺前面的上部借网膜囊与胃后壁相隔,下部与胰尾、脾血管相邻,内侧缘接近腹主动脉。右肾上腺的前面为肝,前面的外上部没有腹膜,直接与肝的裸区相邻,内侧缘紧邻下腔静脉。左、右肾上腺的后面均为膈,两肾上腺之间有腹腔丛。

肾上腺的体积虽然较小,但血液供应却十分丰富,每分钟流经肾上腺的血量,相当于其本身重量的 7 倍。

3. 血液循环:肾上腺的动脉(图 2–49)有上、中、下三支,分布于肾上腺的上、中、下三部。肾上腺上动脉起自膈下动脉;肾上腺中动脉起自腹主动脉;肾上腺下动脉起自肾动脉。这些动脉进入肾上腺后,于肾上腺被膜内形成丰富的吻合,并分出细小分支进入皮质和髓质。一部分在皮质和髓质内形成血窦,一部分在细胞索间

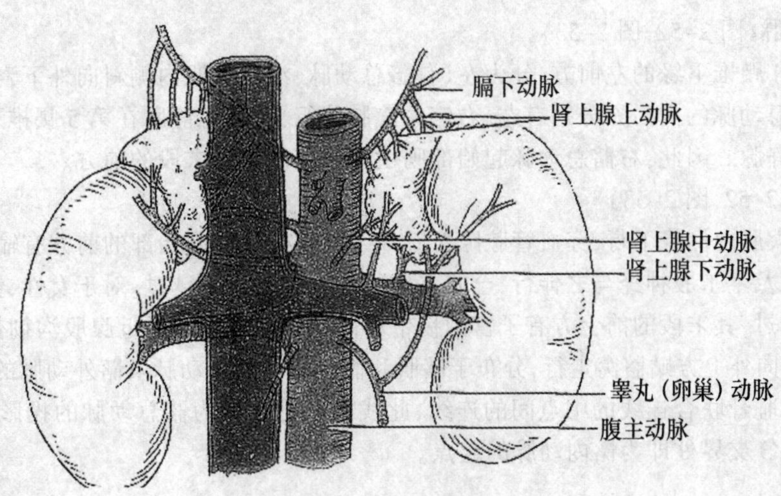

图 2–49　肾上腺血供

吻合成网,皮质和髓质的血窦集合成中央静脉,再穿出肾上腺,即肾上腺静脉。左肾上腺静脉通常为1支,仅有少数为2支,平均长度约2 cm,外径约0.4 cm。右肾上腺静脉的支数比较恒定,通常只有1支,平均长度约1 cm,外径约0.3 cm。左肾上腺静脉汇入左肾静脉;右肾上腺静脉汇入下腔静脉,少数汇入右膈下静脉、右肾静脉或肝右静脉,个别可汇入副肝右静脉。由于右肾上腺静脉很短,多汇入下腔静脉的右后壁,故在右肾上腺切除术结扎肾上腺静脉时,应注意保护下腔静脉。肾上腺的集合淋巴管多斜向内下方,注入主动脉外侧淋巴结、腔静脉外侧淋巴结及中间腰淋巴结。肾上腺上部的一部分集合淋巴管沿肾上腺上动脉走行,注入膈下淋巴结。

(四)肾移植的应用解剖(图 2-50,图 2-51)

在人体的主要器官移植中,以肾移植做得最多,1954年Murray首先报道临床肾移植成功。最初是将成人肾移植给成人患者,后来由于肾移植技术不断取得新进展,要求接受肾移植的病人不断增多,成人肾源缺乏成为急需解决的问题。为了开辟广泛的供肾来源,从而采用了童尸供肾移植。1966年Kuss等首次报道用6岁小儿的双肾移植给一30岁妇女,成活4个月后死于败血症,此后童尸供肾移植被广泛采用。大月份胎儿(胎龄34周以上)的肾在结构上已经发育完全,并具备了一定功能。为进一步扩大供肾来源,在今后的肾移植工作中可采用大月份胎儿肾作为供肾。

术中一般采用供肾肾血管与受者髂内、髂外血管进行吻合,吻合的方式各异,大多数采用肾动脉—髂外动脉端端吻合,肾静脉—髂外静脉端侧吻合以及输尿管—输尿管端端吻合或输尿管膀胱吻合。关于成人肾血管及输尿管的解剖学知识在前已介绍,不再赘述,以下仅介绍髂内、髂外血管等有关应用解剖学内容。

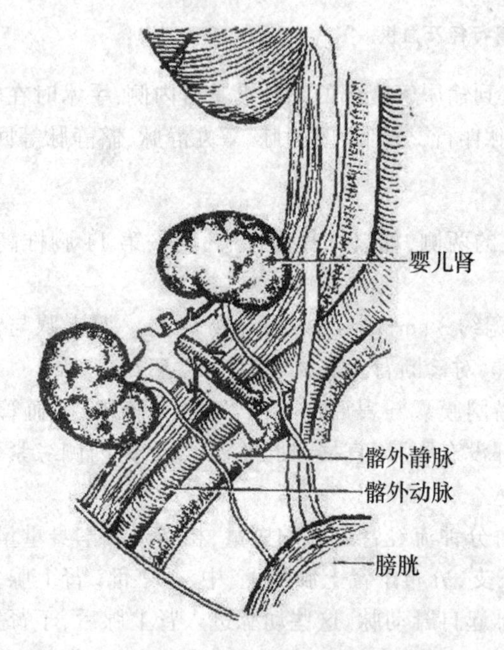

图 2-50 双肾肾移植

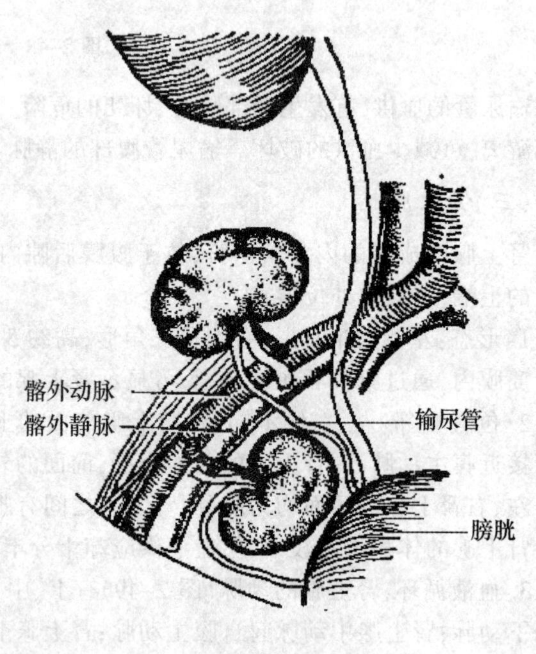

图 2-51 单肾移植

1.左、右髂总动脉(图 2-52,图 2-53)

腹主动脉平第4腰椎下缘的左前方,分为左、右髂总动脉,沿腰大肌内侧斜向外下,至骶髂关节前方又分成髂内、外动脉。髂总动脉的内后方分别有左、右髂总静脉伴行,左髂总静脉在第5腰椎下缘的右前方与右髂总静脉汇合成下腔静脉。因此,右髂总动脉起始部则位于左髂总静脉末段的前方。

2.髂外动脉(图 2-52,图 2-53)

髂外动脉沿腰大肌内侧缘下行,穿血管腔隙至股部。有髂外动脉起始部的前方有输尿管跨过,其外侧在男性有睾丸动、静脉及生殖股神经与之伴行,至其末段的前方有输精管越过。对于女性,髂外动脉起始部的前方有卵巢动、静脉越过,其末段的前上方有子宫圆韧带斜向越过。髂外动脉近腹股沟韧带处发出腹壁下动脉和旋髂深动脉,后者向外上方贴髂窝走行,分布于髂肌和髂骨等。髂总动脉及髂外动脉的投影:自脐左下方2 cm处至髂前上棘与耻骨联合连线的中点间的连线,此线的上1/3段为髂总动脉的投影;下2/3段为髂外动脉的投影。上、中1/3交界处即为髂内动脉的起点。

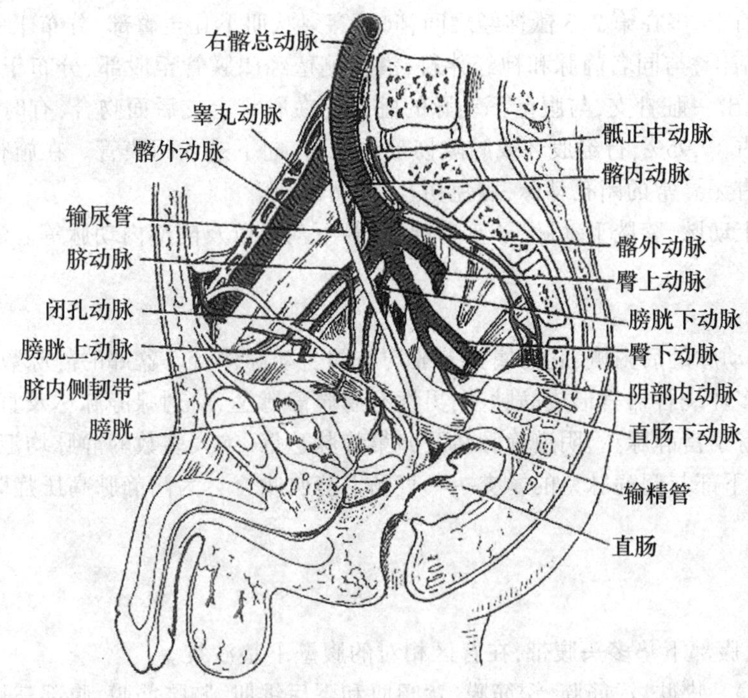

图 2-52 男性盆壁结构(正中矢状面)

3.髂内动脉(图 2-52,图 2-53)

髂内动脉为一短干,长约 4 cm,于骶髂关节前方由髂总动脉分出后,斜向内下进入盆腔。其前外侧有输尿管越过,后方邻近腰骶干,髂内静脉和闭孔神经行于其内侧。主干行至坐骨大孔上缘处一般分为前、后两干,前干分支多至脏器,后干分支多至盆壁。髂内动脉按其分布,又可分为壁支与脏支。

(1)壁支

1)髂腰动脉:起自后干,向后外方斜行,分布于髂骨、髂腰肌、腰方肌和脊柱等。

2)骶外侧动脉:起自后干,沿骶前孔内侧下行,分布于梨状肌、尾骨肌、肛提肌和骶管内诸结构。

3)臀上动脉:起自后干,多在腰骶干与第 1 骶神经之间,向下穿梨状肌上孔至臀部,分布于臀肌及髋关节。

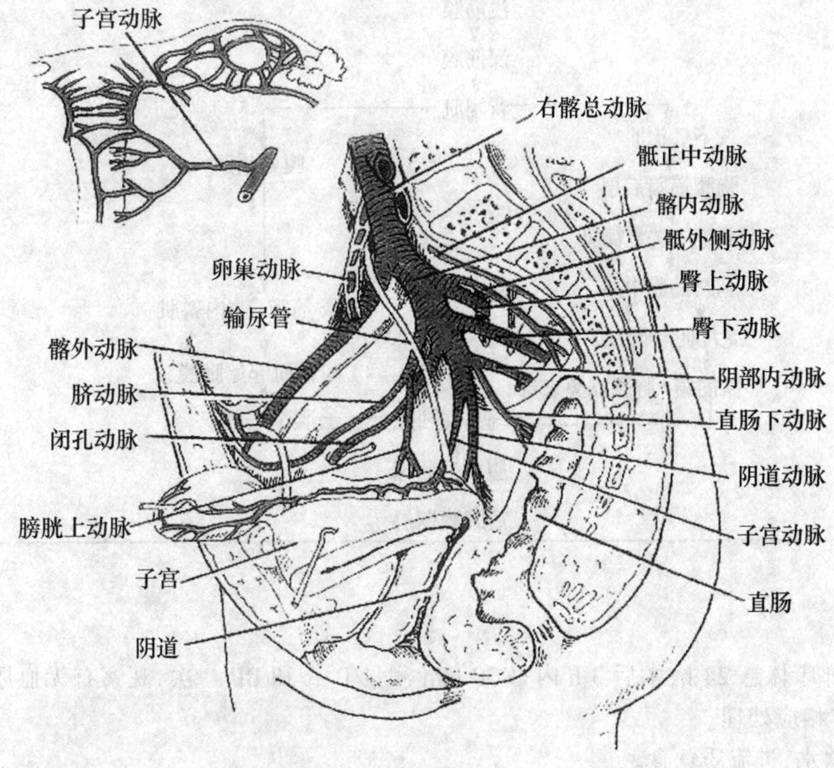

图 2-53 女性盆壁结构(正中矢状面)

4)臀下动脉:起自前干,多在第2、3骶神经之间,向下穿梨状肌下孔至臀部,分布于邻近结构。

5)闭孔动脉:起自前干,与同名静脉和神经伴行,沿盆侧壁经闭膜管至股部,分布于邻近诸肌及髋关节。该动脉穿闭膜管前尚发出一耻骨支,与腹壁下动脉的耻骨支在耻骨上支后面吻合,有时吻合支粗大,形成异常的闭孔动脉,出现率占17.95%,行经股环或腔隙韧带的深面,向下进入闭膜管。在施行股疝手术需切开腔隙韧带时,应特别注意有无异常的闭孔动脉,避免伤及,以防出血。

(2)脏支包括膀胱上动脉、膀胱下动脉、子宫动脉、直肠下动脉以及阴部内动脉等。骶正中动脉亦分布于盆部。

4.髂内静脉

髂内静脉位于髂内动脉的后内侧,它的属支一般均与同名动脉伴行。盆部的静脉数目较多,壁薄且吻合丰富。盆内脏器的静脉多环绕各器官形成静脉丛,男性有膀胱静脉丛、前列腺静脉丛及直肠静脉丛;女性除没有前列腺静脉丛外,还有子宫静脉丛、阴道静脉丛及卵巢静脉丛等。绝大多数的静脉均汇入髂内静脉,而直肠下静脉和肛静脉在直肠下部与门静脉系的属支——直肠上静脉吻合,为门静脉高压症时的侧支循环途径之一。

二、操作要点

1.体位。取俯卧位,腹部下垫多头腹带,在肾区相对的腹壁下垫沙袋。

2.层次结构(表2-4)。皮肤、浅筋膜、深筋膜、背阔肌和下后锯肌、胸腰筋膜、腹部三块扁肌(腹外斜肌、腹内斜肌、腹横肌、腹内筋膜、腹膜后间隙和肾。

3.穿刺要点。常规消毒皮肤,打开无菌包及手套,术者局部麻醉。嘱病人深吸气后屏气。医师用肾穿针探测肾脏位置。然后再次屏气,用肾穿针循探测方向进针达肾囊后迅速抽取肾组织,穿刺后迅速把针。再次消毒、覆盖纱布包扎固定,必要时加压沙袋或用多头腹带包扎,安置病人,处理用物。将肾组织标本置1.4%甲醛中固定送验。

表2-4 腹后壁的层次结构

内侧份　　外侧份

皮肤 → 浅筋膜 → 深筋膜 → 背阔肌

内侧份:背阔肌 → 下后锯肌 → 胸腰筋膜后层 → 竖脊肌、横突棘肌 → 胸腰筋膜中层 → 腰大肌、腰方肌 → 髂筋膜、胸腰筋膜表层 → 腹内静脉

外侧份:背阔肌 → 腹外斜肌 → 胸腰筋膜、腹内斜肌 → 腹横肌起始腱膜 → 腹横筋膜

腹内静脉——腹横筋膜

腹内静脉 → 腹膜后间隙

后腹膜壁层

三、注意事项

1.嘱病人绝对卧床休息24 h,术后3 h内每30 min测量P、R和BP一次,观察有无血尿,若有出血适当延长卧床时间,并作相应处理。

2.鼓励病人多饮水,进流质饮食。

3.保持穿刺部位清洁干燥,注意有无渗出。

4.观察病人有无腰痛及感染的症状。

第七节　心包穿刺术

【目的】

心包穿刺术是借助穿刺针直接刺入心包腔的诊疗技术。

1.了解心包穿刺的意义

(1)心包腔内积液,降低心包腔内压,是急性心包填塞症的急救措施。

(2)穿刺抽取心包积液,做生化测定,涂片寻找细菌和病理细胞,做结核杆菌或其他细菌培养,以鉴别诊断各种性质的心包疾病。

(3)心包穿刺,注射抗生素等药物进行治疗。

2.掌握心包穿刺的应用解剖

一、应用解剖学基础

(一)体表标志(见表面解剖)

(二)心脏的位置和毗邻(图 2-54,图 2-55)

心位于中纵隔,被心包所包绕。心脏外形近似圆锥体,前后略扁,尖向左前下方底向右后上方,长轴自右肩斜向左肋下区,与身体正中线成 45°角。心脏约 1/3 位于正中线的左侧,2/3 位于正中线的右侧。心底部被大血管根和心包返折所固定,而心室部分则较易活动。心脏在发育中,由于各部发育速度不同而出现盘曲,结果心轴扭转,四个腔位置不呈上下左右对称正位排列。总的来看,心室在相应心房的左侧,右房和右室在前。右心房构成心的右缘,在中线之右居最浅层。右心耳向前盖住主动脉,呈三角形,其尖钝。左心房构成心底,仅左

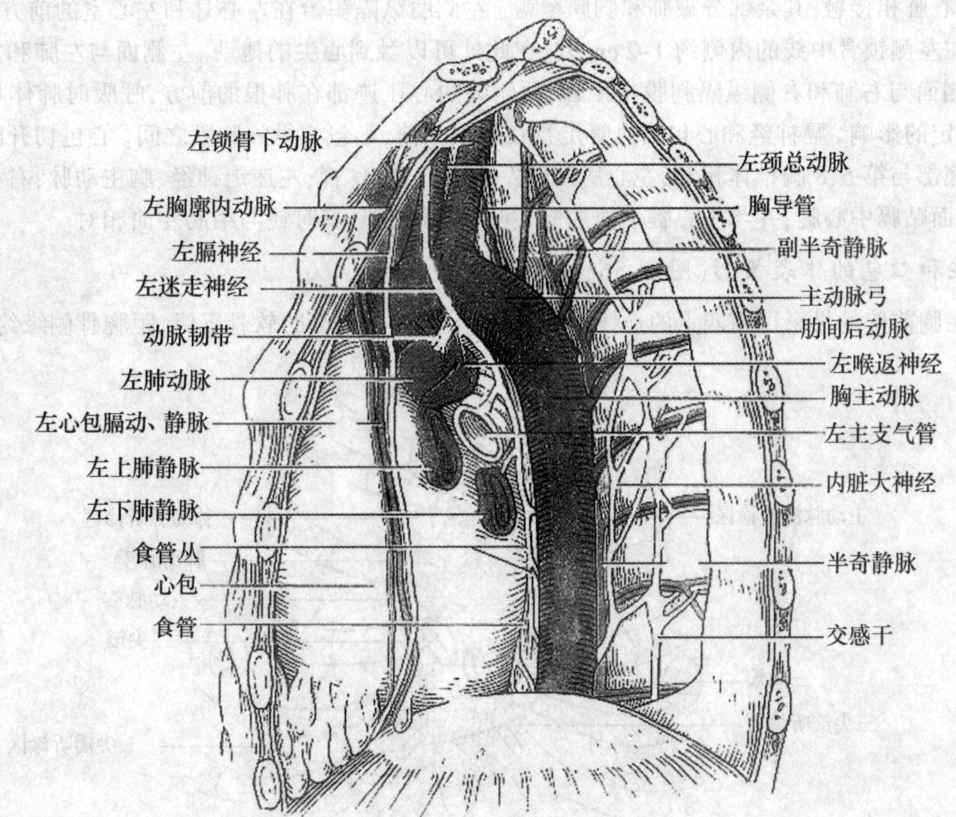

图 2-54　纵隔的左侧面

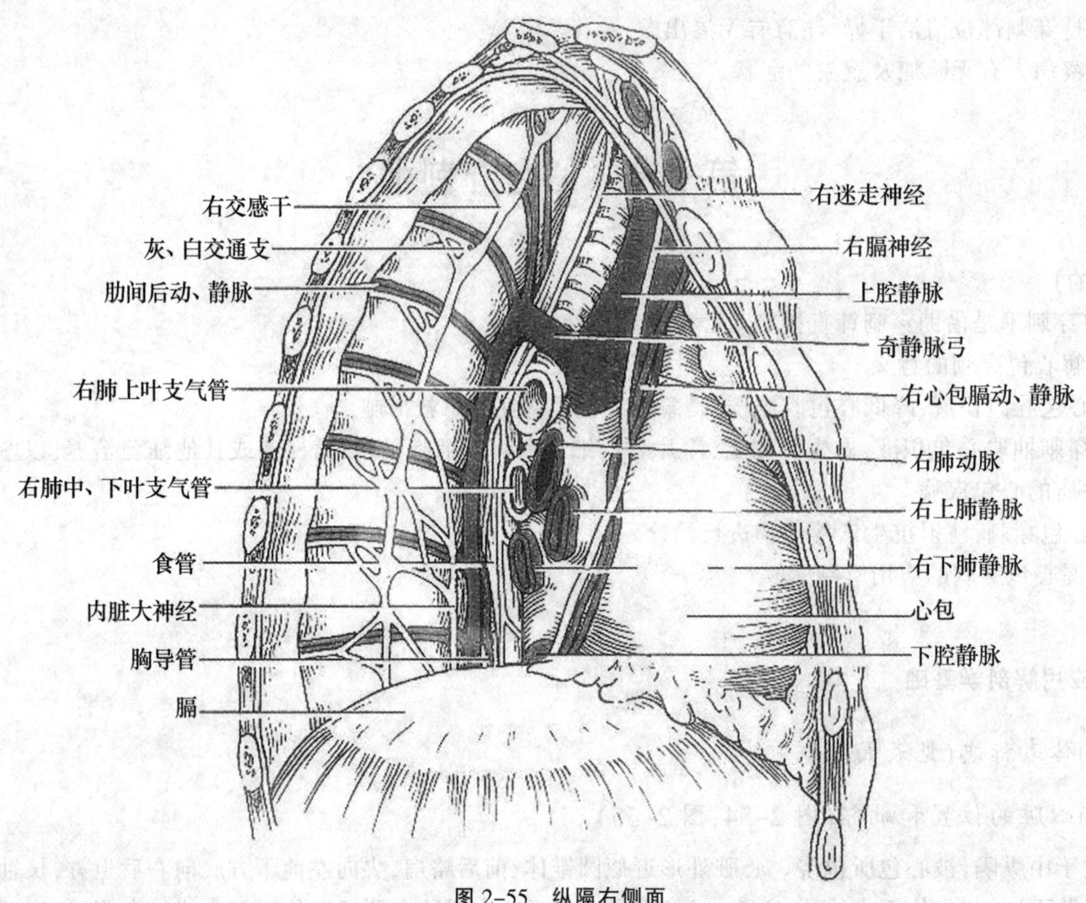

图 2-55 纵隔右侧面

心耳在心脏前面露出。左心耳伸向肺动脉干左缘，长而窄，弯成钩，有狭窄，给自左心耳探查心腔带来一定麻烦。右心室占据胸肋面的大部和膈面的小部分。左心室构成心的左缘、心尖和膈面的大部分。心脏外面包以心包，隔心包与其他器官毗邻。前面与胸骨和第 3、5 肋软骨相对，但仅胸骨体下半部左侧半和第 4 肋至第 5 肋间才直接与心脏相接触，其余部分被肺和胸膜覆盖。左侧肋纵隔窦恰在左心耳和左心室的前方。心尖位于第 5 肋间，恰在左侧锁骨中线的内侧约 1~2 cm 处，在此处可以触到心尖的搏动。左侧面与左肺和左侧纵隔胸膜相接触，右侧面与右肺和右侧纵隔胸膜相接触，两侧肺的心压迹都在肺根的前方，呼吸时肺体积的改变对心脏活动有一定的影响。膈神经和心包膈血管走行在肺根之前，心包与纵隔胸膜之间。心包切开时要避免损伤膈神经。心底部与第 5、8 胸椎体相对，左心房后邻左主支气管、食管、左迷走神经、胸主动脉；右心房后邻右主支气管。膈面贴膈中心腱，并与中心腱下面的肝左叶、胃底相邻，有时还与结肠左曲相对。

(三)心脏和心包的体表投影(图 2-56)

心界：心在胸前壁的投影可用四点的连线来表示，左上点在左第 2 肋软骨下缘，距胸骨侧缘约 1.2 cm。右

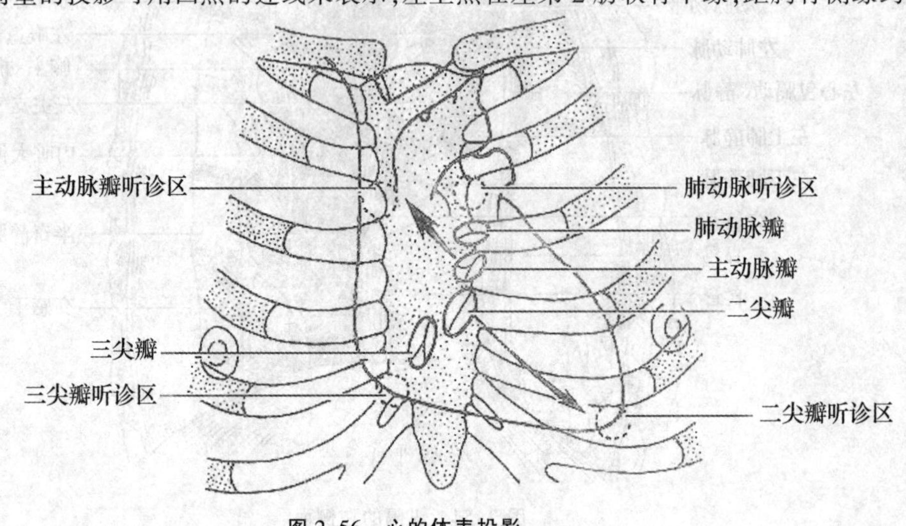

图 2-56 心的体表投影

上点在右第3肋软骨上缘,距胸骨侧线1 cm;右下点在左第5肋间隙,距前正中线7~9 cm或锁骨中线内侧1~2 cm;右下点在有第6胸肋关节处。左、右上点的连线为心上界,左、右下点的连线为心下界,右上、下点间作一微向右凸的弧形线为心右界,左上、下点间作一微向左凸的弧形线,为心左界心尖的投影即左下点。

(四)心脏叩诊境界

相对浊音界叩诊可以确定心脏的绝对和相对浊音界。正常人的心右界几乎与胸骨右缘相合,但在第4肋间处可在胸骨右缘之外;心左界在第2肋间几乎与胸骨左缘相合,向下则逐渐左移形成向外凸起的弧形。

(五)心前区层次(图2–57)

心前区厚薄个体差异不大,由浅入深分5层(图2–48);

1.皮肤和浅筋膜(见胸腔穿刺术)。

2.深筋膜和肌层。胸前壁胸骨两侧有胸大肌的起点。

3.肋间组织。胸前壁胸骨两侧的肋间隙内有肋间外韧带、肋间内肌、1~6肋间血管的终支、2~6肋间神经的前皮支。

(1)肋间外韧带,肋间外肌从后方的肋结节向前达肋与肋软骨交界处,再向前移行为腱膜,直达胸骨侧缘,此腱膜称肋间外韧带。

(2)肋间内肌:位于肋间外韧带的深面,自胸骨侧缘起向后达肋角。

(3)1~6肋间血管的终支较细小,在胸骨外侧缘浅出至浅筋膜。

(4)2~6肋间神经的前皮支:肋间神经于肋间隙前端近胸骨处,横越胸廓内动脉的前方穿肋间内肌、肋间外韧带及胸大肌,达浅筋膜内,末梢成为前皮支,分布于相应肋间隙前端的胸前皮肤。所以,局部浸润可达麻醉目的。

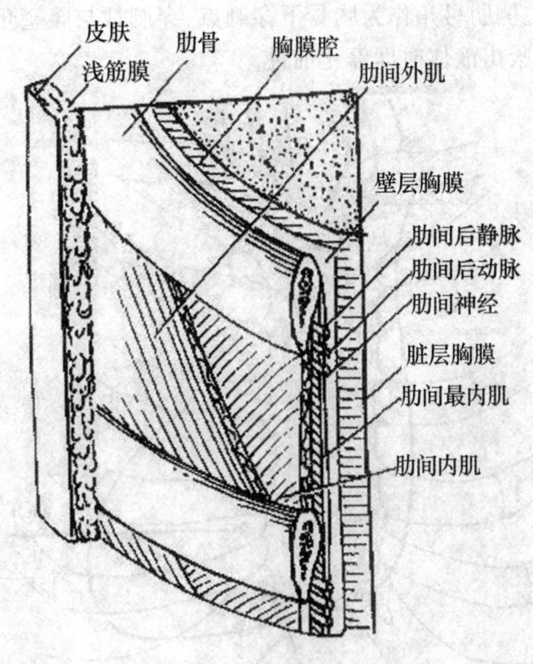

图2–57　胸壁层次

4.胸内筋膜。胸内筋膜各处厚薄不一,紧贴胸骨、肋软骨后面的部分比较发达,向下覆于膈穹隆上面,改名为膈筋膜。胸廓内动脉和两条伴行静脉位于上位6个肋软骨、肋间内肌内面的胸内筋膜内,并在胸骨外侧1~2 cm处,垂直下降至腹直肌鞘,改名为腹壁上动脉。

(六)胸骨下穿刺点层次

1.皮肤和浅筋膜(见腹腔穿刺术)。

2.腹直肌。

3.膈肌(见胸腔穿刺)。位于胸、腹腔之间,为一扁平的膜状肌,呈穹隆状,起于胸廓下口,周围为肌质,肌纤维走向中央移行为中心健。起始部分为胸骨部、肋部和腰部三部分。胸骨下心包穿刺时穿经胸骨部。

4.膈筋膜。胸内筋膜移行到膈穹隆上面的部分。

(七)心包

为包裹心脏及其大血管根部的密闭性纤维浆膜囊,可分为纤维性心包和浆膜性心包两部分。

1.纤维性心包为坚韧的纤维结缔组织膜。根据部位分四部分:(1)膈部:纤维层与膈穿刺时穿经此部。(2)胸肋部:此部大部分被左、右肺及左、右胸膜的前缘遮盖,在膈中心键和一小部分肌质紧密相贴,胸骨下心包下部的左半及左侧第4~6肋软骨的胸骨端,直接与胸前壁相贴,此区域称心包游离部(心包裸区)。在左侧壁胸膜的肋胸膜和纵隔胸膜反折线距胸骨左缘的距离为4~5肋间隙,成人约0.4~0.5 cm,新生儿约0.5~0.7 cm。所以,在心前区做心包穿刺时,常有伤及胸膜的可能,应予以注意。(3)外侧部:被纵隔胸膜覆盖,两者之间有膈神经及心包膈血管通过。(4)后部:以疏松结缔组织与食管、主动脉胸部(胸主动脉)相连。

2.浆膜性心包由浆膜构成,分脏、壁两层。脏层紧贴心肌层,在大血管根部反折至纤维性心包的内面,形成壁层。脏、壁层相互移行形成密闭潜在腔隙称心包腔。腔内有浆膜分泌的少量浆液,以减少心搏动时脏、壁层的摩擦。病理情况下,分泌液增多,即心包腔积液。大量积液可压迫心脏,心浊音界扩大,听诊时心音减弱。壁层心包在纤维性心包的胸肋部内面移行为膈处,形成一隐窝,其深度为1~2 cm,不被心脏所充满,称心包前下窦寸是心包积液潴留处,为心包腔穿刺的适宜部位。

二、操作要点

1.部位选择(图2-58),常用穿刺部位有两个

(1)心前区穿刺点。于左侧第5肋间隙,心浊音界左缘向内1~2 cm处,沿第6肋上缘向内向后指向脊柱进针。此部位操作技术较胸骨下穿刺点的难度小,但不适于化脓性心包炎或渗出液体较少的心包炎穿刺。

(2)胸骨下穿刺点。取左侧肋弓角作为胸骨下穿刺点,穿刺针与腹壁角度为30°~45°,针刺向上后内达心包腔底部;针头边进边吸,至吸出液体时即停止前进。

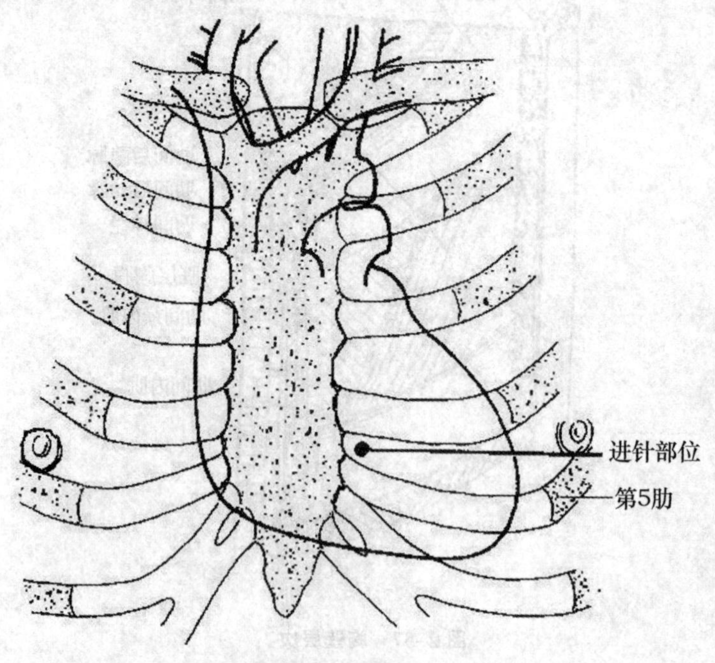

图2-58 穿刺部位

2.体姿参考多取坐位或半卧位。

3.穿经结构

(1)心前区穿刺点。皮肤、浅筋膜、深筋膜,胸大肌、肋间外韧带、肋间内肌、胸内筋膜、纤维性心包及壁层心包,最后进入心包腔。进针深度成人约2~3 cm。

(2)胸骨下穿刺点。皮肤、浅筋膜、深筋膜,腹直肌、膈肌胸肋部、膈筋膜、纤维性心包及壁层心包,最后进入心包腔。进针深度成人约3~5 cm。

4.操作要点

(1)掌握好穿刺方向及进针深度。

(2)进针速度要慢,当有进入心包腔的感觉后即回抽观察有无液体,如未见液体,针头亦无心脏搏动感时尚可缓慢边进边抽。若针头有心脏搏动感应立即将针头稍后退,换另一方向抽取,避免损伤心及心的血管。

(3)抽液速度宜缓慢,首次抽液量以 100 mL 左右为宜,以后每次抽液 300~500 mL,避免抽液过多导致心急性扩张。助手应注意随时夹闭胶管,防止空气进入心包腔。

(4)术中密切观察病人的脉搏、面色、心律、心率变化,如有虚脱等情况,应立即停止穿刺,将病人置于平卧位,并给予适当处理。

(5)术后静卧,24 小时内严密观察脉搏、呼吸及血压情况。心电图或心电示波监护下进行心包穿刺。此方法较为安全。用一根两端带银夹的导线,连接在胸导联和穿刺针上,接好地线,检查机器确无漏电。穿刺中严密观察心电图变化,一旦出现 ST 段抬高或室性心律失常,表示针尖刺到心脏,应立即退针。穿刺部位、层次等同前。

三、注意事项

1.嘱病人平卧休息 4 h,避免大用力咳嗽,保持安静。

2.必要时配合应用抗生素治疗。

3.密切观察,4 h 内每 15 min 测量一次 Bp、P、R,发现问题及时处理。

第八节　动脉采血术

【目的】

1.了解动脉采血的意义

(1)抽取动脉血进行血气分析,是客观反映呼吸衰竭的性质和程度,判断有无缺氧和二氧化碳潴留的最好方法。

(2)指导氧疗、机械通气各种参数的调节。

(3)急救时动脉给药。

2.掌握各重要动脉的应用解剖

一、应用解剖学基础

1.桡动脉(前已叙述)。

2.肱动脉(前已叙述)。

3.股动脉(前已叙述)。

二、操作要点

1.部位选择:选择桡动脉、股动脉、肱动脉等,局部严格消毒,避免在同一部位多次反复穿刺。

2.操作要点

(1)以桡动脉取血为例,先用手指摸清动脉的搏动、走向、深度,协助定位,手背处垫高 10 cm,常规消毒,铺洞巾,戴手套。

(2)协助医生抽取肝素液湿润注射器内壁,来回推动针芯,然后针尖向上,排净注射器内多余的肝素液和空气。

(3)协助术者戴手套,左手手指和中指固定动脉,右手持注射器,刺入动脉,血液借助动脉压推动针芯上移,采取 1 mL 动脉血。

(4)拔针后立即将针头刺入软木塞,与空气隔绝,用手旋转注射器,使血液与肝素充分混合。

(5)拔针后,立即用消毒棉签或棉球按压穿刺点 5 min。

(6)再次碘酒消毒穿刺部位,无菌纱布敷盖、固定,有凝血功能障碍者加压包扎。安置好病人,记录采血时间,处理用物。

三、注意事项

1.穿刺后注意患肢不要下垂,保持水平位 30 min。

2.保持局部敷料清洁干燥,避免污染。

第九节　环甲膜穿刺术

【目的】

1.了解环甲膜穿刺的意义。

(1)注射局麻药物为气管插管作准备。

(2)注射治疗药物。

(3)稀释痰液利于排痰。

(4)紧急情况下解除呼吸道梗阻。

2.掌握环甲膜穿刺的应用解剖。

一、应用解剖学基础

颈部是连接头部、躯干、上肢的桥梁。在颈后部正中,以脊柱颈部为支架,前方有气管、消化管颈段;两侧有颈部大血管和神经等;颈根部有胸膜顶和肺尖,以及颈胸部斜行往返于上肢间血管和神经干等;疏松结缔组织填充于器管、血管和神经干的周围,形成筋膜鞘和筋膜间隙。颈部淋巴结较多,主要沿浅静脉和深部血管、神经排列。癌症转移行手术清扫淋巴结时,应当保护血管和神经。颈肌不仅使头颈产生复杂的运动,而且对发音、吞咽呼吸起重要作用(图 2-59)。

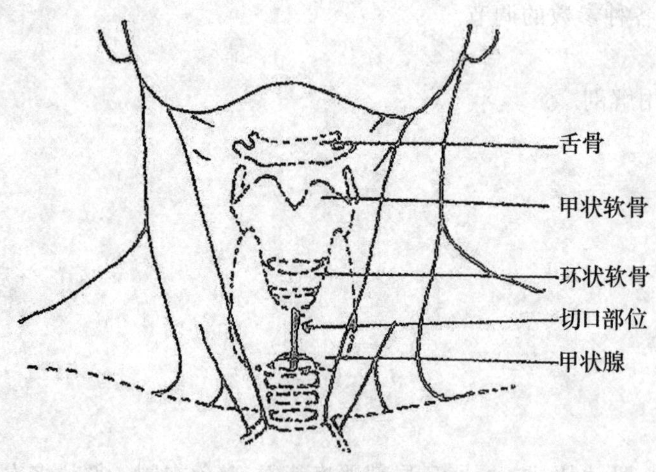

图 2-59　颈部各器官的体表位置

1.喉的位置

喉位于颈前部中份,上借甲状舌骨膜与舌骨相连,向下与气管相续,前邻舌骨下肌群,后邻咽,两侧邻颈部大血管、神经及甲状腺侧叶,女性比男性稍高,小儿比成人高,老年人则较低。

2.喉软骨(图 2-60,图 2-61)

(1)甲状软骨:由两块甲状软骨板合成,构成喉外侧壁,主要结构:前角、喉结、上切迹、上角、下角。

(2)环状软骨:位于喉的最下方,呈环形,前方为环状软骨弓,后方为环状软骨板。

(3)会厌软骨:上宽下窄似树叶状,下端借韧带连于甲状软骨上切迹后下方。

(4)杓状软骨:成对,位于环状软骨上方,呈三面锥体形,尖向上,底向下,底向前的突起称声带突,向外侧的突起称肌突。

3.喉连接

(1)环杓关节:由杓状软骨底和环状软骨板上缘构成,可作旋转和滑行运动,使声门开大和缩小。

(2)环甲关节:由甲状软骨下角和环状软骨板侧部构成,可沿冠状轴运动,使声带紧张与松弛。

(3)弹性圆锥:位于甲状软骨前角内面,向下向后附着于环状软骨上缘和杓状软骨声带突之间上缘游离称声韧带,前面正中增厚称环甲正中韧带。

(4)方形膜:呈斜方形,自会厌软骨侧缘和甲状软骨前角内面向后附着于杓状软骨前内侧缘,其下缘游离称前庭韧带。

(5)甲状舌骨膜:介于甲状软骨与舌骨之间。

(6)环状软骨气管韧带:连于环状软骨与第1气管环之间。

4.喉肌

(1)紧张声带:环甲肌、环杓后肌。

(2)松弛声带:甲杓肌。

(3)开大声门:环杓后肌。

(4)缩小声门:环杓侧肌、杓横肌、甲杓肌。

(5)缩小喉口:杓斜肌、杓会厌肌。

5.喉腔

喉腔上方通过喉口通喉咽,下通气管喉又是发音器官。两襞:喉腔内上方的一对黏膜皱襞,称前庭襞。下方的一对黏膜皱襞,称声襞。两裂:两侧前庭襞之间的裂隙,称前庭裂;两侧声襞及杓状软骨基底部之间的裂隙,称声门裂,是喉腔最狭窄部,前3/5为膜间部,后2/5为软骨间部。喉前庭:喉口至前庭裂平面之间的部分,上宽下窄,前壁中央有会厌结节三部;喉中间腔:前庭裂平面至声门裂平面之间的部分,向两侧延伸至前庭襞和声襞之间的梭形隐窝,称喉室;声门下腔:声门裂平面至环状软骨下缘的部分,上窄下宽。喉口:朝向后上方,由会厌上缘、杓会厌襞和杓间切迹围成。声带:由声襞及其覆盖的声韧带和声带肌三部分构成。

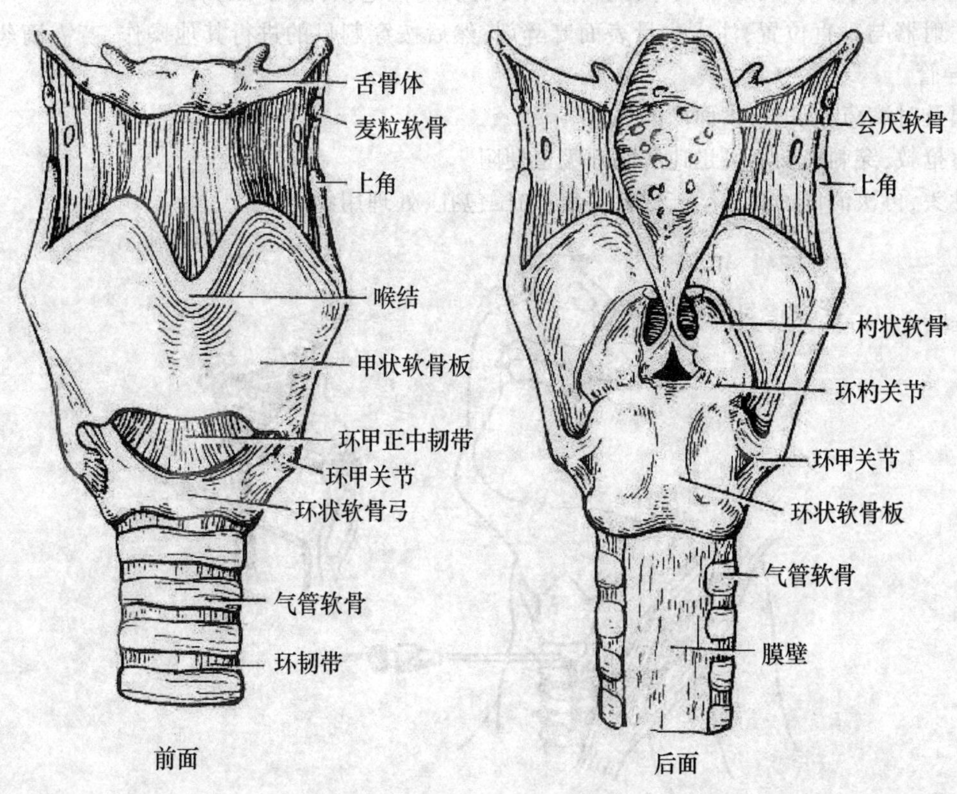

图2-60　喉软骨及其连接(前后面观)

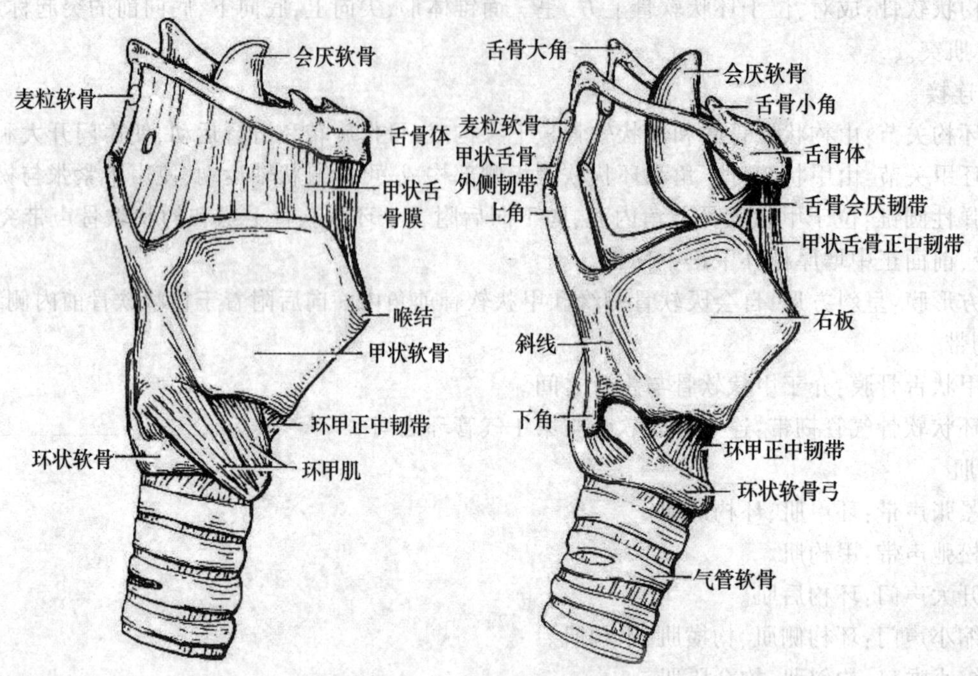

图 2-61 喉软骨及其连接(侧面观)

二、操作要点

1.体位:病人取斜卧位或平卧,垫高背部,头后仰。

2.前皮肤常规消毒,铺无菌洞巾,必要时局麻。

3.协助戴手套,术者固定气管,于甲状软骨和环状软骨间的正中三角形间隙进针,垂直刺入,当达到喉腔时即有落空感,进入气管时,可抽出气体,此时病人可有反射性呛咳(图 2-62)。

4.固定注射器与垂直位置,注入少量表面麻醉剂,然后按穿刺目的进行其他操作,若需滴药可经穿刺针芯插入细小导管。

5.按医嘱及时滴药,或进行表面麻醉。

6.若紧急抢救,穿刺成功后可迅速解除呼吸道梗阻。

7.拔出针头,再次消毒,固定导管,敷料覆盖,加压包扎,处理用物。

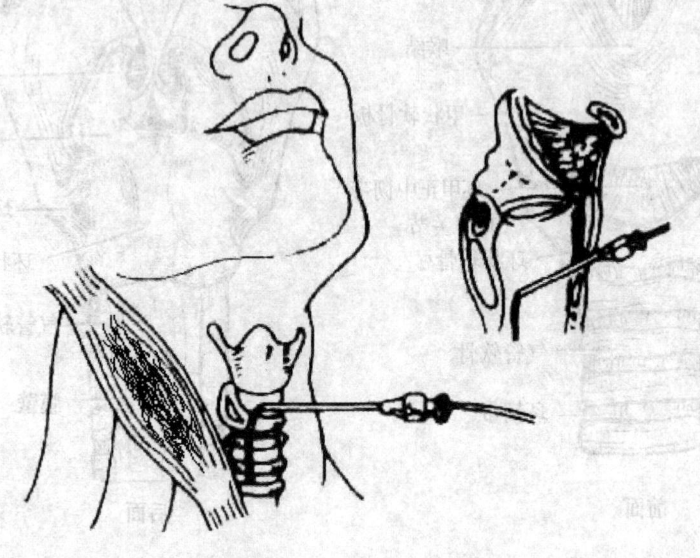

图 2-62 环甲膜穿刺

三、注意事项

1.安慰病人,消除其紧张情绪。

2.滴药后嘱病人翻动体位,以利于药物顺支气管流入深部,同时配合拍背,鼓励病人咳嗽。

3.每次滴药一般 5~10 mL,于吸气时沿管壁滴入,速度不可过快,10 mL/20~30 min。

4.注意穿刺部位有无渗血或皮下气肿。若有咯血,通知医生及时处理。

第十节　脾脏穿刺术

【目的】

1.了解脾穿刺的意义

脾穿刺涂片查找疟原虫,黑热病原虫,对髓外造血、白血病、尼门—匹克病、霍奇金病以及结核病等的诊断具有一定的意义。

2.掌握脾穿刺的应用解剖

一、应用解剖学基础

脾是人体最大的淋巴器官,颜色暗红,质地柔软且脆,除具有造血等功能外,还是重要的免疫器官,外有纤维性结缔组织被膜包裹。脾的膈面隆凸,脏面凹陷,有脾血管、淋巴管、神经等出入处,称脾门,出入脾门的结构总称为脾蒂。脾的前上缘一般有 1~3 个切迹,脾肿大时可作为脾触诊的标志。脾的体积常随机体的生理状况和病理变化而异,在进食以后或血压升高时,因含血量的增加而变大;在运动、饥饿或失血以后,常因血排除量增加而变小。由于脾是淋巴器官,当机体受到抗原或病菌刺激而产生免疫反应时,脾的淋巴组织增生使脾肿大,即使病愈之后也常难恢复到原来的大小。在老年人,随着淋巴组织的逐渐退化,脾的体积有逐渐变小的趋势。我国成年男子的脾平均长 13.36 cm,宽 8.64 cm,厚 3.07 cm,重 174.08 g;成年女子的脾平均长 13.09 cm,宽 8.02 cm,厚 3.05 cm,重 149.62 g。儿童的脾平均长 6.41 cm,宽 3.91 cm,厚 1.93 cm,重 31.80 g。根据Hollinshead 的统计,脾的重量变化在 80~300 g 之间,有病理变化的脾可大于正常脾的 10 倍以上。Madden 等在手术中曾摘除一个重 5450 g 的巨脾,他引证另一资料中还有重达 8100 g 的特大巨脾。

(一)位置及毗邻(图 2-63)

脾位于左季肋区的肋弓深处,其长轴与第 10 肋一致,脾后上端平第 9 肋的上缘,距后正中线 4~5 cm,脾前下端平第 10 肋,达腋中线。脾与膈相贴,故脾的位置可随呼吸和体位的不同而有变化,可有 2~3 cm 的上下

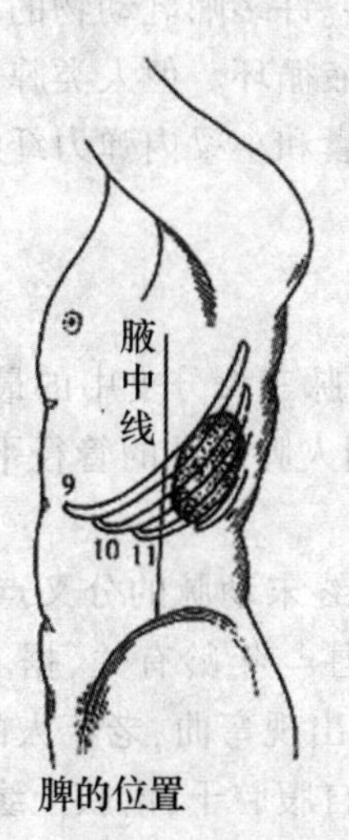

脾的位置

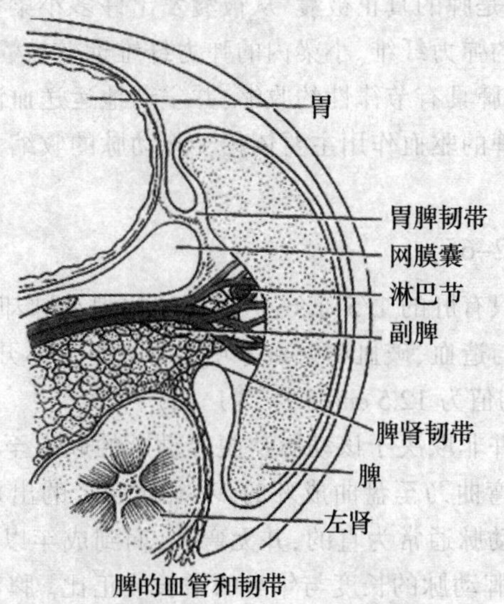

脾的血管和韧带

图 2-63　脾的位置形态

移动。脾的膈面与膈、膈结肠韧带接触；脏面前上份与胃底相邻，后下份与左肾、肾上腺相邻；脾门邻近胰尾。

(二)韧带(图 2-64)

脾有四条韧带与邻近器官相连。

1.胃脾韧带：由两层腹膜形成，位于脾门和胃大弯之间，其上份内有胃短动、静脉，下份有胃网膜左动、静脉。此韧带上份较短，胃大弯紧邻脾门，巨脾切除术切断胃脾韧带时，注意勿伤及胃。

2.脾肾韧带：脾肾韧带的深层腹膜由脾门向后方移行至左肾前，于脾外后面移行至脾门后方并转至左肾前面的腹膜一起构成脾肾韧带。韧带内有脾血管、淋巴管、神经和胰尾等。脾切除术时，需剪开此韧带的后层方可使脾游离从而提出腹腔。

3.膈脾韧带：由脾肾韧带向上延伸至膈，此韧带很短，有的不甚明显。

4.脾结肠韧带：位于脾前端与结肠左曲之间，此韧带也较短，脾切除术切断此韧带时，需注意勿损伤结肠。

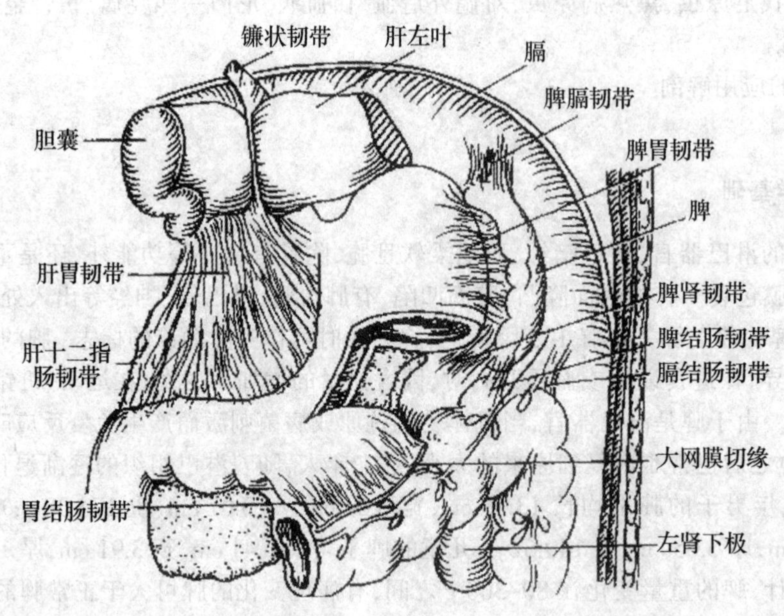

图 2-64 脾的韧带

(三)脾的被膜

除脾门以外，整个脾几乎为腹膜所包被。包绕于脾外表的腹膜构成脾的浆膜层，该层与深面的纤维弹力膜紧密相连，后者才是脾的真正被囊。从被囊发出许多小梁伸入脾内，构成脾的支架。被裹和小梁均含有白色的胶原纤维和黄色的弹力纤维。小梁内的弹力纤维远较被囊内的为多。许多哺乳动物的被囊和小梁内合有较多的平滑肌纤维，使脾具有节律性的收缩，并主动地运送血液进入血液循环。但人类脾被囊和小梁内的平滑肌细胞数量甚微，脾的驱血作用主要依赖于脾动脉的收缩力以及被囊和小梁内弹力纤维的弹性回位作用驱血进入门脉循环。

(四)血管(图 2-65)

尽管脾的体积只有肝的 1/5~1/6，但供应脾的脾动脉却是腹腔动脉三大分支中的最粗者，远比肝固有动脉为粗。这与脾参与造血、破血和贮血等功能特点是分不开的。中国人脾动脉的管径平均为6.5 mm(变化于4~10 mm)；长度的均值为 12.5 cm(5.7~23.1 cm)。

脾动脉的长短并非取决于该动脉从腹腔动脉的起点至其分为脾终末动脉的分叉点之间的直线距离，而是取决于脾动脉的弯曲乃至盘曲成环的多少，而后者的出现程度往往与年龄有关，据 Michels 的调查资料，儿童和青少年的脾动脉通常为直的，并无弯曲，而到成年以后则逐渐出现弯曲，老年人的弯曲或盘曲最为显著。因而，可以认为脾动脉的长度与年龄的增长成正比。脾动脉多起自腹腔干，沿胰上缘走向左侧，分支后进入脾脏。脾静脉由脾门处的 2~6 条属支组成脾静脉，其管径比脾动脉大一倍。脾静脉的行程较恒定，多在脾动脉的后下方,走在胰后面横沟中。脾静脉沿途收纳胃短静脉、胃网膜左静脉、胃后静脉、肠系膜下静脉及来自胰腺的一些小静脉,向右达胰颈处与肠系膜上静脉汇合成肝门静脉。

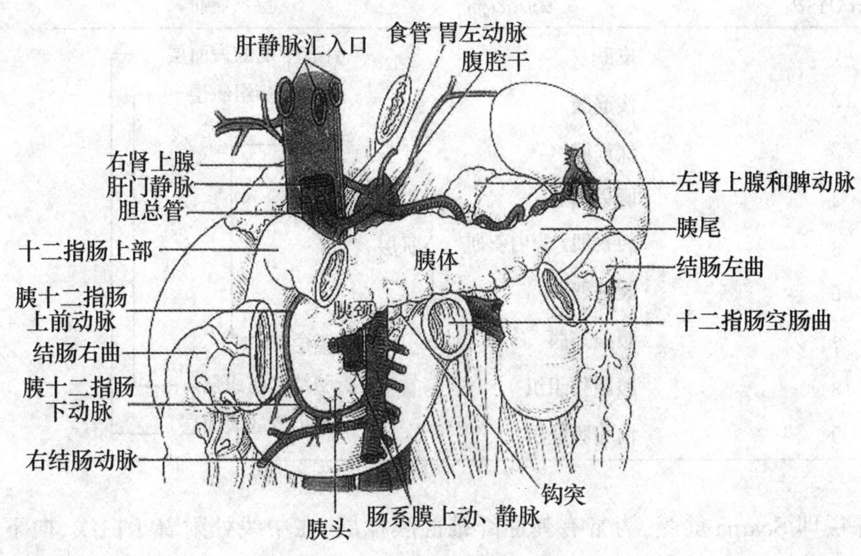

图 2-65 脾的动脉

(五)副脾

副脾色泽、硬度与脾一致,出现率为 5.76%~35%,其位置、数目、大小等均不恒定,多位于脾门、脾蒂、大网膜等处。副脾的功能与脾相同,在血小板减少性紫癜、溶血性黄胆行脾切除术时,应一并切除副脾,以免症状复发。

(六)淋巴及神经

脾的淋巴管注入脾门处的脾淋巴结,脾门淋巴结的输出管沿脾血管向右注入腹腔淋巴结。过去认为从脾门穿出的淋巴管只引流被囊及小梁的淋巴,但近年来的研究资料证明,脾组织的淋巴也要经脾门的淋巴管引流。在白髓内可以看到广泛存在的具有盲端的输出淋巴管,它们弯曲地伴行于小动脉的周围,朝着与动脉相反的方向在脾门汇集。脾门处未见输入性淋巴管。因而可以认为这一条淋巴通路是引流从白髓滤出的液体及运送由白髓产生的淋巴细胞进入血液循环的一条重要通道,其情景与淋巴结者近似。在脾门处,脾的淋巴管与来自胃底和胃大弯的淋巴管汇合注入脾门淋巴结(1~5 个);后者的输出管伴随脾动脉走行,沿途收纳胰的淋巴管并注入位于脾动脉周围的胰脾淋巴结(1~3 个);后者的输出管汇集腹腔淋巴结,最后注入乳糜池。

脾的神经主要来自腹腔丛、肾上腺丛和左膈丛,沿脾动脉走行及分部。

(七)临床讨论

1.正常情况下,脾全被左肋弓遮盖,不能从腹壁触及,但肿大的脾可在左肋弓下触及,但需与腹部的其他肿瘤相鉴别,主要根据是触诊时触及脾切迹,可确定是肿大的脾。

2.临床上脾功能亢进或门静脉高压达一定程度时,需切除脾脏。关键步骤为分离切断脾周围的韧带和结扎血管。分离胃脾韧带和结扎胃短血管时,要避免损伤胃;分离脾结肠韧带和脾、膈间的粘连时,也要注意结扎出血点(门静脉高压时腹后壁的许多小静脉都处于扩张状态)。可先在胰上缘结扎脾动脉,以减少脾脏内的存血量,然后再结扎脾静脉。在处理脾蒂时注意保护胰尾,防止胰液漏出。脾脏内存血量多时,可将血液回收后再输给患者。

(八)腹前外侧壁(表 2-5)

1.皮肤

薄而富有弹性,腹股沟附近的皮肤移动性较小,其他部位移动性较大。

2.浅筋膜

由脂肪及疏松结缔组织构成。在腹壁肋下份浅筋膜分为两层:浅层,含有脂肪组织又称脂肪层,向下与股

表 2-5　腹前外侧壁的层次

层次序数	层次名称	层次特征
1	皮肤	具有上皮的表面层
2	浅筋膜	脂肪结缔组织层
3	深筋膜	筋膜层
4	腹外斜肌	
5	腹直肌、腹内斜肌	肌层
6	腹横肌	
7	腹横筋膜	筋膜层
8	腹膜外组织	脂肪结缔组织层
9	前腹膜壁层	具有上皮的表面层

部的浅筋膜相连续；深层即 Scarpa 筋膜，为富有弹性纤维的膜样层，在中线处附着于白线，向下于腹股沟韧带下方约一横指处，附着于股部深筋膜；但在左、右耻骨结节间越过耻骨联合继续向下至阴囊，与浅会阴筋膜相连。浅筋膜内有腹壁浅动、静脉，浅淋巴管和皮神经。腹前壁上半部的浅动脉细小，是肋间后动脉的分支。腹前壁下半部有两条较大的浅动脉：腹壁浅动脉起自股动脉，越过腹股沟韧带中、内 1/3 交界处走向脐部，其外径约 1 mm；在腹壁浅动脉的外侧，尚有起自股动脉走向髂嵴的旋髂浅动脉，其外径约为 1.2 mm。由于腹前壁的浅动脉行于浅筋膜的浅、深两层之间，并与同名静脉伴行，故常在腹下部切取带蒂或游离皮瓣。腹前外侧壁的浅静脉较为丰富，彼此吻合成网，尤其在脐区更为丰富。脐以上的浅静脉经胸腹壁静脉汇入腋静脉。脐以下的浅静脉经腹壁浅静脉汇入大隐静脉，从而构成了上、下腔静脉系统之间的联系。当上腔静脉或下腔静脉阻塞时，借此途径沟通部分血流。在脐区，浅静脉还和附脐静脉相吻合，由于附脐静脉汇入门静脉，故在门静脉高压症时，血流可经脐周静脉网与体循环的静脉相交通，形成脐周静脉曲张，又称“海蛇头”。腹前外侧壁的浅淋巴，脐以上者注入腋淋巴结，脐以下者注入腹股沟浅淋巴结。腹前外侧壁皮肤的感觉神经分布有明显的节段性：第 7 肋间神经分布于剑突平面；第 10 肋间神经分布于脐平面；第 1 腰神经分布于腹股沟韧带的上方。上述各神经的中间一些肋间神经的皮肤分布可依次推算。胸椎或脊髓胸段发生病变时，可根据腹壁感觉障碍的平面来判定病变的部位。

3.肌层

由腹前正中线两侧的腹直肌和其外侧的三层扁肌组成腹直肌鞘位于白线两侧，其前、后面均被腹直肌鞘所包裹，腹直肌有 3~4 个腱划与腹直肌鞘的前层密切愈着，剥离困难。腱划内常有血管，经腹直肌切口分开腹直肌纤维时，腱划处应注意止血。腹直肌鞘分为前、后两层，两层纤维在腹直肌外缘融合处，形成一半月形凸向外侧的弧形，称半月线。腹直肌鞘前层由腹外斜肌腱膜和腹内斜肌腱膜的前层组成，后层由腹内斜肌腱膜的后层及腹横肌腱膜组成。但在脐下 4~5 cm 以下三层扁肌的腱膜均参与构成腹直肌鞘前层，鞘后层缺如，形成一弓状游离缘，称弓状线。线以下部分，腹直肌的后面，由浅入深仅有增厚的腹横筋膜、腹膜外筋膜和壁腹膜。白线位于腹前正中线上，由两侧的腹直肌鞘纤维彼此交织而成。脐以上的白线宽约 1 cm，脐以下因两侧腹直肌相互靠近而变得很窄。腹外斜肌肌纤维从外上斜向内下，在髂前上棘与脐连线附近移行为腱膜。腱膜的纤维与腹外斜肌走向相同，此腱膜在耻骨结节的外上方形成三角形裂隙，即腹股沟管浅环。其上缘部分称内侧脚，附着于耻骨联合；其下缘部分称外侧脚，附着于耻骨结节；浅环的底为耻骨嵴，环的外上方有脚间纤维连系两脚。外侧脚的部分纤维经精索的深面与内侧脚后方向内上反转，附着于白线称返转韧带。正常成人的浅环可容纳一示指尖，内有精索(男)或子宫圆韧带(女)通过。在腹股沟斜疝时，浅环明显增大，可将手指自阴囊皮肤向上伸入浅环，探测该环的大小。腹外斜肌腱膜浅面的薄层深筋膜在浅环处延续向下，被覆于精索的外面，称精索外筋膜。腹外斜肌腱膜下缘在髂前上棘至耻骨结节间向后上方反折形成腹股沟韧带。韧带内侧端的一小部分纤维向下后方，并向外侧转折成为腔隙韧带，腔隙韧带向外侧延续附着于耻骨梳上的部分，称耻骨梳韧带。腹内斜肌肌纤维起自腹股沟韧带的外侧 1/2、髂嵴及胸腰筋膜，斜向内上，至腹直肌的外侧缘处移行为腱膜。腹横肌起自胸腰筋膜、髂嵴及腹股沟韧带的外侧 1/3，自后向前，于腹直肌外侧缘处移行为腱膜。腹内斜肌与腹横肌二者下缘均呈弓状，先越过精索的上内侧，在腹直肌外缘呈腱性融合，称腹股沟镰或联合腱。有时两肌仅相结合，而未成为腱性组织，称为结合肌。然后绕至腹股沟管内侧部精索的后方，止于耻骨梳韧带。当腹壁肌肉收缩时，弓状下缘即接近腹股沟韧带，这种弓状结构似有封闭腹股沟管的作用。腹内斜肌和腹横肌下缘的部分肌纤维，沿精索向下移行，成为菲薄的提睾肌。

4.腹横筋膜（已叙述）

5.腹膜下筋膜（已叙述）

6.壁腹膜（已叙述）

二、操作要点

1.病人取仰卧位、右侧腰下垫一枕头，将多头腹带置于腹部下适当部位，两手枕于头下。

2.常规消毒穿刺部位皮肤。

3.戴无菌手套，铺无菌洞巾，局部麻醉。

4.将 6 号长针头与 20 mL 注射器连接，刺入皮肤后保持负压，嘱病人呼气后屏气（脾脏较小者吸气后暂停呼吸），立即将针头迅速沿脾长轴刺入，朝病人头部及外侧方向刺入，深 1~1.5 cm，连续抽吸数次，将注射器及针头同时拔出、涂片。

5.用干棉球在穿刺点按压数分钟后，覆盖无菌纱布，胶布固定，沙袋加压，紧缚多头带，安置好病人，处理用物

三、注意事项

1.嘱病人卧床休息，严密观察其 12~24 h 的血压、脉搏，尤其是 2 h 内血压、脉搏的变化。注意有无内出血的情况。

2.穿刺部位敷料保持清洁干燥，预防感染。

第十一节　小脑延髓池穿刺术

【目的】

1.了解小脑延髓池穿刺术对神经系统疾病的检查、诊断、治疗的意义

2.掌握小脑延髓池穿刺的应用解剖

一、应用解剖学基础

（一）脑室系统和脑脊液循环（图 2-66）

脑室系统是位于大脑、间脑和脑干内的腔隙，包括侧脑室、第三脑室和第四脑室，各室通过一些小孔和狭窄通道彼此沟通，构成完整的脑室系统。侧脑室左右各一，是脑室系统中最大的部分，占据大脑半球内部相当大的部分。每个侧脑室均有前角（室间孔以前）、体（中央部位于尾状核体上方和内侧）后角（伸入枕叶）及下角（向下伸入颞叶）。（侧脑室脉络丛产生脑脊液的大部，此脉络丛由下角开始，向前上延伸到侧脑室的体，最后到达室间孔处，在这里与第三脑室的脉络丛相连。第三脑室位于两侧丘脑之间，是一个狭窄呈裂状的空隙，底为下丘脑。第三脑室的脑脊液经过中脑的中脑水管流入第四脑室。第四脑室从上面观察呈菱形，从侧面观察为帐篷形。第四脑室底的下半由延髓形成，上半由脑桥形成，顶由小脑、前髓帆和后髓帆形成。脑脊液从第四脑室经正中孔（Magendie 孔）和两个外侧孔（Luechka 孔）流入蛛网膜下腔，然后流经脑和脊髓的表面（图 2-63）。

一些部位的蛛网膜下腔显著膨大形成蛛网膜下腔的池，其中重要的有：位于小脑和延髓背面的小脑延髓池；脑桥腹侧面的桥池；位于大脑脚间的脚间池以及视交叉周围的交叉池。脑脊液主要经上矢状窦吸收，其他

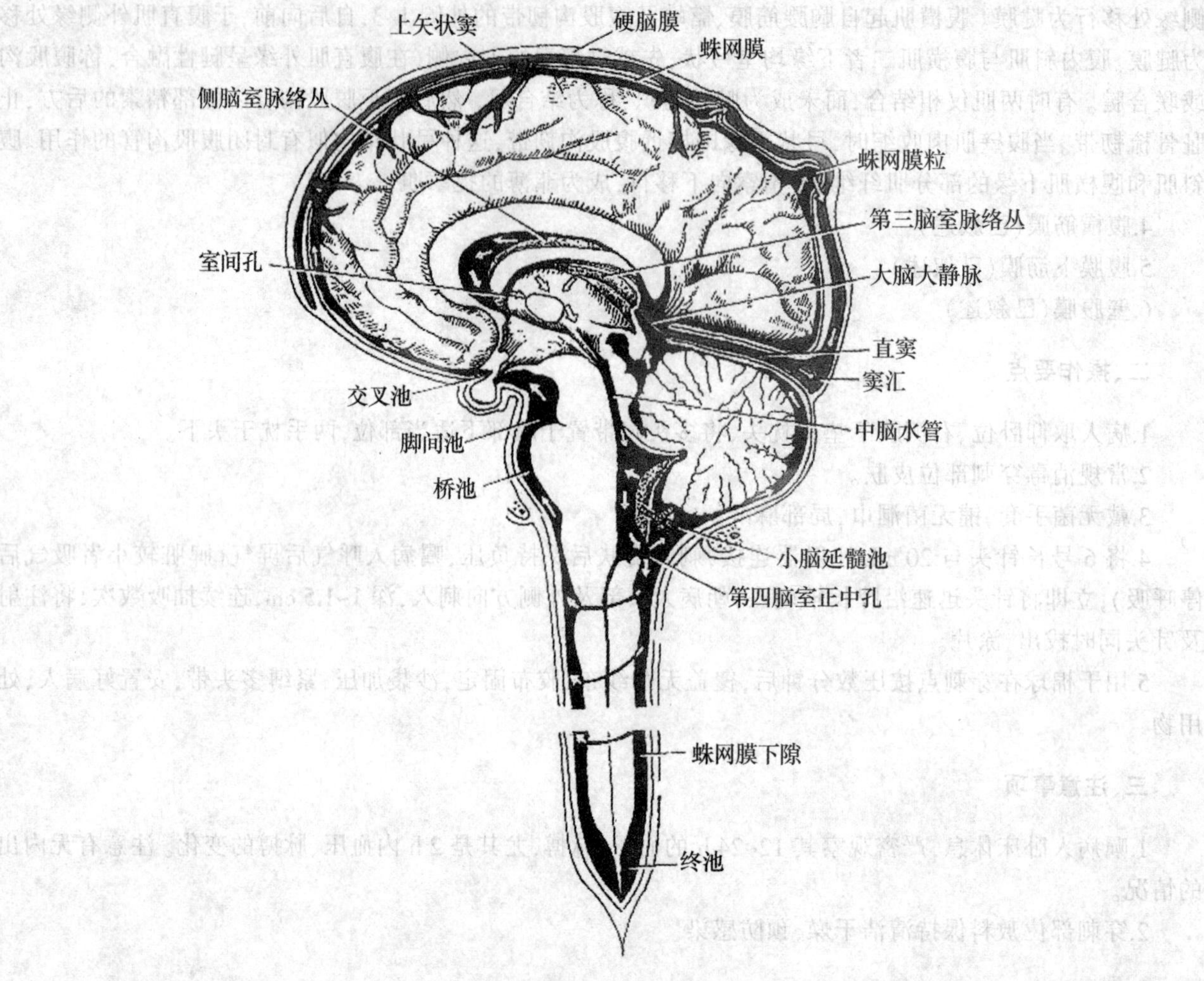

图 2-66 脑室各腔及脑脊液循环途径

硬脑膜静脉窦也吸收一部分。由蛛网膜形成的蛛网膜粒顶着硬膜窦入硬脑膜静脉窦,使脑脊液直接与窦的内皮相接,脑脊液经蛛网膜粒渗入硬脑膜静脉窦。沿上矢状窦,这些颗粒(或蛛网膜绒毛)聚集在一起形成 pacchionin 体。在颅盖内面沿着正中线很容易见到由 pacchionin 体所形成的凹痕。

脑脊液是由位于侧脑室、第三脑室和第四脑室脉络丛表面的室管膜上皮分泌及滤过而产生的。脑脊液经脑室系统进入蛛网膜下腔,然后再渗入硬脑膜静脉窦。

脑脊液约有 1/5 被脊髓被膜的绒毛膜吸收,或沿神经鞘流入淋巴管内。脑脊液的吸收是被动的,取决于脑脊液的流体静力压大于静脉的流体静力压。

(二)临床要点

1.脑室系统的正常形态以及占位病变引起的脑室系统的变形,均可借脑室充气造影来观察。颅骨钻孔后,向侧脑室后角内插入脑穿刺针,注入少量空气,然后把头放置在适当的位置上,使注入的空气依次充入脑室系统的不同部位。也可采用腰入路法,患者取坐位,经腰椎穿刺注入空气,易进入脑室。

2.脑脊液可能有两种作用,一是形成一个防护水套起保护作用,一是改变大脑的血流起调节颅内压的作用。成人脑脊液的总量约为 150 mL,其中 25 mL 在脊髓的蛛网膜下腔内。水平侧卧位的脑脊液压为 100 mm 水柱以下。硬脑膜鞘起简单流体静力学系统的作用,因此当人坐起来时,腰部的脑脊液压可达到 3172.2~5393.5 Pa 之间,而脑室的液体压下降至大气压以下。

3.脑脊液经过的通道有一些部位较狭窄且易于堵塞,如室间孔、第三脑室、中脑水管、第四脑室与蛛网膜下腔交通的孔道,以及小脑幕切迹处围绕中脑的蛛网膜下腔(环池)等。这些部分如有堵塞,将引起颅内压增高和脑室扩大(脑积水)。

4.由于某些外伤或疾患而引起的颅内压增高,可出现最危险的病象——脑疝。此时应及时采取降低颅内压的措施,但绝不能作腰椎穿刺,因为这样会加重脑疝的程度而危及生命。

二、操作要点

1.部位和体位:关闭门窗,遮挡病人,取侧卧位,头向前,颈屈曲,下颌靠近胸部,头下垫一小枕头。头与脊椎保持在同一水平位,穿刺点为枕外隆突与第2颈椎棘突之间的凹陷正中处(椎间隙变宽利于穿刺)。

2.层次和深度结构:通常自皮肤至小脑延髓池的距离约为3.5~5 cm(儿童2.5~3 cm)。针沿着眉弓至外耳道连线平行的正中方向,针尖对准眉间逐渐刺入,如针尖刺及枕骨则稍向下刺入。经皮肤、项韧带、寰枕后膜、硬脊膜、蛛网膜至小脑延髓池。一般成人进针深度约4~5 cm,有突然阻力消失之感即达小脑延髓池。此项操作有损伤延髓及引起出血的危险,切忌刺入过猛、过深,以免伤及延髓发生生命危险,穿刺深度最大以不超过5.5 cm为妥。穿刺针的方向不能偏离中线。如刺入相当深度仍无液体时,应拔出,纠正方向,重新穿刺。

3.常规消毒,戴无菌手套,铺无菌洞巾,局部麻醉(小儿可用全麻)。用20~30号腰穿针距针尖4 cm作为深度标志,右手持针、左手拇指摸清枕外粗隆与第2颈椎棘交间的凹陷,在该处正中点刺进皮肤。然后针尖朝上向眉间方向逐渐缓缓刺入,刺入2~4 cm拔出针芯,观察有无脑脊液滴出。然后进针2 mm、重复观察一次如进针深度4~6 cm仍无脑脊液流出。切勿将针向各方向盲目探索或往深处推进。严格无菌操作,避免发生颅内感染,进针方向要正确,切勿向两侧偏斜避免误伤小脑延髓池两侧血管,观察有无脑脊液流出,穿刺深度因病人胖瘦而定。

4.穿刺成功后,测脑压,留取脑脊液标本拔出穿刺针。再次消毒,覆盖无菌纱布、固定,记录。

三、注意事项

1.嘱病人穿刺后取枕平卧4~6 h,卧床休息3~4天避免发生低颅压症状。

2.严格保持敷料清洁干燥,4天内禁洗浴。

第十二节 肺穿刺术

【目的】

1.协助诊断

2.掌握肺穿刺应用解剖

一、应用解剖学基础

(一)胸膜(见胸腔闭式引流)

(二)肺

1.位置和分叶(图2-67,图2-68)

肺位于胸腔内,纵隔两侧,左右各一,借肺根和肺韧带与纵隔相连。肺似半圆锥体,上为肺尖,下为肺底,外侧面为肋面,对向肋和肋间隙,内侧面为纵隔面,对向纵隔和脊柱。在三面交界处为肺的前、后、下缘。肺尖向上突至颈根部,在锁骨内侧1/3上方2~3 cm处。左肺由斜裂分为上、下二叶。右肺除有相应的斜裂外,尚有一水平裂分为上、中、下三叶。肺裂可能不完全,使肺叶之间有肺实质融合,也可以有额外肺裂和肺叶。

2.体表投影

(1)肺的前、下界。肺的前界几乎与胸膜前界一致,仅左肺前缘在第4胸肋关节高度沿第4肋软骨急转向外至胸骨旁线处弯向外下,呈略凸向外侧的弧形线下行,至第6肋软骨中点续为肺下界。两肺下界较胸膜下界稍高,平静呼吸时,在锁骨中线与第6肋相交,在腋中线越过第8肋,在肩胛线与第10肋相交,近后正中线处平第10胸椎棘突。小儿肺下缘比成人约高一肋。

(2)肺裂。左、右肺斜裂为自第3胸椎棘突向外下方,绕过胸侧部至锁骨中线与第6肋相交处的斜线。右肺水平裂为自右第4胸肋关节向外侧,至腋中线与斜裂投影线相交的水平线。

(3)肺根。前方平对第2~4肋间隙前端,后方平第4~6胸椎棘突高度,位于后正中线与肩胛骨内侧缘连

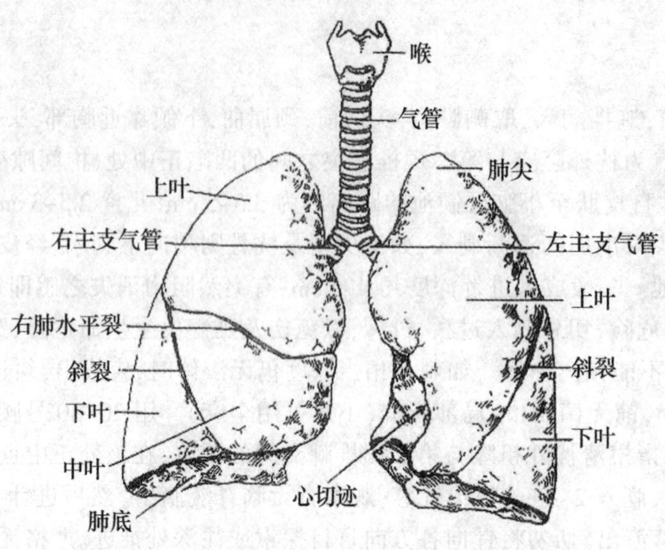

图 2-67 肺的形态

线中点的垂直线上。

3.肺门和肺根(图 2-68)

肺门为两肺纵隔面中部的凹陷,又称第一肺门,有主支气管、肺动静脉、支气管动静脉、淋巴管和肺丛等出入。各肺叶的叶支气管和肺血管的分支或属支等结构出入肺叶处,称第二肺门。肺根为出入肺门各结构的总称,外包以胸膜。肺根的主要结构的位置关系有一定规律,由前向后为:肺上静脉、肺动脉、主支气管和肺下静脉。自上而下为:左肺根为肺动脉、主支气管、肺上静脉和肺下静脉;右肺根为上叶支气管、肺动脉、中下叶支气管、肺上静脉和肺下静脉。左、右肺下静脉位置最低,在肺手术中切断肺韧带时,应注意保护。此外,两肺门处尚有数个支气管肺淋巴结。两肺根前方有膈神经和心包膈血管,后方有迷走神经,下方有肺韧带。右肺根前方尚有上腔静脉、部分心包和右心房,后上方有奇静脉勾绕;左肺根上方尚有主动脉弓跨过,后方有胸主动脉。

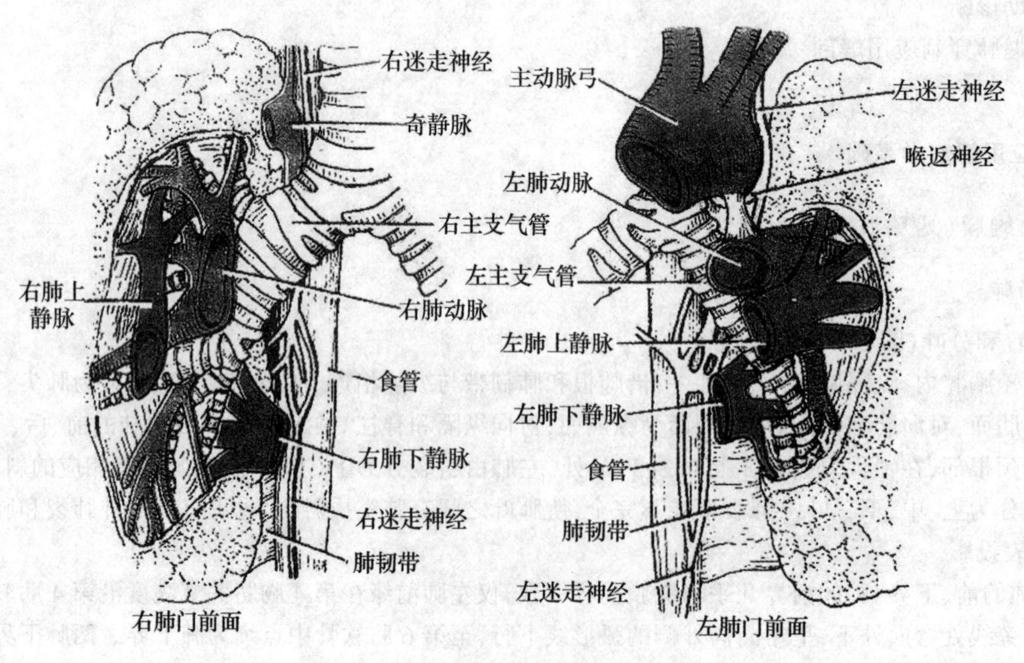

图 2-68 肺门的结构

4.支气管肺段(图 2-69)

肺由肺实质和间质构成,表面覆以胸膜脏层。肺实质主要包括肺内各级支气管和肺泡,间质是肺内血管、淋巴管、神经和结缔组织的总称。主支气管进入肺反复分支,越分越细,呈树枝状,称支气管树。主支气管是气

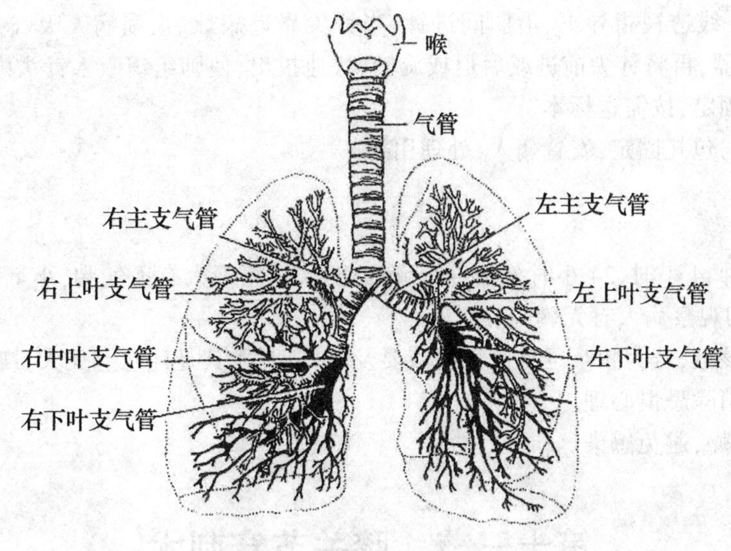

2-69 肺的组织结构

管的一级分支,肺叶支气管为二级分支,肺段支气管为三级分支。临床作气管镜检查时,在气管、主支气管和叶支气管腔内,可见到主支气管、叶支气管和段支气管的开口。每一肺叶支气管及其所属的肺组织为一肺叶。每一肺段支气管及其所属的肺组织为一支气管肺段,简称肺段。肺段呈锥形,尖朝向肺门,底向肺表面。肺段内有段支气管、肺段动脉和支气管血管支伴行。肺段间有少量结缔组织和段间静脉通行,收集相邻肺段的血液,是肺段切除的标志。右肺有 10 个肺段,左肺有 8~10 个肺段。左肺上叶的尖段支气管与后段支气管、下叶的内侧底段支气管与前底段支气管常共干,故肺段合并为尖后段或内侧前底段,这样左肺只有 8 个肺段。

5.血管、淋巴和神经

(1)血管:肺的血管有两个系统,一是功能性血管,即肺动、静脉,司气体交换功能;一是营养性血管,即支气管动、静脉,供给氧气和营养物质。肺动脉起自右心室,在左主支气管前方向左后上行,至主动脉弓方,平第 4 胸椎高度分为左、右肺动脉。右肺动脉较长,斜向右下,经升主动脉和上腔静脉后方,奇静脉下方人肺门。左肺动脉较短,在胸主动脉前方,左主支气管前上方弯向左上入肺门。左、右肺动脉入肺后伴随主支气管反复分支,最后形成毛细血管,配布于肺泡周围。肺静脉:每侧两条,称为肺上、下静脉,由肺泡周围毛细血管逐级汇集而成。肺上静脉在主支气管和肺动脉下方行向内下,平第 3 肋软骨高度穿心包注入左心房;肺下静脉水平向前,平第 4 肋软骨注入左心房。左肺上静脉收集右肺上、中叶的血液;右肺下静脉收集右肺下叶的血液。左肺上、下静脉分别收集左肺上、下叶的血液。支气管支:又称支气管动脉,1~3 支,起自主动脉或右肋间后动脉。细小,伴肺根结构入肺,分布于各级支气管壁、血管壁和脏胸膜等处,其毛细血管与肺动脉系的毛细血管互相吻合,汇集成支气管静脉,最终回流至右心房。支气管动脉与肺动脉的终末支之间存在吻合,一般在支气管人肺后第 4~8 级分支处,共同分布于肺泡壁,有一定规律性。两动脉的吻合使体循环和肺循环互相交通。当肺动脉狭窄或阻塞时,动脉间吻合扩大,支气管动脉则起代偿肺动脉的作用,成为气体交换血管。当肺发生慢性疾病时,通过血管吻合,支气管动脉的高压血流可进入肺动脉系,加重肺动脉高压。

(2)淋巴:肺的淋巴管丰富,分浅、深二组,浅淋巴管位于脏胸膜深面,深淋巴管位于肺内各级支气管周围。两组淋巴管在肺内较少吻合,但在肺门处明显吻合,最后注入支气管肺淋巴结。肺的淋巴结有位于肺内支气管周围的肺淋巴结和位于肺门的支气管肺淋巴结。

(3)神经:由迷走神经和胸交感干的分支在肺根前、后组成肺丛,随肺根入肺。内脏运动纤维支配支气管、血管的平滑肌和腺体。其中副交感神经兴奋,使支气管平滑肌收缩、血管舒张和腺体分泌,交感神经兴奋则相反,故哮喘患者用拟交感神经性药物可解除支气管平滑肌痉挛。内脏感觉纤维分布于肺泡、各级支气管黏膜和脏胸膜,属内脏感觉神经,传递内脏感觉冲动。

二、操作要点

1.协助病人取坐位或侧卧,按照 X 线片穿刺点定位。

2.常规消毒,局部麻醉,术者消毒戴手套,铺无菌洞巾。

3.一般穿刺要在X线透视指导下,沿肋间进针,当针尖靠近病灶后,嘱病人吸气并屏住呼吸,将针芯抽出,并连接20 mL注射器,再将针尖前进或后退或旋转,快速拔出,使肺组织吸入针头内。

4.立即涂片,标本固定,按需送标本。

5.再次消毒穿刺点,包扎固定,安置病人,处理用物。

三、注意事项

1.病人术后10分钟、4小时、24小时分别进行胸部透视,注意观察有无气胸,小量不需处理,大量气胸必须及时排气。同时密切观察病人有无胸闷、憋气。

2.注意观察,避免咳嗽,若为频咳且有血性痰液要及时处理,尤其是注意有无大量咯血。

3.保持病人安静,消除恐惧心理。

4.保持敷料清洁干燥,避免感染。

第十三节　膝关节穿刺术

【目的】

1.协助诊断及治疗关节疾病

2.掌握膝关节应用解剖

一、应用解剖学基础

膝关节(图2-70,图2-71):为人体最复杂和最大的关节,由股骨下端、胫骨上端和髌骨等组成,关节面不相适应,但由于半月板和较多坚强的韧带和强大的肌肉包绕其周围,故膝关节既稳定又灵活,主要运动为屈和伸,在膝关节半屈位时,可作少许旋转运动。

(一)关节面

1.髌骨为人体最大的籽骨,略呈三角形,前后扁平。髌骨后面的中间部有纵行的骨嵴,将其分为内、外两部,与股骨的髌面相对应。髌骨可作为股四头肌腱的一个支点,能加强股四头肌的伸膝力量,尤其是伸膝至150°~180°时更为明显。因此当髌骨骨折时,不可轻易将其切除。

2.股骨下端。股骨下端向两侧和后方膨大,分别形成股骨内侧髁及股骨外侧髁。两髁的下方为髁关节面,

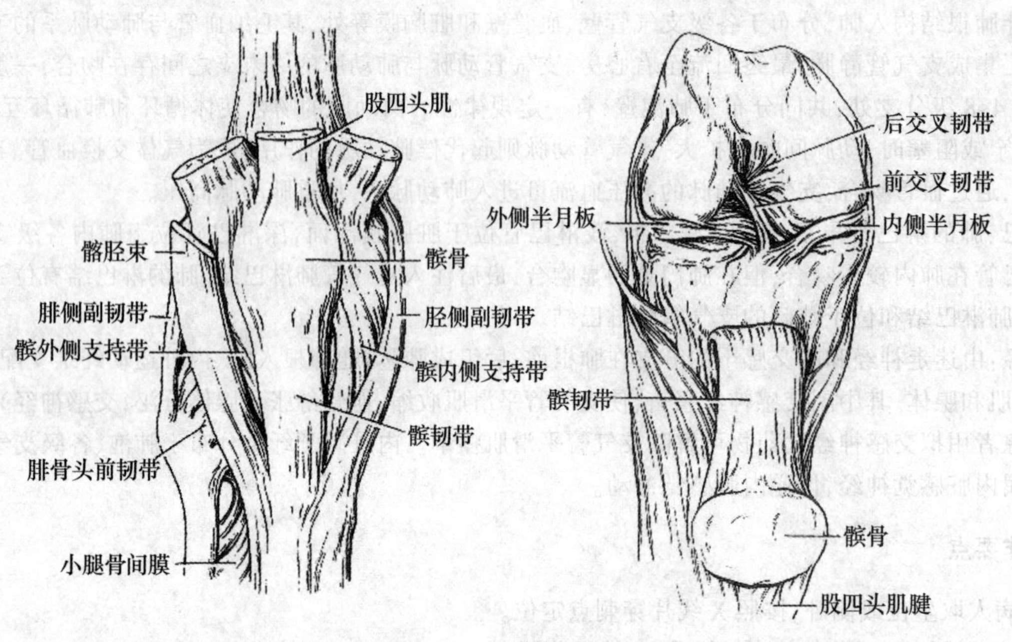

图2-70　膝关节的组成结构

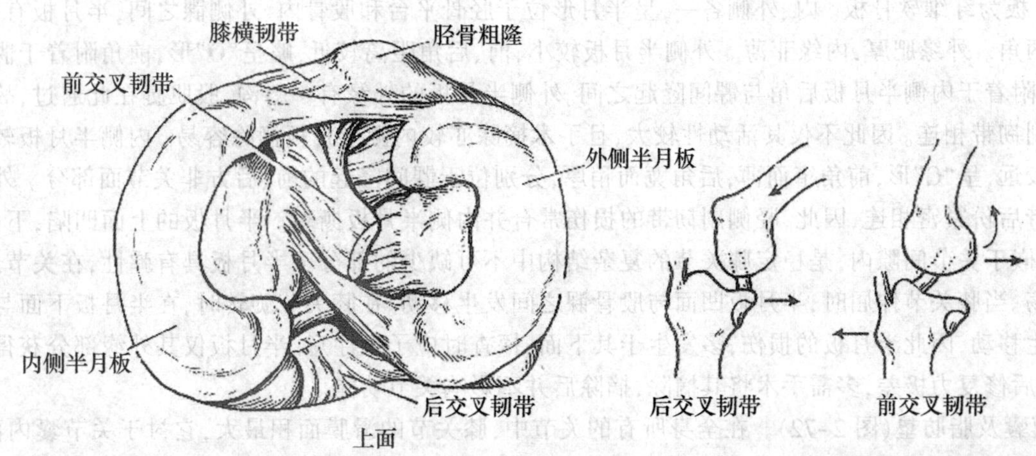

图 2-71　膝关节上面观

其前方相互连接并形成一浅凹，称髌面。股骨外侧髁易于扪及，其外侧面略偏后方的圆形隆起即外上髁。股骨内侧髁较外侧髁明显，在其稍后方，也可触及圆形的内上髁。

3.胫骨上端。胫骨上端膨大，向两侧突出成内、外侧髁，其上面平坦，称为胫骨平台。髁的上面各有一微凹的关节面，并被覆于其上面的半月板加深，胫骨内、外侧髁的关节面与股骨内、外侧髁的关节面相对应。在胫骨内、外侧髁关节面之间，各有一骨性结节融合成髁间隆起，隆起的前、后方各有平坦的小区域，分别为前、后交叉韧带的附着处。胫骨上端的骨骺距关节面较近，故对幼年患者作骨端切骨手术时，不可切除过多的骨质，以免损伤骨骺，影响骨的发育。

(二)关节囊

膝关节关节囊的纤维层松弛菲薄，附着于股、胫骨的周缘；它们的前面不完整，为股四头肌腱、髌骨和髌韧带所代替，并由周围的肌腱纤维予以加强，如髌内、外侧支持带。囊的后面腘斜韧带，它是半膜肌止点的腱纤维自股骨内髁后面斜行返向上外，止于股骨外上髁。膝关节的囊外韧带还有胫侧副韧带和腓侧副韧带。囊内有重要的前交叉韧带和后交叉韧带等。

1.韧带。膝关节的韧带有囊外及囊内两部分，囊外的韧带包括腓侧副韧带、胫侧副韧带、髌韧带、髌支持带及腘斜韧带等，囊内的韧带主要是膝交叉韧带。

(1)腓侧副韧带：呈圆索状，起自股骨外上髁，止于腓骨头尖部的稍前方。此韧带与其浅面的股二头肌腱和髂胫束有加强和保护膝关节外侧部的作用。腓侧副韧带不与关节囊壁相连，膝下外侧血管从其深面穿过。屈膝时该韧带松弛，伸膝时韧带紧张。腓侧副韧带一般不易损伤，一旦发生则常伴有腓总神经的牵拉或断裂，应予以注意。

(2)胫侧副韧带：扁宽呈带状，起自股骨收肌结节下方，止于胫骨内侧髁内侧，其前部纤维较直，并与关节囊壁分离，其间有疏松结缔组织和滑液囊，半膜肌腱在该韧带与胫骨之间扩展，而膝中、下血管在此扩展部与韧带间穿行，其后部纤维向下、后方斜行，至内侧半月板水平斜向前方止于胫骨。因此，后部韧带在中部宽阔，并与关节囊、半月板紧紧相连。胫侧副韧带的前部纤维在膝关节任何位置均处于紧张状态，而后部纤维在屈膝时松弛，由于后部纤维与内侧半月板相连，所以膝关节处于半屈状态并受到旋转的力量作用时，易发生胫侧副韧带及内侧半月板的损伤。

(3)膝交叉韧带：为膝关节重要的稳定结构，呈铰链式连于股骨髁间窝及胫骨的髁间隆起之间，可防止胫骨沿股骨向前后移位。膝交叉韧带又可分为前后两条，前交叉韧带起自股骨外侧髁的内侧面，斜向前下方，止于胫骨髁间隆起的前部和内、外侧半月板的前角；后交叉韧带起自股骨内侧髁的外侧面，斜向后下方，止于胫骨髁间隆起的后部和外侧半月板的后角。当膝关节活动时，两条韧带各有一部分纤维处于紧张状态。因此，除前交叉韧带能防止胫骨向前移位，后交叉韧带能防止胫骨向后移位外，还可限制膝关节的过伸、过屈及旋转活动。由于膝交叉韧带居关节深处，且有关节周围的韧带与肌腱的保护，故常不易受损伤，尤其是后交叉韧带的损伤更为少见。如一旦损伤，则常与胫侧副韧带或半月板同时发生。

2.半月板为纤维软骨板。内、外侧各一,呈半月形位于胫骨平台和股骨内、外侧髁之间,半月板有内、外两缘,前、后两角。外缘肥厚,内缘菲薄。外侧半月板较小,前、后角距离较近,略呈"O"形,前角附着于髁间隆起之前,后角附着于内侧半月板后角与髁间隆起之间。外侧半月板的外缘有一斜沟,股肌腱在此通过,故其外缘不与腓侧副韧带相连。因此不仅其活动性较大,且手术摘除亦较内侧半月板摘除容易。内侧半月板较大,前、后角距离较远,呈"C"形,前角窄而薄,后角宽而稍厚,分别位于髁间隆起的前、后方非关节面部分。外侧缘与胫侧副韧带后份紧密相连,因此,胫侧副韧带的损伤常合并内侧半月板撕裂。半月板的上面凹陷,下面平坦,近似楔状,嵌于关节间隙内,是稳定膝关节的复杂结构中不可缺少的部分。半月板具有弹性,在关节运动时,可减少震荡。当膝关节伸屈时,半月板凹面与股骨髁之间发生移动。在膝关节旋转时,在半月板下面与胫骨平台之间发生移动,因此半月板的损伤,多发生于其下面,探查时应予以注意。半月板仅其外缘部分获得少许血供,故损伤后修复力极差,多需手术将其摘除,摘除后并不影响关节功能。

3.滑膜囊及脂肪垫(图 2-72)。在全身所有的关节中,膝关节的滑膜面积最大,它衬于关节囊内面,几乎覆盖关节内全部结构,部分滑膜突向关节腔外,形成与关节腔相通的滑膜囊,其中以髌上囊最大。部分滑膜向关节腔内隆起形成皱襞,按其位置可分三组:

(1)髌上滑膜襞,位于髌上囊与关节腔之间,据报道出现率达 94%。

(2)髌内滑膜襞,为关节囊内侧的带状突起,出现率仅为 39%。

(3)髌下滑膜襞,位于前交叉韧带前方,出现率为 100%。上述滑膜皱襞中,髌上滑膜襞容易嵌入髌下关节面,故多引起膝关节内干扰症状,临床上称为膝关节滑膜皱襞综合征。膝关节内的脂肪垫,为滑膜与关节囊的纤维层之间的一层脂肪组织,充填于关节面不适应的空间中。其中以髌下脂体为主要部分,它位于髌骨、股骨髁下方,胫骨髁上方与髌韧带之间,并向两侧延伸,在髌骨两侧向上伸展者称翼状襞。髌下脂体内的血管较多,施行半月板手术时,应注意保护。髌下脂体因外伤而被钳挟、压迫等,也会引起关节内干扰症状。

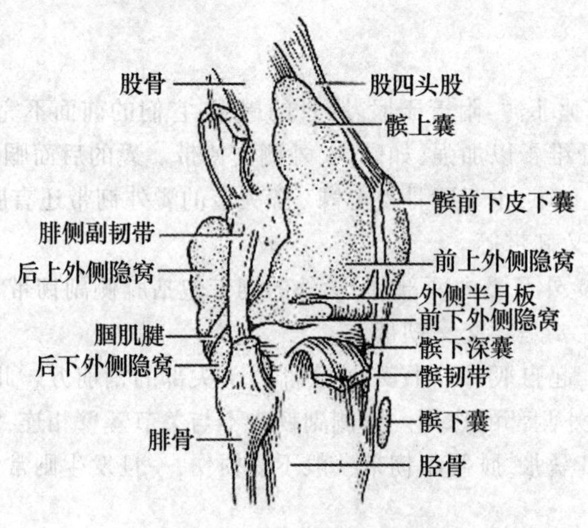

图 2-72 膝关节的辅助结构

(三)血液供应与神经支配(图 2-73)

膝关节的血供十分丰富,由股动脉发出的旋股外侧动脉降支,膝降动脉、腘动脉发出的膝上内、外侧动脉,膝中动脉和膝下内、外侧动脉,胫前返动脉以及股深动脉发出的第 3 穿支等,均在膝关节的近侧及远侧形成吻合成关节动脉网,该网不仅是膝关节的营养来源,而且在腘动脉主干发生血运障碍时,还是侧支循环的重要途径。膝关节前部由股神经的肌皮支、闭孔神经前支及隐神经支配,后部由坐骨神经、胫神经、腓总神经和闭孔神经后支等支配。腓浅、深神经发出的返支,除分布于胫骨前外侧面及胫腓关节外,还有一些小分支分布于髌下脂肪垫及其邻近的关节囊。

膝关节动脉网是由腘动脉的五条关节支、膝降动脉、旋股外侧动脉的降支及胫前返动脉等彼此吻合而成。若腘动脉损伤或栓塞时,此网有一定的代偿功能。

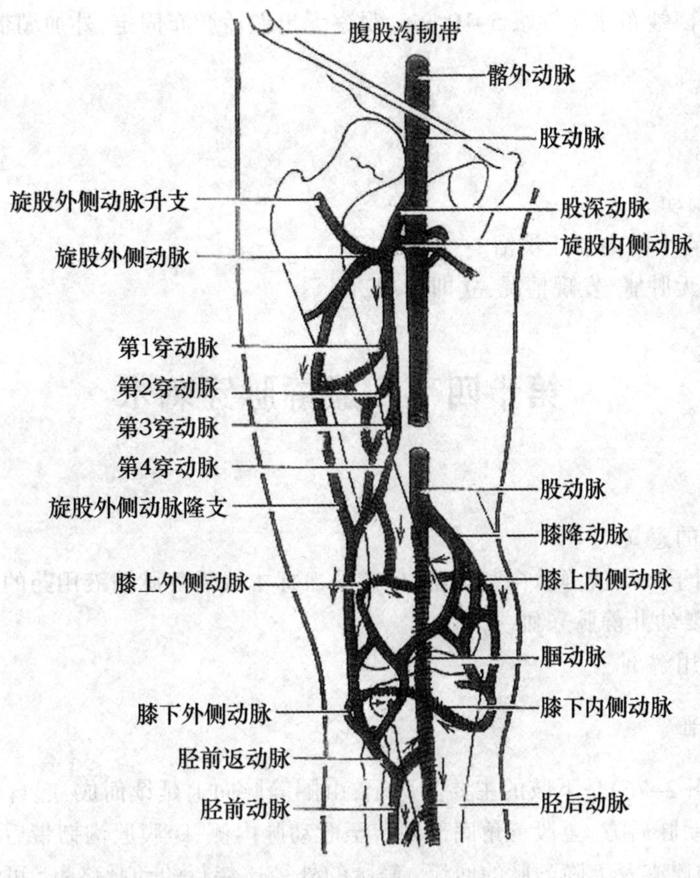

图 2-73 膝关节的血供

二、操作要点

1.病人取坐位,小腿垂直双脚着地,暴露膝关节。

2.如需治疗应准备好抗生素和其他药物。

3.用 0.75%碘酒消毒膝关节 2 遍,进针再次消毒。

4.取 30~50 mL 注射液接好针头,取髌骨外上方稍向下内进针,并不断向后抽动针栓,有液体外流时,证明穿刺成功,积液或脓液量多时,固定针头更换针管继续抽吸尽积液或脓液。如需有做化验、培养时应该要求采样,培养需按无菌要求操作,如需治疗时应将事先备好的抗生素或其他药物注入关节腔内(图 2-74)。

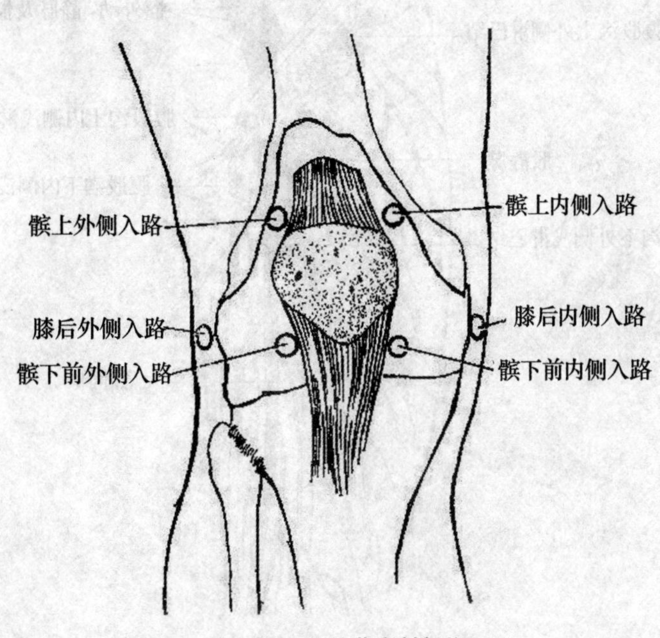

图 2-74 膝关节穿刺部位

5.拔出针头后用无菌纱布按压针眼 5~10 min,观察无出血后胶布固定,外加绷带加压包扎。安置好病人,处理用物。

三、注意事项

1.注意休息,关节制动。
2.保持敷料干燥,24 小时内禁止洗浴。
3.观察穿刺部位有无肿胀,发现情况,立即处理。

第十四节 股静脉穿刺术

【目的】

1.了解股静脉穿刺的意义

股静脉穿刺术适用于外周浅静脉穿刺困难,但需采血标本或需静脉输液用药的患者;也适用于心导管检查术,临床上最常用于婴幼儿静脉采血。

2.掌握股静脉的应用解剖

一、应用解剖学基础

股静脉(图 2-75,图 2-76)是下肢的主要静脉干,由腘静脉向上延续而成,起自收肌腱裂孔,全程与股动脉相伴。在股三角尖股动脉后方,至股三角底部则转至股动脉内侧,跨腹股沟韧带后易名为髂外静脉。沿途收纳与股动脉分支同名的属支及大隐静脉的回流。静脉的外径比伴行的动脉略粗。可见有双重股静脉,其中常有一支较大,另一支较小,也有两支等大的,有的还在股动脉周围形成网。股静脉的静脉瓣集中在收肌腱裂孔至股深静脉汇入处一段,常有 3、4 个瓣膜。自股深静脉汇入处至隐股点的一段静脉没有瓣膜;自隐股点以上的股静脉和髂外静脉中,最多只有一个瓣膜,而单侧或双侧缺如者却占 36.8%。因此,胸腹部加于下肢静脉的压力,在隐股点以上的静脉中仅由一个瓣膜来支撑,或直接作用于大隐静脉最上方的瓣膜和股深静脉开口处下方的瓣膜上,这样就容易产生大隐静脉曲张或深静脉功能不全,其上段位于股三角内。股三角的上界为腹

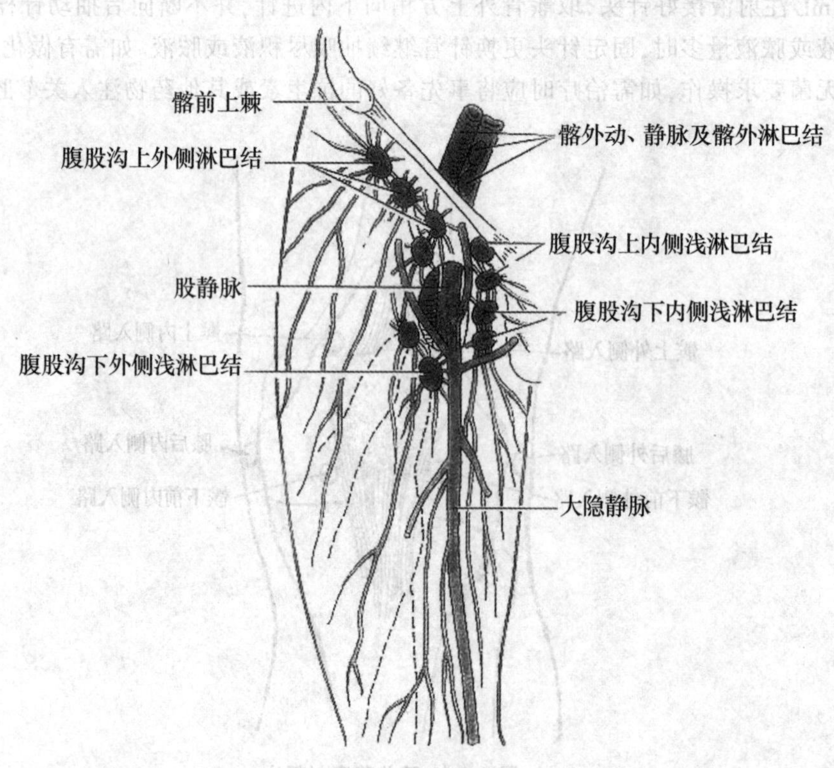

图 2-75 股前区浅层结构

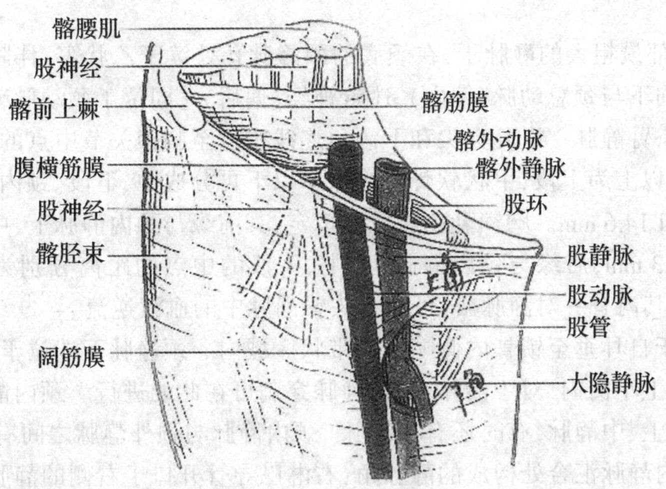

图 2-76　股静脉的毗邻关系

股沟韧带，外侧界为缝匠肌的内侧缘，内侧界为长收肌的内侧缘，前壁为阔筋膜，后壁凹陷，由髂腰肌与耻骨肌及其筋膜组成。股三角内的血管、神经排列关系是股动脉居中，外侧为股神经，内侧为股静脉。寻找股静脉时应以搏动的股动脉为标志。股静脉上部及股管附近有 3~4 个淋巴结，称腹股沟深淋巴结。收纳下肢的深淋巴、会阴的淋巴以及腹股沟浅淋巴结下群的输出管；其输出管注入髂外淋巴结。

二、操作要点

1.部位选择。穿刺点选在髂前上棘与耻骨结节连线的中、内 1/3 交界点下方 2~3 cm 处，股动脉搏动处的内侧 0.5~1.0 cm。

2.体姿参考。病人取仰卧位，膝关节微屈，臀部稍垫高，髋关节伸直并稍外展外旋。

3.穿经层次。需穿经皮肤、浅筋膜、阔筋膜、股鞘达股静脉。

4.进针技术与失误防范。在腹股沟韧带中点稍下方摸到搏动的股动脉，其内侧即为股静脉，以左手固定好股静脉后，穿刺针垂直刺入或与皮肤角度呈 30°~40°刺入。要注意刺入的方向和深度，以免穿入股动脉或穿透股静脉。要边穿刺边回抽活塞，如无回血，可慢慢回退针头，稍改变进针方向及深度。穿刺点不可过低，以免穿透大隐静脉根部。

三、注意事项

1.抽血或注射完毕后，局部应加压止血。

2.病人抽血侧下肢制动 0.5 h。

3.注意观察局部皮肤有无隆起及血肿形成，发现异常及时处理。

4.保持敷料清洁干燥，预防感染。

第十五节　颈内静脉穿刺置管术

【目的】

1.了解颈内静脉穿刺的意义

颈内静脉穿刺置管术是在穿刺的基础上插管进行全胃外高能营养疗法，中心静脉压测定，建立体外循环的重要方法之一，已被广泛运用于临床。对四肢及头皮静脉塌陷或硬化而难以穿刺成功者，选择该途径也是可取的。

2.掌握颈内静脉应用解剖

一、应用解剖学基础

颈内静脉(图 2-77)是颈部最粗大的静脉干,在颅底的颈静脉孔处续于乙状窦,伴随颈内动脉下降,初在该动脉之背侧,后达其外侧,向下与颈总动脉(偏内)、迷走神经(偏后)共同位于颈动脉鞘内。该静脉在胸锁关节后方与锁骨下静脉汇合成头臂静脉。以乳突尖和下颌角连线中点至胸锁关节中点的连线作为颈内静脉的体表投影。甲状软骨上缘水平以上为上段,甲状软骨上缘水平以下再分成中、下段。颈内静脉上、中、下段的外径分别为 12.0 mm、13.0 mm 和 14.6 mm。胸锁乳突肌位置恒定,其前缘与颈内静脉上、中、下段的中点的距离分别为 1.0 mm、7.0 mm 和 13.3 mm,后缘与颈内静脉上、中、下段的中点的距离分别为 19.4 mm、12.7mm 和 9.3 mm。颈内静脉末端膨大,其内有一对静脉瓣,可防止头臂静脉中的血液逆流。

颈内静脉的体表投影位于自耳垂至锁骨内侧端的一带状区域内。颈静脉下端位于胸锁乳突肌的胸骨头和锁骨头之间的窝内,即锁骨上小窝内,对于活体,颈内静脉穿刺可在此处进行。颈内静脉属支有岩下窦,面静脉、舌静脉、咽静脉,甲状腺上、中静脉,有时还有枕静脉。颈内静脉与颈外静脉之间有交通支相连。胸导管开口于左锁骨下静脉和左颈内静脉汇合处构成的静脉角;右淋巴导管开口于右侧的静脉角。

在颈根部有可能观察到颈外静脉搏动。因头臂静脉或上腔静脉没有瓣膜,因此右心房收缩产生的紧张性波动可沿这些血管向上传播,看上去就像颈外静脉的微弱的搏动。右心房异常扩张或肥大时这种紧张性被动明显增强。

颈内静脉是头颈部静脉回流的主干,上端在颈静脉孔处与乙状窦相续(硬脑膜窦),然后行于颈动脉鞘内,先后沿颈内动脉和颈总动脉外侧下行,至胸锁关节后方与锁骨下静脉汇合成头臂静脉。颈内静脉口径较

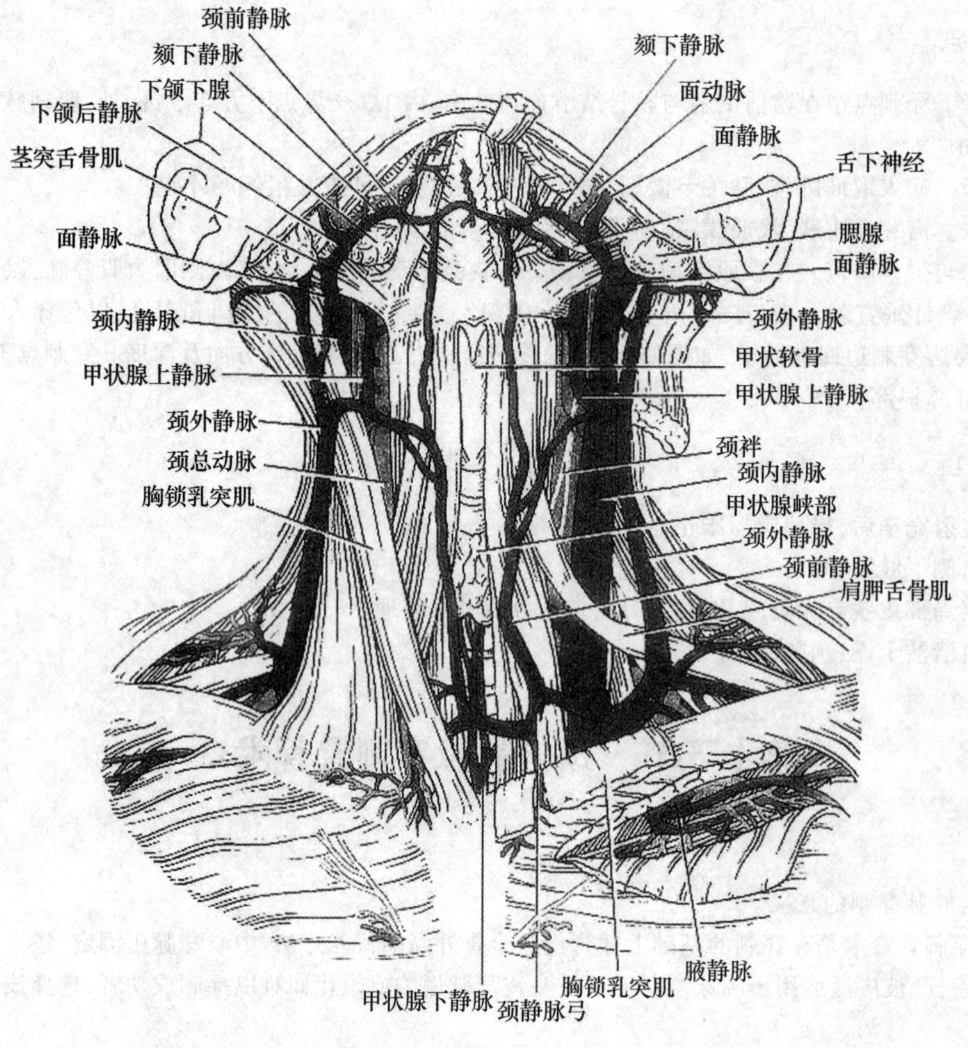

图 2-77 颈内静脉和颈部深层静脉

大,平均约为 1.3 cm,最大可达 2.4 cm,而且静脉壁薄易与构成颈动脉鞘的筋膜及其邻近的肌腱密切相连,致使管腔经常保持开放状态,有利于头颈部静脉血液的回流。但当颈内静脉破裂时,由于管腔不易闭锁及胸腔负压对静脉回流的吸力,有导致静脉内空气栓塞的可能。

颈内静脉属支繁多,按其部位可分为颅内属支及颅外属支两种。

1.颈内静脉颅内属支:主要为许多硬脑膜窦及注流入窦的脑静脉。它们收集脑膜、脑、颅骨、视器及前庭蜗器等部位的静脉血,最后经乙状窦出颈静脉孔注入颈内静脉。

2.颈内静脉颅外属支:包括面静脉、下颌后静脉、舌静脉、咽静脉和甲状腺上、中静脉等。

(1)面静脉是自眼内眦处起于内眦的静脉,伴面动脉向下外行至下颌角下方与下颌后静脉的前支汇合后(此干也称面总静脉),跨越颈内、颈外动脉表面下外行至舌骨大角高度注入颈内静脉。面静脉收集面前部软组织的静脉血。面静脉口角以上段缺少静脉瓣,因此其内的血液可与颅内海绵窦交通,其主要交通途径:①通过内眦静脉借眶内的眼上、眼下静脉与海绵窦交通;②通过面深静脉经翼静脉丛、眼下静脉等与海绵窦交通。因此,当口角以上面部感染处理不当时,致病因子可沿上述交通途径至海绵窦,可能导致颅内的继发感染。故通常将两侧口角至鼻根间的三角区称作"危险三角"。

(2)下颌后静脉由颞浅静脉与上颌静脉在腮腺实质内汇合而成,下行至腮腺下缘时分为前、后两支,前支向前下方与面静脉汇合;后支则与耳后静脉及枕静脉汇合成颈外静脉。颞浅静脉和上颌静脉收集同名动脉分布区内的静脉血。上颌静脉起自翼静脉丛,该丛位于颞下窝内的翼内、翼外肌之间,除将面深部的静脉血输入上颌静脉外,向内可借卵圆孔和破裂孔导血管与颅内的海绵窦交通;向外借面深静脉与面静脉交通。下颌后静脉收集面侧区深层和颞区的静脉血。

二、操作要点

1.部位选择。右侧颈内静脉较粗且与头臂静脉、上腔静脉几乎成一直线,插管容易成功,故选右颈内静脉为宜。从理论上讲颈内静脉各段均可穿刺,但其上段与颈总动脉、颈内动脉距离较近,且有部分重叠,尤其颈动脉窦在该段位置变化较大,故不宜穿刺。下段位置较深,穿刺有一定难度,但表面标志清楚,其位置在胸锁乳突肌二头与锁骨上缘形成的小三角内(锁骨上小凹)。中段位置较表浅,操作视野暴露充分,穿刺时可避开一些重要的毗邻器官,操作较安全,可选此段穿刺。

2.体姿参考。患者多取仰卧位,肩部垫枕使之仰头,头偏向左侧(因多选右侧穿刺),操作者站于患者头端。

3.穿经结构。穿刺针穿经皮肤、浅筋膜、胸锁乳突肌(下段进针不通过此肌)、颈动脉鞘,即达颈内静脉,颈动脉鞘比较坚韧,与血管壁紧密相连。

4.进针技术。在选定的部位处,针头对准胸锁关节后下方,与皮肤角度为 30°~45°,在局麻下缓慢进针,防止穿透静脉后壁。要求边进针边抽吸,有落空感并回血示已进入颈内静脉内,再向下进针安全幅度较大。进针插管深度应考虑到个体的身长及体型。一般自穿刺点到胸锁关节的距离,加上头臂静脉及上腔静脉的长度,右侧约为 13.3~14.3 cm,左侧为 15.8~16.8 cm。

三、注意事项

1.颈内静脉是上腔静脉系的主要属支之一,离心脏较近,当有心房舒张时管腔压力较低,故穿刺插管时要防止空气进入形成气栓。

2.穿刺时穿刺针进入方向不可过于偏外,因静脉角处有淋巴导管(有侧)或胸导管(左侧)进入,要避免损伤。

3.穿刺针不可向后过深以免损伤静脉后外侧的胸膜顶造成气胸。

4.选右侧颈内静脉比左侧安全幅度大,且易于成功,因右侧颈内静脉与右头臂静脉、上腔静脉几乎呈垂直位,插管插入颈内静脉后可继续向下垂直推进也无失误的可能。

第十六节 锁骨下静脉穿刺置管术

【目的】

1.了解锁骨下静脉穿刺的意义

锁骨下静脉穿刺置管术是在穿刺基础上插管,适用于需持续补液的病人,以使病人免遭频繁穿刺浅静脉之苦,必要时也可作采血化验、插管加压输液或中心静脉压测定。该静脉口径大,位置恒定表浅,为深静脉穿刺之首选静脉。

2.掌握锁骨下动脉的应用解剖

一、应用解剖学基础

锁骨下静脉是腋静脉的延续,呈轻度向上的弓形,长 3~4 cm,直径为 1~2 cm,由第 1 肋外缘行至胸锁关节的后方,在此与颈内静脉相汇合形成头臂静脉,其汇合处向外上方开放的角叫静脉角。近胸骨角约右侧,两条头臂静脉汇合成上腔静脉。锁骨下静脉始末两端都有瓣膜。静脉与周围结构密切相连,其管壁与颈部筋膜融合,因而位置固定。当吸气和臂上举时,可使锁骨下静脉管径加大。手术时若伤及此静脉,可发生空气栓子,上提锁骨时可使静脉的伤口扩大。由于锁骨下静脉管径大,变异小,位置恒定,邻近无重要结构,可反复多次进行穿刺置管等条件,临床上常选为穿刺置管的静脉。现将与穿刺置管术有关的应用解剖介绍如下:锁骨下静脉的前上方有锁骨与锁骨下肌;后方则为锁骨下动脉,动、静脉之间由厚约 0.5 cm 的前斜角肌隔开;下方为第 1 肋内后方,为胸膜顶。锁骨下静脉下后壁与胸膜仅相距 5 mm,该静脉的管壁与颈固有筋膜、第 1 肋骨膜、前斜角肌及锁骨下筋膜鞘等结构相愈着,因而位置恒定,不易发生移位,有利于穿刺,但管壁不易回缩,若术中不慎易进入空气易导致气栓。在锁骨近心端,锁骨下静脉有一对静脉瓣,可防止头臂静脉的血液逆流(图 2-78,图 2-79)。

锁骨全长平均 14.5 cm,在锁骨内后方这一段锁骨下静脉平均长 4.8 cm。因此,锁骨下静脉恰居锁骨内侧 1/3 的后方。锁骨下静脉与锁骨下面所成的角度平均为 38°,提示穿刺时针刺角度约为 35°~40°,针头紧贴胸

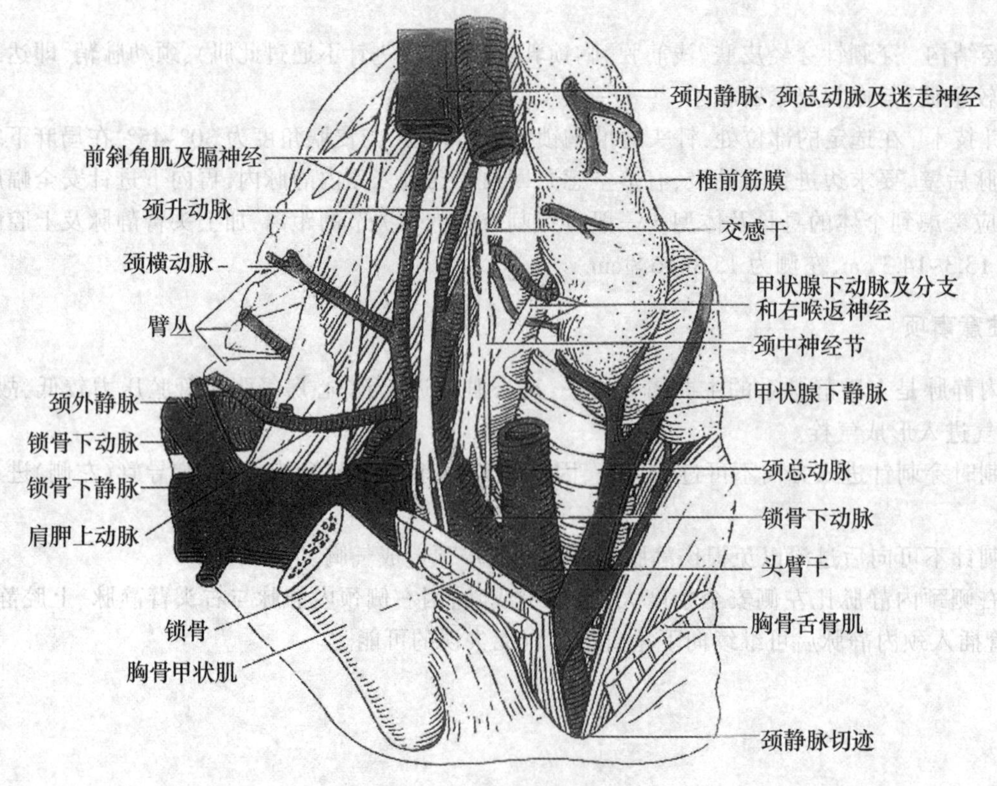

图 2-78 椎动三角内容

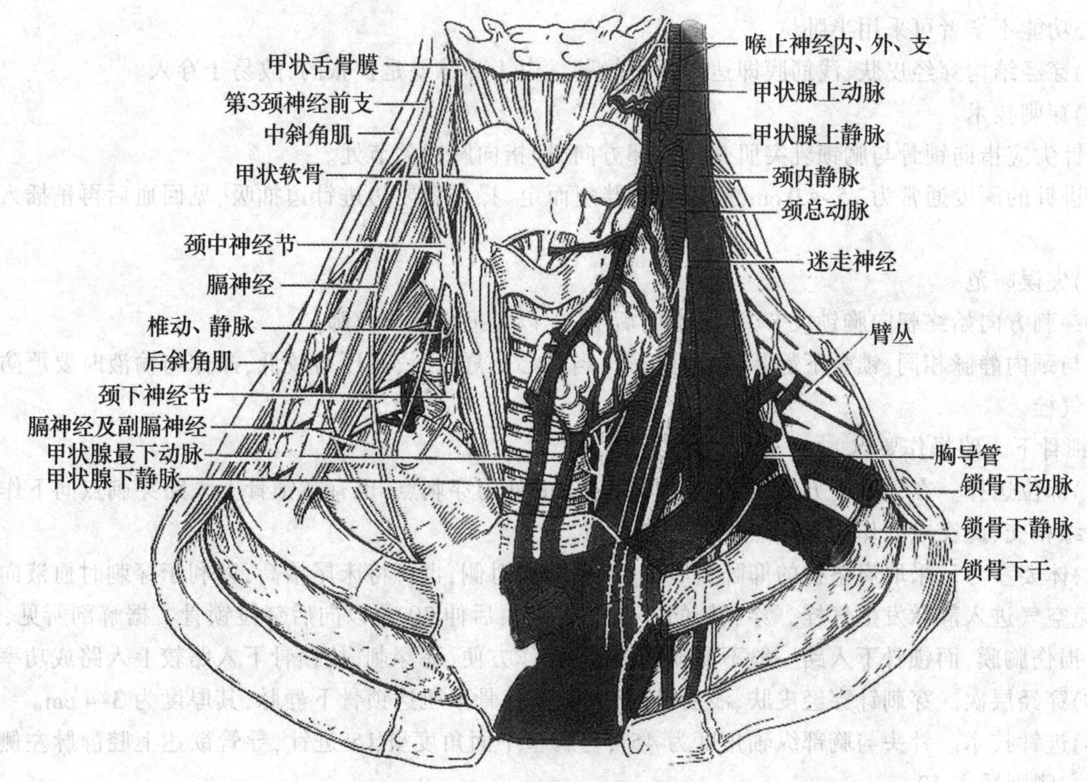

图 2-79　颈根部的结构

廓与胸廓前面平行向后内方，稍向颅侧，对着胸锁关节刺入，紧贴锁骨后面前进为宜。

自皮肤到锁骨下静脉前面的垂直距离，即深度，平均为 2.2 cm。虽然临床上一般不用垂宜穿刺法而采用斜刺法，但此数据仍可作为穿刺时的参考。穿刺插管的深度一般以能抵达上腔静脉为度。据测量，左、右锁骨下静脉、头臂静脉和上腔静脉的总长度：右侧约 14 cm，左侧约 16 cm。由于右侧头臂静脉与上腔静脉之间的角度为 28°，左侧为 47°，安置导管时右侧比左侧较为顺利，故临床上穿刺置管时，首先考虑在右侧进行（图 2-80）。

锁骨下静脉的外径（平均 1.2 cm）略小于颈内静脉（平均 1.3 cm），而大于颈外静脉（平均(0.6 cm)。因颈内静脉有较多的重要毗邻结构（如颈总动脉、胸膜顶和左侧的胸导管等），而颈外静脉不仅管径小，而且变异较多，故临床上还是较常选用锁骨下静脉为穿刺静脉。

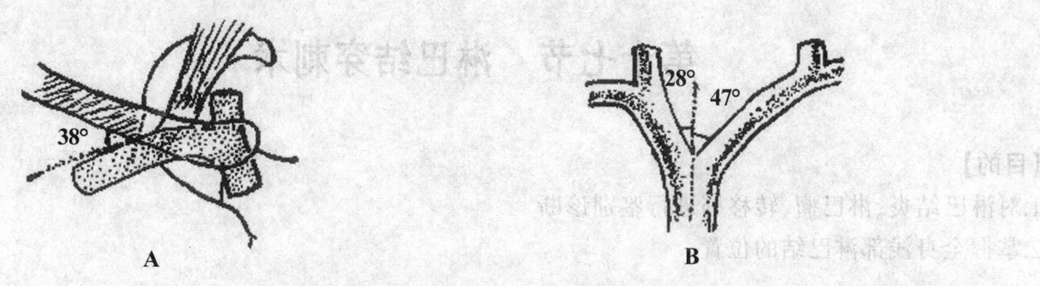

图 2-80　锁骨下静脉毗邻

二、操作要点

1.锁骨上入路操作要点

(1)部位选择。穿刺点选在胸锁乳突肌锁骨头的外侧缘与锁骨上缘相交角的尖部向外 0.5~1.0 cm 处。从解剖角度上讲，以右侧锁骨下静脉穿刺为宜。

(2)体姿参考。一般情况较好的病人取仰卧位，肩部垫枕，头后仰 15°并偏向对侧。穿刺侧肩部略上提外展，锁骨突出并使锁骨与第 1 肋骨之间的间隙扩大，静脉充盈，有利于穿刺。大出血、休克病人应采用头低脚高位,心功能不全者可采用半卧位。

(3)穿经结构穿经皮肤、浅筋膜即达锁骨下静脉。由于静脉壁是扩张的,故易于穿入。

(4)穿刺技术

①针尖应指向锁骨与胸锁乳突肌交角尖部方向,即指向胸锁关节处。

②进针的深度通常为2.5~4.0 cm,应随病人胖瘦而定。操作者要边进针边抽吸,见回血后再稍插入少许即可。

(5)失误防范

①穿刺方向始终朝向胸锁关节,不可指向后下方,以免损伤胸膜及肺。

②与颈内静脉相同,锁骨下静脉离心脏较近,当右心房舒张时,其压力较低,操作与输液时要严防空气进入发生气栓。

2.锁骨下入路操作要点

(1)部位选择。在锁骨下方,锁骨中点内侧 1~2 cm 处为穿刺点,也有在锁骨上入路穿刺点向下作垂线与锁骨下缘相交,此交点处作为穿刺点。多选择右侧。

(2)体姿参考。采取肩垫枕的仰卧头后垂位,头偏向对侧,也可将床尾抬高,以利于穿刺时血液向针内回流,避免空气进入静脉发生气栓。穿刺侧的上肢外展 45°,后伸 30°位以向后牵拉锁骨。据解剖所见,锁骨上入路易损伤胸膜,而锁骨下入路一般不易损伤胸膜,操作方便,易穿刺,故锁骨下入路较上入路成功率高。

(3)穿经层次。穿刺针穿经皮肤、浅筋膜、胸大肌及锁骨下肌达锁骨下静脉,其厚度为 3~4 cm。

(4)进针技术。针头与胸部纵轴角度为 45°,与胸壁平面角度呈 15°进针,导管欲达上腔静脉左侧需插入 15 cm,右侧则插入 12 cm。

(5)失误防范

①针尖不可过度向上向后,以免伤及胸膜。

②锁骨下静脉与颈内静脉相会处恰为针尖所对,继续进针的安全幅度不如锁骨上入路大,故不可大幅度进针。

③防止空气进入。

三、注意事项

1.严密观察有无并发症,如气胸、血肿、血胸、气栓、神经损伤、感染等,如有异常及时处理。

2.保持穿刺点无菌,每日消毒、更换敷料,保持敷料清洁、干燥,预防感染。

3.及时冲管,保持管道通畅。如有不畅,勿将管道堵塞物推入静脉内。如留置管,一般不超过 7 日。

第十七节　淋巴结穿刺术

【目的】

1.对淋巴结炎、淋巴瘤、转移癌进行鉴别诊断

2.掌握全身浅部淋巴结的位置

一、应用解剖学基础

(一)概述

淋巴系统是脉管系的重要组成部分,由各级淋巴管道、淋巴器官和散在的淋巴组织构成。

(二)淋巴系统的结构和配布特点

1.淋巴管道

淋巴管道可分为毛细淋巴管、淋巴管、淋巴干和淋巴导管四级。

(1)毛细淋巴管是淋巴管道的起始段,位于组织间隙内,以膨大的盲端起始,彼此吻合成网。管壁非常薄,仅由单层内皮细胞构成。没有基膜和周细胞,相邻的内皮细胞之间的连接间隙较大,因此毛细淋巴管比毛细血管通透性大,蛋白质、异物和细菌等大分子物质容易进入毛细淋巴管。

(2)淋巴管

淋巴管由毛细淋巴管汇集而成,在全身各处分布广泛,根据走行位置可分为浅淋巴管和深淋巴管。浅淋巴管行于皮下浅筋膜内,多与浅静脉伴行。深淋巴管行于深筋膜深面,常与深部的血管神经束伴行。浅深淋巴管之间有丰富的吻合。淋巴管内含有众多的瓣膜,可防止淋巴逆流。

(3)淋巴干

淋巴管在向心回流途中逐渐汇合形成较粗大的淋巴干。全身共有 9 条淋巴干,它们是左、右颈干,左、右锁骨下干,左、右支气管纵隔干,左、右腰干和单个的肠干。

(4)淋巴导管(图 2–81)

全身 9 条淋巴干最终分别汇合成两条淋巴导管:即胸导管和右淋巴导管。胸导管是全身最粗大的淋巴管道,长约 30~40 cm。胸导管起始于第 1 腰椎前方的乳糜池,乳糜池由左、右腰干和肠干汇合而成。胸导管自乳糜池上行,经膈的主动脉裂孔入胸腔,沿脊柱前方、胸主动脉与奇静脉之间上行,至第五胸椎高度逐渐偏向左侧,沿脊柱左侧缘继续上行,出胸廓上口达颈根部,然后弯向前内下方注入。在注入静脉角前,胸导管接收左颈干、左锁骨下干和左支气管纵隔干的淋巴。收纳范围:胸导管通过六条淋巴干和某些散在的淋巴管,收集了下半身和上半身左侧半(全身 3/4 部位)的淋巴。右淋巴导管组成:由右颈干、右锁骨下干、右支气管纵隔干汇合而成,注入右静脉角收纳范围:收纳上半身右侧半(约占全身 1/4 部位)的淋巴。

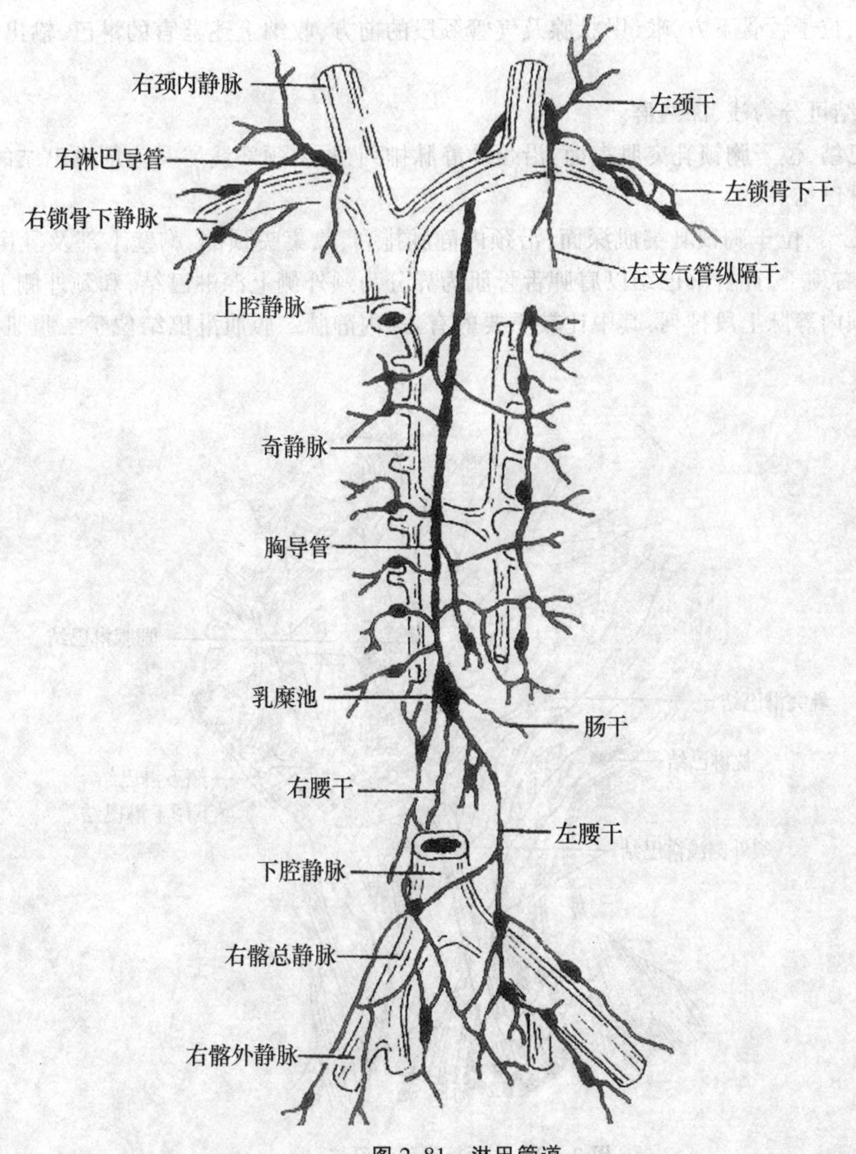

图 2–81　淋巴管道

(三)淋巴器官包括淋巴结、扁桃体、脾和胸腺

淋巴结为淋巴管向心内回流途中的必经器官,为灰红色椭圆形或圆形小体,大小不等。淋巴结一侧隆凸,一侧凹陷,凹陷处称为淋巴结门,是淋巴结的血管神经出入之处。淋巴结的周围有淋巴管与之相连,与凸侧面相连的淋巴管称输入淋巴管,数目较多;从淋巴结门出来的淋巴管称输出淋巴管,将淋巴结过滤后的淋巴运出淋巴结。淋巴结多聚集成群,以深筋膜为界可将淋巴结分为浅、深两种,浅淋巴结位于浅筋膜内,深淋巴结位于深筋膜深面。淋巴结多沿血管排列,位于关节的屈侧和体腔的隐蔽部位。局部淋巴结指引流某个器官或某个部位淋巴的第一级淋巴结,了解局部淋巴结的位置、引流范围和引流去向,对某些疾病的诊断和治疗有重要的意义。

(四)人体各部的淋巴管和淋巴结

1.头部的淋巴结(图 2-82,图 2-83)头部淋巴结多位于头颈交界处,由后向前依次有:

(1)枕淋巴结,位于枕部皮下,斜方肌起点的表面,收纳枕部和项部的淋巴。

(2)耳后淋巴结,位于胸锁乳突肌止点表面,又称乳突淋巴结,收纳颅顶、颞区和耳郭后面的淋巴。

(3)腮腺淋巴结,在腮腺表面及实质内,分浅、深两组,收纳额、颞区、耳郭和外耳道及腮腺等处的淋巴。

(4)下颌下淋巴结,位于下颌下腺附近,收纳面部及口腔器官的淋巴。

(5)颏下淋巴结,位于颏下三角内,引流颏部、下唇中部及舌尖的淋巴。以上各组淋巴结的输出管汇入颈外侧淋巴结。

2.颈部的淋巴结分为颈前和颈外侧淋巴结(图 2-82,图 2-83)

(1)颈前淋巴结,位于舌骨下方,喉、甲状腺及气管颈段的前方,收纳上述器官的淋巴,输出管注入颈外侧深淋巴结。

(2)颈外侧淋巴结可分为浅、深两群。

1)颈外侧浅淋巴结,位于胸锁乳突肌表面,沿颈外静脉排列,收纳颈部浅层及头部淋巴结的输出管,其输出管注入颈外侧深淋巴结。

2)颈外侧深淋巴结,位于胸锁乳突肌深面,沿颈内静脉排列,收集头颈部、胸壁上部及乳房上部的淋巴,其输出管汇合成左、右颈干。此群淋巴结以肩胛舌骨肌为界分为颈外侧上深淋巴结,和颈外侧下深淋巴结。颈外侧上深淋巴结沿颈内静脉上段排列,其中比较重要的有:颈内静脉二腹肌淋巴结位于二腹肌后腹与颈内静

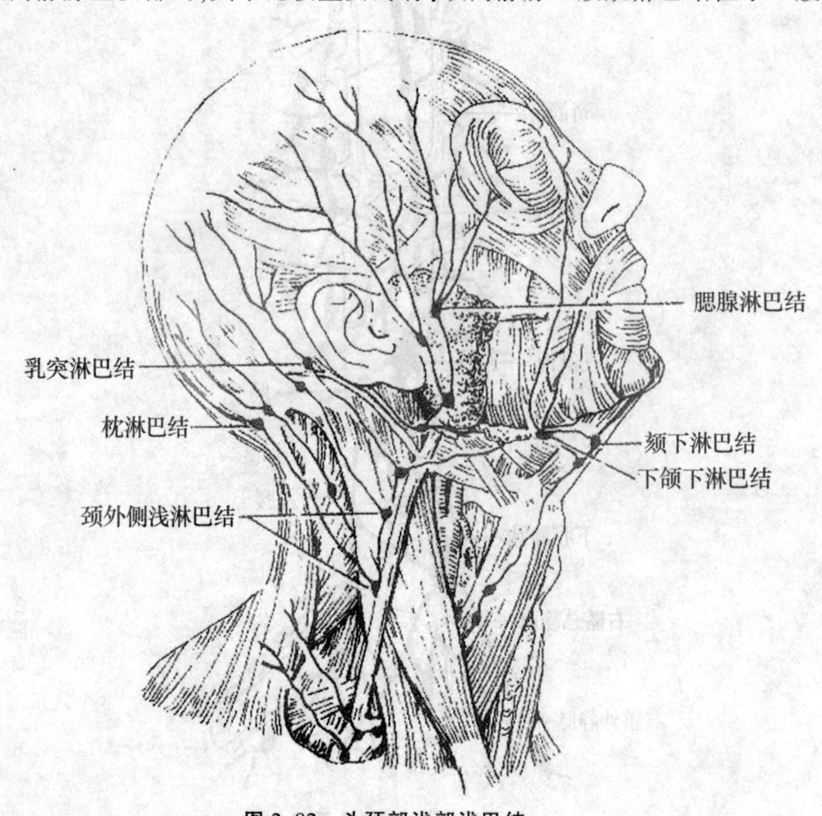

图 2-82 头颈部浅部浅巴结

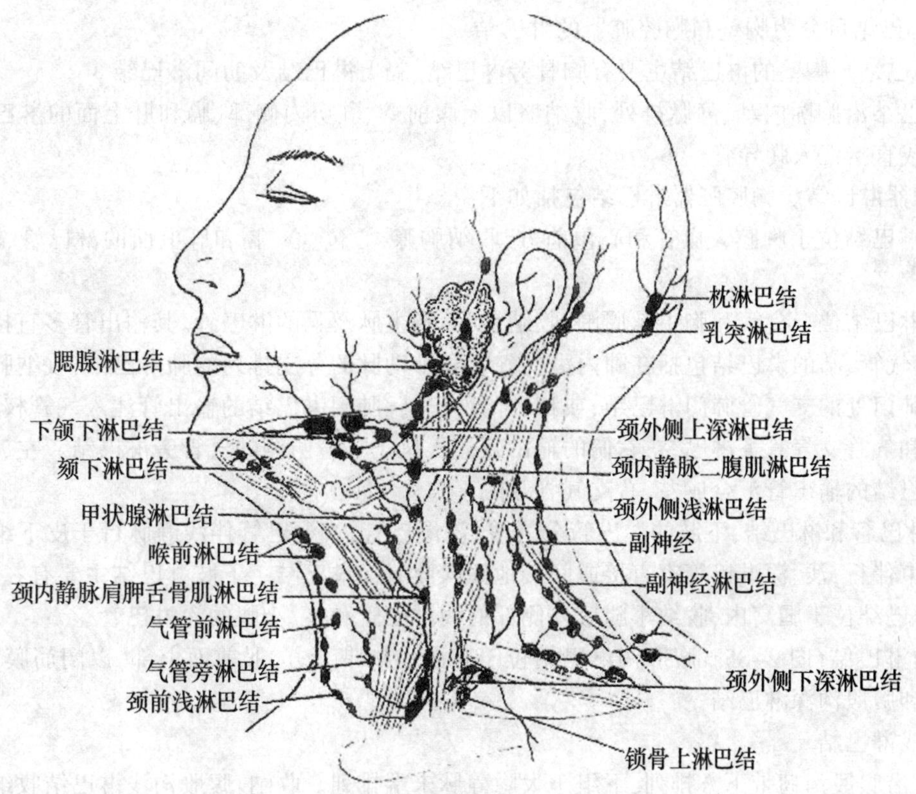

图 2-83 颈部淋巴结

脉交角处，又称角淋巴结，收纳鼻咽部、舌根和腭扁桃体的淋巴。颈内静脉肩胛舌骨肌淋巴结位于颈内静脉与肩胛舌骨肌中间腱交叉处附近，引流舌尖的淋巴，舌尖部癌常先转移至此，副神经淋巴结沿副神经排列。颈外侧下深淋巴结，主要沿颈内静脉下段排列，沿颈横血管排列的淋巴结称为锁骨上淋巴结，其中位于前斜角肌前方的称为斜角肌淋巴结，左侧的斜角肌淋巴结称为 Virchow 淋巴结，食管下段癌或胃癌转移时常可累及此淋巴结。咽后淋巴结位于咽后壁和椎前筋膜之间，收纳鼻腔后部、鼻旁窦及鼻咽部的淋巴，鼻咽癌时常先转移至此群。

3.上肢的淋巴管和淋巴结，上肢的浅淋巴管伴浅静脉行于皮下组织中，深淋巴管与深血管伴行。浅、深淋巴管都直接或间接注入腋淋巴结。

腋淋巴结，位于腋窝内，按位置分为 5 群(已叙述)(图 2-84)

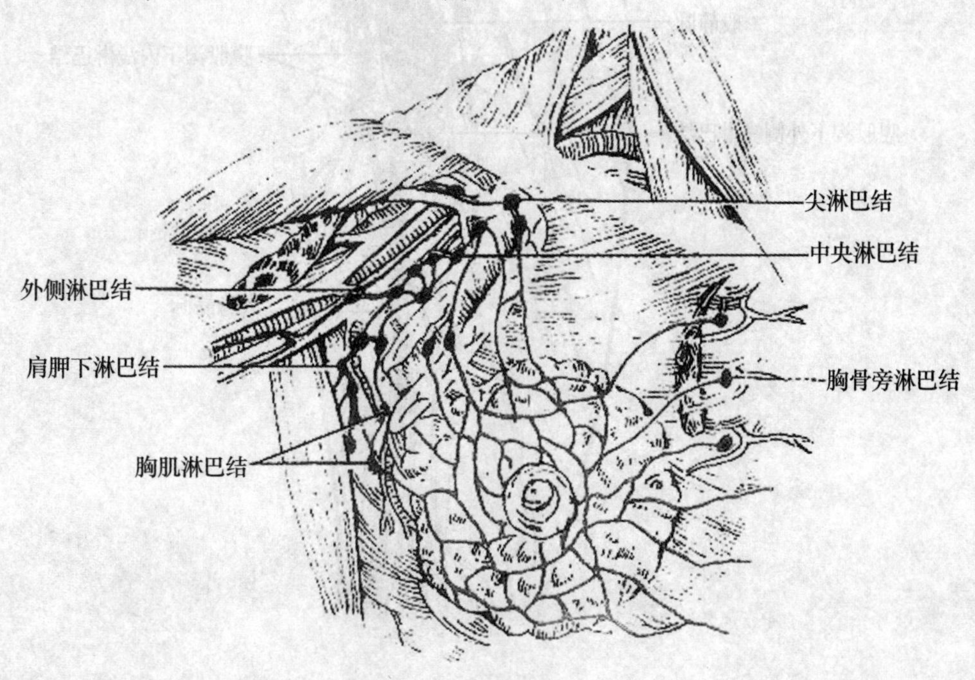

图 2-84 腋窝淋巴结

4.胸部的淋巴结可分为胸壁和胸腔脏器的淋巴结。

(1)胸壁淋巴结。胸壁的淋巴结主要有胸骨旁淋巴结、膈上淋巴结及肋间淋巴结。

胸骨旁淋巴结沿胸廓内动、静脉排列,收纳脐以上腹前壁、乳房内侧部、膈和肝上面的淋巴,输出管汇入支气管纵隔干或直接汇入胸导管。

(2)胸腔脏器淋巴结。胸腔脏器淋巴结包括如下:

1)纵隔前淋巴结位于胸腔大血管和心包前方,收纳胸腺、心包、心、膈和肝上面的淋巴管,输出管注入支气管纵隔干。

2)纵隔后淋巴结位于食管和胸主脉周围,收纳食管、胸主脉及膈的淋巴管。其输出管多直接注入胸导管。

3)气管、支气管、肺的淋巴结包括在肺内沿支气管和肺动脉的分支排列的肺淋巴结,收纳肺的淋巴管,输出管注入位于肺门处的支气管肺门淋巴结,或称肺门淋巴结。肺门淋巴结的输出管注入气管杈周围的气管支气管上淋巴结和气管支气管下淋巴结,它们的输出管注入位于气管两侧的气管旁淋巴结。左、右气管旁淋巴结和纵隔前淋巴结的输出管汇合成左、右支气管纵隔干。

5.下肢的淋巴管和淋巴结,下肢的淋巴管分为浅、深淋巴管,浅淋巴管伴浅静脉行于皮下组织中,深淋巴管与深部血管束伴行,浅、深淋巴管都直接或间接地注入腹股沟淋巴结。下肢淋巴结主要有:

(1)腘窝淋巴结位于腘窝内,收纳小腿后外侧部的浅淋巴管和足、小腿的深淋巴管。

(2)腹股沟淋巴结(图 2-85),腹股沟淋巴结位于腹股沟韧带下方,股前面上部,以阔筋膜为界可分为腹股沟浅淋巴结和腹股沟深淋巴结。

1)腹股沟浅淋巴结

位置:上组沿腹股沟韧带下方排列,下组于大隐静脉末端排列。收纳:腹股沟浅淋巴结收纳腹前壁下部、臀部、会阴、外生殖器和下肢的大部分的浅淋巴管,其输出管注入腹股沟深淋巴结和髂外淋巴结。

2)腹股沟深淋巴结

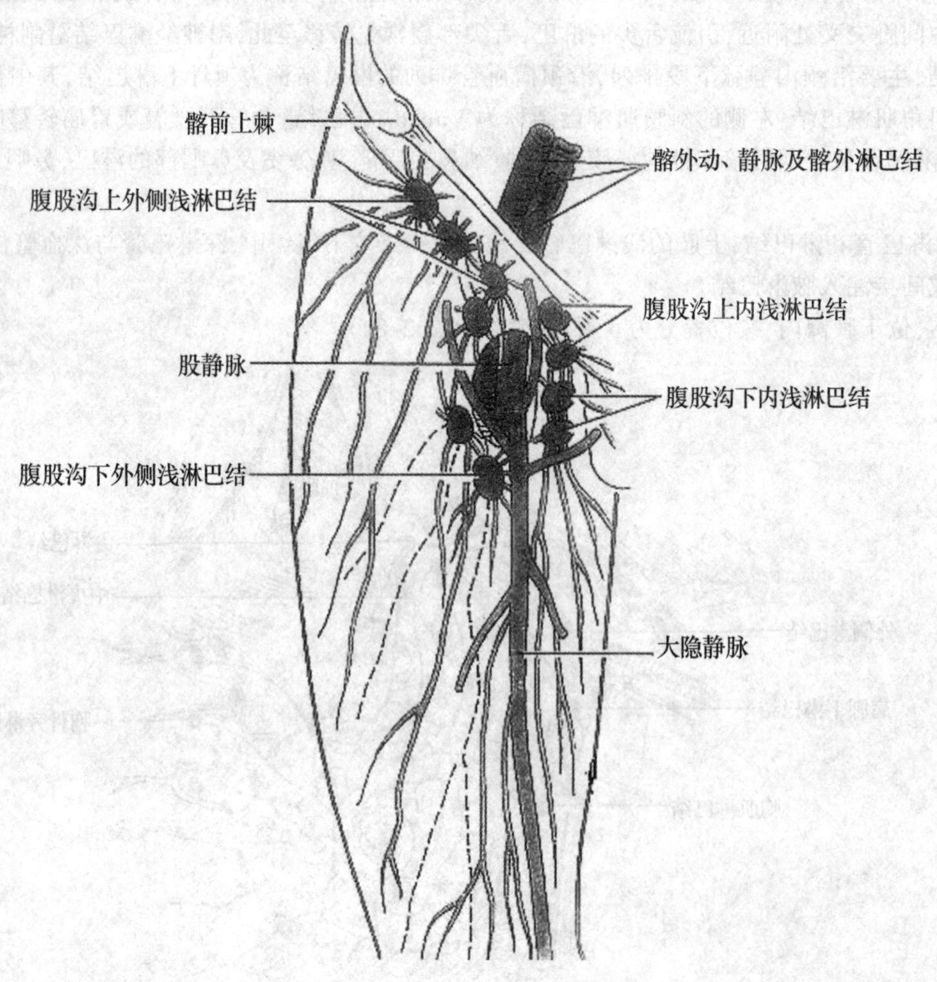

图 2-85 腹股沟淋巴结

位置：股静脉根部周围收纳腹股沟浅淋巴结的输出管和下肢的深淋巴管，其输出管注入髂外淋巴结。

5.盆部的淋巴管和淋巴结（图 2–86），盆部的淋巴结主要包括：髂外淋巴结、髂内淋巴结、骶淋巴结和髂总淋巴结。

（1）髂外淋巴结沿髂外动静脉排列，收纳腹股沟浅、深淋巴结的输出管，腹前壁下部深层、膀胱、前列腺、子宫、阴道上部的部分淋巴管。

（2）髂内淋巴结沿髂内动脉及其分支排列，收纳大部分盆壁、盆腔脏器，会阴深部及臀部的深淋巴管，髂内、髂外淋巴结的输出管都注入髂总淋巴结。

（3）骶淋巴结位于骶骨前面，收纳盆后壁、直肠、前列腺或子宫的淋巴管，其输出管也注入髂总淋巴结。

（4）髂总淋巴结位于髂总动、静脉周围，通过上述三组淋巴结的输出管，收集下肢、盆部及腹壁下部的淋巴，其输出管注入腰淋巴结。

6.腹部的淋巴结，腹部的淋巴结包括腰淋巴结、腹腔淋巴结和肠系膜上、下淋巴结。

（1）腰淋巴结位于下腔静脉和腹主动脉周围，有 30~50 个，除收纳腹后壁的淋巴管外，还收纳腹腔成对器官的淋巴管以及髂总淋巴结的输出管。腰淋巴结的输出管汇成左、右腰干，参与合成乳糜池。

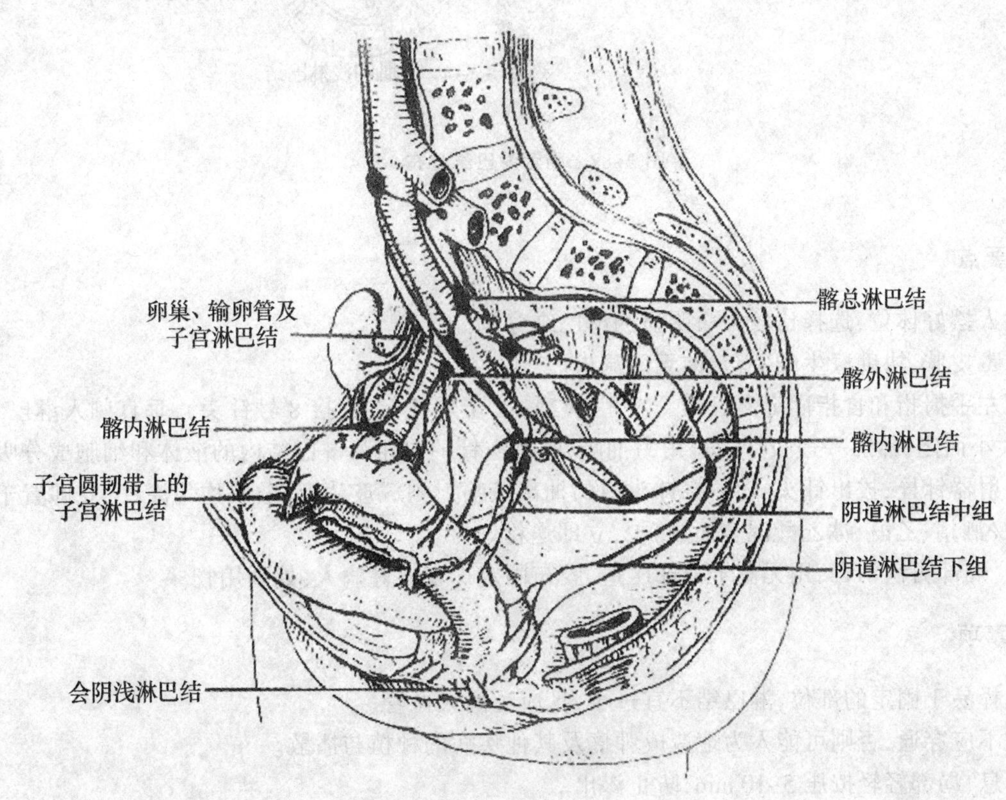

图 2–86　盆腔淋巴结分布

（2）腹腔淋巴结位于腹腔干周围，收纳肝、胆囊、胰、脾、胃、十二指肠等器官的淋巴。沿腹腔干的分支排列的淋巴结有：胃左淋巴结位于胃左动脉周围；胃右淋巴结位于胃右动脉附近；脾门处有脾淋巴结；胃网膜左淋巴结位于胃网膜左动脉周围；胃网膜右淋巴结沿胃网膜右动脉排列，它们分别收集同名动脉分布区的淋巴。幽门下淋巴结位于幽门的下方，收纳幽门部、十二指上部和胰头的淋巴管以及胃网膜右淋巴结的输出管；其输出管向上汇入位于幽门上方的幽门上淋巴结。以上这些淋巴结的输出管最后都汇入腹腔淋巴结。

（3）肠系膜上淋巴结（图 2–87）：位于肠系膜上动脉根部周围，收集十二指肠下半部、空肠、回肠、阑尾和盲肠、升结肠、横结肠及胰头的淋巴，发出输出淋巴管组成肠干。

（4）肠系膜下淋巴结（图 2–87）：位于肠系膜下动脉根部，收集自结肠左曲至直肠上部的淋巴管，其输出管与肠系膜上淋巴结及腹腔淋巴结的输出管共同组成肠干。

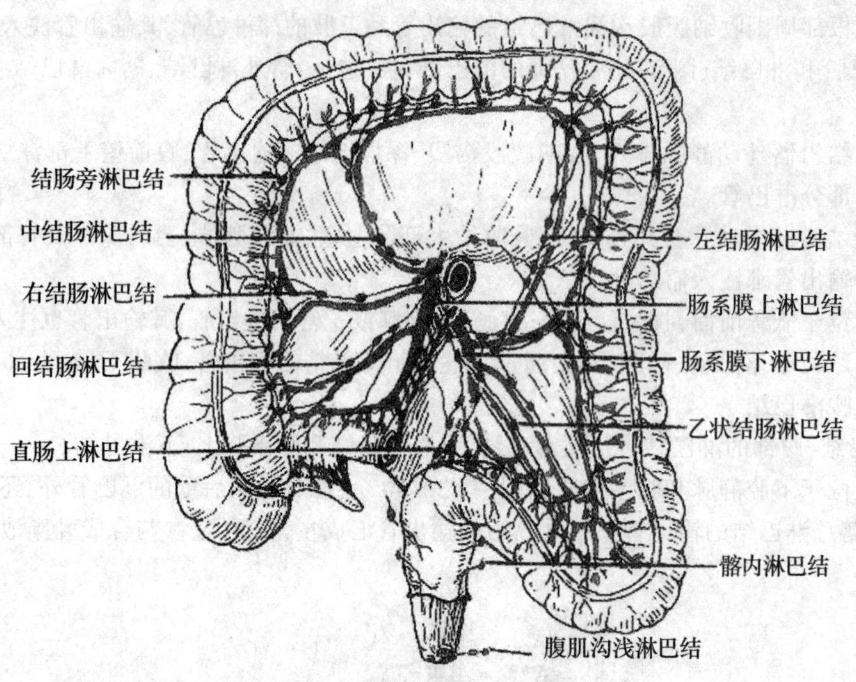

图 2-87　肠管淋巴结分布

二、操作要点

1.协助病人摆好体位,选择比较大而明显的淋巴结穿刺。

2.常规消毒皮肤,协助医生戴手套,铺无菌洞巾。

3.术者用左手拇指和食指固定淋巴结。右手持 20 mL 干燥注射器(接 8 号针头),垂直刺入淋巴结内,深度视淋巴结大小而定,然后一边拔针一边用力抽吸,利用空针的负压将淋巴结内的液体和细胞成分吸出。

4.固定注射器针栓,拔出针头,随即将针头内的抽出液喷射到载玻片上,做成均匀涂片,立即置于酒精乙醚固定液(95%酒精、乙醚、冰乙酸混合而成)中,立即送检。

5.拔针后,局部再次消毒,用无菌干棉球压迫,胶布固定。安置好病人,处理用物。

三、注意事项

1.注意选择易于固定的部位,淋巴结不宜过小,且应远离大血管。

2.穿刺时不应穿通,否则可能人为地造成肿瘤及其他疾病的种植与播散。

3.注意休息,局部轻轻按压 5~10 min,防止渗出。

4.保持敷料干燥,24 h 内禁止洗浴穿刺处。

5.观察穿刺部位有无肿胀、淋巴液渗漏,如有异常,立即通知医生,及时处理。

第三章 内科护理操作应用解剖

第一节 十二指肠引流术

【目的】

1.了解十二指肠引流术的意义

十二指肠引流术是将十二指肠引流管经口送入十二指肠,通过引流管产生的肠吸作用,引流出十二指肠肠液、总胆管液、胆囊液、肝内胆管胆汁进行检查,以助诊断与鉴别诊断。也可通过引流管注射药物,达到治疗目的。

2.掌握十二指肠应用解剖

一、应用解剖学基础

(一)十二指肠

十二指肠是小肠上段的一部分,长 20~25 cm,管径 4~5 cm,是小肠最短、管径最大的一段。其上端始于幽门,下端至十二指肠空肠曲接续空肠。整体呈"C"型弯曲,包绕胰头。除始、末两端外,均在腹膜后方,紧贴腹后壁第 1—3 腰椎的右前方。十二指肠按走向分为上部、降部、水平部与升部四部。

十二指肠由胚胎期的前肠和中肠发育形成。其原始系膜由于肠管贴向腹后壁而大部分消失,故成人体十二指肠除起始和终末各 1~2 cm 段外,均无系膜。它大部分与胰头同位于后腹膜壁层后方的腹膜后间隙内,后邻脊柱腰段等腹壁及腹腔结构,从而成为最居深位,并且是最为固定的小肠段。正因为这样,在腹部外伤中,十二指肠一般不易受损,然而,也因为它缺乏活动性,而且后方与骨结构为邻,一旦受损,伤情必然十分严重,且诊断困难、处理复杂,死亡率较高。十二指肠后面破裂既难以发现,又不易修复。

十二指肠的消化功能十分重要,它分泌碱性十二指肠液、少量蛋白分解酶和多种激素,同时接受胆汁、胰液及胃酸。碱性十二指肠液内含粘蛋白,黏稠度很高,主要功能是保护十二指肠上皮,使之不被胃酸侵蚀。十二指肠产生的激素有胃泌素、促胰液素、胆囊收缩素、抑胃肽(GIP)等,这些激素除调节消化器官本身的活动外,还有促激素和促生长等生理功能。进入十二指肠腔的胰液,含有消化糖、脂肪及蛋白质水解酶,是最重要的消化液。排入十二指肠腔的胆汁,对脂肪的消化和吸收均具有重要意义。这说明,无论是十二指肠部分或全部切除,都应当使胆汁和胰液能进入肠管。

十二指肠在第 1 腰椎右侧自幽门口起始后,先行向右上后方,至胆囊颈急转向下(形成十二指肠上曲),于右侧半月线的内侧行经右肾内侧份的前方、脊柱的右侧,一般在第 3 腰椎体下缘平面再次弯曲(十二指肠下曲)向左侧,并稍向上方,于脐平面恰上方横过脊柱腰段前面,到达腹主动脉左侧,折行向上,终于第 2 腰椎平面。因而,十二指肠全程呈弧形(十二指肠弧),整个部位在脐平面上方,分为上部、降部、水平部和升部。

1.分部及其毗邻(图 3-1,图 3-2,图 3-3)

(1)上部:长 4~5 cm,自幽门向右并稍向后上,至肝门下方转而向下,形成十二指肠上部,接续降部。上部起始处有大、小网膜附着,属于腹膜内位,活动性较大,余部在腹膜外,无活动性。上部通常平对第 1 腰椎,直立时可稍下降。上部前上方与肝方叶、胆囊相邻,近幽门处小网膜右缘深侧为网膜孔;上部下方与胰头相邻;后方有胆总管、胃十二指肠动脉、门静脉及下腔静脉通行。上部近侧段黏膜面平坦无皱襞,钡餐 X 线下呈三角形阴影,称十二指肠球或十二指肠冠或十二指肠壶腹。此部前壁好发溃疡,穿孔时累及结肠上区。后壁溃疡穿孔则累及网膜囊,或溃入腹膜后隙。

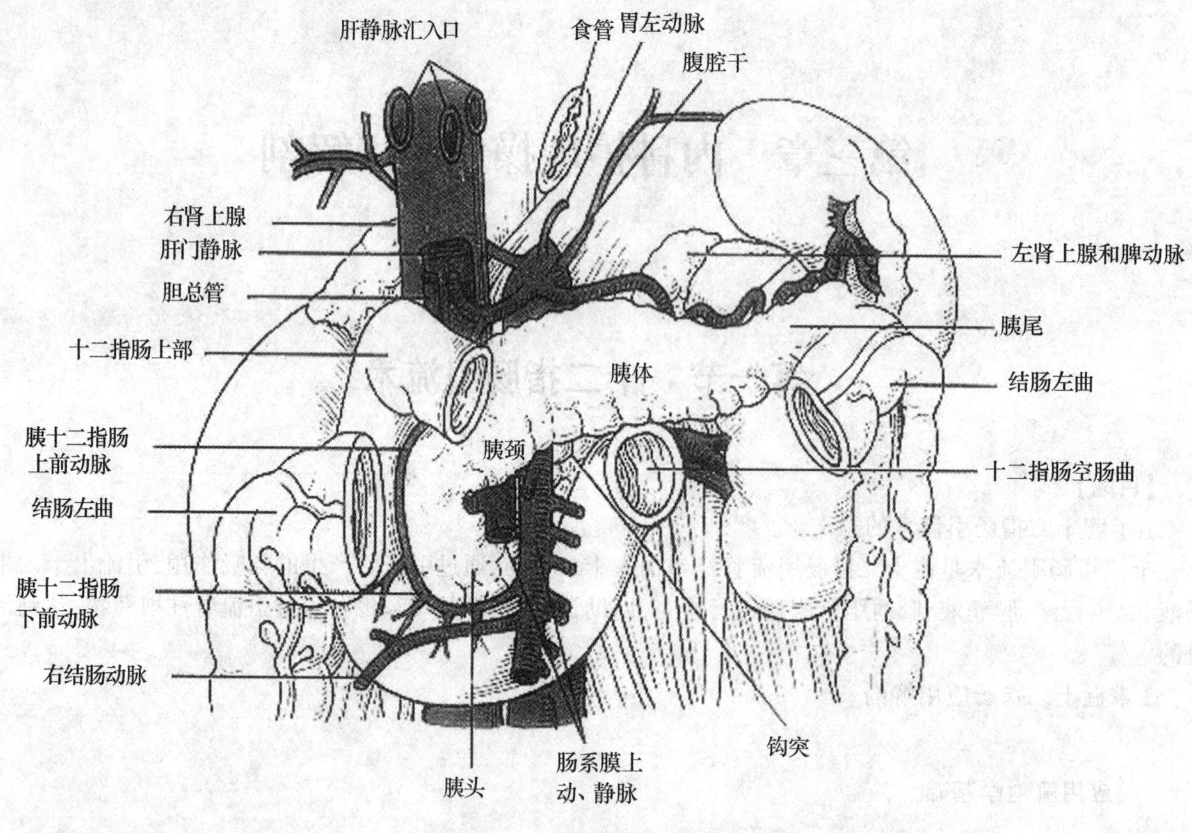

图 3-1　十二指肠位置、毗邻

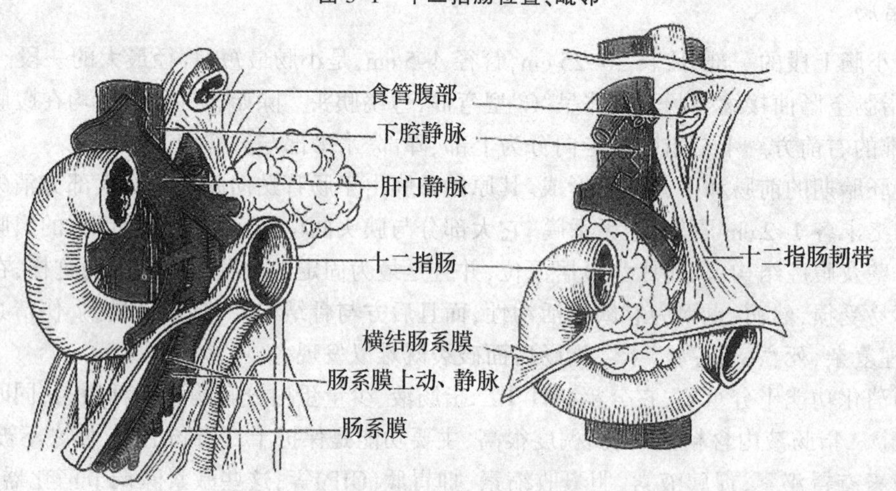

图 3-2　十二指肠位置形态

(2)降部:长 7~8 cm,始于十二指肠上曲,沿脊柱右侧下降至第 3 腰椎,折转向左,形成十二指肠下曲,续于水平部。降部为腹膜外位,前方有横结肠及其系膜跨过,将此部分为上、下两段,分别与肝右前叶及小肠袢相邻;降部后方与右肾门及右输尿管始部相邻;内侧邻胰头及胆总管;外侧邻结肠右曲。降部黏膜多为环状皱襞。降部后内侧壁有一十二指肠纵襞,在纵襞上端约相当于降部中、下 1/3 交界处有一十二指肠大乳头,为肝胰壶腹开口处,一般距幽门 8~9 cm。在其左上方,常可觅见一十二指肠小乳头,为副胰管开口处。

(3)水平部:长 10~12 cm,自十二指肠下曲水平向左,横过第 3 腰椎前方至其左侧,移行于升部。此部也是腹膜外位。上方邻胰头;前方右侧份覆有腹膜,与小肠袢相邻,左侧份为小肠系膜根和其中的肠系膜上血管跨过;后方邻右输尿管、下腔静脉、腹主动脉和脊柱。由于此部介于肠系膜上动脉与腹主动脉的夹角中,肠系膜上动脉起点过低时,可能引起肠系膜上动脉压迫综合征。

(4)升部:长 2~3 cm,由水平部向左上斜升,至第 2 腰椎左侧折向前下,形成十二指肠空肠曲,续于空肠。升部前面及左侧覆有腹膜;左侧与后腹壁移行处常形成 1~3 条腹膜皱襞与相应的隐窝。其中的一条皱襞位于十二指肠空肠曲左侧、横结肠系膜根下方,称为十二指肠上襞或十二指肠空肠襞,手术时常据此确认空肠始部。升部右侧毗邻胰头与腹主动脉。

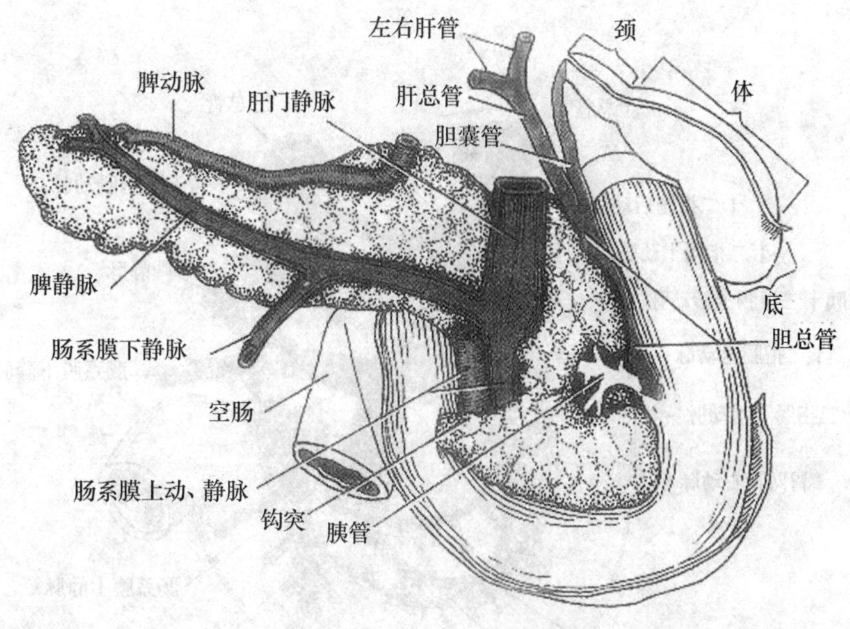

图 3-3 十二指肠后面观

2.十二指肠悬肌

亦称十二指肠悬韧带或 Treitz 韧带,位于十二指肠上襞右上方深部,由纤维组织和肌组织构成,从十二指肠空肠曲上面向上连至膈右脚,有上提和固定十二指肠空肠曲的作用(图 3-4)。

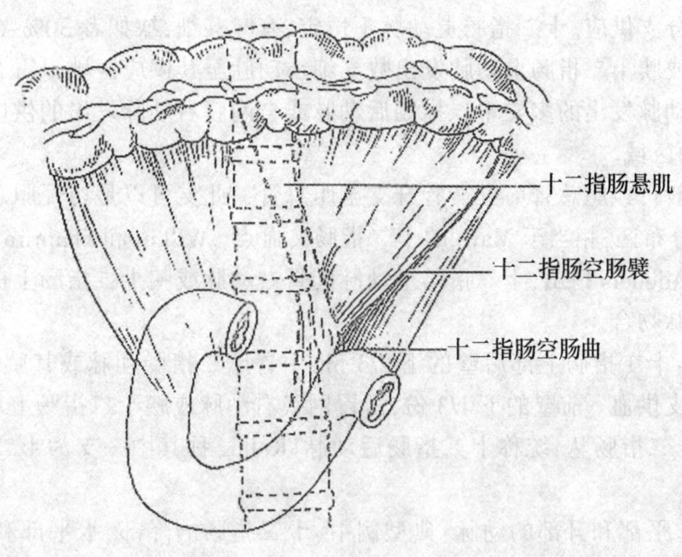

图 3-4 十二指肠悬肌

3.血管

(1)动脉(图 3-5):主要来自胰十二指肠上前、上后动脉及胰十二指肠下动脉。胰十二指肠上前、上后动脉均起于胃十二指肠动脉,分别沿胰头前、后靠近十二指肠下行。胰十二指肠下动脉起于肠系膜上动脉,分为前、后两支,分别上行与相应的胰十二指肠上前、后动脉吻合,形成前、后两弓,弓上分支营养十二指肠与胰头。此外,十二指肠上部还有胃十二指肠动脉分出的十二指肠上动脉、十二指肠后动脉以及胃网膜右动脉的上行返支和胃右动脉的小支供应。

1)十二指肠上动脉:通常细小,单或双支,起始动脉约 60%为胃十二指肠动脉,此外其他可自肝固有动脉或其肝左、肝右动脉(25%)、胃右动脉(12%)、胰十二指肠动脉、肝总动脉或胆囊动脉等发出,分布于十二指肠上部近侧半或更多一些范围的上面,及前面和后向的上份。在约 50%十二指肠上部的初始 1.2 cm 段,由

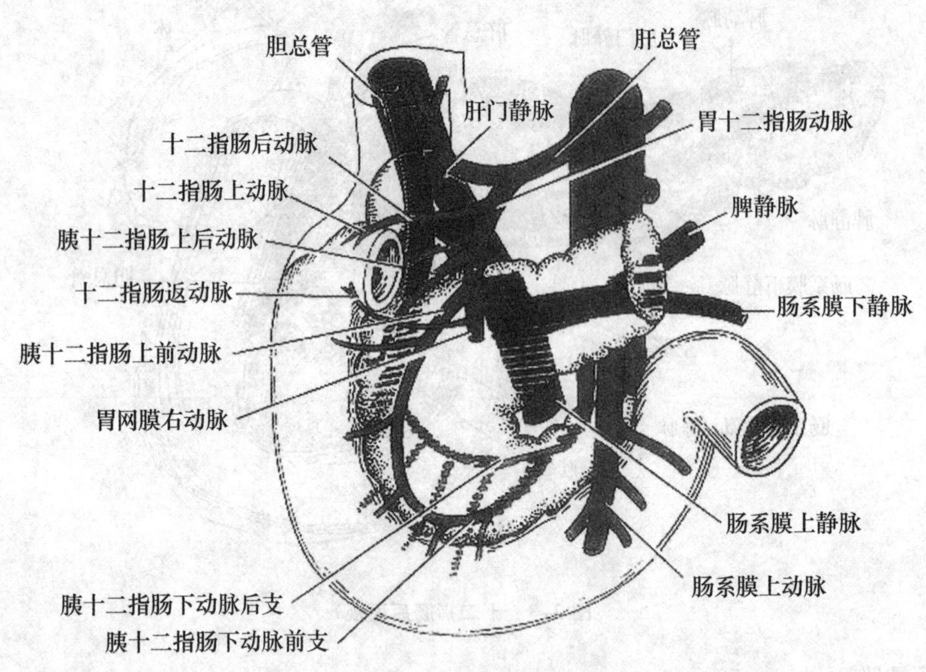

图 3-5 十二指肠动脉的分布

胃右动脉的一支或数支分支供应。十二指肠上动脉不恒定,有时甚细,缺如者 30%~60%。这时,或为由肝固有动脉、胃十二指肠动脉或胰十二指肠上动脉发出数支细小动脉至其供应区域,胃右动脉的分支较通常为粗大,并有自胃十二指肠动脉发出的多支十二指肠后动脉或自网膜右动脉发出的供应十二指肠上部下面的分支,上行供应上部的上份区域。

十二指肠上动脉一般行经胆总管前方,有升支至胆总管,此支可以是切开胆总管时引起出血的原因之一。十二指肠上动脉的分布区,相当于 Mayo 的十二指肠贫血点。Wilkin 和 Shapriro 等认为,十二指肠上动脉实际上是终动脉。然而 Michels 指出,十二指肠上动脉同胃右动脉或胰十二指肠上前、上后动脉常有吻合,而且还取道一横指与脾动脉吻合。

2)十二指肠后动脉:十二指肠上部后壁的下 2/3 份,由胃十二指肠动脉或其胰十二指肠上前动脉、胃网膜右动脉的细小动脉分支供血。前壁的下 1/3 份,由胃网膜右动脉或胰十二指肠上动脉的返支供血。这些小动脉支形成 Wilmer 胃十二指肠丛,统称十二指肠后动脉(Kellog 称其中一支为十二指肠后动脉),其中有些是上行到达十二指肠的。

3)十二指肠降部、水平部和升部的动脉:典型例中,十二指肠的降部、水平部和升部主要由胰十二指肠前、后动脉弓供血,参与供应升部的,还可有第一空肠动脉。胰十二指肠前、后动脉弓相当恒定,分别由胰十二指肠上前、下前动脉和胰十二指肠上后及下后动脉吻合形成,偶尔胰十二指肠上后或下后动脉缺如,则动脉弓为不全弓。陈郡等见胰十二指肠上前、上后动脉分别起自胃十二指肠动脉上、下部,胰十二指肠下前、下后动脉共干发自肠系膜上动脉者占 70%,由此构成的胰十二指肠前、后动脉弓最多见。这些胰十二指肠动脉中,除胰十二指肠上后动脉的发起常有变异外,其余的均恒定。胰十二指肠上后动脉可起自胆囊动脉、肝右动脉(6%)或胰背动脉。起自胆囊动脉的,在胆囊手术中应予注意。自肝右动脉发起时,这些肝右动脉都行于胆总管和胆囊管的前方,胆总管外科中剪开胆总管前方腹膜时,对此应警惕。

胰十二指肠前动脉弓的下半段,多位于胰头下缘的深面。胰十二指肠后动脉弓的下半段,位置较前弓的下半段高。两弓之间彼此吻合,尤以两弓下半段之间吻合为多。十二指肠支分前直动脉和后直动脉,因后动脉弓较前动脉弓距离胰十二指肠沟更远,故后直动脉长于前直动脉。直动脉长度一般不超过 3.5 cm,可潜行于胰组织中。因此,任何试图将胰头与十二指肠曲分开,以松动此两器官的步骤,都将严重危及十二指肠的动脉供应。直动脉可视为终动脉。

(2)静脉(图 3–6):多与相应动脉伴行,除胰十二指肠上后静脉直接汇入门静脉外,其他静脉均汇入肠系膜上静脉。

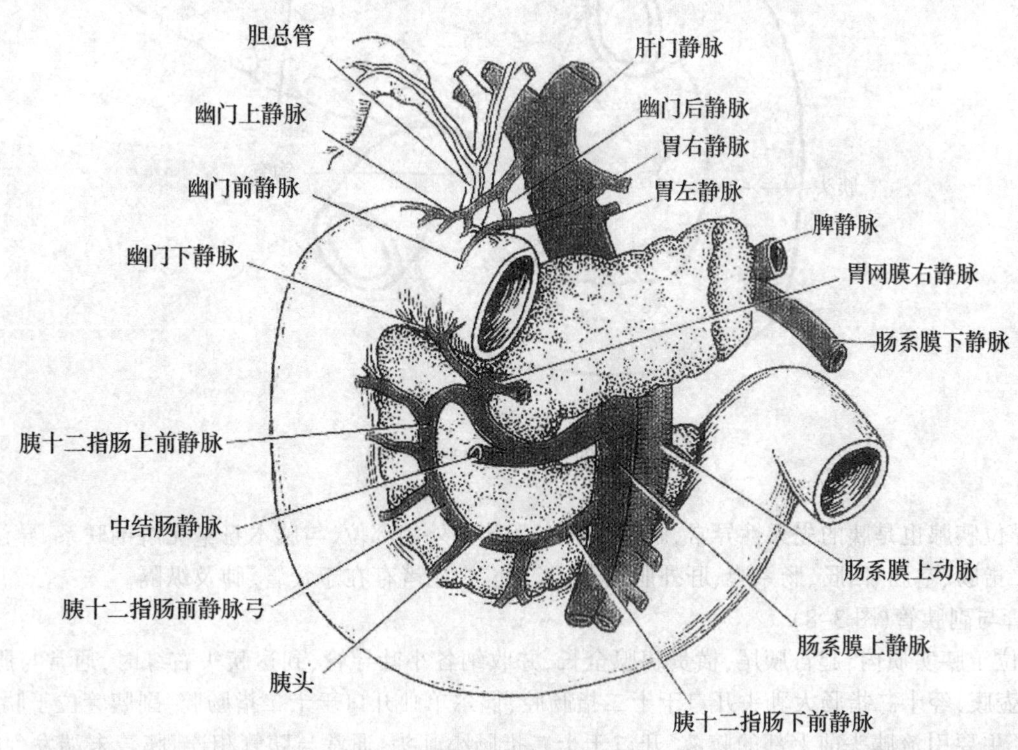

图 3–6　十二指肠静脉分布

4.十二指肠的神经支配

支配十二指肠的神经,包含在供应十二指肠动脉的周围神经丛中,随动脉分支进入十二指肠壁。这些丛是腹腔丛和肠系膜上神经丛的次级丛。在胃右动脉起始处附近,有 3~4 支十二指肠神经自肝前丛分出,到达十二指肠的后面,迷走神经前干的幽门支,也支配十二指肠上部。十二指肠壁内的神经丛,同胃壁内和空肠起始肠壁内的神经丛相连续。支配 Oddi 括约肌的神经沿胆总管下行,它和十二指肠本身的神经丛之间只有少量的交通,或者没有联系。

(二)肝外胆道(见"T"型管引流)

(三)胰

1.位置与毗邻

胰位于腹上区和左季肋区,横过第 1、2 腰椎前方,在网膜囊后面形成胃床之大部,除胰尾外均属腹膜外位。其右侧端较低,被十二指肠环绕,左侧端较高,靠近脾门。通常将胰分为头、颈、体、尾四部。胰头位于第 2 腰椎的右侧,是胰最宽大的部分,被十二指肠形成的"C"型凹环绕,紧贴十二指肠壁,因此胰头部肿瘤可压迫十二指肠而引起梗阻。胰头下部有向左突出的钩突,绕经肠系膜上动、静脉的后方。此处有2~5 支胰头、钩突小静脉汇入肠系膜上静脉的右后侧壁(图 3–7)。胰十二指肠切除术时要仔细处理这些小静脉,否则易致难以控制的出血。胰头的前面有横结肠系膜根越过,后面有下腔静脉、右肾静脉及胆总管等。

胰颈是胰头与胰体之间较狭窄的部分,宽 2~2.5 cm。位于胃幽门部的后下方,其后面有肠系膜上静脉通过,并与脾静脉在胰颈后面汇合成肝门静脉。胰体位于第 1 腰椎平面,其前面膈网膜囊与胃后壁为邻,后面有腹主动脉、左肾上腺、左肾及脾静脉。胰体后面借疏松结缔组织和脂肪附着于腹后壁。胰体上缘与腹腔干、腹腔丛相邻。胰尾是胰左端的狭细部分,末端达脾门,行经脾肾韧带的两层腹膜之间。脾切除术游离脾蒂时,需注意防止胰尾的损伤。由于胚胎发育异常,仍可见有环状胰腺,胰头部呈环状包绕十二指肠降部,并可压迫十

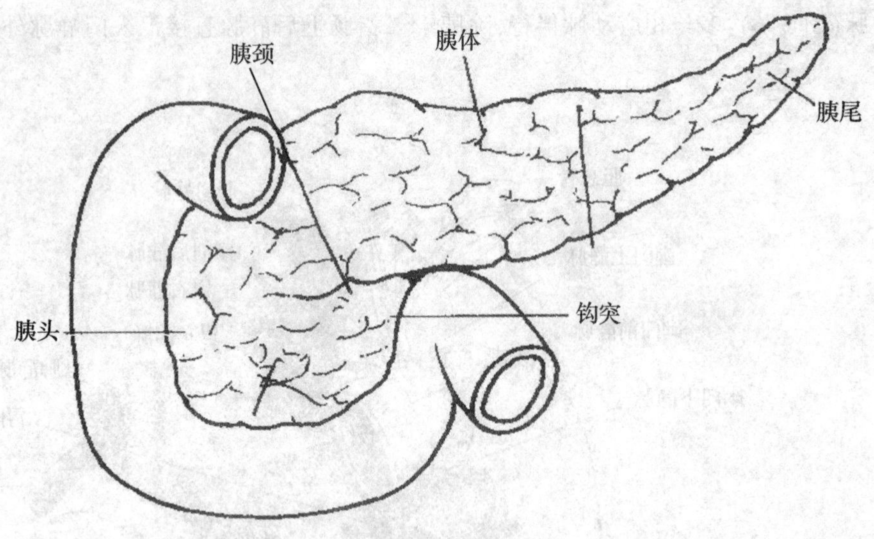

图 3-7 胰的形态

二指肠。异位胰腺也是胰的先天性异常，胰组织存在于胰以外的部位，与胰本身毫无解剖联系。异位胰腺可位于胃、十二指肠、空肠、回肠、肠系膜、肝外胆道及脾等处，个别者存在于食管、肺及纵隔。

2.胰管与副胰管(图 3-8)

胰管位于胰实质内，起自胰尾，横贯胰腺全长，并收纳各小叶导管，到达胰头右缘时，通常与胆总管汇合形成肝胰壶腹，经十二指肠大乳头开口于十二指肠腔，偶尔单独开口于十二指肠腔。副胰管位于胰头上部，胰管的上方，主要引流胰头前上部的胰液，开口于十二指肠小乳头，通常与胰管相连，胰管末端发生梗阻时，胰液可经副胰管进入十二指肠腔。

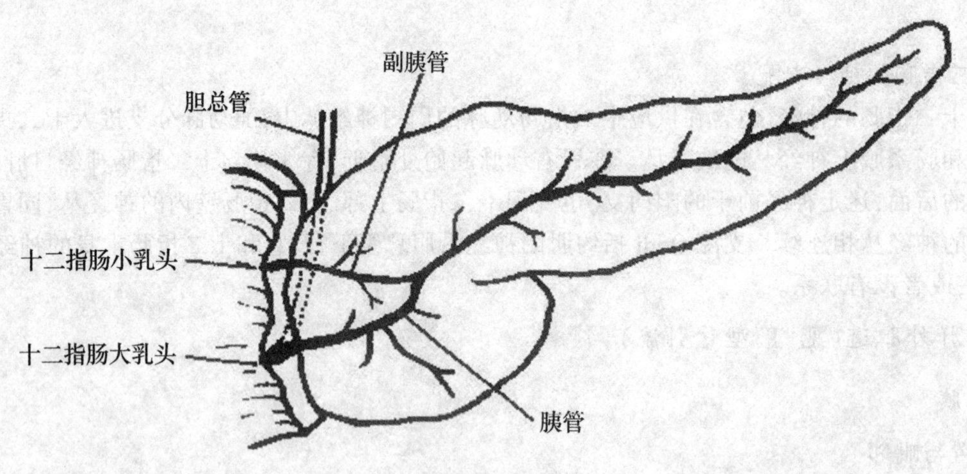

图 3-8 胰管

3.胰腺的血供(图 3-9)

胰的动脉由胰十二指肠上前动脉、胰十二指肠上后动脉、胰十二指肠下动脉、胰背动脉、胰下动脉、脾动脉胰支及胰尾动脉供应。胰头部的血液供应丰富，有胰十二指肠上前、上后动脉及胰十二指肠下动脉分出的前、后支，在胰头前、后面相互吻合，形成动脉弓，由动脉弓发出分支供应胰头前、后部及十二指肠。胰背动脉多由脾动脉根部发出，向下达胰颈或胰体背面分为左、右 2 支，左支沿胰下缘背面左行，称胰下动脉。胰体部的血供还来自脾动脉胰支，一般为 4~6 支，其中最大的一支为胰大动脉。分布到胰尾部的动脉称胰尾动脉。胰的静脉多与同名动脉伴行，汇入门静脉系统。胰头及胰颈的静脉汇入胰十二指肠上、下静脉及肠系膜上静脉，胰体及胰尾的静脉以多个小支在胰后上部汇入脾静脉。胰的淋巴起自腺泡周围的毛细淋巴管，在小叶间形成较大的淋巴管，沿血管达胰表面，注入胰上、下淋巴结及脾淋巴结，然后注入腹腔淋巴结。

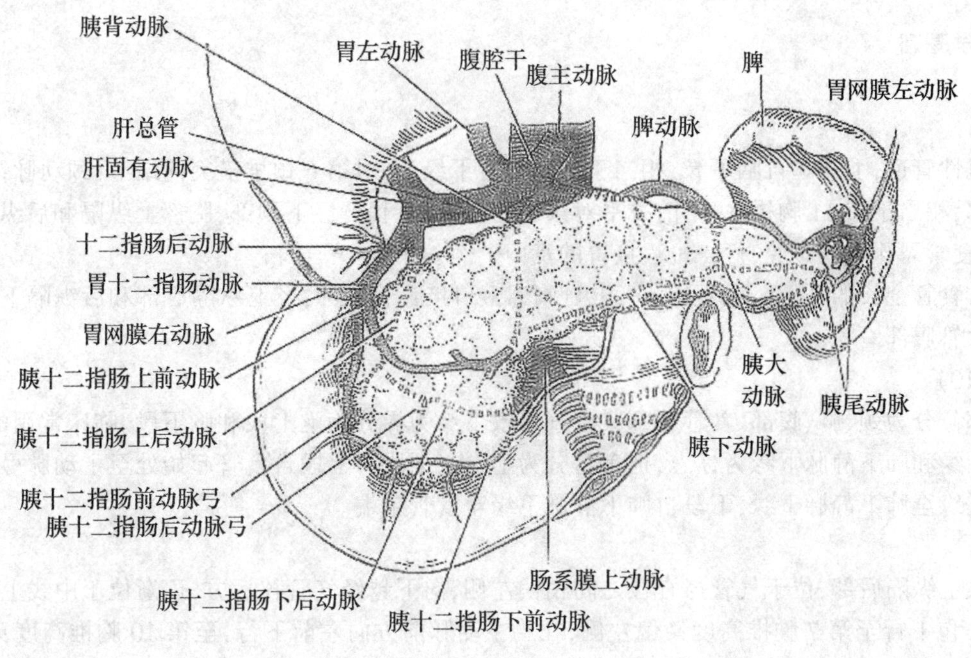

图 3-9　胰腺的血液供应

二、操作要点

1.协助病人取坐位，头略后仰，将备好的十二指肠肠管涂以润滑剂，通过口腔进入咽部，指导病人做吞咽动作。

2.当引流管进入 50 cm 处，抽出全部胃液，继续将引流管插入 75 cm 处，协助病人取右侧卧位，并抬高床尾 15~20 cm，测定引流液的酸碱性。碱性证明引流管已进入十二指肠。

3.引流管进入十二指肠内用胶布将导管固定于面颊部，管口垂于床边，液体自动流出，盛入 D 瓶内送检，然后向管中注入 37~38 °C 硫酸镁 50 mL 用血管钳夹住管口 5~10 min，以促进胆囊收缩、肝胰壶腹括约肌松弛。

4.分别留取金黄色、深黄、褐色或深绿色较黏稠液体，淡黄色较稀薄液体盛入 A、B、C 管送检。若需细菌培养，用无菌试管留取。

5.引流完毕或注入药物后，将引流管轻轻拔出，嘱病人漱口，整理用物。

三、注意事项

1.操作前检查引流管是否通畅，末端金属头结扎是否牢固。

2.插入十二指肠肠管时，嘱病人吞管不宜过快，一般以每分钟 1~2 cm 为宜，过快可使引流管折转在胃内。

3.应熟悉引流操作程序，密切观察胆汁颜色及性质，按试管标记正确收集标本。

4.标本应立即送检，以免有形成分破坏。引流完毕，引流管必须经过初步处理后方可弃去。

第二节　三腔两囊管压迫止血术

【目的】

1.了解三腔两囊管压迫止血术的意义

主要用于门静脉高压病人所致的食管胃底静脉曲张破裂出血的应急处理。

2.掌握食管的应用解剖

一、应用解剖学基础

(一)食管

食管为纵行肌性管道,上端起自咽下缘,相当于环状软骨下缘,平对第 6 颈椎横突前结节(颈动脉结节);下端终于胃贲门部,相当于第 11 胸椎水平,前方平对第 7 肋软骨。全程行经下颈部,胸部上纵隔和后纵隔,至第 10 胸椎水平穿食管裂孔进入腹腔,行一短程接胃的贲门。

食管胸部约占食管全长的 7/10,长约 18 cm,上自胸廓上口接食管颈部,经上纵隔后部和后纵隔下行,穿膈食管裂孔续为食管腹部。

1.分段(图 3-10)

按食管所在部位分为颈、胸、腹部。食管胸部又以气管杈下缘为界分为胸上段和胸下段。临床常用的分段法是以主动脉弓上缘和肺下静脉下缘为标志,把食管分为上、中、下段。上段自食管起始处至主动脉弓上缘,中段自主动脉弓上缘至肺下静脉下缘,下段自肺下静脉下缘至食管末端。

2.行程

自胸廓上口入上纵隔后部,位于气管与脊柱之间稍偏左侧,向下越经气管杈后方,逐渐位于中线上,在胸主动脉的右侧沿心包下行至第 7 胸椎高度又偏左侧,在胸主动脉前方向左前下行,至第 10 胸椎高度穿膈食管裂孔续为腹部。由上述可见,食管是弯曲的。从侧方观察,食管呈凹向前的弯曲,其曲度与脊柱胸曲一致;从前方观察,上段偏左,中段偏右,下段偏左,呈现两个轻度侧曲。

3.毗邻

食管前方有气管、气管杈、左喉返神经、左主支气管、右肺动脉、心包、左心房和膈。左主支气管在平第 4、5 胸椎间跨过食管前方向左,此处食管狭窄,为异物常嵌顿处。在第 5 胸椎以下,食管与左心房相邻,左心房扩大可压迫食管。后方有脊柱胸段及其与食管间的食管后间隙,隙内有奇静脉、半奇静脉、副半奇静脉、胸导管、胸主动脉和右肋间后动脉。左侧有左颈总动脉、左锁骨下动脉、主动脉弓末段、胸主动脉、胸导管上份和左纵隔胸膜。右侧有奇静脉弓和右纵隔胸膜。此外,在食管两侧有迷走神经绕肺根后方下行,左侧者向下至食管前面,右侧者至食管后面,分别形成食管前、后丛,由丛发出食管支至食管,其余纤维继续向下合成迷走神经前、后干,经食管裂孔至腹腔。

4.食管与胸膜的关系

食管左侧在主动脉弓上方的部分与左纵隔胸膜相贴,其间有胸导管和主动脉弓,在主动脉弓以下至第 7 胸椎以上,食管不与纵隔胸膜相贴,在第 7 胸椎以下又与纵隔胸膜相贴。食管与纵隔胸膜相贴处,即食管上、下三角的所在部位。食管右侧除奇静脉弓处外,其余部分均与有纵隔胸膜相贴,右纵隔胸膜在肺根以下常突

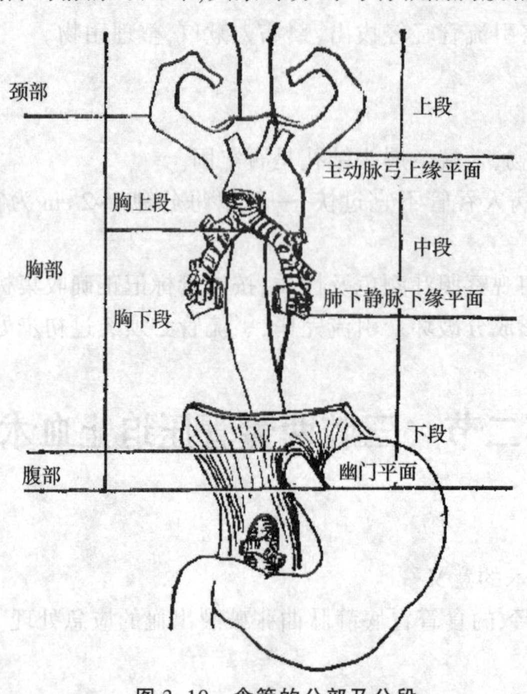

图 3-10 食管的分部及分段

至食管后方达中线,形成食管后隐窝,故在左胸入路的食管下段手术时,有破坏胸膜腔的可能。

5.狭窄部位

食管全长有 3 个生理性狭窄,其中 2 个位于胸部,即与左主支气管相交处和穿膈食管裂孔处,狭窄范围为 1.5~1.7 cm。第一处狭窄位于起始处,三处狭窄距中切牙距离,自上而下分别为 15、25 和 40 cm(图 3-11),狭窄部位是肺瘤、炎症好发部位。

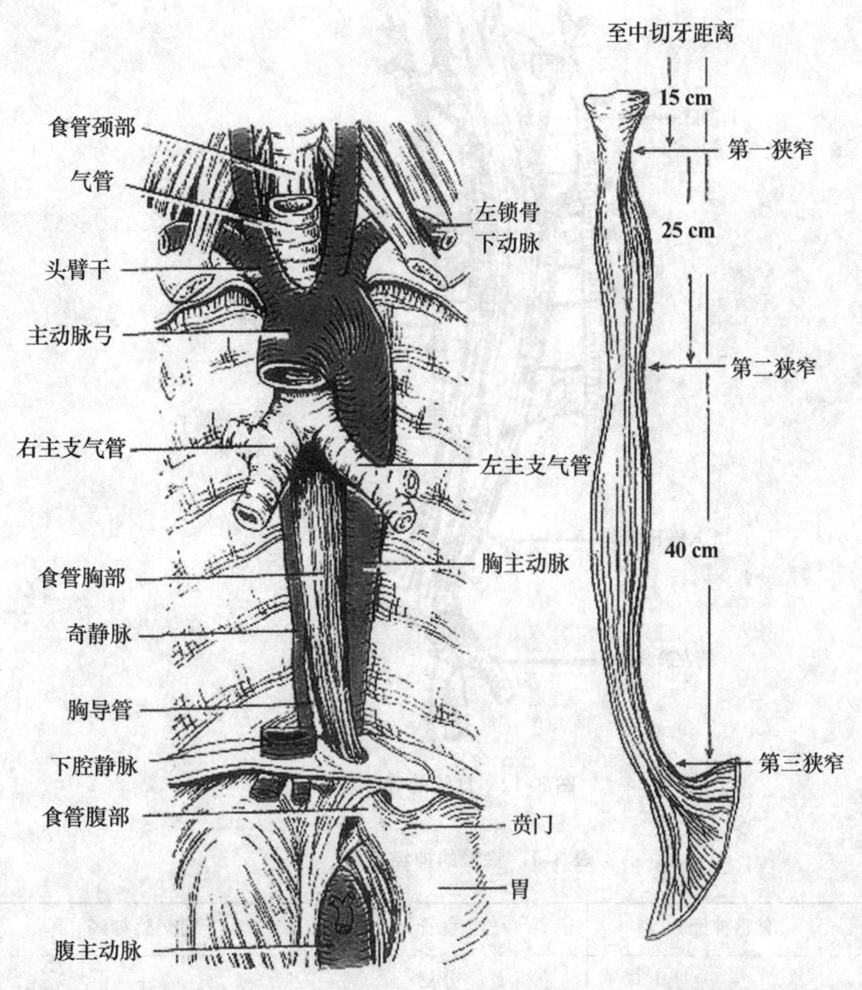

图 3-11 食管的三处狭窄

6.血管、淋巴和神经

食管胸上段的动脉来自上部肋间后动脉和支气管支,以 5 支为多见。胸下段的动脉来自食管动脉,以 1~2 支多见,主要来源胸主动脉。食管壁内静脉(图 3-12)丰富,在黏膜下层和食管周围吻合成丛,称食管静脉丛,由丛汇成数条食管静脉,注入奇静脉、半奇静脉或副半奇静脉。食管静脉丛向下与胃左静脉属支有丰富吻合,当门静脉高压症时,可经此途径建立门腔静脉间的侧支循环,因而食管静脉丛血流量加大,可导致食管静脉曲张,甚至破裂出血。食管胸上段的淋巴管注入气管支气管淋巴结和气管旁淋巴结,胸下段的淋巴管注入纵隔后淋巴结和胃左淋巴结。食管胸部尚有部分淋巴管不经局部淋巴结,直接注入胸导管。食管的神经来自胸交感干和迷走神经。食管壁横纹肌由喉返神经支配,平滑肌和腺体由交感和副交感神经支配,黏膜的感觉冲动伴交感神经和迷走神经传入脊髓或脑(表 3-1)。

为达到手术治疗的目的,有时需广泛游离食管。那么,在多大范围内或多大程度上剥离食管才是安全的,对此曾有两种不同意见。一种意见主张(如 Sweet)保留近段高位食管,而且告诫不要在高位血管下 2~3 cm 以外做吻合;另一种主张(如 Gross),如果需要的话,整个食管胸内段都可以广泛游离。不难看出,这种分歧的实质是对食管血供如何评价的问题。20 世纪中期,国内外已有不少作者从不同角度对食管的血供进行了研究,近期的作者更注意到食管各段动脉的来源、分布和吻合。这些研究为食管外科提供了不少有价值的资料。

(1)食管胸部上段(气管杈以上)的动脉:右侧主要来自第 2 或第 3 肋间动脉的右支气管动脉;左侧来自

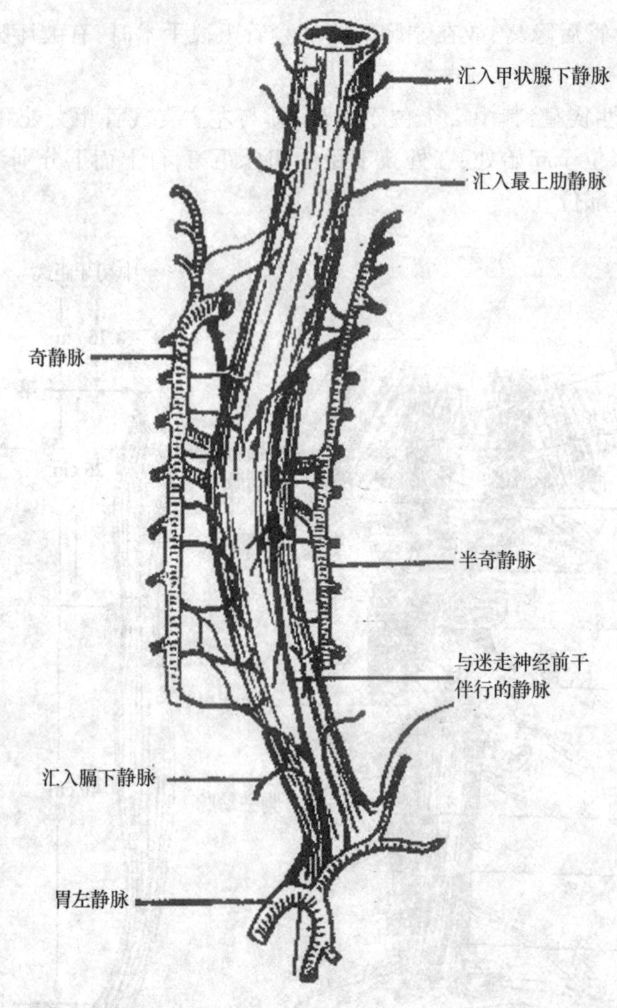

图 3-12 食管的静脉

表 3-1 食管的神经支配

交感神经	食管	副交感神经
−	分泌	+
−	蠕动	+
+	括约	−

主动脉弓和胸主动脉的左支气管动脉。根据张永起 100 例观察，来自支气管动脉的食管支，其出现率左侧为(34.18±2.85)%，右侧为(31.64±2.93)%，而来自主动脉弓的食管支为(9.46±1.76)%。此外，锁骨下动脉、甲状腺下动脉、肋颈干等动脉，也发出食管支分布到食管胸上段。这些血管有些系颈部食管动脉分支的下行延续。胸上段食管动脉为 1~8 支，5 支者较为常见。作为食管胸上段主要供血者，左、右支气管动脉食管支，其外径平均为(1.13±0.07)mm(0.6~2.0 mm)。干长平均为(20.06±2.41)mm(5.5~62.0 mm)。

(2) 食管胸部下段（气管杈至膈）的动脉：主要有两个来源，其一为来自胸主动脉的食管支［出现率(84.02±2.62)%］，其二为来自右侧第 3 至第 7 肋间后动脉的食管支［出现率(15.98±2.62)%］。关于胸主动脉食管支的起始平面，绝大多数在第 4 至第 9 胸椎平面，其中以发自第 7 胸椎平面者最多［出现率（29.90±3.39)%］。右肋间后动脉食管支的起始部位，以发自第 5 肋间后动脉者最多。胸下段食管动脉为 1~6 支，多见是 1 支［出现率(42.00±4.93)%］，其次是 2 支［出现率(32.00±4.66)%］。作为胸下段食管主要供血者，胸主动脉食管支，外径平均为(1.24±0.05)mm(0.5~3.4 mm)，干长平均为(23.06±6.82)mm(6.5~49.1 mm)。

从这些资料可以看出，整个食管基本分颈、胸上、胸下和腹四段获得血供。从血管在食管壁的分布来看，血供要比一般认为的丰富。至于有些作者提到的段间相对血供贫乏区，目前解剖上也还有争论。它对食管侧支循环的影响究竟如何还不清楚。从动物实验的结果来看,Swenson 和 Merrill 及其合作者发现:狗的颈段食管可以完全从食管床游离,食管胸段也可以从主动脉弓游离到膈而不危及其血供。但颈、胸两部食管一起游离,则有近半数动物出现穿孔和狭窄。Macmanus 及其同事也同样观察到狗食管胸段去血管后并不影响其愈合,但颈、胸两者一起去血管,则常在食管胸上段上份出现坏死。这些结果能否应用到临床,还有待进一步研究。

(二)肝门静脉的属支与上腔静脉吻合(见静脉切开术)

二、操作要点

1.核对病人,向病人解释双气囊二腔管压迫止血的目的、操作的过程、配合的方法等。消除病人的恐惧心理,取得病人的充分合作。

2.置病人于半坐卧位,颌下铺治疗巾。

3.用湿棉签清洁病人插管侧鼻腔。

4.导管前端及气囊表面用石蜡油润滑后,由鼻腔慢慢插入,同时指导病人做吞咽动作,当三腔管插入50~65 cm 时,抽胃液证实已达胃腔。

5.先向胃囊内注气(或注水)200~300 mL,末端立即用弹簧夹夹住,然后反折以细纱绳扎紧,向外牵拉三腔管,感到有弹性阻力时,表示胃囊已抵压胃底部,在距三腔管尾端 10~20 cm 处用蜡绳扎住,穿过牵引架上的滑轮吊以牵引物,进行持续牵引(牵引角呈 40°左右,牵引物到地面 30 cm 左右),并在导管的鼻腔出口处做标记。如仍有出血,再向食管气囊注气 100~150 mL,以压迫食管下端静脉,临床上也可使用四腔管气囊。

6.压迫止血处理妥当后整理床单及用物。

三、注意事项

1.加强观察,经常抽吸胃内容物,如见新鲜血液,应考虑是否因牵引不紧或气囊充气不足,造成止血失败,应适当调整,必要时将胃管连接于胃肠减压器上,可以通过吸引瓶中观察止血是否有效。

2.病人感胸部不适,出现恶心等,应考虑胃气囊进入食管下端挤压心脏所致,也应适当调整。

3.如提拉不慎,将胃气囊拉出而阻塞咽喉部引起窒息,应立即将气囊口打开,或剪除三腔管结扎处,放出气体。

4.每 4~6 h 检测 1 次囊内压,囊内压降低时应抽囊内气体,重新注气。

5.出血停止后,按医嘱定时向胃管腔内注入流质饮食,但必须确定胃腔后注入,以免误入气囊发生意外。

6.出血停止 24 h 后,可放食管气囊内气体,放松牵引,继续观察有无出血现象,12 h 仍不出血者,放出胃气囊气体,嘱病人吞服液体石蜡 20~30 mL,再缓缓拔出三腔管,以防止囊壁和黏膜粘连。

第三节 腹膜透析术

【目的】

1.腹膜透析术的意义

治疗急性肾衰、慢性肾衰、急性药物或毒物中毒。

腹膜透析术是向病人腹腔内输入透析液,利用腹膜作为透析膜进行透析的一种操作方法,是一种简单实用、安全有效的治疗方法。按透析时间长短可分为连续非卧床腹膜透析(CAPD)和间歇性腹膜透析(IPD)。

2.掌握腹膜的应用解剖

一、应用解剖学基础

(一)腹膜(图 3-13)

构成腹膜囊,被覆于腹壁和盆壁的内面及腹、盆腔脏器表面,是人体面积最大(达22 000 cm^2,约与人体表面积相等)、分布最复杂的浆膜囊。

腹膜由间皮及其深面的结缔组织构成。间皮为单层扁平上皮,是腹膜的游离面,有浆液湿润并使表面光滑。其深面的结缔组织含弹性纤维较多,此层成为腹膜的附着面,将腹膜附着于内脏器官的表面和腹壁的内面。由于腹膜游离面光滑,同时有浆液起润滑作用,故脏器活动(呼吸运动、蠕动等)时彼此间以及与腹壁之间的摩擦得以减免,内脏器官的正常功能活动可以不受阻碍。如间皮已受损或有缺失,结缔组织层将形成粘连,这就会影响内脏器官的正常活动,严重者甚至能导致死亡。腹膜的其他功能包括在损伤或感染的情况下产生渗出液及细胞的抗感染作用和贮藏脂肪的作用。它的半透膜性质还容许腹膜腔内液体的成分可以和血液成分进行交换,正是利用这一点,可向腹膜腔灌注特定的液体,析出血液中的代谢产物,以暂时代替受损肾的功能,这便是临床实践中使用的腹膜透析术。

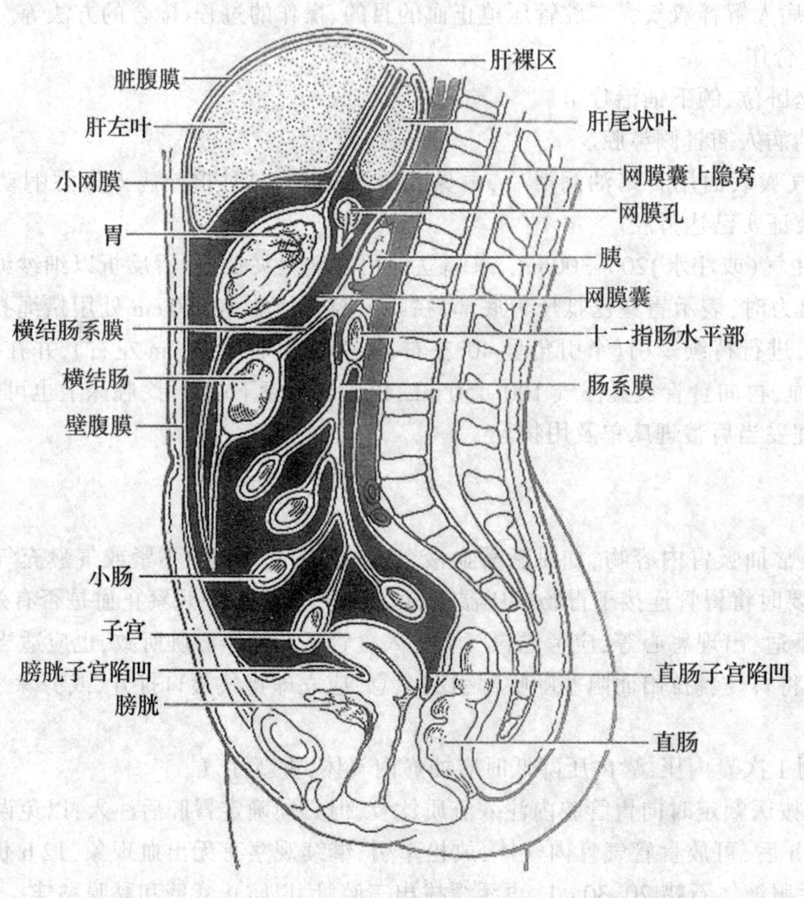

图 3-13 腹膜及腹膜腔

位于腹壁内面的腹膜,总称腹膜壁层,借腹膜外组织连于腹壁的筋膜层,因此所在部位同,而分别称为膈腹膜、盆腹膜和前、后腹膜壁层等。腹膜壁层通常与腹壁各部连接疏松,但下膈面和腹前外侧壁中线处者除外,该两处腹膜外组织极少,甚至缺如,致膈腹膜同膈筋膜,前腹膜壁层同腹白线,皆紧密附着。在某些局部,适于内脏器官生理活动时所呈现的形体变化,腹膜壁层同腹壁的联系更加松散。例如,腹前壁下部和盆腔部的腹膜壁层,当膀胱充盈突入腹腔之际,可逐渐远离腹前壁下部,而随同膀胱高升,致充盈膀胱的前面无腹膜覆盖,直接邻接腹前壁下部。这种特征,既使膀胱的正常充盈成为可能,又是尿道阻塞时沿耻骨联合上缘穿刺膀胱排尿,和进行腹膜外手术的解剖基础。前腹膜壁层贴附在腹前外侧壁的内面,属该壁的最深层结构。后腹膜壁层位于腹后壁肌及筋膜的深方,它们之间是深广而又极为重要的腹膜后间隙,容纳着腹膜外位脏器、大血管干与分支、神经干与神经丛、淋巴导管与淋巴结和腹膜外组织等,这些脏器结构是腹膜内位脏器的重要后方毗邻。

被覆内脏器官表面的腹膜总称腹膜脏层,同脏器的结缔组织基质直接相连,因而紧附脏器,难以分离,构成许多内脏器官的最外层,即浆膜层。腹膜脏层覆盖内脏器官的程度和方式,各器官间有所不同,即便是同一器官,个体间也常存在差异。一般说来,腹膜同脏器的关系不外乎有三种情形:①腹膜几乎覆被器官的全部表面的,如胃、脾、空肠、回肠、横结肠、乙状结肠、阑尾等,这类器官因而称作腹膜内位器官,借系膜、韧带连于腹壁或其他结构；②器官的大部分表面层是腹膜的，如升结肠、降结肠、肝等，这类器官有腹膜间位器官之称，它们的无腹膜覆盖面附着于腹壁；③仅一部分表面层为腹膜，或全无腹膜直接被覆的器官，叫做腹膜外位器官，或称腹膜后器官，属于前一类的有胰和十二指肠的大部分等，属于后一类的如肾、肾上腺等，这些器官也都附于腹壁。可以看出，内脏器官同腹膜的关系，与脏器入腹腔内的位置有关。若器官附着于腹壁，则供应此器官的血管、神经等沿其附着面进出，器官的其余表面如果甚多为腹膜所覆盖，便成为腹膜间位器官，如果甚少或无腹膜覆盖，则是腹膜外位器官。倘若器官系游离于腹腔中，腹膜就会近乎全部地将其覆盖，成腹膜内位器官，只留下窄细的表面供血管、神经等进出，这部分表面显然不为腹膜所覆盖。因此，每个器官都有未被腹膜所覆盖的器官面，换言之，全部器官面为腹膜所覆盖的脏器是不存在的。准确地说，腹腔内的所有内脏器官，全都位于腹膜腔以外，亦即，腹膜腔内不存在内脏器官；对腹膜间位、内位器官而言，到达或离开它的血管、神经及淋巴管等，必然沿腹膜皱襞走行，因比，完全不存在穿通腹膜行至脏器的血管、神经或淋巴管。从另一方面看，器官以一附着于腹膜者，它的其余面也并非一定为腹膜所覆盖，部分器官的某个面(如肾的前顶)，甚至以“有腹膜”部分、“无腹膜”部分镶嵌呈现的形式出现。出现这种腹膜内脏关系，是因为该脏器同许多器官有毗邻关系，其中有些是活动器官，有些则位置固定；于是，与活动器官相毗邻的脏器面有腹膜间隔，而同固定器官相比邻的脏器面，则直接与该器官邻接。许多学者并不把“腹膜间位”和“腹膜外位”器官视为两种类型腹膜关系的器官，而是将它们统称为腹膜后器官。这样，腹腔内的脏器，就只有腹膜内位和腹膜后位两种。可是，也还有少数腹内结构(如脐尿管等)，的确不是腹膜内位的，但也不在腹膜“后”，而是恰恰相反，在腹膜的前方，因而腹膜外位之称较腹膜后位更为妥帖。总之，腹腔内的器官，有腹膜内位器官和腹膜外位器官两大类。

(二)腹膜和腹膜腔

胚胎发生时，胚内体腔的间皮层演变成胸膜和腹膜，二者同属浆膜，分别围成胸膜和腹膜腔。由于一些内脏器官逐渐向腹膜腔的方向生长发育，将腹膜腔挤成一个不规则的腔隙，而器官的表面或多或少地被浆膜覆盖，并且也被腹膜腔围绕。贴衬于腹壁内表面的浆膜称为腹膜壁层，覆盖于器官表面者，称为腹膜脏层。二者互相连续，构成腹膜腔。男性腹膜腔完全密闭；女性则被输卵管腹腔口穿通，从而构成一个外来感染的可能通路。观察腹膜复杂的附着情况最好从一点开始。在腹膜腔内追踪腹膜，一个合适的出发点就是脐以下腹前壁的腹膜壁层。在这里除了脐正中索和脐外侧索形成一些不太明显的皱襞之外，腹膜一般是平滑的。一条脐正中索是胎儿时从膀胱到脐的脐尿管闭锁后的残余，二条脐外侧索是从髂内动脉连到脐的闭锁的脐动脉。在脐的后面常常能触到和见到一块瘢痕，镰状韧带从此处起始，稍偏于中线的右侧向上走行，到达肝脏的脐切迹处。镰状韧带的游离缘内有一条肝圆韧带，从脐向右上方走行，进入肝方叶与左叶之间的沟内，最后连于门静脉左支，肝圆韧带是胎儿脐静脉闭锁后的残余结构。

另外，镰状韧带以外的腹膜，越过膈的下面，反折到肝和食管腹段的右缘。在肝的膈面上，以肝的冠状韧带上、下层为界，遗留下一个裸区。腹膜包绕肝脏之后，从肝门处作为双层腹膜形成的小网膜而下降，到达胃小弯和十二指肠上部。在胃小弯处，腹膜再次分为前、后两层，分别从前、后两面包绕胃的前、后面，到达胃大弯处又重新合起，向下延展，构成大网膜的前二层，经横结肠前面向下行一段距离，再向后反折向上，贴前二层之后，行向横结肠，附着于横结肠全长，构成大网膜的后二层。前后共四层一起构成围裙状的大网膜。腹膜包绕横结肠之后，即向后上方走行，形成横结肠系膜，到达腹后壁，在此附着于胰的前面。横结肠系膜根部，形成横结肠系膜的两层腹膜再次分开：上层沿腹后壁向上行，在肝裸区下界反折至肝脏；下层行经腹后壁的下部，到达骨盆腔，覆盖于盆腔器官的表面，并且向前重新与腹前壁的腹膜连续。但是，腹后壁的腹膜由于反折成小肠系膜而被分隔开。在小肠系膜、小网膜、大网膜、横结肠系膜、乙状结肠系膜和阑尾系膜内，都含有其所属脏器的营养血管、淋巴管和神经。

1.大网膜(图 3-14)

是腹膜最大的一个皱襞，自胃大弯和横结肠向下垂，遮盖在空回肠的前面。从发生上看，大网膜原是囊状结构，由二层的前、后二层及其间的囊腔构成。前二层悬于胃大弯之下，后二层与横结肠及其系膜相连。以后，前、后二层从下部开始，逐渐向上愈合。最后，前二层的上部形成胃结肠韧带和胃脾韧带，从胃大弯相应部位连于横结肠和脾；前二层的下部和后二层，共同形成横结肠以下的大网膜游离部分。

大网膜的动脉：胃网膜左、右动脉，在胃结肠韧带内，沿胃大弯吻合成胃网膜动脉弓。由此弓向上发出胃支，分布于胃大弯的前、后壁；向下发出5~13条长短不等的网膜支，分布于大网膜。在网膜支中，靠近胃网膜左、右动脉起始处，各有一较粗者，分别称为网膜左、右动脉，其余各支统称为网膜前动脉。胃网膜左动脉发出的网膜左动脉在胃结肠韧带左缘内越过横结肠，在大网膜前二层内下行，并到达其游离缘，再绕下缘转入后二层向上行。胃网膜右动脉发出的网膜右动脉，在大网膜右缘的前二层之间下行，至大网膜游离缘处，转向后上，进入大网膜后二层内。在大网膜后二层内，网膜左、右动脉互相吻合，以网膜左动脉为主，形成一横位的大网膜边缘动脉弓，也称Barkow弓。网膜前动脉较大的支也可向下到达大网膜的游离缘，然后折转到后二层内上行，并与大网膜边缘动脉弓吻合，大网膜边缘动脉弓的存在对于沟通大网膜左、右两侧的血液循环以及建立侧支循环等，均有重要意义。同时，在外科上对于大网膜剪裁延展时，此动脉弓也是考虑血液供应来源的主要依据。大网膜的静脉回流到脾静脉，属于门静脉系统的一部分。当门静脉高压时，大网膜的静脉常有扩张、淤血。

大网膜具有粘连的功能，主要是通过浆膜渗出纤维蛋白原形成纤维膜或索带等。在腹腔内感染时，大网膜可促使感染局限化。在创伤或手术后，它可起一定的修复作用。因此，手术中常将大网膜铺盖在内脏的创面、缝合处或吻合处。然而，大网膜所形成的粘连，有时亦可成为肠梗阻的病因之一。

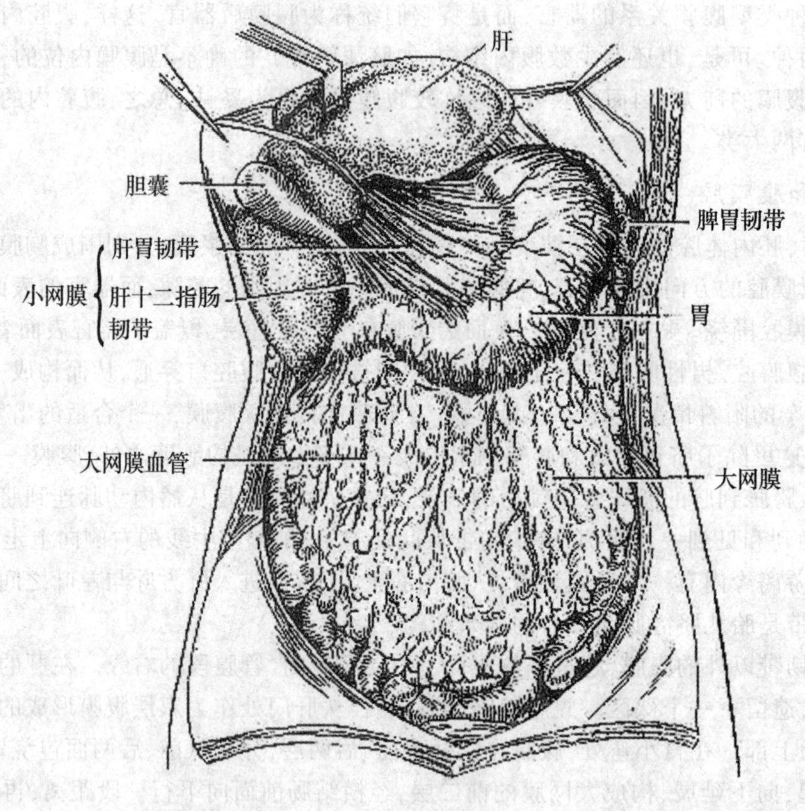

图3-14 大网膜和小网膜

2.小网膜(图3-14)

是连于肝门及肝静脉韧带与胃小弯及十二指肠上部之间的一片双层腹膜，可划分为彼此平行排列、无明确分界线的二条韧带；左侧大部分为肝胃韧带，从肝门延展到胃小弯，内行胃左和右动静脉、胃前和后神经及淋巴管和淋巴结等；右侧游离缘为肝十二指肠韧带，从肝门延展到十二指肠上部。肝十二指肠韧带亦构成网膜孔前界。肝十二指肠韧带内，右前方有胆总管，左前方有肝固有动脉，后方有门静脉。

3.网膜囊(或称腹膜小囊)

是位于小网膜、胃和胃结肠韧带等后方的囊腔。构成网膜囊前壁的是覆盖于胃后壁及十二指肠近端的腹膜，大网膜前二层(包括胃结肠韧带)及小网膜。构成网膜囊后壁的是大网膜后二层、横结肠系膜及其以上的腹后壁腹膜(包括覆盖于腹主动脉和下腔静脉上段、胰、左肾、左肾上腺和膈等前方的腹膜)。网腹囊的上界比较狭窄，延伸至食管右侧与肝静脉韧带裂之间。构成网膜囊上壁的是肝尾状叶和膈下的腹膜。网膜囊的下界在发生上是大网膜的下界,但出生后大网膜常融合,因此成人网膜囊腔多不延续到横结肠以下。左界下部相当于大网膜左缘,而横结肠系膜根以上的左界突向胃脾韧带和脾肾韧带之间,较宽大,此部网膜囊又称脾隐窝。右界下部为大网膜右缘,近十二指肠上缘处网膜囊经网膜孔通总腹膜腔(即腹膜大囊)。网膜孔(或称Winslow孔)可容纳1~2手指通过,长约3 cm,孔的前界为肝十二指肠韧带,后界为覆盖有腹膜的下腔静脉,上界为肝尾状突,下界为十二指肠上部上缘。网膜囊位置较深,胃后壁穿孔时,胃内容物常局限于囊内,也可经网膜孔至大腹膜腔。

(三)腹膜腔内的隐窝(图3-15,图3-16)

腹膜腔内有许多大小不等的隐窝,肠袢进入其内可能发生嵌顿或绞窄,脓汁或其他液体容易停留其内,手术时应注意清拭和放置引流。重要的隐窝有以下几个。

1.网膜囊。网膜囊可算是腹膜腔的最大隐窝,经网膜孔可以进入其内(已叙述)。

2.十二指肠空肠曲附近的隐窝,在十二指肠空肠曲和肠系膜下静脉之间有十二指肠旁隐窝,新生儿多见;在十二指肠升部的左上方有十二指肠上隐窝,左下方有十二指肠下隐窝,儿童多见;在十二指肠空肠曲与横结肠系膜根之间有十二指肠空肠隐窝,成人多见;在十二指肠水平部和升部后方,腹主动脉两侧,有十二指肠后隐窝,不多见。

3.回盲部的隐窝,在盲肠后面与腹后壁之间有盲肠后隐窝,成人多见,有时阑尾居其内;在回肠末端的上方与升结肠之间有回盲上隐窝,儿童多见;在回肠末端的下方与盲肠之间有回盲下隐窝,儿童多见。

4.乙状结肠间隐窝,由乙状结肠系膜呈倒"V"字形附着形成,位于乙状结肠系膜与腹后壁腹膜之间。

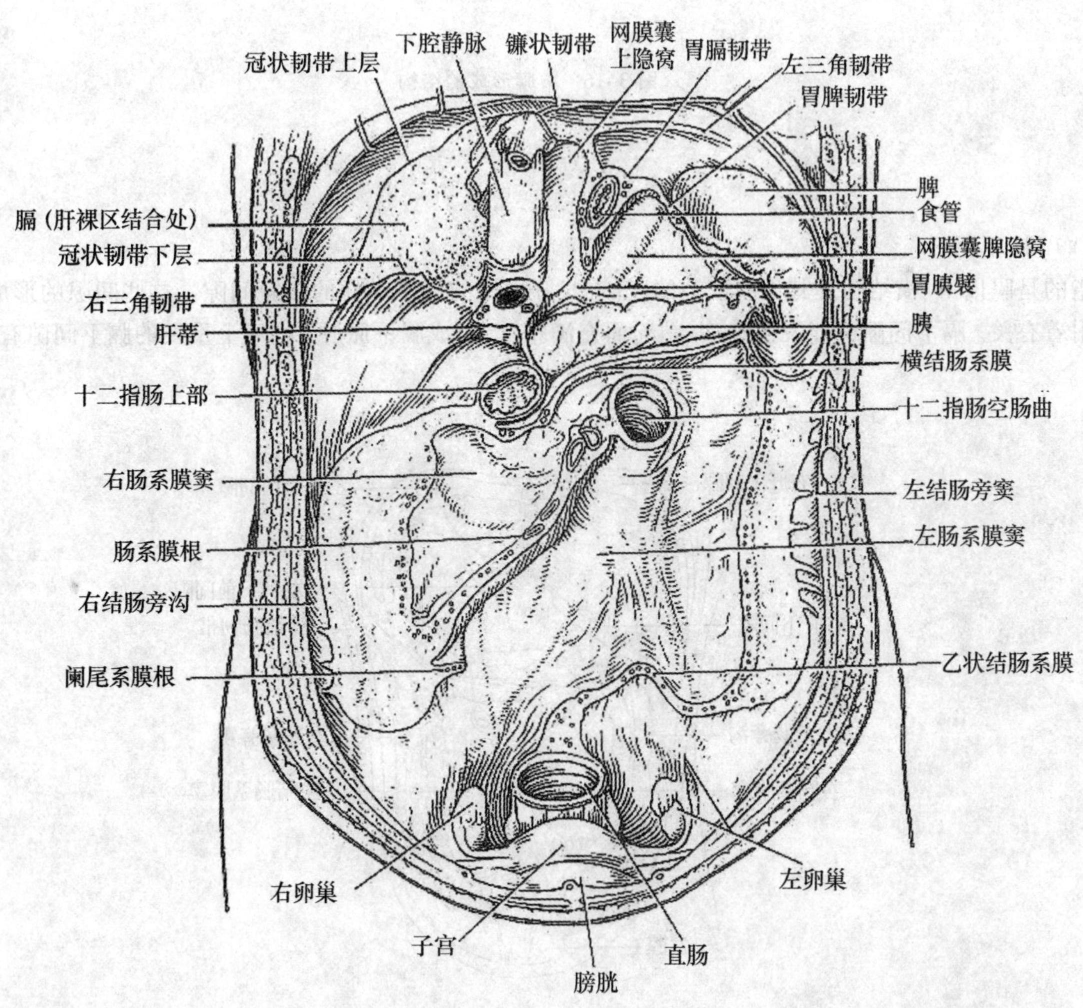

图3-15　腹膜形成隐窝

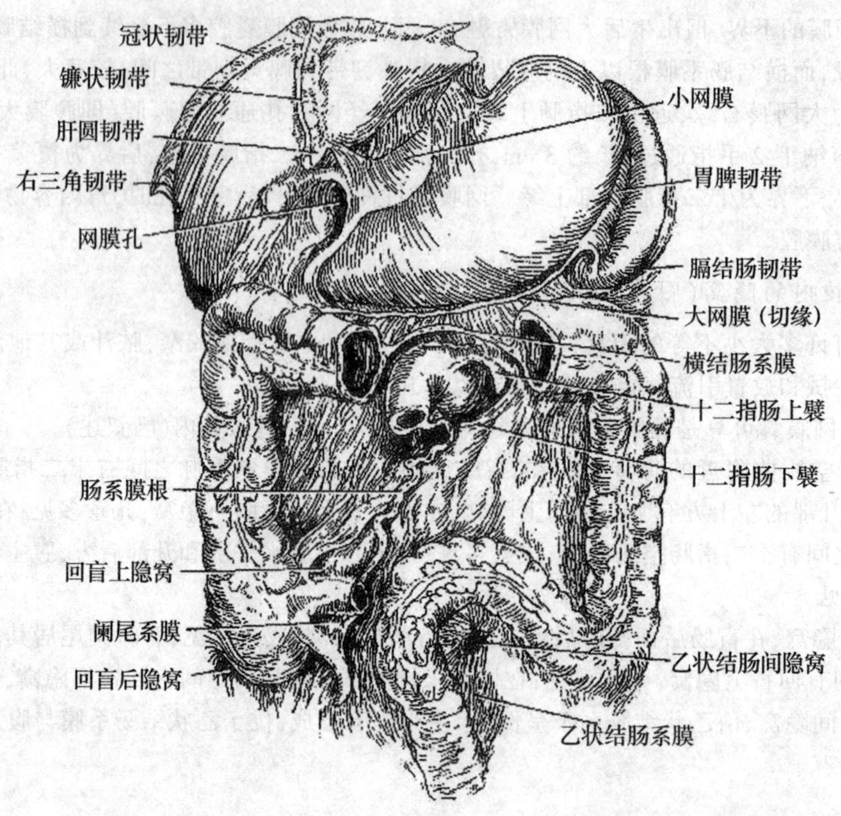

图 3-16　腹膜形成的结构

（四）膈下间隙

指的是膈以下、横结肠及其系膜以上的区域内，肝周围的许多潜在的腹膜间隙。这些间隙的形成与肝的韧带附着有关。膈下间隙可能发生炎症、粘连而充满脓汁，形成膈下脓肿。临床上重要的膈下间隙有 6 个（图 3-17）。

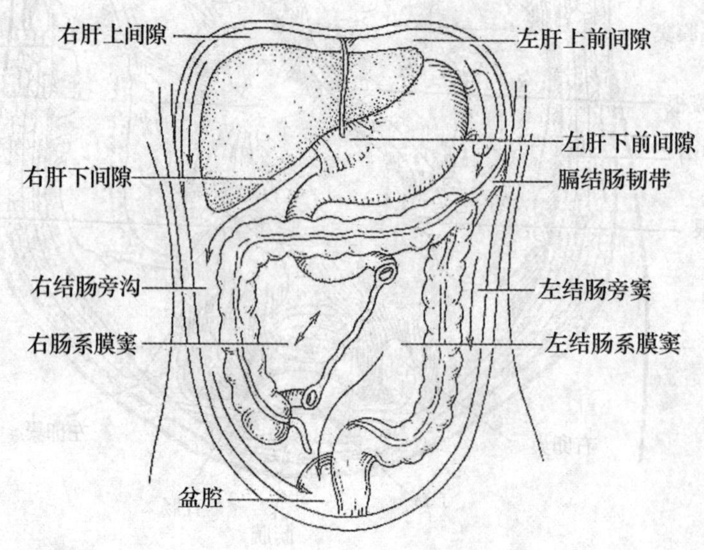

图 3-17　膈下间隙

1.左、右肝上间隙,位于肝与膈之间,其中间被镰状韧带隔开。

2.左、右肝下间隙,位于肝下方。右肝下间隙又称 Morison 囊,其后方以腹后壁为界;上方以膈、右冠状韧带和肝为界;下方以右肾及肾上腺、结肠右曲、横结肠及其系膜为界;左侧以镰状韧带为界;前方绕过肝右叶的前缘向上与右肝上间隙相通,向下通入总腹膜腔。左肝下间隙可被小网膜及胃分为前、后二部,即左肝下前间隙和左肝下后间隙(即网膜囊)。上述各间隙中任何一个发生脓肿(多见于右肝上间隙)均称为膈下脓肿。腹膜腔内的感染常波及上述间隙。例如,阑尾炎穿孔,感染物可经右结肠旁沟向上进入右肝下间隙(也可向下扩散到盆腔内);胃前壁溃疡或十二指肠穿孔时,其溢出物除波及左肝下前间隙和右肝下间隙外,尚可进入总腹膜腔,引起弥漫性腹膜炎;当溢出物波及右髂窝时,可出现右下腹部局限性压痛。因此右下腹部局限性压痛不能单纯考虑阑尾病变,还应考虑上腹疾患。

3.膈下腹膜外间隙,位于肝裸区与膈之间。此间隙可因腹膜后间隙感染或肝脓肿而直接波及。

靠近腹后壁的膈下脓肿可经第 12 肋下方或 12 肋切开引流。切开后,把手指放在肝与膈之间向上方伸进,通开脓腔。靠近腹前壁的膈下脓肿可以选择性地经肋缘下方与之平行的切口引流。

(五)腹膜的生理功能

腹膜属于间皮组织,表面为单层扁平上皮细胞。腹膜的主要功能是分泌(渗出)和吸收,还有重要的屏障作用和修复能力。

1.在正常情况下,腹膜腔内有少量浆液,起润滑作用,有利于胃、肠等器官的蠕动或舒缩运动。同时,腹膜有吸收能力,所以腹膜腔内的浆液实际处于经常更新中。

2.当腹膜腔内出现刺激因子,例如发生急性阑尾炎、急性胰腺炎、胃或肠破裂、膀胱穿孔、肝或脾破裂等,细菌及消化液、尿液和血液等均可促使腹膜渗出增多。这种渗出的抗病意义在于:(1)稀释作用,减少化学性刺激;(2)渗出液内含有白细胞,能吞噬和杀灭细菌;(3)渗出纤维蛋白原,形成纤维粘连,可促使感染局限化或者限制胃、肠穿孔处的漏出。然而,这种渗出同时又是液体和蛋白质通过腹腔内的丢失,影响机体代谢平衡,也是以后形成腹腔粘连征的原因之一。

各种原因(如肝硬变、心力衰竭等)引起门静脉高压时,腹膜腔内积液增多。其性质为漏出液,接近血浆,而细胞成分很少。乳糜池或胸导管阻塞时,腹膜腔内可出现乳糜。

3.腹膜的吸收能力也较强,表现在疾病进展期能将细菌毒素吸收而引起毒血症;在疾病好转期又能将渗出液、漏出液或血液、气体等吸收。

对于颗粒物质,腹膜的吸收是通过巨噬细胞的吞噬作用。单核细胞——巨噬细胞能从血管壁和腹膜逸出到腹膜腔,将菌、坏死组织等吞噬:"消化"一部分,"携走"一部分,促使腹膜腔恢复常态。

一般认为,腹膜腔上部(膈下间隙)较下部(盆腔)的吸收能力强,表现在膈下脓肿常比盆腔脓肿的毒血症更严重。这可能是胸腔负压和膈的呼吸运动促进了上腹部腹膜的吸收,也许是上腹部腹膜下组织少,有利于吸收。因此腹膜炎时常使病人取半卧位,其目的之一是为了减少膈下间隙积液。为了防止或减少腹膜吸收引起的毒血症,在坏死性胰腺炎或其他重症腹膜炎时,应施行腹腔引流或腹腔灌流术。

4.腹膜透析,就是利用大面积腹膜的渗出和吸收功能,排出血液中的有害物质,如过多的蛋白氮,调整水分、电解质平衡。在缺乏血液透析装置时,可用此法治疗急性肾功能衰竭等。基本方法是将配制的透析液输入患者的腹膜腔内,使其与腹膜组织间液、血液进行物质交换,然后将透析后的液体引出体外。

5.腹腔器官手术或损伤时,应尽可能利用腹膜(常用大网膜)来覆盖暴露的组织,以促进愈合。其原理是腹膜能迅速形成纤维粘连和新生扁平上皮;愈合后,腹膜还能通过巨噬细胞等吸收其表面部分乃至全部的纤维蛋白,从而使腹壁内面和脏器表面重新浆膜化。

二、操作要点(略)

三、注意事项(略)

第四节 体位引流术

【目的】

用于支气管扩张症、肺脓肿病人的痰液或脓液引流及支气管碘油造影术前后。

1.了解体位引流术的意义

2.掌握呼吸管道的形态结构

一、应用解剖学基础(见胸腔闭式引流)

二、操作要点

1.核对病人,向病人说明体位引流的目的、操作过程和配合方法,以消除顾虑,取得病人充分合作。

2.根据病变部位不同,采取痰液易于排出的体位,使病变部位处于高处,引流支气管开口向下(图 3-18)。

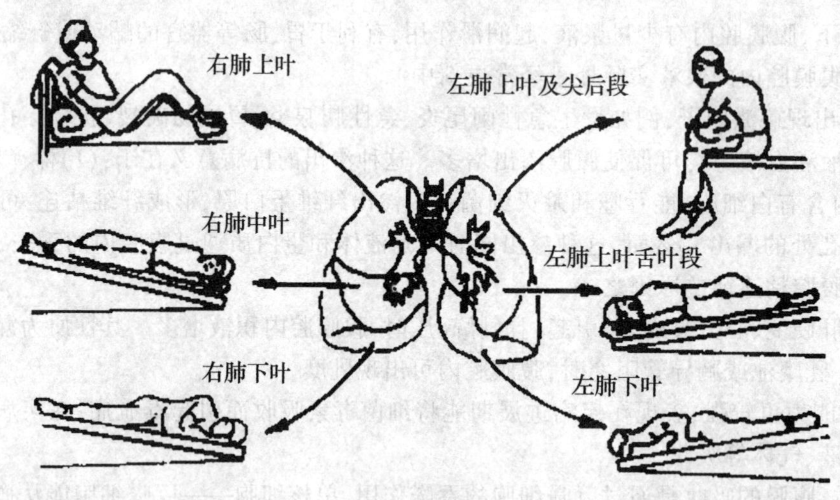

图 3-18 体位引流

3.操作步骤

(1)助以拍背:引流期间助以拍背,有助于黏附在支气管壁上的痰液松动,有利于引流。拍背时,护士掌指关节呈 120°角,由背部下方开始顺着体位由外向内进行叩击,其音呈空洞声(图 3-19)。

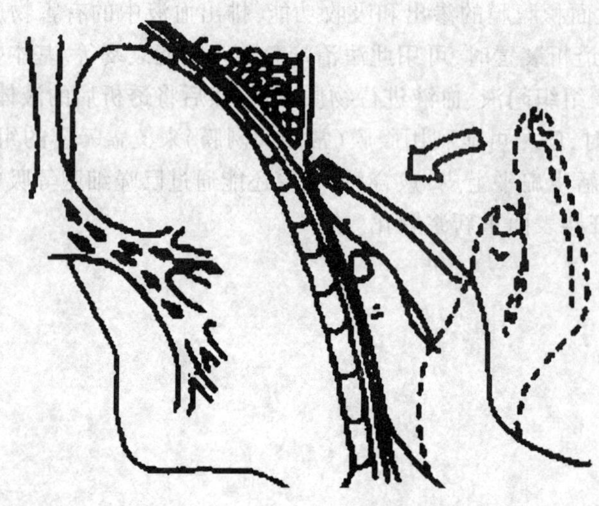

图 3-19 拍背排痰法

(2)指导有效咳嗽:递给痰杯、面巾纸,指导病人有效咳嗽,即先深吸一口气后屏气,然后用力咳出支气管深部的痰液,如年老体弱、无力咳出者可协助吸痰。

(3)引流时间从每次 5~10 min 逐渐延长到每次 15~30 min,每日 2~3 次。

(4)引流完毕,帮助病人漱口,用纱布擦净面部皮肤,协助病人于舒适卧位休息。清理用物,洗手。

(5)记录引流物的量、性质及引流时病人的反应等,必要时留标本送检。

三、注意事项

1.引流宜在饭前 1 h 进行,因饭后易致呕吐。

2.有生命体征不稳定或颅内压增高者,禁忌体位引流。

3.引流的体位不宜刻板执行,必须采用病人能接受而又易于排痰的体位。

4.引流过程要注意观察病情变化,如发现病人面色苍白,呼吸困难、发绀、出汗、体力不支、咯血等情况,应立即停止引流,并配合医生适当处理。

第四章 外科护理操作应用解剖

第一节 皮肤准备

【目的】

1.了解皮肤准备的意义

清除皮肤上的污垢、毛发，使皮肤清洁，有利于皮肤彻底消毒，预防术后切口感染。

2.掌握各部位体表组织结构

一、应用解剖学基础

给病人施行手术的部位(皮肤或黏膜)，称为手术区或手术野。手术区的消毒是防止细菌侵入切口内的重要措施。

皮肤清洁：除急症手术外，对于胸、腹、四肢等处手术的病人，术前应尽可能进行洗澡，清除皮肤污垢，更换内衣，手术区的毛发应予剃除，如腹部手术剃除阴毛，胸部手术剃除同侧腋毛，头部手术剃除部分或全部头发。去除毛发要小心，勿剃破皮肤，以免细菌侵入，增加感染机会。剃毛后应用温肥皂水将皮肤洗净。对于骨、关节等处严格要求无菌的手术，术前须用3%的碘酊和75%的酒精搽擦，并用无菌巾包裹。对于不宜洗澡的病人，可于术前1~3 d，每日用肥皂水和清水洗净手术区。手术当日剃毛后再洗净。

皮肤消毒：一般由手术者在手、臂消毒后，未穿手术衣和未戴手套前执行。消毒范围至少应包括切口周围15 cm以内的皮肤，为延长切口或另作切口作准备。皮肤消毒一般先搽3%的碘酊2遍，待干后则用75%的酒精将碘酊拭去。对肛门、会阴、黏膜、眼睛周围等处或小孩和对碘过敏的病人，不应采用碘酊消毒，可选用2%的红汞液、0.1%的硫柳汞酊或0.1%新洁尔灭液等擦3遍消毒。要注意已搽碘酊处不能再用红汞消毒，以免二者直接化合产生有毒性的碘化汞，如用碘酊消毒腹部皮肤后，需用红汞消毒会阴时，则应先用酒精将碘酊拭去后，再搽红汞。

消毒原则为由干净处逐渐向脏处消毒，如为胸腔部手术，由中央向四周搽药，已接触四周的纱布不可再接触中央处。肛门、会阴等处手术则相反，由四周向中央搽药。

(一)头部体表组织的结构特点

1.头部皮肤

较其他部位的皮肤厚而致密，血管及淋巴极为丰富。因此，头皮再生能力强，损伤后易于修复，是一良好的供皮区。另外，皮肤内除额部外均长有毛发并有丰富的汗腺和皮脂腺，细菌等微生物容易在此滋生，所以是疖和皮脂腺囊肿的好发部位。

2.皮下组织

其特点是致密而坚韧，并形成许多纤维小隔，纵行连接于皮肤和帽状腱膜之间，小隔间充满脂肪组织，血管、神经也穿行其中。当此层感染时，渗出物不易扩散，故张力较大，压迫神经，早期即出现剧痛。另外，血运丰富，血管壁周围的结缔组织紧密固定，外伤血管断裂后，血管不易收缩，因而出血较多，须及时进行压迫止血。

3.帽状腱膜

为一层厚而坚韧的结缔组织膜，前连额肌，后连枕肌，两侧与颞筋膜相连接，没有明显分界。此膜贯穿浅筋膜的纤维隔与皮肤紧密相连，宛若一层，很难分离。临床上将皮肤、皮下组织和帽状腱膜合称头皮(图4-1)，外伤未伤及帽状腱膜，伤口并不裂开，如伤及腱膜，则创口裂开较大，特别是横位创口裂开更大。缝合时应将帽

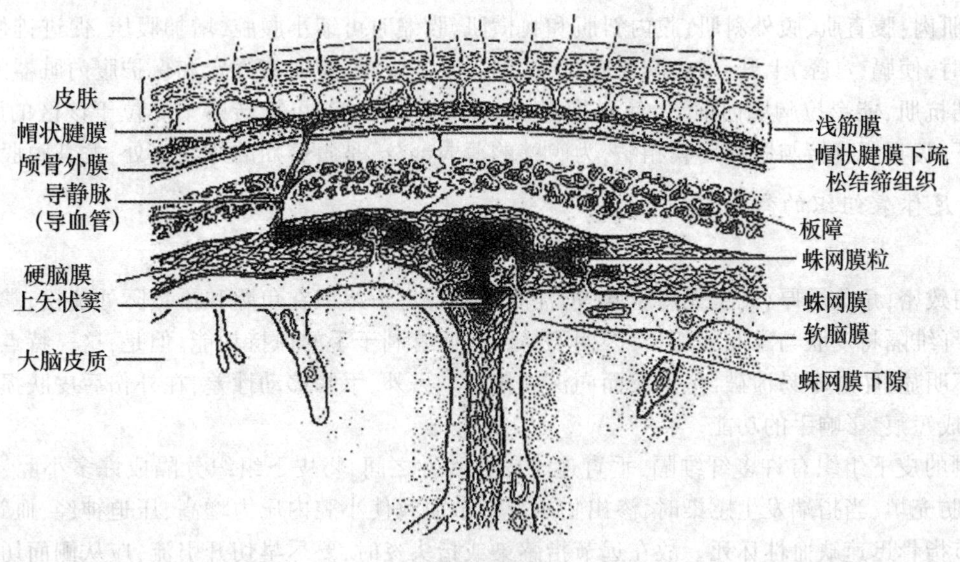

图 4-1 颅顶部的层次

状腱膜缝合严密,才能减少张力,有利于愈合和止血。

4.腱膜下疏松结缔组织

为一薄层蜂窝组织,形成一个疏松的组织间隙,头皮撕脱时常在此间隙将前三层整片撕脱。如此层发生出血或化脓可迅速蔓延至整个颅顶。该层还有导血管,将头皮血管和颅骨的板障静脉连接起来,并通过板障静脉与颅内静脉窦相交通;因此,头皮或帽状腱膜下间隙的感染皆可经导血管蔓延至颅内而形成严重的颅内感染,故临床上称此层为颅顶的"危险区"。

5.颅骨外膜

为一层薄而致密的结缔组织膜,借少量结缔组织与颅骨相连,尤其是在骨缝处,连接更紧密,因此,在骨膜下积血或积脓时,受骨缝的限制而局限在一骨范围内。颅骨失去骨膜的保护,局部骨骼常发生坏死。颅骨骨膜无形成新骨的能力,即使仅发生小块颅骨缺损,骨膜也很难使颅骨再生修复。

头皮的血液供应主要来自颈外动脉,可分为前、侧、后三组。前组为眶上动脉、滑车上动脉和与其伴行的同名神经、静脉;侧组为颞动脉、静脉,耳后动脉、静脉,耳颞神经和面神经耳后支;后组为枕动、静脉与耳大、枕小神经。这些血管皆自周围部向颅顶呈辐射状排列,所以在设计皮瓣时,皮带应连在下方,以保留皮瓣的血管及神经干。三组动脉之间有广泛的吻合,血供丰富。组织再生力和抗感染能力强,所以头皮创口愈合迅速,即使撕裂伤所形成的窄皮瓣,一期缝合后也常不致坏死。

头皮内无淋巴结,皮下组织内淋巴管却非常丰富。淋巴回流途径大致为额区回流至腮腺淋巴结,枕区回流至枕淋巴结,顶区回流至腮腺、乳突淋巴结。

(二)躯干体表组织的结构特点

1.背侧

(1)皮肤与皮下组织。躯干背部皮肤厚而韧,皮脂腺及汗腺分布广泛。在腋下大汗腺分布较多,至青春期后分泌活动增强,个别人汗腺排出的分泌物被细菌分解后产生臭味,称为腋臭,又称狐臭。皮下脂肪较腹部为薄,分布均匀,很少发生脂肪堆积。

(2)背肌。分为浅群的斜方肌、背阔肌、肩提肌、菱形肌和深群的竖脊肌,起仰头、提肩、直背等重要作用。背部肌肉被背部筋膜覆盖。背部筋膜厚薄不一。覆盖于背肌表面者多较薄,包绕竖脊肌的筋膜特别厚。腰背筋膜位于竖脊肌外缘,构成了腹内斜肌与腹横肌的起始腱膜。

2.腹侧

(1)前胸:腹侧上部为前胸,皮肤柔软,第 2—6 肋骨水平的浅筋膜中,是成年女性乳房的所在部位,也是许多乳房疾病的好发区。儿童和成年男子的乳房不发育,故患病者极少。胸肌有胸大肌、胸小肌、前锯肌和胸固有肌,可起上提躯干、举上肢、助吸气等作用。

(2)腹部:腹侧下部为腹部,皮肤薄,腹壁软而富有弹性,除腹股沟区外均移动性较大。腹壁这种组织结构特点,易导致大量脂肪堆积或下垂,常需手术矫治。

(3)腹壁肌肉:腹直肌、腹外斜肌、腹内斜肌和腹横肌,收缩时可缩小腹腔,增加腹压,促进排便、分娩和呕吐。腹压增加时,使膈(穹隆)上升,减少胸腔容积,帮助呼吸和咳嗽。腹肌有固定和保护腹内脏器的作用,又是背部伸肌的拮抗肌,能牵拉胸廓向前下,使脊椎前屈,一侧腹肌收缩,可旋转躯干。位于该区的脐下 4~5 cm 处的弓状线下,腹直肌直接与腹横筋膜相贴,为腹壁的薄弱部分,是腹壁疝的好发之处,尤其腹股沟区。

(三)手、足体表组织的结构特点

1.手

皮肤厚而致密,角化层厚,无毛无皮脂腺,但汗腺丰富。皮下组织在鱼际和小鱼际处疏松,掌中区皮下组织紧密,并有纤维隔将皮肤与掌腱膜相连;因而不易滑动而有利于手的抓持功能。但是,这一特点也使手掌在感染时肿胀不明显,脓肿不易溃破,感染反而向深部扩散。另外,手掌移动性差,在外伤后皮肤损伤较多时缝合困难,易形成短痕,影响手的功能。

手指掌侧的皮下组织有许多纤维隔,垂直连于皮肤和骨之间,将皮下组织分隔成许多小腔,各小腔被血管、神经和脂肪充填,当指端发生感染时,渗出物不易扩散而致使小腔内压力增高,压迫神经、血管引起剧疼,甚至导致末节指骨迅速缺血性坏死。故在远节指感染或指头炎时,要尽早切开引流,应从侧面切开向深层横断纤维隔,才能达到减压和引流的目的。远节指背面有指甲,指甲近侧缘嵌入皮内的部分叫甲根,甲根部的生发层为甲基,是指甲的生长点,术中应予保护。指甲两侧的沟称甲沟,覆盖甲根的皮肤称甲皱。甲沟炎时可引起甲皱下积脓,也可蔓延至甲床,做手术时必须将指甲拔除,才能引流。

2.足部

足部分足底部和足背部。足底部皮肤厚而致密,尤以足跟、足外缘和第1跖骨头等负重部位明显,是底部皮肤摩擦较重处,易过度角化而产生鸡眼。皮下组织发达形成大量纤维脂肪垫,其纤维束连接于皮肤和足底腱膜之间,有利于负重。足底腱膜起于跟骨结节,向前分成5条纤维束,止于趾骨基底,具有增强足底纵弓、保护足底血管和神经的作用。深筋膜向足底深部发出两个肌间隔,分别附于第1、5跖骨,将足底分为内、中、外三个骨筋膜间隙,中间间隙常受外伤而感染发生蜂窝织炎。

足背部皮肤较薄而有移动性,皮下组织不发达。足背静脉网清楚可见,大、小隐静脉分别起自足内外侧。深筋膜下有胫骨前肌、趾长伸肌和拇长伸肌肌腱,足背动脉即行于后二者之间,用手可触摸到。由于足背皮肤薄、软组织少,故外伤时常同时损伤上述肌腔隙血管。

(四)会阴体表组织的结构特点

会阴是指封闭骨盆下口全部软组织的总称。呈菱形。经两侧的坐骨结节画一横线可将会阴分为前方的尿生殖区和后方的肛区,肛区又称肛门三角。肛周皮肤成放射状皱襞,富有汗腺和皮脂腺,皮下浅筋膜脂肪较多,尤其在坐骨直肠陷窝内充填大量脂肪,起弹性垫的作用。排便时肛门便于扩张。坐骨直肠陷窝为脓肿的好发部位,脓肿可穿破肛提肌形成盆腔脓肿或穿过直肠及皮肤形成肛瘘。

肛门肌部分为肛门内括约肌和肛门外括约肌,肛门内括约肌为直肠环层肌,在直肠下端略增厚而成,为不随意肌,无随意括约肛门的功能。肛门外括约肌,由皮下部、浅部和深部三部分组成,为随意肌,是括约肛门的重要结构,如术中不慎被切断,即可引起大便失禁。

尿生殖区会阴前分的三角区,有泌尿和生殖器官的开口,又称尿生殖三角。该处皮肤较薄,生有阴毛,有丰富的汗腺和皮脂腺,皮下脂肪较少。

1.女性会阴

临床产科常将阴道与肛门之间的软组织称为会阴,即所谓产科会阴。该部分软组织略呈楔形,浅部较宽,深部同阴道后壁及直肠前壁接近而逐渐变窄,其层次结构由浅入深分别为皮肤、浅筋膜及会阴中心腱。会阴中心腱是由肛门括约肌、会阴浅、深横肌、肛提肌和阴道括约肌交织而成的纤维肌肉组织,分娩时承受压力最大,若不注意保护,可发生不同程度的撕裂伤。

2.阴囊

是腹前壁向下突出的囊袋,内藏睾丸、副睾精索的下部。其组织层次与腹前壁各层相延续,阴囊各层与腹壁各层的对照关系见图 4–2。阴囊皮肤着色较深,肉膜由平滑肌和致密结缔组织构成,能随温度的变化而进行舒缩,以调节阴囊的温度。阴囊的皮肤皱襞即由肉膜收缩所致。精索外筋膜在阴囊内较疏松,内含有大量小血管和淋巴管,在病理情况下,此层较易发生血肿和水肿,提睾丸肌在接近睾丸时肌纤维菲薄,并与精索内筋

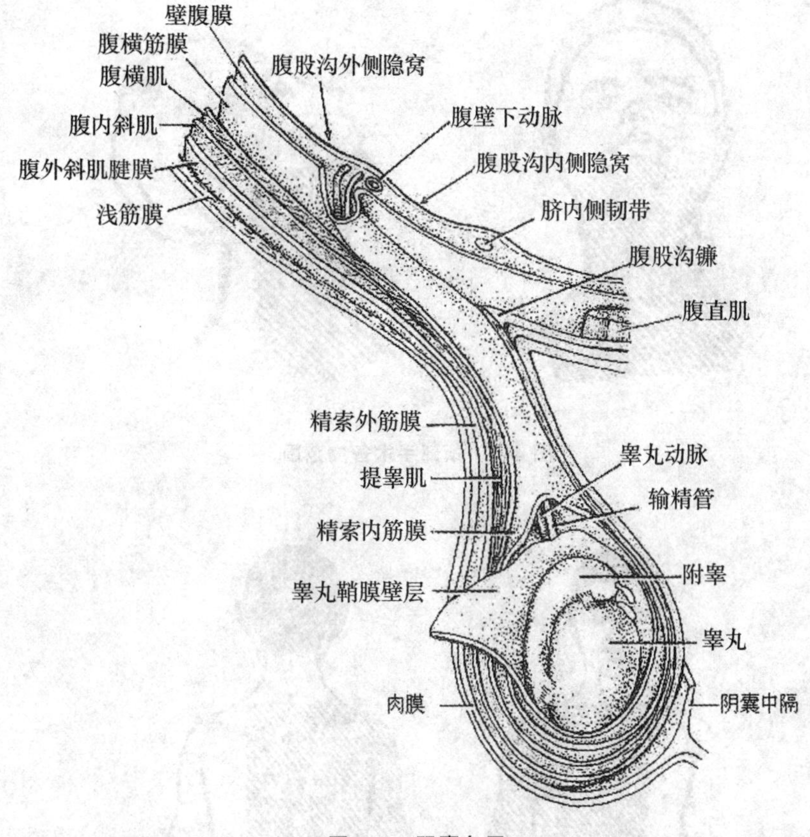

图 4-2　阴囊各层

膜及睾丸固有鞘膜的壁层相融合，故提睾丸肌收缩时可使睾丸上提，睾丸固有鞘膜分脏、壁两层，两层间的鞘膜腔内含有少量液体。如因某种原因导致腔隙内积液过多，即为睾丸鞘膜积液。

(五)各部位备皮范围

1.颅脑手术：剃净全部头发及颈部毛发，保留眉毛(图 4-3)。

2.眼部手术：上自前额发际，下至鼻孔，不剃眉毛，内眼手术应剪睫毛。

3.颈部手术：上自唇下，下至乳头水平线，两侧至斜方肌前缘(图 4-4)。

4.胸部手术：上自锁骨上窝，下至脐水平，前后均超过正中线，包括患侧上臂和腋下(图 4-5)。

5.上腹部手术：上自乳头连线、下至耻骨联合水平，两侧至腋后线(图 4-6a)。

6 下腹部手术：上平剑突，下至大腿上 1/3，前、内侧及外阴部，两侧至腋后线(图 4-6b)。

7.肾区手术：上自乳头连线，下至耻骨联合，前后均超过正中线(图 4-7)。

8.腹股沟部及阴囊手术：上自脐部水平，下至大腿上 1/3，两侧至腋后线，包括外阴部并剔除阴毛。

9.会阴部及肛门手术：上自髂前上棘连线，下至大腿上 1/3 的前、内、后侧，包括会阴区及臀部(图 4-8)。

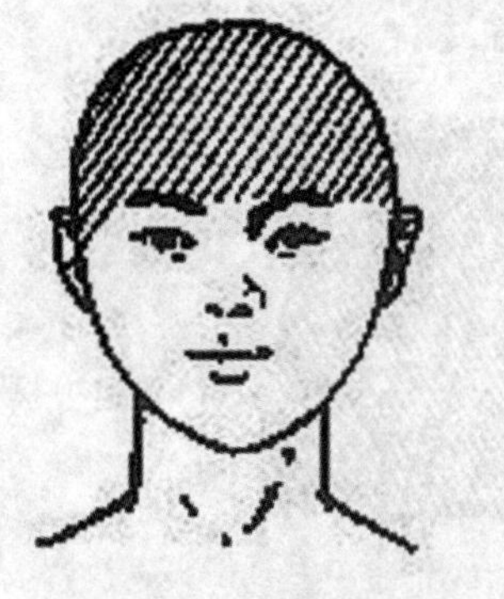
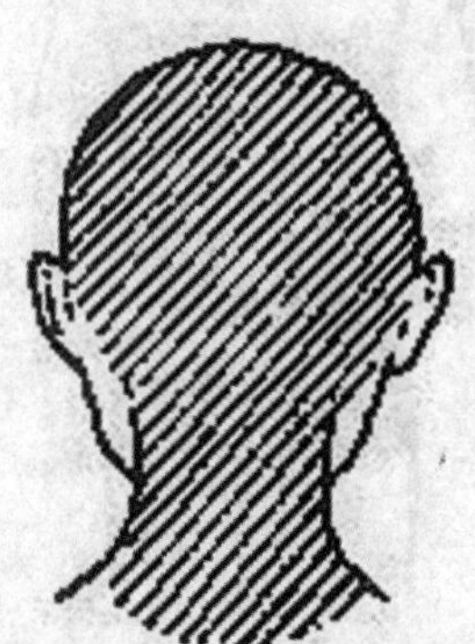

图 4-3 颅脑手术备皮范围

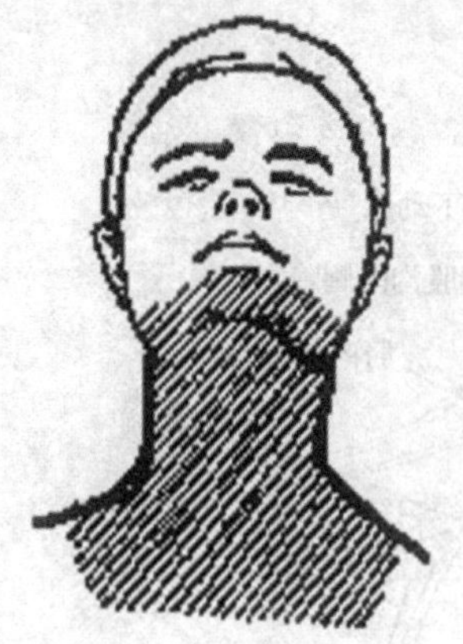
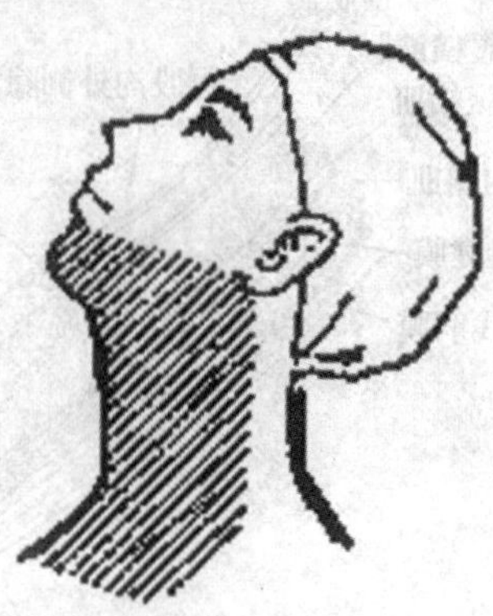

图 4–4 颈部手术备皮范围

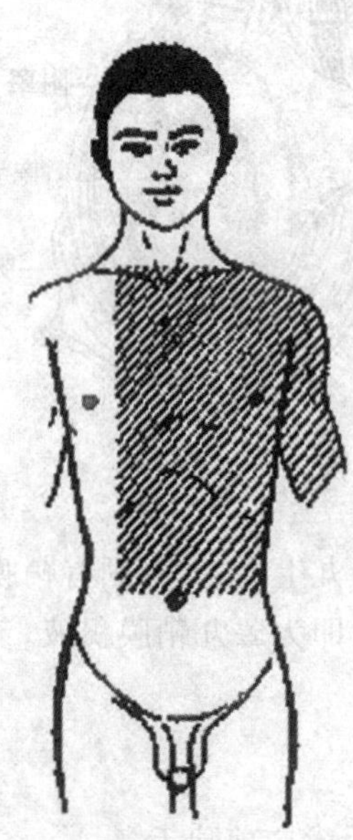
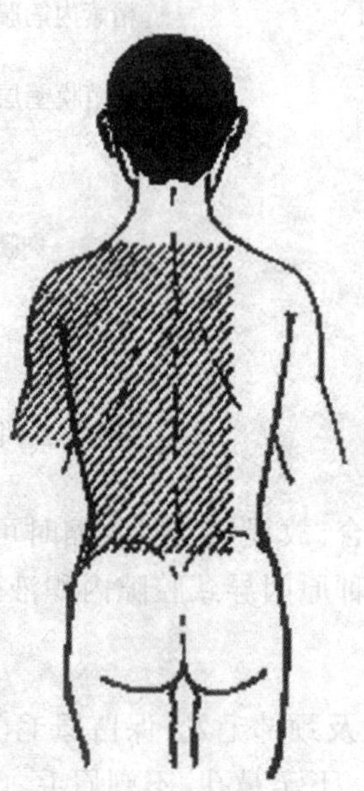

图 4–5 胸部手术备皮范围

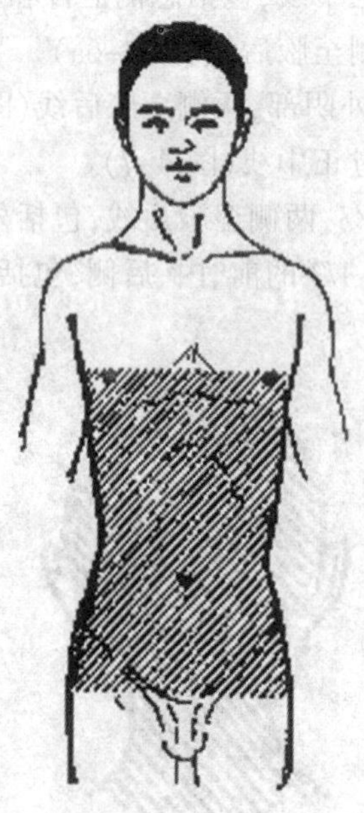
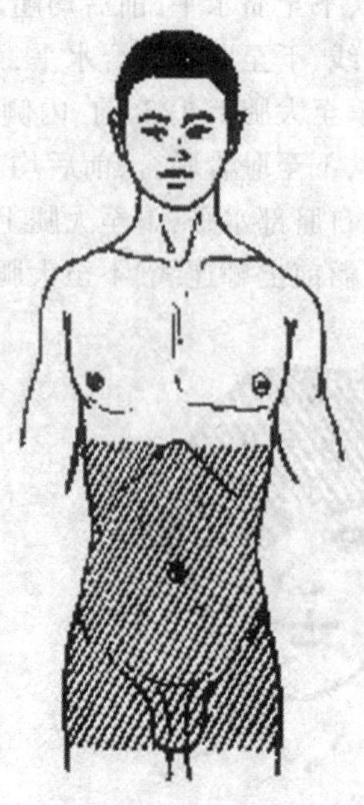

a b

图 4–6 腹部手术备皮范围

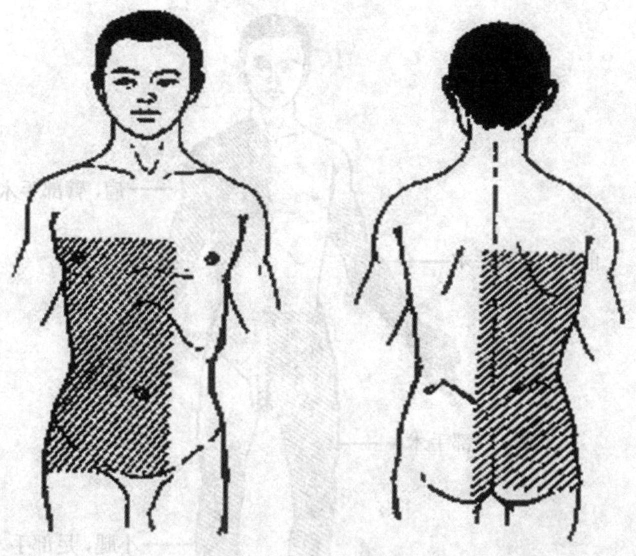

图 4-7　肾手术备皮范围

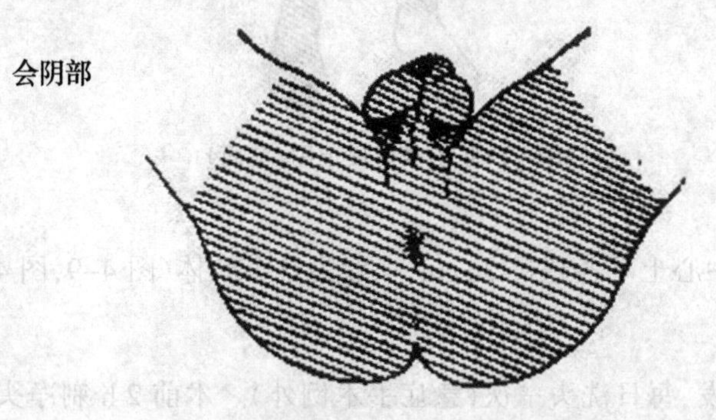

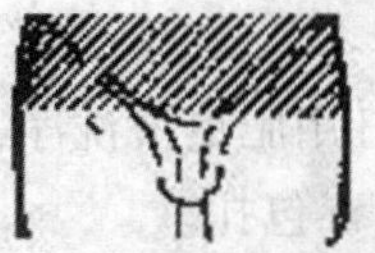

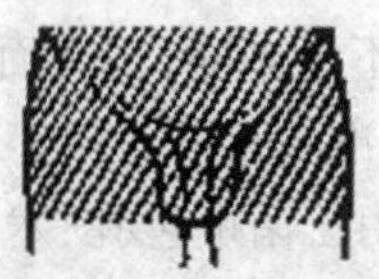

图 4-8　会阴手术备皮范围

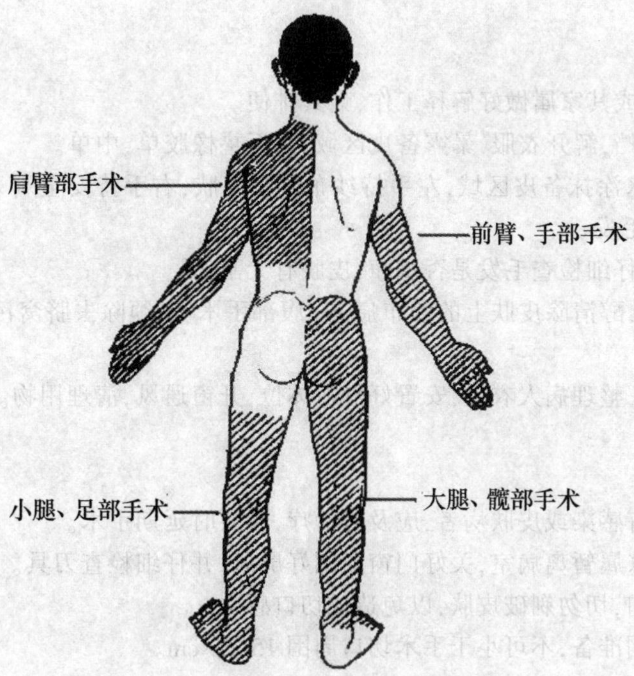

图 4-9　四肢手术备皮范围(后面)

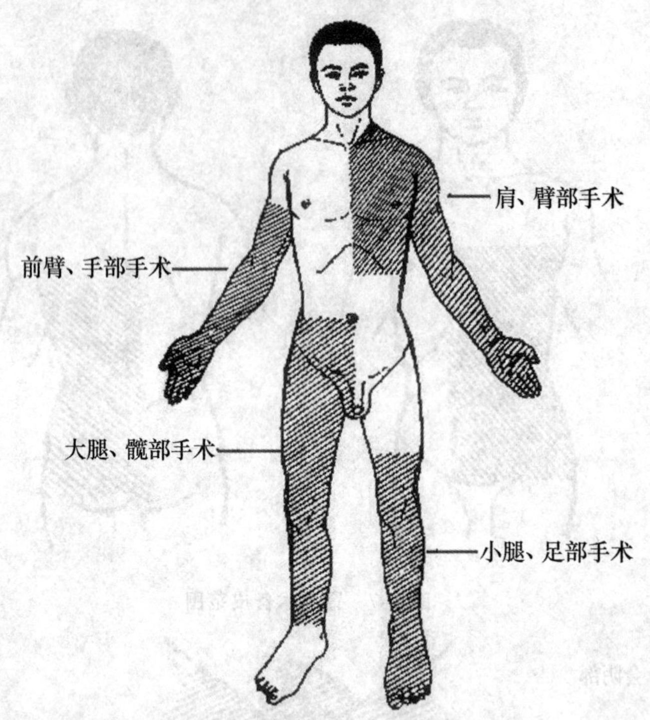

图 4-10 四肢手术备皮范围(前面)

10.四肢手术原则以切口为中心上下各超过 20 cm,一般为整个肢体(图 4-9,图 4-10)。

(六)特殊部位备皮要求

1.颅脑手术术前 3 d 剃除头发,每日洗头一次(急症手术例外)。术前 2 h 剃净头发,用肥皂洗头,戴清洁帽子。

2.颜面部手术尽量保留眉毛,不予剃除,多洗面部。

3.骨科无菌手术术前 3 d 开始准备皮肤,术前 2~3 d 每日用肥皂液洗净,75%酒精消毒,无菌巾包扎。术前 1 d 剃净毛发,75%酒精消毒后用无菌巾包扎,术后重新消毒包扎。

4.阴囊、阴茎部手术病人入院后每日用温水坐浴,皂液洗净,术前日剃毛发。

5.小儿手术一般不剃毛发,只作清洁处理。

二、操作要点

1.核对病人,向病人或其家属做好解释工作,嘱其排便。

2.关好门窗,屏风遮挡,解开衣服,暴露备皮区域,其下垫橡胶单、中单。

3.用软毛刷蘸肥皂水涂抹备皮区域,左手持纱布绷紧皮肤,右手持安全剃刀从上至下轻轻剃去毛发,随时以纱布清除刀内过多毛发。

4.剃毕用电筒照射,仔细检查毛发是否剃净,皮肤有无割伤。

5.用棉签蘸汽油或乙醇清除皮肤上的胶布痕迹。腹部手术者,须除去脐窝污垢,用温水,毛巾洗净擦干皮肤,并嘱病人沐浴更衣。

6.撤去橡胶单、中单,整理病人衣被,安置好舒适体位,开窗通风,清理用物。洗手,记录。

三、注意事项

1.手术区局部皮肤有感染或皮肤病者,应及时治疗,必要时延期手术。

2.备皮前应嘱病人家属暂离病室,关好门窗或围好屏风,并仔细检查刀具。

3.备皮时用力要均匀,切勿剃破皮肤,以免造成切口感染。

4.按规定的皮肤范围准备,不可小于手术切口周围 15~20 cm。

5.操作过程中,注意保暖,以防感冒或肺部并发症。

第二节　静脉切开术

【目的】

1.了解静脉切开术的临床意义

(1)病情紧急,如休克、大出血等。急需快速大量输血、输液而静脉穿刺有困难时。

(2)需较长时间维持静脉输液,而表浅静脉和深静脉穿刺有困难或已阻塞者。

(3)施行某些特殊检查,如心导管检查、中心静脉压测定等。

2.掌握全身静脉位置及层次

一、应用解剖学基础

静脉是心血管系中运送血液回心的血管,起始端连于毛细血管,末端止于心房。由于血液自动脉、毛细血管流至静脉时压力已降低,而且大多数静脉位于心平面以下,因此,静脉在维持回心血量与心输出血量平衡过程中,不断进化演变,在结构和配布方面形成许多特点:①由小支汇合成大支,最后汇成大的静脉干,其管径越来越大。②静脉壁薄,管腔比同级动脉大,内皮突出形成静脉瓣,瓣膜成对,形似半月状小袋,其袋口朝向心脏,可防止血液逆流,有利于静脉向心回流,在重力影响较大的下肢静脉中,静脉瓣较多。③体循环静脉分深、浅两类,深静脉位于深筋膜深面与动脉伴行,故称伴行静脉,其名称、行程和引流范围与其伴行的动脉相同。一般中等动脉均由两条静脉伴行,如尺动脉、胫前动脉等两侧都有伴行静脉。浅静脉位于皮下浅筋膜内,又称皮下静脉,浅静脉数目多,不与动脉伴行,有各自独立的名称、行程和引流范围,但最终均注入深静脉,从而进入循环。因此,临床可通过浅静脉取血检查或输入液体、药物。④静脉之间有丰富的吻合交通支,浅静脉之间、深静脉之间、浅深静脉之间均存在广泛的交通。一条静脉被阻断后,可借这些交通支建立侧支循环。许多脏器周围都有静脉丛,如膀胱静脉丛、直肠静脉丛等。⑤某些部位静脉结构特殊,如硬脑膜窦,硬脑膜参与窦壁的构成,壁内无平滑肌,腔内无瓣膜,对颅脑静脉血的回流起重要作用。又如板障静脉是颅骨松质内的静脉,与颅内、外静脉交通。

全身的静脉可区分为肺循环的静脉和体循环的静脉两大部分。

肺静脉左、右各一对,分别为左上、左下肺静脉和右上、右下肺静脉。这些静脉均起自肺门,向内行注入左心房后部。肺静脉将含氧量高的动脉血输送到心。

体循环的静脉体,循环的静脉数量多、行程长、分布广,主要包括上腔静脉系、下腔静脉系(含门静脉)和心静脉系。

(一)上腔静脉系

上腔静脉系由收集头颈、上肢、胸壁及部分胸腔脏器血液回流的诸静脉组成。主干为上腔静脉,它借各级属支主要收集膈以上,上半身的静脉血,最后流入右心房。

1.上腔静脉

是一粗大的静脉干,成人长 5~7 cm、口径 1.7~1.9 cm,在右侧第 1 胸肋结合处后方由左、右两侧的头臂静脉汇合而成,沿升主动脉右侧垂直下行,至第 3 胸肋关节下缘处注入右心房前,奇静脉自后方弓形向前跨过右肺根注入上腔静脉。

2.头臂静脉

左、右各一,在胸锁关节的后方由同侧的锁骨下静脉和颈内静脉汇合而成。汇合处的夹角称静脉角,是淋巴导管注入静脉的部位。头臂静脉主要属支有颈内静脉和锁骨下静脉,此外还有椎静脉、胸廓内静脉、甲状腺下静脉、肋间最上静脉等。

(1)颈内静脉(见颈内静脉穿刺)

(2)锁骨下静脉(见锁骨下静脉穿刺)

(3)上肢静脉:上肢静脉分浅静脉和深静脉两种,最终都汇入腋静脉。

1)上肢深静脉：从手掌至腋腔的深静脉都与同名动脉伴行，而且多为两条，伴行静脉之间有广泛的吻合，同时与浅静脉间也有多处吻合。两条肱静脉多在胸大肌下缘处汇合成一条腋静脉。腋静脉位于腋动脉前内侧，收集上肢浅、深静脉的全部血液，跨过第1肋骨外缘后续为锁骨下静脉。

2)上肢浅静脉(见浅静脉穿刺)

3.胸部静脉

胸部静脉主干为奇静脉，奇静脉的重要属支有半奇静脉、副半奇静脉及椎静脉丛等。

(1)奇静脉(图4-11)：自右膈脚处起于右腰升静脉，经膈的右内侧脚和中间脚之间进入胸腔，在食管后方沿胸椎体右前方上行，至第4-5胸椎高度，弓形向前跨过右肺根上方，向前注入上腔静脉。奇静脉沿途收集右侧肋间后静脉、食管静脉、支气管静脉及半奇和副半奇静脉的血液。同时，奇静脉还是沟通上、下腔静脉系的重要途径之一。

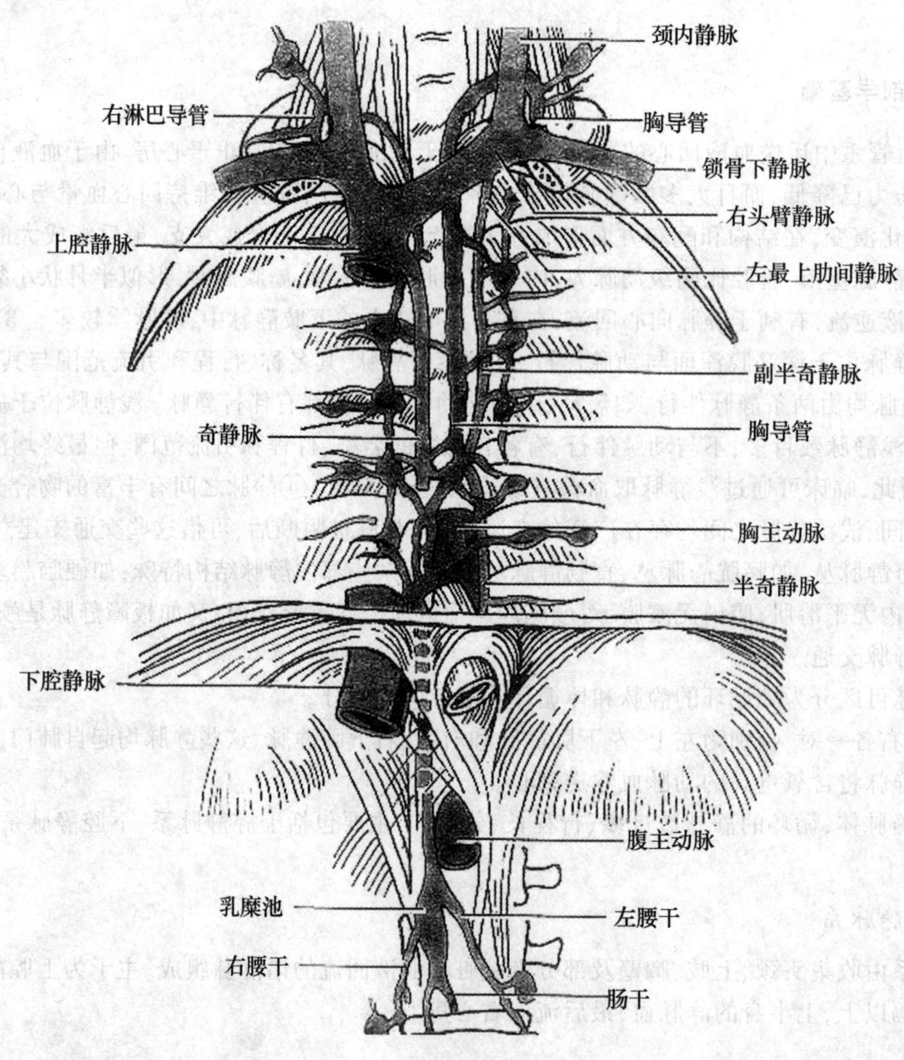

图4-11 奇静脉

(2)胸前壁及脐以上腹前壁的浅层静脉沿胸腹壁静脉注入腋静脉；深层静脉则沿胸廓内静脉注入头臂静脉。上述头颈和上肢的静脉分别汇入颈内静脉和锁骨下静脉，二者又汇合成头臂静脉，左、右头臂静脉汇合成上腔静脉，引流胸部静脉血的奇静脉自右肺根上方注入上腔静脉。

(二)下腔静脉系(图4-12)

下腔静脉系由下腔静脉及其各级属支组成，收集膈以下下半身的静脉血，最后注入右心房。

1.下腔静脉

是人体最粗大的静脉干，于第4—5腰椎体右前方由左、右髂总静脉汇合而成，沿脊柱右前方、腹主动脉右侧上行，经肝后面的腔静脉窝，穿过膈的腔静脉孔进入胸腔后，立即穿心包注入右心房。下腔静脉属支除左、右髂总静脉外，还有诸多直接注入下腔静脉干的腹腔、盆腔的壁支和脏支。下腔静脉收集膈以下，下肢、

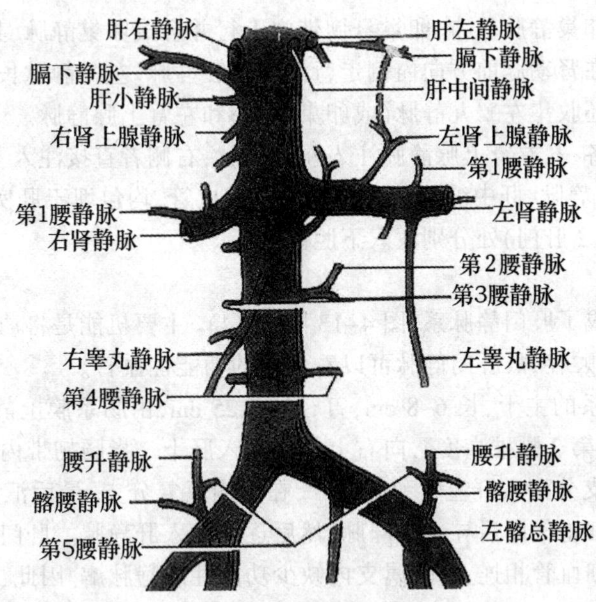

图 4-12　下腔静脉的属支

腹、盆部的静脉血。下腔静脉发生来源复杂,变异情况约占 1.61%,如双下腔静脉等。

2.髂总静脉

骶髂关节前方由髂内、髂外静脉汇合而成,长 4~7 cm,斜向内上行至第 4—5 腰椎右前方与对侧髂总静脉汇合成下腔静脉。一般左髂总静脉长于右髂总静脉。髂总静脉的属支主要有髂腰静脉、骶正中静脉等。

(1)髂内静脉:是盆部的静脉主干,在坐骨大孔稍上方由盆部的静脉汇合而成后,沿髂内动脉后内侧上行,至骶髂关节前方与髂外静脉汇合成髂总静脉。髂内静脉属支分壁支和脏支两种。壁支包括:臀上、臀下静脉,闭孔静脉、骶外侧静脉等,收集同名动脉分布区域的静脉血。脏支包括:直肠下静脉、阴部内静脉、子宫静脉等,引流同名动脉分布器官的静脉血,上述诸静脉分别起自直肠静脉丛、膀胱静脉丛及子宫阴道丛,各丛间相互沟通。

(2)髂外静脉:是股静脉的直接延续,与同名动脉伴行沿盆侧壁斜向内上,至骶髂关节前方与髂内静脉汇合成髂总静脉。髂外静脉主要属支有腹壁下静脉,与同名动脉伴行在腹股沟韧带上方注入髂外静脉。髂外静脉收集下肢和腹前壁下部的静脉血。

(3)下肢静脉:下肢静脉分浅静脉和深静脉两种,由于受重力的影响,下肢静脉回流较困难,因而下肢静脉瓣膜丰富,浅、深静脉间交通支较多。

1)下肢深静脉:从足底起始至小腿的深静脉都有两条并与同名动脉伴行,胫前静脉和胫后静脉在腘窝下缘汇成一条腘静脉,该静脉上行穿经收肌腱裂孔移行为股静脉。

股静脉伴随股动脉上行,初行于其外侧,渐转至其内侧,在腹股沟韧带深面延续为髂外静脉。股静脉属支主要有大隐静脉及与股动脉分支所伴行的诸静脉。股静脉收集下肢、腹前壁下部、外阴部等处的静脉血。股静脉在腹股沟韧带下方位于股动脉内侧,位置恒定而且可借股动脉搏动而定位。因此,当其他部位采血困难时,可在股静脉进行穿刺或作插管等操作。

2)下肢浅静脉(见浅静脉穿刺技术)

3.腹部静脉

腹部静脉的主干为下腔静脉,直接注入下腔静脉的属支分壁支和脏支两种。不成对的脏支先汇合成肝门静脉入肝后,再经肝静脉回流至下腔静脉。

(1)壁支:包括 1 对膈下静脉和 4 对腰静脉,皆与同名动脉伴行,并直接注入下腔静脉。各腰静脉间有纵行分支相连构成的腰升静脉,左、右腰升静脉分别为半奇静脉和奇静脉的起始部。

(2)脏支

1)睾丸静脉:成对,起自睾丸和附睾,最初每侧有数条小静脉,呈蔓状缠绕睾丸动脉,构成蔓状静脉丛,向上逐渐合并成一条静脉。右侧睾丸静脉直接以锐角注入下腔静脉。而左侧睾丸静脉则以直角先汇入左肾静脉而后随之汇入下腔静脉,因此,左睾丸静脉常因回流不畅造成静脉曲张。

女性的卵巢静脉起自卵巢静脉丛，在卵巢悬韧带内上行并合成卵巢静脉，其回流方式与睾丸静脉相似。

2)肾静脉：起自肾门，在肾动脉前方向内侧走行注入下腔静脉。左肾静脉长于右肾静脉，并跨越腹主动脉前方，除收集肾的血液外，还收集左睾丸静脉(或卵巢静脉)和左肾上腺静脉。

3)肾上腺静脉：左、右各一，左肾上腺静脉注入左肾静脉，右侧者直接注入下腔静脉。

4)肝静脉：一般有肝右静脉、肝中静脉和肝左静脉三条血管，均包埋于肝实质内，收集肝窦回流的血液，在肝上后方的腔静脉沟(第2肝门)处分别注入下腔静脉。

4.肝门静脉系

肝门静脉及其属支组成了肝门静脉系(图4-13,图4-14)。主要机能是将消化道吸收的物质运输至肝，在肝内进行合成、分解、解毒、贮存，故肝门静脉可以看作肝的功能性血管。

肝门静脉是肝门静脉系的主干，长6~8 cm，直径约1.25 cm，由肠系膜上静脉和脾静脉在胰头和胰体交界处的后方汇合而成(相当第2腰椎高度)，向右上斜行进入肝十二指肠韧带内，经肝固有动脉和胆总管的后方上行至肝门，分左、右两支分别入肝左叶和肝右叶，在肝内反复分支，最后汇入肝血窦，与肝固有动脉分支流入肝血窦的血共同经肝细胞代谢后导入小静脉，然后逐级汇入肝静脉。肝门静脉不同一般静脉，其回流的起始端和分支末端都与毛细血管相连，而且属支内缺少功能性的静脉瓣。因此，肝门静脉压力过高时，血液易发生倒流。

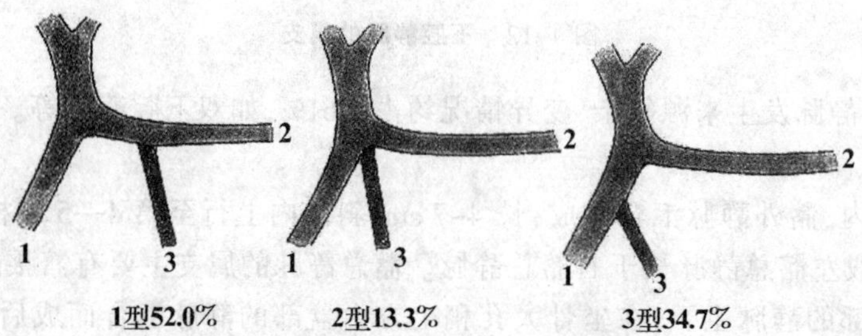

肠系膜下静脉汇入类型 (519例分析)

1.肠系膜上静脉; 2.脾静脉; 3.肠系膜下静脉

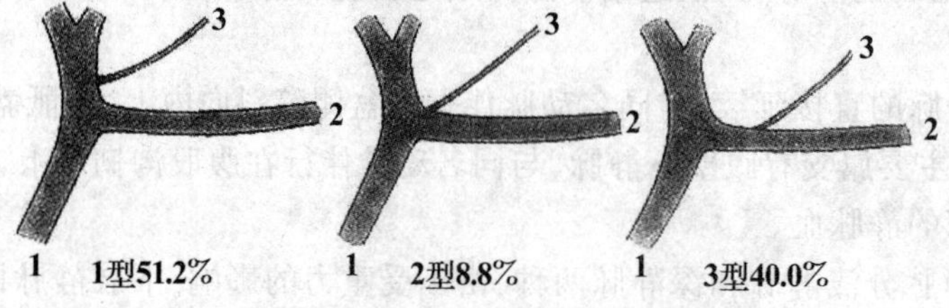

胃左静脉汇入类型 (479例分析)

1.肠系膜上静脉; 2.脾静脉; 3.胃左静脉

图4-13　肝门静脉的组成

肝门静脉收集食管下段、胃、小肠、大肠(直肠下部除外)、胆囊、胰和脾等腹腔不成对器官的静脉血。

(1)肝门静脉属支

1)肠系膜上静脉：与同名动脉伴行，走行于小肠系膜内，收集十二指肠至结肠左曲之间肠管及部分胃和胰腺的静脉血注入肝门静脉，其回结肠附近的静脉干属支较少，距下腔静脉近，在肝门静脉高压症时，常在此处行肠系膜上静脉—下腔静脉吻合术，分流肝门静脉血液以进行治疗。

2)肠系膜下静脉：与同名动脉伴行，收集降结肠、乙状结肠及直肠上部的静脉血向右上行，至胰头后方注入脾静脉或肠系膜上静脉，少数注入上述两静脉汇合处的夹角内。

3)脾静脉：由数条小静脉在脾门处汇合而成，经胰后方、脾动脉下方向右行，多与肠系膜上静脉以直角汇合成肝门静脉。脾静脉收集脾、胰及部分胃的静脉血，还常接纳肠系膜下静脉。

4)胃左静脉：与胃左动脉伴行，收集胃及食管下段的静脉血注入肝门静脉。

5)胃右静脉：与胃右动脉伴行，并与胃左静脉吻合，注入肝门静脉前多接收幽门前静脉，后者是胃与十二指肠的分界标志之一。胃右静脉收集同名动脉分布区的血液。

6)胆囊静脉：收集胆囊壁的静脉血，可注入肝门静脉或其右支，胆囊上面的静脉也可直接入肝。

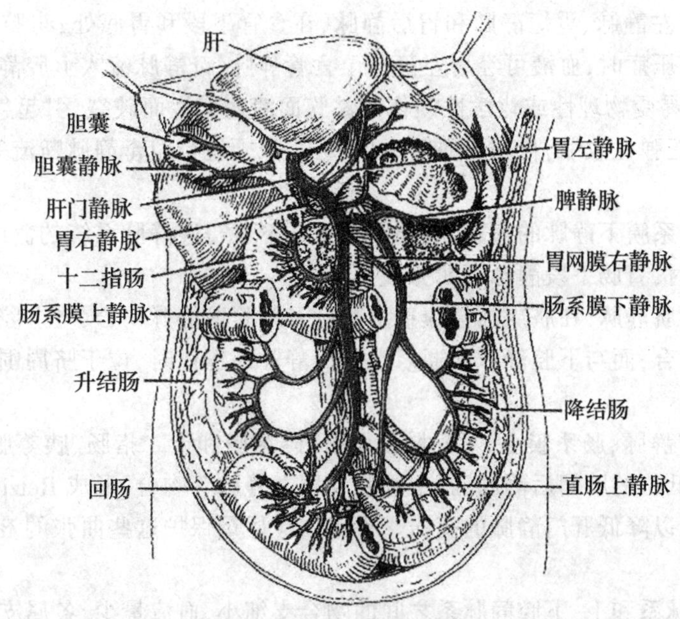

图 4-14　肝门静脉的属支

7)附脐静脉:是起于脐周静脉网的数条小静脉,沿肝圆韧带向肝下面走行注入肝门静脉。

(2)肝门静脉系与上、下腔静脉系之间的吻合部位:肝门静脉系与上、下腔静脉系之间存在丰富的吻合,在肝门静脉因病变而回流受阻时,通过这些吻合可产生侧支循环途径。因此,肝门静脉与上、下腔静脉的吻合有重要的临床意义,其主要吻合部位如下(图 4-15)。

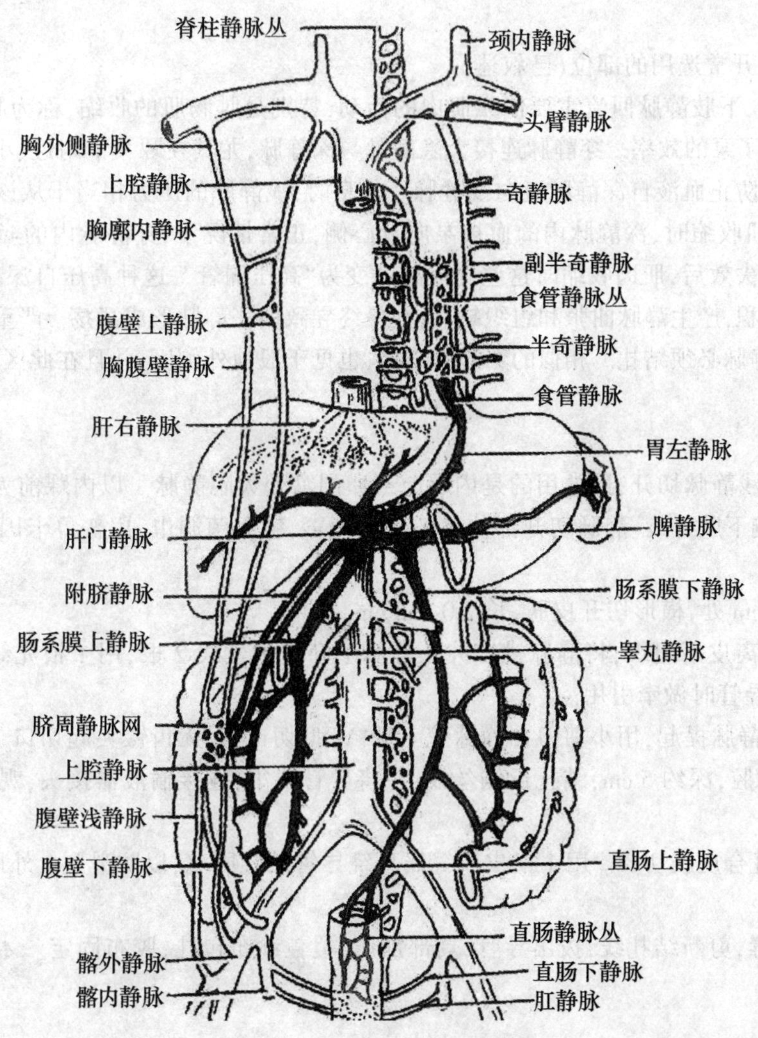

图 4-15　肝门静脉与上下腔静脉的吻合

1)肝门静脉系统的胃左静脉、胃短静脉和胃后静脉,在食管下段和胃底处,与腔静脉系统奇静脉的食管静脉吻合。在肝门静脉高压症时,血液可经胃左静脉至食管静脉、奇静脉流入上腔静脉,因此可发生食管、胃底静脉曲张。曲张的静脉易受物理性或化学性损伤和黏膜面溃疡糜烂而破裂,引起急性大出血。曲张的静脉破裂后,常因管壁薄弱缺乏弹性收缩,自动止血的机会较少,故须施行门奇静脉断流等手术,可得到一定的止血效果。

2)肝门静脉系统的肠系膜下静脉的直肠上静脉,在直肠下段与腔静脉系统的髂内静脉的直肠中、下静脉吻合,在肝门静脉高压症时,直肠下段静脉可曲张成痔。

3)肝门静脉系统的附脐静脉,在脐周围与腹壁上静脉及胸腹壁静脉吻合,与上腔静脉交通。同时,也与腹壁下静脉及腹壁浅静脉吻合,而与下腔静脉交通。在肝门静脉高压症时,位于脐周围的腹壁浅表静脉可发生曲张,称为"海蛇头"。

4)肝门静脉系统的脾静脉,肠系膜上、下静脉以及升、降结肠和十二指肠、胰等脏器的小静脉,在腹膜后与腔静脉系统的腰静脉、低位的肋间后静脉、膈下静脉及睾丸静脉等吻合,形成 Retzius 静脉。当肝门静脉高压症时,均可曲张和增多,以降低肝门静脉的高压。手术中应尽量保护这些曲张的 Retzius 静脉,如有损伤应彻底止血。

正常情况下,肝门静脉系和上、下腔静脉系之间的吻合支细小,血流量少,各属支分别将血液引流向所属的静脉系。如果肝门静脉回流受阻(如肝硬化等),由于肝门静脉内缺少功能性瓣膜,致使其中的血液逆流,并通过上述诸吻合途径建立侧支循环,分别经上、下腔静脉回流入心。此时,可造成吻合部位的细小静脉曲张,甚至破裂。如食管静脉丛曲张、破裂,造成呕血;直肠静脉丛曲张、破裂,可造成便血;脐周围静脉网和腹后壁等部位静脉曲张,则引起腹前壁静脉曲张、腹水等体征。另一方面,由于经消化管吸收的有毒物质、代谢分解产物、药物等未经肝门静脉运至肝进行解毒或分解,致使有害物质积聚中毒,病情将更加恶化。

(三)大隐静脉

大隐静脉是静脉切开常选用的部位(已叙述)。

临床解剖站立位时,下肢静脉回流主要依靠肌肉的活动,特别是腓肠肌的收缩,称为腓肠肌泵,而紧张的深筋膜"套"进一步提高了泵的效率。穿静脉连接大隐静脉与深静脉,尤其在踝关节附近、小腿远端和膝区。这些静脉中的瓣膜结构能防止血液自深静脉流向浅静脉。休息时,浅静脉的压力相当于从该静脉处至心脏平面的血柱的高度,当腓肠肌收缩时,深静脉内的血被泵向近心侧,正常情况下,穿静脉内的瓣膜能防止血液流至浅静脉。穿静脉的瓣膜失效后,肌肉收缩时这些穿静脉就变为"高压漏管",这种高压自深静脉传至浅静脉,导致浅静脉扩张和血液淤积,产生静脉曲张和组织缺氧,并最终导致曲张静脉形成溃疡。严重的静脉曲张和溃疡在进行手术治疗时,穿静脉必须结扎。相似的穿静脉连接,也见于股前外侧区,并且在此区可产生静脉曲张。

二、操作要点

1.一般选择四肢表浅静脉切开,最常用的是内踝前或卵圆窝处大隐静脉。以内踝前大隐静脉切开常见。

2.病人仰卧位,术侧下肢外旋、静脉切开部位皮肤常规消毒,铺无菌洞巾,用普鲁卡因或利多卡因作局部麻醉。

3.在内踝前上方 3 cm 处,横形切开皮肤,长 2.0~2.5 cm。

4.用小弯止血钳分离皮下组织,将静脉挑出并在静脉下穿过细丝线 2 根,用 1 根先结扎静脉远侧端,暂不剪断丝线,留做安置导管时做牵引用。

5.牵引远侧丝线将静脉提起,用小剪刀在静脉壁上见"V"型切口,以无齿镊夹起切口上层静脉壁,将静脉切开导管快速插入静脉腔,深约 5 cm,结扎近侧丝线,并将导管缚牢,连接输液器接头,观察液体输入是否通畅及有无外渗。

6.剪去多余丝线,缝合皮肤切口。用 1 根皮肤缝线环绕导管结扎固定,以防滑脱。外用无菌敷料覆盖,胶布固定。

7.不再使用时,消毒,剪断结扎线,拔出导管,局部加压,覆盖纱布包扎,胶布固定。术后 7 d 拆除皮肤缝线。

三、注意事项

1.切口不可太深，以免损伤血管。

2.分离皮下组织时应仔细，以免损伤静脉。

3.剪开静脉壁时，剪刀口应斜向近心端，且不可太深，以免剪断静脉。

4.静脉切开导管插入静脉前，应用无菌生理盐水冲洗干净，并充满液体，以防空气进入。

5.经常观察局部情况，特别注意针头有无滑脱，针内有无阻塞，局部有无异常肿胀等。

6.注意无菌技术，慎防感染。导管留置时间一般不超过 3 d，如系硅胶管，留置时间可稍长。如无禁忌，可每日定时用小剂量肝素溶液冲洗导管。若发生静脉炎，应立即拔管，并将患肢抬高，局部热敷。

第三节　气管切开术

【目的】

1.了解气管切开术的适应症

(1)喉以上病变或水肿引起的呼吸道梗阻、呼吸道分泌物潴留阻塞大气管、呼吸功能不全。

(2)气管插管超过 72 小时仍需机械通气治疗。

(3)头颈部和呼吸道烧伤、破伤风、较大气管异物不能经喉取出的病人。

(4)头颈部某些大手术等。

2.掌握气管的形态结构

一、应用解剖学基础

气管切开术是切开气管颈段前壁，插入一种特制的套管，从而解除窒息，保持呼吸道通畅的急救手术。紧急气管切开术多用于喉梗阻、昏迷、脑水肿等原因引起的呼吸道阻塞而导致窒息，或经气管内插管无效的病人。

(一)气管位置、形态结构及毗邻(图 4-16，图 4-17，图 4-18)

气管由 14~17 个半环状的气管软骨环及其间的环状韧带组成。上端于第 6 颈椎下缘水平接环状软骨，下端在胸骨角水平分杈为左、右主支气管。气管全程以胸骨颈静脉切迹平面分为颈、胸两段。气管颈段较短，长约 6.5 cm，横径为 1.5~2.5 cm，有 6~8 个气管软骨环。该段位置较浅，当头后仰时，则更加突向皮肤表面。当仰头、低头时，该段可向上、下移动 1.5 cm。当头转向一侧时，该段也随之转向同侧。气管前方重要的结构为甲状腺峡，它越过第 1 气管环前方者最多，占 36.9%，经第 1—2 气管环前方者次之，占 21.8%。老年人和较胖的短颈者，峡的位置较低。峡窄者仅覆盖 1 个气管环，轻宽者可跨越 7 个气管环。据调查，缺峡者约占 8.7%。峡的上方有两侧甲状腺上血管的吻合支。峡的下方在气管前间隙内，有甲状腺下静脉或甲状腺奇静脉丛，常为切开气管时出血的潜在来源。在气管前方中线附近尚可触到甲状腺最下动脉，其出现率为 12%。此外，尚有气管前淋巴结和胸腺的残余部。幼儿的胸腺较大，随呼吸上下摆动，若气管切开术口过低，则妨碍操作。在这些器官的前方为舌骨下肌，两侧舌骨下肌群借颈深筋膜连接，于正中线形成宽 2~3 mm 的颈白线，深吸气时，

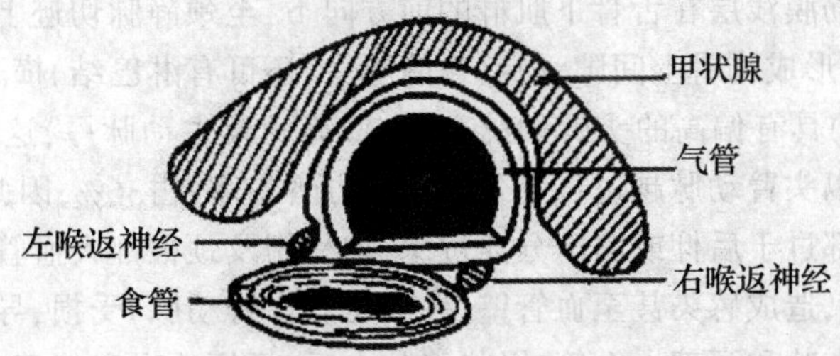

图 4-16　颈部各器官的位置

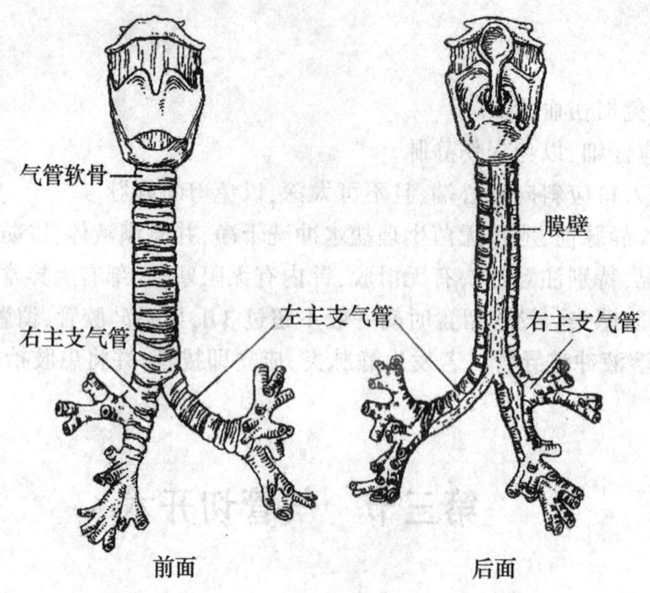

图 4-17 气管和支气管

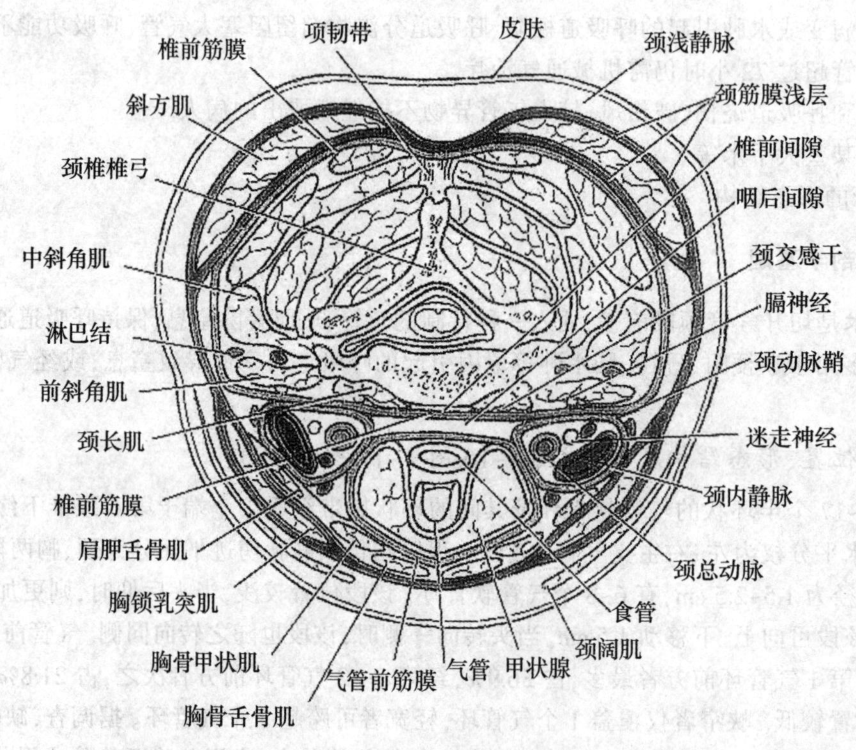

图 4-18 通过第 6 颈椎断面图

颈白线显示清楚，颈部手术自颈白线进入则出血较少。气管切开时沿此白线分离两侧的肌，即可显露气管，为寻找气管的手术标记。作气管前筋膜的切口，应与气管等大或略大，且勿与深面结构分离过多，否则由气管呼出的气体可沿此筋膜向下进入纵隔，造成纵隔气肿。颈部浅筋膜内有颈阔肌，它与颈筋膜浅层(封套筋膜)之间，有颈前静脉和皮神经。颈筋膜浅层在舌骨下肌群的前方向下，至颈静脉切迹上方约 3 cm 处分为两层，分别附于胸骨和锁骨的前、后面，形成胸骨上间隙，内有颈静脉弓(还可有淋巴结)横过。儿童的左头臂静脉与主动脉弓和某些成人(可达 54%)具有偏高的头臂动脉、左头臂静脉及主动脉弓，这些血管可平颈静脉切迹或其稍上方斜越气管之前，成人以头臂动脉越过气管颈段前右方者最多，占36%，因此为外科危险区。一般气管切开不宜低于第 5 气管环、头部过于后仰或向下分离过深，均易伤及颈根部大血管和颈胸膜。不合适的气管套管压迫可引起气管前壁穿孔，造成感染甚至血管壁(一般是右头臂动脉)受损，导致大出血。

气管的两侧为甲状腺左、右叶和颈部大血管，甲状腺肿大后，可压迫喉和气管，导致呼吸及语音困难。

气管的后外方有喉返神经，行于气管食管沟内，甲状腺下动脉从外侧行向内侧与之交叉，甲状腺手术结扎此动脉时,勿伤喉返神经。

气管的后方有食管贴气管后壁下行,在吸入性呼吸困难的吸气期,气管后壁可向前凸,故气管切开时不要切入过深,以免损伤气管后壁造成气管食管瘘。

气管颈部:平第 6 颈椎下缘接环状软骨,下方前平胸骨颈静脉切迹,后平第 7 颈椎下缘移行为气管胸部。成人长 6.5 cm,横径约 1.94 cm,矢状径为 1.87 cm。有 6~8 个气管软骨。气管的长度或管径男性均大于女性,成人大于儿童,儿童气管长度及管径见表 4-1。女性气管细,利用气管与咽部缝合重建发声时,效果不如男性,但因吻合口小,吞咽功能恢复快。

表 4-1　儿童气管长度及管径

年龄	气管长(mm)	管径(mm)
1 月	4.0	4.0×6.0
2 月	4.2	5.5×6.5
3 月	4.3	5.5×7.0
4 月	4.5	7.0×8.0
5 月	5.0	8.0×9.0
6 月	5.3	8.5×9.0
7 月	5.5	8.5×9.5
8 月	6.0	9.0×10.0
9 月	6.3	9.0×10.0
10 月	6.5	10.0×11.0

(二)气管颈部血液供给

主要由甲状腺下动脉发出几条气管支营养,此外,气管前上部尚由甲状腺上动脉供给,气管的颈下段由甲状腺下动脉和甲状腺最下动脉等供给。除甲状腺最下动脉行于气管前面外,其他动脉分支多经气管外侧分布于气管并在其周围吻合,根据动脉的配布,气管颈部手术时,以前方入路为佳。气管静脉在其周围成丛,多汇集成一支管径较粗的静脉,汇入甲状腺下静脉或甲状腺奇静脉丛。

(三)气管颈部的淋巴引流

气管颈部的淋巴主要引流至气管旁淋巴结，入气管前淋巴结和喉前淋巴结，最后汇入颈外侧深淋巴结(颈深下淋巴结)。

(四)气管颈部的神经支配

1.迷走神经及喉返神经其感觉纤维分布至黏膜,运动纤维支配气管肌收缩和腺体分泌。

2.交感神经由颈中节发出,分布至动脉,支配其收缩。气管各层均有神经丛,但未进入软骨内,仅达软骨膜。

(五)气管颈部的 X 线解剖学

在颈部侧位 X 线片上,可显示气管颈部的管腔,此腔向上平环状软骨下缘与喉的声门下腔相续,向下通过胸廓上口,延为气管胸部。由于气管软骨环构成气管的前外侧壁,侧位像可示其稍突向腔内,导致气管前壁微呈波浪形。年龄较大者,气管软骨环可发生钙化。因气管前、外侧有甲状腺(左、右叶从甲状软骨板多延伸至第 4—5 气管环,峡多位于第 1—3 气管环前方覆盖,可使该处气管腔较其余部分稍窄。气管后方与脊柱前方的软组织主要为食管颈部;有时环咽肌收缩,可在环状软骨下方略突向气管后壁。成人气管管腔内径为 1.4~1.7 mm,当有外伤、气管先天性狭窄或气管憩室时,管径可有狭窄或扩大。

(六)气管的结构

气管的结构从内向外,依次由黏膜、黏膜下层和外膜组成。黏膜表面主要为假复层柱状纤毛上皮且存有杯状细胞,固有膜内合丰富的弹性纤维、混合腺、血管、神经和淋巴组织。黏膜下层疏松含有腺泡。这些结构与维持管腔湿润、清除有害颗粒和免疫等保护功能相适应。外膜内有缺口向后呈蹄铁形的透明软骨环，约占气管圆周的2/3，各环借弹性纤维形成的环韧带相连，气管软骨环的缺口由弹性纤维和平滑肌封闭，此肌称气管肌，肌束方向为内环外纵，舒缩时可稍改变气管管腔的大小。这种结构不仅维持气管通畅，且又具弹性，吸气时气管被伸长和扩张，呼气时缩短和变窄。气管后壁因缺乏软骨而扁平，有利于其后方食管的扩张。气管环除第1个较高宽外，一般约高4 mm、厚1 mm，管壁厚2.2~2.5 mm。气管颈部有6~8个环，常在两个或多个环间部分联合。气管软骨环于40~50岁时出现钙化，其管壁内的弹性纤维亦趋于减少。行气管端对端吻合术时，应缝合软骨环及黏膜下层而不穿入黏膜。

(七)颈部层次结构(图4-18，图4-19)

皮肤、浅筋膜、深筋膜、舌骨下肌群、气管前筋膜、气管前间隙和气管。气管颈段的前面，层次结构如下。

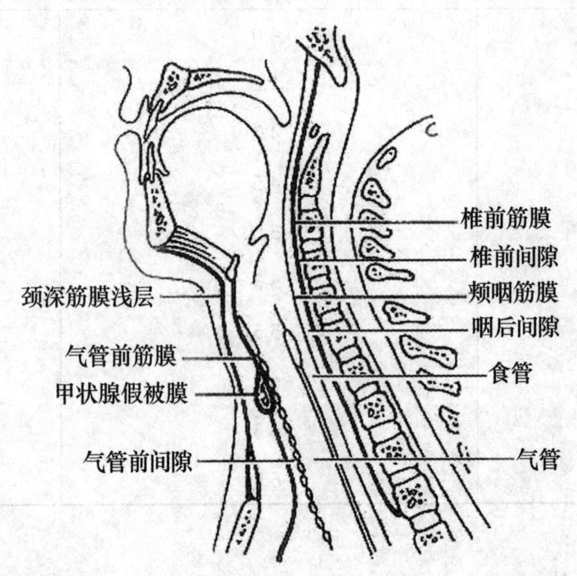

图4-19 颈深筋膜的分布及间隙

1.皮肤浅筋膜

皮肤较薄，移动度大，皮纹呈横向，手术时，常做横切口，以利愈合，又可使疤痕不显。浅筋膜内含有脂肪，在颈前外侧部脂肪深面有一层菲薄的肌肉称颈阔肌，前正中线上无此肌覆盖。沿前正中线两侧下行有颈前静脉，该静脉行至胸锁乳突肌下份前缘，穿入胸骨上间隙，转向外侧汇入颈外静脉。左、右颈前静脉间有吻合支称颈静脉弓，该弓在胸骨上间隙内横行于颈静脉切迹上方。有的在颈前正中仅有一条颈前正中静脉。

2.颈筋膜(深筋膜浅层)

位于浅筋膜和颈阔肌的深面，包绕诸肌和器官、结构。颈筋膜浅层也称封套筋膜，此层筋膜在颈前部左、右汇合参与颈白线的构成。该筋膜在胸骨颈静脉切迹上方3~5 cm处分为两层，分别附着于其前、后缘，其间的间隙为胸骨上间隙。

3.舌骨下肌群

位于颈前正中线两侧，分浅、深两层，浅层为胸骨舌骨肌和肩胛舌骨肌，深层为胸骨甲状肌和甲状舌骨肌。

4.颈筋膜中层(又称气管前筋膜)

紧贴舌骨下肌群后方的筋膜，分前、后两层包绕甲状腺，形成完整的甲状腺筋膜鞘。在第2—4气管软骨环的前方为甲状腺峡部，峡部下方有由两侧甲状腺下静脉吻合成的网状静脉丛。有时也可存在甲状腺最下动脉，该动脉出现率约为10%。甲状腺峡部有时缺如。气管的两侧为甲状腺侧叶，后方为食管，两者之间侧沟内有喉返神经，后外侧为颈动脉鞘。

二、操作要点

1.部位选择：施行横切口时，在环状软骨下方2~3 cm处，作一长2~3 cm的切口。施行直切口时，自甲状软骨下缘沿颈正中线至胸骨颈静脉切迹。

2.体姿参考:取仰卧头正中位。肩后垫枕,使头尽量后仰。

3.切开结构:切开皮肤、浅筋膜后,将颈前静脉牵开或切断结扎。可见颈白线,切开并分离两侧的舌骨下肌群,显露甲状腺峡部,向上钩拉,暴露气管。沿正中线切开第3—5气管软骨环,插入套管并固定。

4.失误防范

(1)找不到气管。术前将垫枕妥善地放置在肩背部而不是在项部,注意不要使垫枕位置移动,头应后仰并保持不偏不斜的正中位置。术中拉钩向两侧拉开时,力量要均匀对称,操作尽量不要离开颈前正中线。

(2)切口周围皮下气肿。避免在浅筋膜层做过多的分离,切口不宜缝合过紧。

(3)纵隔气肿术对气管旁组织避免不必要的分离,气管前筋膜与气管最好同时切开,不要分离。

(4)气胸切口不宜过低,在胸骨颈静脉切迹附近操作时应小心,避免损伤胸膜顶。

(5)出血。术中仔细寻找出血点,认真止血。甲状腺峡部切断后应缝扎。在胸骨颈静脉切迹附近操作时应小心,特别是儿童,左头臂静脉可位于该切迹之上方。

在胸骨颈静脉切迹处,颈总动脉虽位于气管两侧但距气管很近,若病人头部扭转,位置不正,手术者粗心大意,则有可能将颈总动脉误认为气管而切开,引起大出血。因此切开前必须仔细辨别,颈总动脉有搏动,而气管则可见气管软骨环。

(6)喉狭窄手术切口不宜过高,应在第2气管软骨环以下,绝不能切断环状软骨和第1气管软骨环。

(7)损伤食管。操作切勿偏离中线,拉钩不要将气管拉向一侧,切开气管时切勿过深,不要在病人咳嗽时下刀,最好采用弧形刀,轻轻插入气管腔,向上挑开气管。

三、注意事项

1.取半卧位。

2.半流质饮食或软食。

3.保持气管套管通畅,内套管至少每日清洗、消毒3次。分泌物干燥时,可给适当处理(蒸汽吸入、雾化吸入等)。

4.换药每日4次,保持伤口清洁。

5.经常检查套管固定带的松紧,以容纳一个手指的松紧为宜,防止因过松而致气管外套脱出,引起窒息。

6.严密观察病情变化,如术后再度发生喉阻塞应考虑:(1)内套管阻塞;(2)外套管阻塞;(3)外套管脱出。

第四节 胃肠减压术

【目的】

1.了解胃肠减压的意义

(1)胃肠道穿孔者可减少胃肠道内容物流入腹腔。

(2)肠梗阻者可减轻腹胀等症状,抽出梗阻近端的气体、液体以减轻对肠壁的压力。

(3)胃肠道手术者,术前有利于胃肠道准备,术后可减轻吻合口张力,促进愈合。

(4)缓解胃肠道胀气后有利于腹腔手术时手术野的显露。

2.掌握胃肠的应用解剖

一、应用解剖学基础

(一)胃

胃是消化管的膨大部位,具有容纳食物、分泌胃液及进行初步消化食物的功能。成人的胃容量为1 000~3 000 mL,儿童的胃容积在1周岁时约为300 mL,3岁时可达600 mL。空虚时胃分为前后两壁和上下两缘。上缘较短且凹陷,称胃小弯,该弯最低处成角状,称角切迹。下缘凸而长,称胃大弯。胃的入口叫贲门,与食管相连,出口叫幽门,与十二指肠相连。胃整体观可分为四部分:位于食管附近的部分称贲门部;在贲门左侧，胃壁向左上方凸出的部分称胃底；胃的中部称胃体；在角切迹与幽门之间的部分称幽门部（图 4-20）。在幽门处，胃壁的环行平滑肌增厚形成幽门括约肌，幽门内面的环形黏膜皱襞叫幽门瓣。

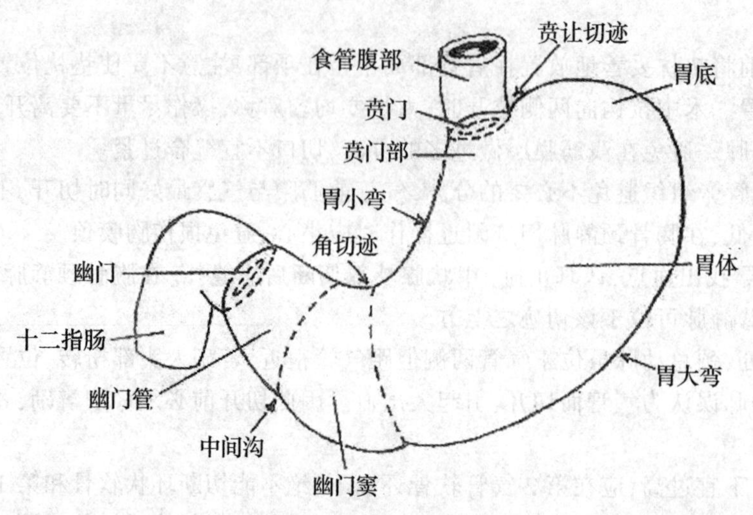

图 4-20 胃的形态

在 X 线下观察，活体胃的形态有三种基本类型。(1)角型胃：胃的位置较高，全胃几乎呈横位，角切迹不明显，胃体与幽门间无角度，此型多见于小儿及矮胖体型人。(2)钩型胃：呈倾斜位，胃体斜向右下或较垂直，角切迹较明显。胃体与幽门间的角度呈鱼钩型，此型常见于中等体型的人。(3)长型胃：胃体、胃底几乎垂直，胃下缘低于髂嵴水平，全胃几乎呈垂直位，角切迹呈锐角，多见于瘦长体型的人。插胃管时应根据不同胃型采取适当体位和选择插管长度。

1.位置与毗邻

胃中度充盈时，大部分位于左季肋区，小部分位于腹上区。胃贲门在第 11 胸椎左侧，幽门在第 1 腰椎右侧。活体胃的位置常因体位、呼吸以及胃内容物的多少而变化，直立、吸气或胃内充盈时，胃向下移位，大弯可降至脐下，幽门有时可降至第 3 腰椎水平。胃前壁右侧份邻接左半肝，左侧份上部邻接膈，下部接触腹前壁，此部移动性大，通常称为胃前壁的游离区。胃后壁隔网膜囊与胰、左肾上腺、左肾、脾、横结肠及其系膜相毗邻(图 4-21)，这些器官共同形成胃床。

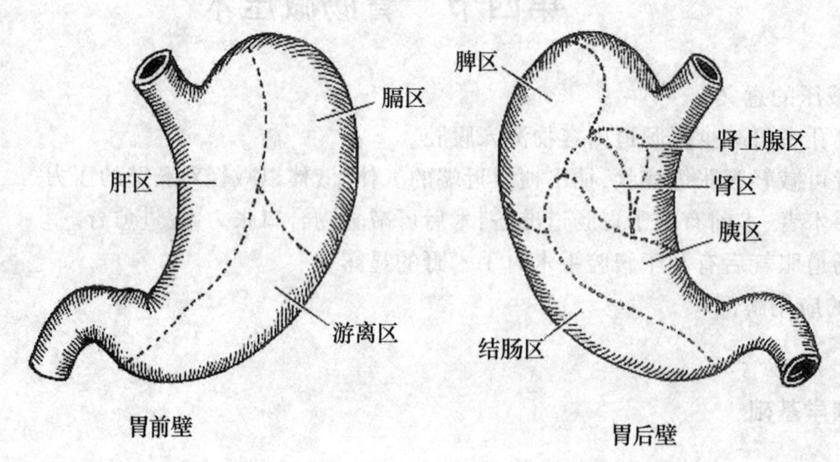

图 4-21 胃的位置及毗邻

2.韧带与网膜

胃属腹膜内位器官，胃前、后面的腹膜从胃大、小弯移行于邻近器官时，形成一些韧带和网膜(图 4-22)。

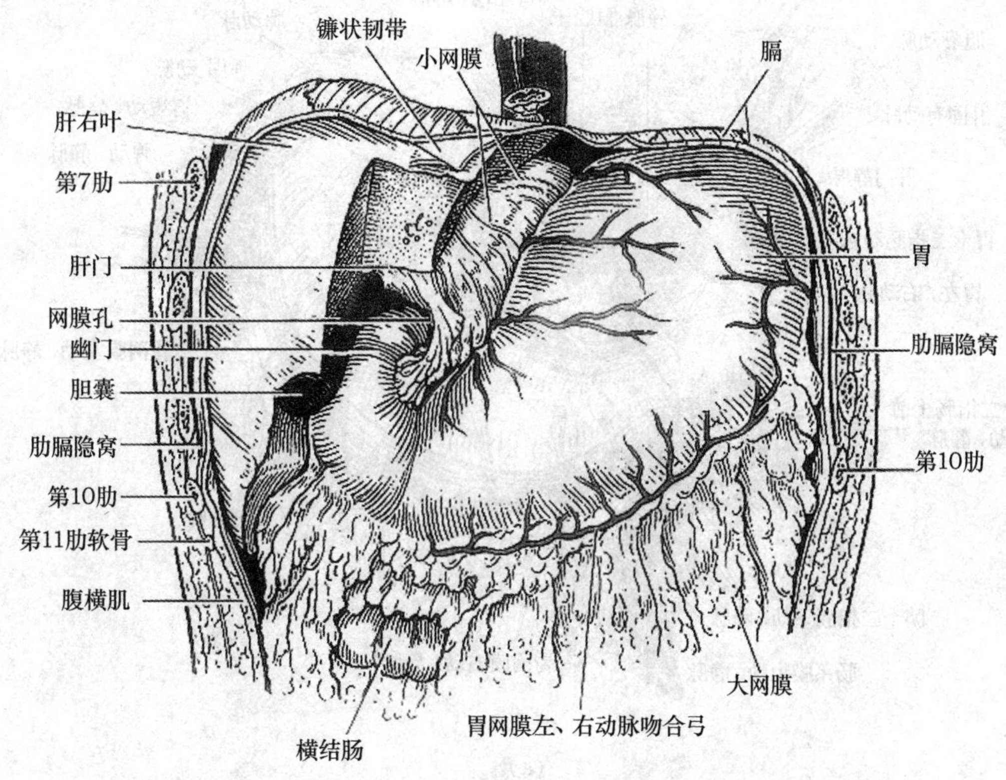

图 4-22 胃的韧带与网膜

(1)大网膜:大网膜由胃大弯下垂,再反折向上附于横结肠,因此有前、后两叶,共四层腹膜。成人前、后叶通常愈合,遂使前叶上部直接由胃大弯连至横结肠,形成胃结肠韧带。此韧带后方靠近横结肠系膜,在幽门附近两者往往贴连,从此处切开胃结肠韧带时,慎勿伤及横结肠系膜中的中结肠动脉。

(2)胃脾韧带:由胃大弯左侧部连于脾门,是双层腹膜结构,内有胃短血管。

(3)胃膈韧带:由胃大弯上部胃底后面连至膈下。全胃切除术时,先切断此韧带方可游离胃贲门部和食管。

(4)肝胃韧带:连接肝门和胃小弯,也是双层腹膜结构。它向右续于肝十二指肠韧带,共同构成小网膜。

(5)胃胰襞:是由胃小弯靠近贲门侧向胰腺呈弓形弯曲的腹后壁腹膜皱襞,内有胃左静脉。

(6)胃胰韧带:是由胃幽门窦后壁至胰头、颈及颈与体的移行部的腹膜皱襞。施行胃切除术时,需将此韧带切开并进行钝性剥离,才能游离出幽门与十二指肠上部的近侧份。

3.血管与淋巴

(1)胃的动脉(图 4-23):胃的动脉来自腹腔干及其分支,先沿胃大、小弯形成两个动脉弓,再由弓上发出许多小支至胃前、后壁,在胃壁内进一步分支,吻合成网。

1)胃左动脉:起于腹腔干,向左上方经胃胰囊至贲门附近,转向前下,在肝胃韧带内循胃小弯右行,终支多与胃右动脉吻合。胃左动脉在贲门处分支营养食管;行经胃小弯时发 5~6 支至胃前、后壁,胃大部切除术常在第 1、2 胃壁分支处切断胃小弯。偶或肝固有动脉左支或副肝左动脉起于胃左动脉,胃手术时慎勿盲目结扎。

2)胃右动脉:起于肝固有动脉,也可起于肝固有动脉左支、肝总动脉或胃十二指肠动脉,下行至幽门上缘,转向左,在肝胃韧带内沿胃小弯走行,终支多与胃左动脉吻合,形成胃小弯动脉弓,沿途分支至胃前、后壁。

3)胃网膜右动脉:发自胃十二指肠动脉,在大网膜前叶两层腹膜间沿胃大弯左行,终支与胃网膜左动脉吻合,沿途分支营养胃前、后壁和大网膜。

4)胃网膜左动脉:起于脾动脉末端或其脾支,经胃脾韧带入大网膜前叶两层腹膜间,沿胃大弯右行,终支

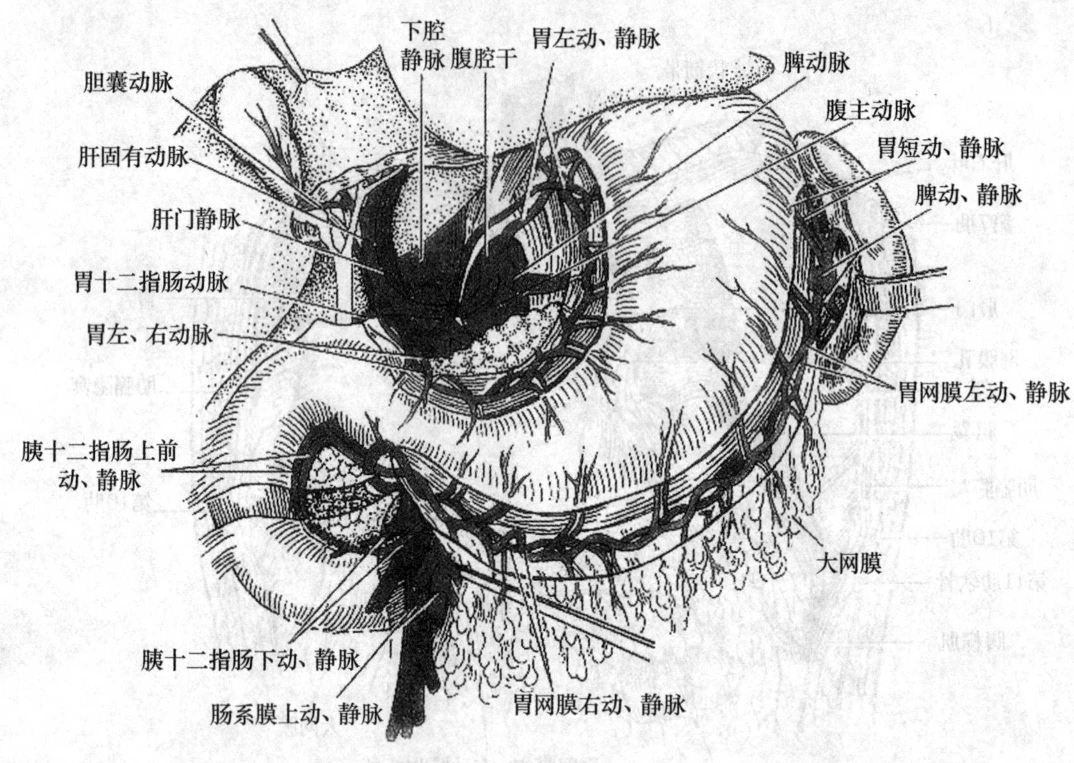

(a)

(b)

图 4-23 胃的血供

多与胃网膜右动脉吻合，形成胃大弯动脉弓，行程中分支至胃前、后壁和大网膜。胃大部切除术常从其第 1 胃壁支与胃短动脉间在大弯侧切断胃壁。

5)胃短动脉：起于脾动脉末端或其分支，一般 3~5 支，经胃脾韧带至胃底前、后壁。

6)胃后动脉:出现率约 72%,大多 1~2 支,起于脾动脉或其上极支,上行于网膜囊后壁腹膜后方,经胃膈韧带至胃底后壁。此外,左膈下动脉也可发 1~2 小支分布于胃底上部和贲门。这些小支对胃大部切除术后保证残胃的血供有一定意义。

(2)胃的静脉:胃的静脉与同名动脉伴行,均汇入门静脉系统。其中,胃右静脉沿胃小弯右行,注入肝门静脉,途中收纳幽门前静脉,后者在幽门与十二指肠交界处前面上行,是辨认幽门的标志。胃左静脉又称胃冠状静脉,沿胃小弯左行,至贲门处转向右下,汇入肝门静脉或脾静脉。胃网膜右静脉沿胃大弯右行,注入肠系膜上静脉。胃网膜左静脉沿胃大弯左行,注入脾静脉。胃短静脉来自胃底,经胃脾韧带注入脾静脉。此外,多数人还出现胃后静脉,由胃底后壁经胃肠韧带和网膜囊后壁腹膜后方,注入脾静脉。

(3)胃的淋巴(图 4-24):胃的淋巴管分区回流至胃大、小弯血管周围的淋巴结群,最后汇入腹腔淋巴结。

1)胃左、右淋巴结:各沿同名血管排列,分别收纳小弯侧胃壁相应区的淋巴,输出管注入腹腔淋巴结。

2)胃网膜左、右淋巴结:沿同名血管排列,收纳大弯侧相应区的淋巴。胃网膜左淋巴结输出管注入脾淋巴结,胃网膜右淋巴结回流至幽门下淋巴结。

3)贲门淋巴结:常归入胃左淋巴结内,位于贲门周围,收集贲门附近的淋巴,注入腹腔淋巴结。

4)幽门上、下淋巴结:在幽门上、下,收集胃幽门部的淋巴,幽门下淋巴结还收集胃网膜右淋巴结以及十二指肠上部和胰头的淋巴。幽门上、下淋巴结的输出管汇入腹腔淋巴结。

5)脾淋巴结:在脾门附近,收纳胃底部和胃网膜左淋巴结的淋巴,通过沿胰上缘脾动脉分布的胰上淋巴结汇入腹腔淋巴结。

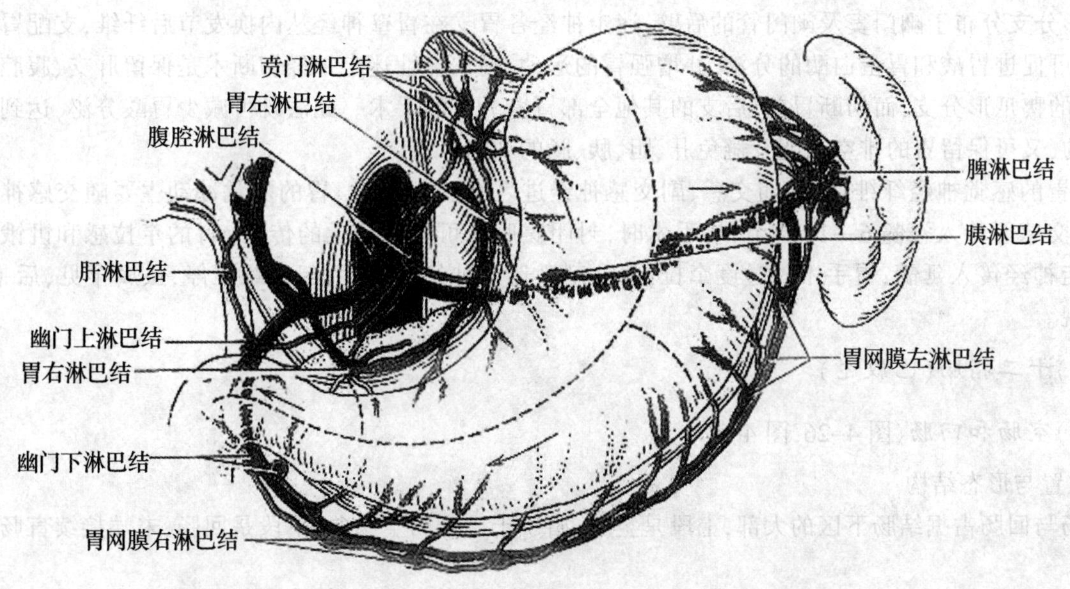

图 4-24 胃的淋巴

4.胃壁的结构

胃壁由四层组成,由外向内依次为浆膜、肌层、黏膜下层和黏膜。浆膜即脏腹膜。肌层包括三层平滑肌:外层纵行、中层环行、内层斜纤维。环行肌在幽门处增厚形成幽门括约肌,它与幽门管纵行肌协同收缩、舒张,排放胃内食糜进入十二指肠。婴儿先天性幽门肥大患者括约肌肥厚,导致幽门梗阻,需手术切断肥厚环肌,解除梗阻,但应注意不可切开十二指肠。胃黏膜下层为疏松结缔组织,富含血管,胃切除时应仔细结扎这些血管;又因此层是整个胃壁中最有支持力的结构,故缝合胃壁时应贯穿黏膜下层。胃的黏膜常形成许多不规则的皱襞,胃充盈时大部展平消失,但在胃小弯处有 2~4 条恒定存在的纵行皱襞,与小弯平行,襞间沟槽称为胃路,食物入胃,沿此下行。吞人腐蚀性物质时,此处黏膜最易受损。另外,在幽门处,黏膜内褶,形成幽门瓣。胃壁各部按其功能与结构特征可分为两个部分:胃底、胃体及幽门窦近侧部等处肌层较薄而泌酶、泌酸细胞丰富,消化功能显著,称为胃的消化部分;幽门窦远侧部、幽门管和幽门等处泌酶、泌酸细胞稀少而肌层发达,主要与胃内容排出有关,称为胃的排空部分。

5.神经支配(图 4-25)

胃的神经有交感神经和副交感神经，还有内脏传入神经。

(1)交感神经:胃的交感神经节前纤维起于脊髓 6—10 胸节,经交感干、内脏神经至腹腔神经丛内腹腔神经节，在节内交换神经元，发出节后纤维,随腹腔干的分支至胃壁。通常它们抑制胃的分泌和蠕动,增强幽门括约肌的张力,并使胃的血管收缩。

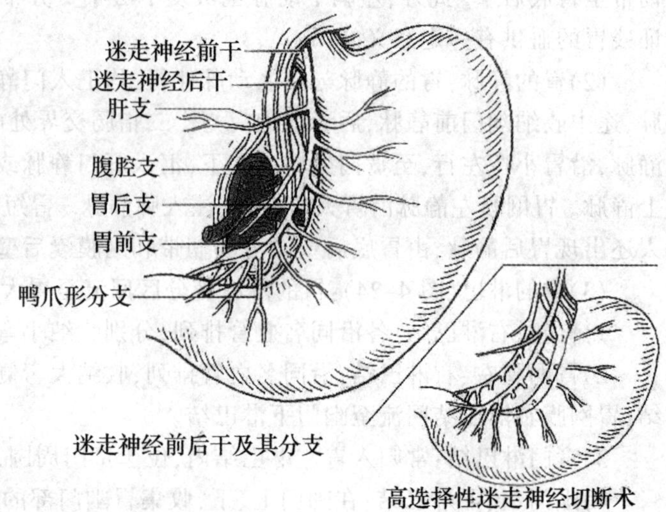

图 4-25 胃的神经

(2)副交感神经:胃的副交感神经的节前纤维来自迷走神经。迷走神经前干下行于食管腹部前面,约在食管中线附近浆膜的深面。手术寻找前干时,需切开此处浆膜,方可显露。前干在胃贲门处分为肝支与胃前支。肝支在小网膜内右行入肝丛。胃前支伴胃左动脉在小网膜内距胃小弯约 1 cm 处右行,发出若干分支至胃前壁,其中在角切迹附近的终末分支呈鸭爪形,分布于幽门窦及幽门管的前壁。迷走神经后干贴食管腹部右后方下行,至贲门处分为腹腔支和胃后支。腹腔支循胃左动脉始段入腹腔丛。胃后支沿胃小弯深面右行,分支分布于胃后壁,最后也以鸭爪形分支分布于幽门窦及幽门管的后壁,迷走神经各胃支在胃壁神经丛内换发节后纤维,支配胃腺与肌层,通常可促进胃酸和胃蛋白酶的分泌,并增强胃的运动。高选择性迷走神经切断术是保留肝支、腹腔支和胃前、后支的鸭爪形分支,而切断胃前、后支的其他全部胃壁分支的手术。此法既可减少胃酸分泌,达到治疗溃疡的目的,又可保留胃的排空功能及避免肝、胆、胰、肠的功能障碍。

(3)胃的感觉神经纤维:分别随交感、副交感神经进入脊髓和延髓。胃的痛觉冲动主要随交感神经通过腹腔丛、交感干传入脊髓 6—10 胸节;胃手术时,封闭腹腔丛可阻滞痛觉的传入。胃的牵拉感和饥饿感冲动则经迷走神经传入延髓;胃手术时过度牵拉,强烈刺激迷走神经,偶可引起心跳骤停,虽属罕见,后果严重,值得重视。

(二)十二指肠(已叙述)

(三)空肠和回肠(图 4-26,图 4-27)

1.位置与形态结构

空肠与回肠占据结肠下区的大部,上段是空肠,始于十二指肠空肠曲,下段是回肠,末端接续盲肠。空、回

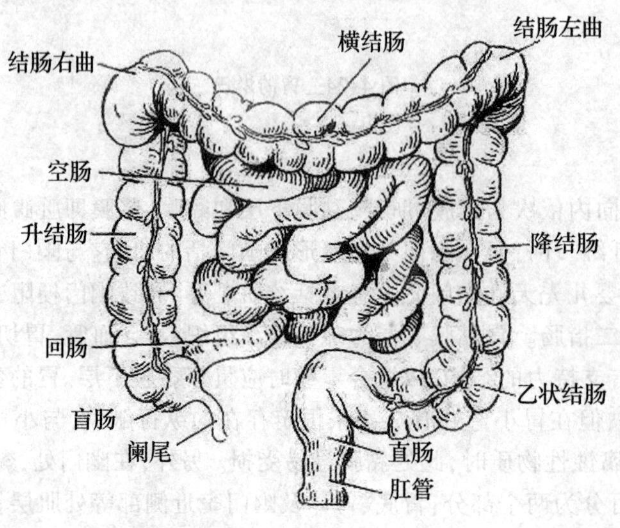

图 4-26 小肠和大肠

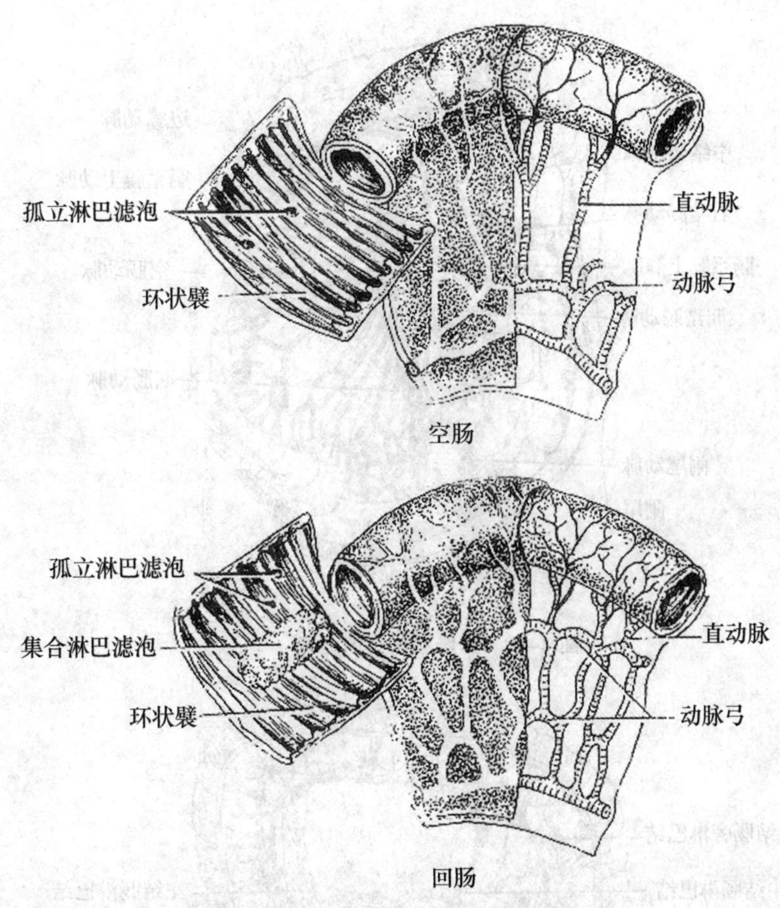

图 4-27　空肠和回肠内面结构

肠均属腹膜内位器官，借系膜悬附腹后壁，因此总称系膜小肠。据统计，空、回肠平均全长为 410.5 cm。迂曲多袢，两部间无明显分界，大约空肠占近侧的 2/5，主要盘踞于结肠下区的左上部；回肠占远侧的 3/5，盘踞结肠下区的右下部，并垂入盆腔。空肠一般比较粗，壁较厚，色较红，富血管，黏膜环状皱襞多而高，黏膜内散在孤立淋巴滤泡，系膜内血管弓和脂肪均较少。而回肠则管径较细，壁较薄，颜色稍白，血管比较少，环状皱襞疏而低，黏膜内除有孤立淋巴滤泡外，尚有集合淋巴滤泡，系膜血管弓较多，脂肪亦较丰富。

2.肠系膜

肠系膜将空、回肠悬附于腹后壁，其在腹后壁附着处称小肠系膜根，从第 2 腰椎左侧斜向右下，到达右骶髂关节前方，长约 15 cm。系膜的肠缘连于空、回肠的系膜缘，平均长达 410.5 cm，肠系膜由于根短而肠缘长，因此整体呈扇状，并随肠袢形成许多折叠。肠系膜系双层腹膜结构，两层间含血管、淋巴管、淋巴结、神经和脂肪组织。血管、淋巴管和神经在肠的系膜缘处进出肠壁。系膜缘处肠壁与两层腹膜围成系膜三角。因三角处肠壁无浆膜，不易愈合，故行小肠切除吻合术时，应妥善缝合，以免形成肠瘘和感染扩散。小肠系膜根将横结肠及其系膜与升、降结肠之间的区域分为左、右肠系膜窦。右肠系膜窦介于小肠系膜根、升结肠、横结肠及其系膜的右 2/3 部之间，后界为腹后壁腹膜。窦呈三角形，周围近乎封闭，窦内感染积脓时不易扩散。左肠系膜窦介于小肠系膜根、横结肠及其系膜的左 1/3 部、降结肠、乙状结肠及其系膜之间，后界腹后壁腹膜。左窦略呈斜方形，下方开放通盆腔，窦内感染时脓液易蔓延入盆腔。

3.血管、淋巴及神经(图 4-28，图 4-29)

(1)动脉：空、回肠的动脉来源于肠系膜上动脉。肠系膜上动脉平第 1 腰椎起于腹主动脉，向前下穿出胰颈下缘，跨十二指肠水平部前方，入肠系膜走向右下。此动脉向右分出胰十二指肠下动脉、中结肠动脉、右结肠动脉与回结肠动脉，向左分出 12~18 条空、回肠动脉，在肠系膜内放射状走向肠壁，途中分支吻合，形成动脉弓。小肠近侧段只有 1~2 级动脉弓，远侧段弓数增多，可达 3~4 级，回肠最末段弓数减少成单弓。末级弓发出直动脉分布于肠壁，直动脉间缺少吻合。肠切除吻合术时应作扇形切除，并将对系膜缘侧的肠壁稍多切除一些，以保证吻合口对系膜缘侧有充分血供，避免术后缺血坏死或愈合不良形成肠瘘。

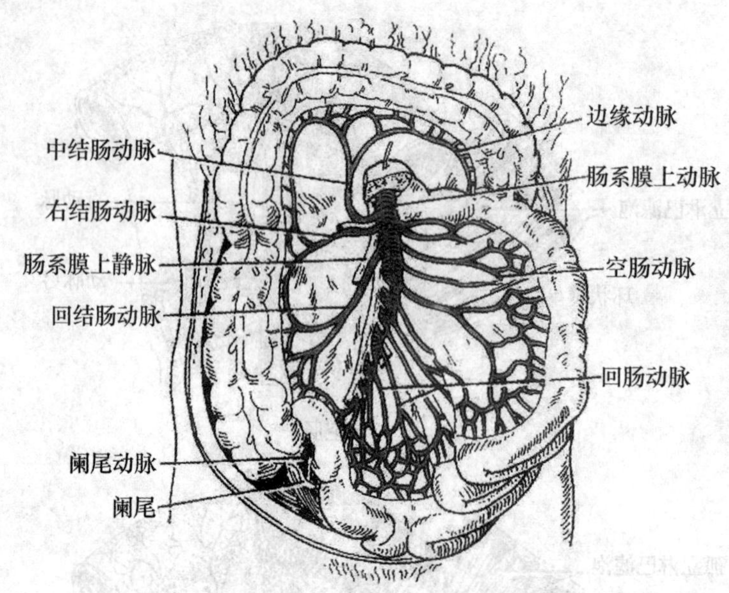

图 4-28 空肠和回肠的血供

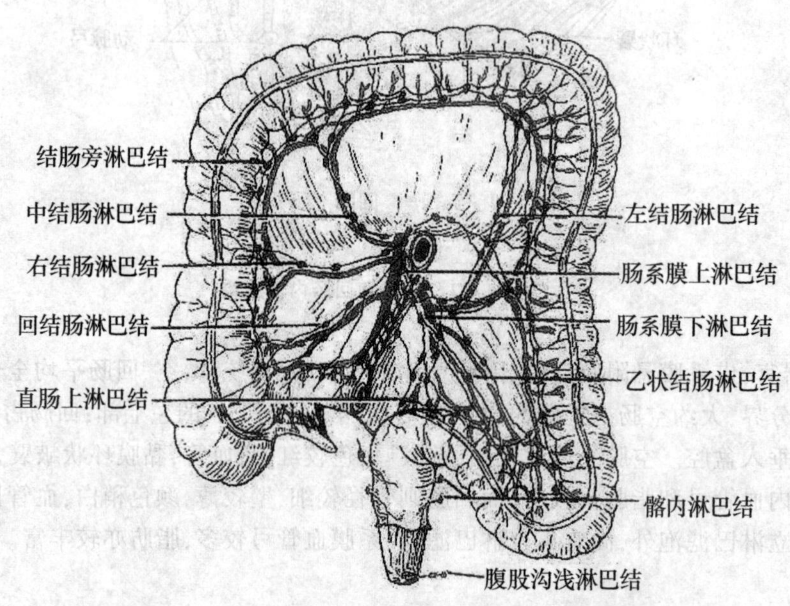

图 4-29 小肠淋巴

(2)静脉:空、回肠静脉与动脉伴行,汇入肠系膜上静脉,继沿相应动脉右侧上行,至胰颈后方,会合脾静脉,形成门静脉。

(3)淋巴:小肠淋巴管伴血管行走,注入肠系膜淋巴结。肠系膜淋巴结数可达百余个,沿肠血管及血管弓分布,输出管注入肠系膜上动脉根部的肠系膜上淋巴结。后者的输出管注入腹腔干周围的腹腔淋巴结,最后汇为肠干注入乳糜池;部分输出管直接汇入肠干入乳糜池。

(4)神经:空、回肠的神经支配来自腹腔丛和肠系膜上丛,沿肠系膜上动脉及其分支到肠壁,其中包括交感神经、副交感神经和内脏感觉神经三种纤维。小肠的交感神经,其节前纤维起于脊髓 9—11 胸节,经交感干、内脏神经入腹腔丛和肠系膜上丛,在腹腔神经节和肠系膜上神经节内换发节后纤维,分布到肠壁。它们抑制肠的蠕动和分泌,使肠的血管收缩。小肠的副交感神经节前纤维来自迷走神经,至肠壁内神经丛换发节后纤维,支配肌层和肠腺,促进肠的蠕动和分泌。小肠的感觉纤维随交感和副交感神经分别传入脊髓 9—11 胸节和延髓。痛觉冲动主要经交感神经传入脊髓,故小肠病变时牵涉性痛出现于脐的周围。

4.憩室

是胚胎卵黄管近侧端残留未闭的剩件,出现率约 2%,一般位于回肠末段距回盲瓣 50~100 cm 处,呈盲囊状,结构与回肠相同,有时黏膜内含有胃泌酸细胞或胰腺组织,可发生溃疡和炎症,症状与阑尾炎相似。

二、操作要点

1.检查胃肠减压装置的安装是否正确,有无故障。

2.向病人说明安装胃肠减压的目的和步骤,取得病人合作。

3.插胃管(已叙述)。

三、注意事项

1.近期内有消化道出血史、食管静脉曲张或食管阻塞者,不宜用胃肠减压术。

2.插胃管时动作轻柔,随病人吞咽动作逐步插入,以免损伤黏膜,咽部反射敏感、插管确有困难者,可用表面麻醉药。

3.胃管应妥善固定,防止胃管上下移动及接口脱落,保持胃管通畅,防止扭曲、受压和阻塞。如遇故障,应检查原因,及时处理。

4.经常保持胃肠减压系统负压状态,防止瓶塞和橡皮管漏气。

5.病人通常禁食。若从胃管注入药物,应用温开水冲洗胃管后夹管1 h,以免被吸出。

6.观察引流物的性状和量,认真总结记录每日引流量,如有异常,报告医师及时处理。

7.插胃管者,经鼻孔滴入石蜡油,每日2次,以保护鼻咽部黏膜,并做好口腔护理。

8.拔管指征为病情好转、肠蠕动恢复、腹胀消失。拔除胃管时,应先夹住胃管,迅速拔出,擦净鼻孔,清除面颊胶布痕迹。

第五节 "T"型管引流术

【目的】

胆管疾病行胆总管探查术后,需放置"T"型管引流。"T"型管作为腔内支撑,不仅可引流胆汁、减低胆管内压力、防止感染、胆漏或胆管狭窄,还可做胆管造影或经其形成的窦道放入取石钳或胆管镜圈套器,取残余结石等。

1.了解"T"型管引流术的意义

(1)引流作用:胆总管探查后,下端胆总管括约肌暂时性充血、水肿,可能存在部分梗阻,"T"型管引流术可保证胆汁顺利引流到体外。

(2)减压作用:胆管内有一定压力,若直接缝合,胆汁可能从缝合口渗漏产生胆汁性腹膜炎。

(3)消炎作用:化脓性胆管炎经引流减压,可迅速控制感染,改善肝功能。

(4)治疗作用:术后可经"T"型管冲洗,胆管蛔虫症可经"T"型管注入杀虫剂,也可经"T"型管通道置入取石钳,取出残余结石,或经"T"型管窦道进行胆管镜检查。

(5)其他:了解胆管感染及出血等情况。

2.掌握肝外胆管的应用解剖

一、应用解剖学基础

肝外胆道由胆囊,肝左、右管,肝总管和胆总管组成(图4-30)。

(一)胆囊

胆囊呈梨形的囊状器官,长10~15 cm,容量为40~60 mL,可储存和浓缩胆汁,借疏松结缔组织附着于肝脏面的胆囊窝内,其表面有腹膜覆盖。胆囊有时为腹膜内位器官,有系膜,移动性较大,特别是在活体上,可随体位的变化而有较大幅度的移动。胆囊上方为肝,下后为十二指肠及横结肠,左为幽门,右为结肠右曲,前为腹前壁。胆囊分底、体、颈、管四部。底稍突出于肝下缘,其体表投影相当于右锁骨中线或右腹直肌外缘与右肋弓的交点处。体部位于底与颈之间,伸缩性较大。颈部弯曲且细,位置较深,其起始部膨大,形成Hartmann囊,

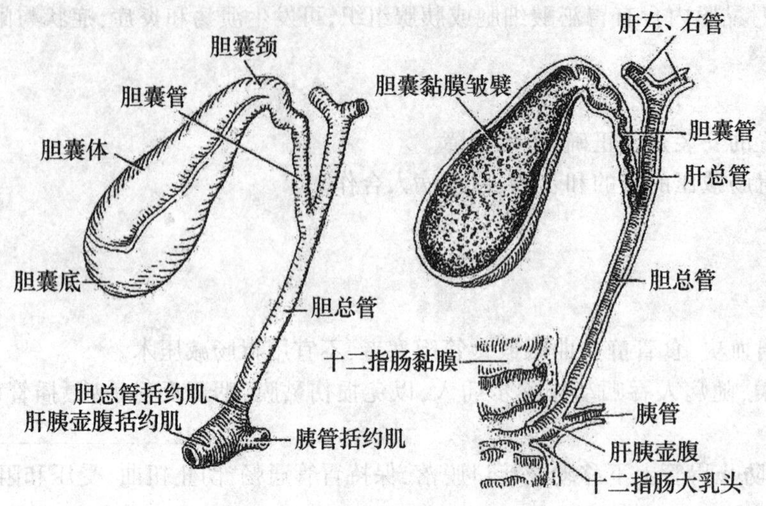

图 4-30　肝外胆管

胆囊结石多停留于此囊中。胆囊管长 2.5~4.0 cm,一端连于胆囊颈,另一端多呈锐角与肝总管汇合为胆总管。胆囊管近胆囊的一端,有螺旋状黏膜皱襞,称 Heister 瓣,近胆总管的一段则内壁光滑。胆囊的变异不多见,偶有双胆囊、系膜胆囊、中隔胆囊、憩室胆囊及肝内胆囊等。胆囊管与肝总管的汇合形式也有变异。胆囊的动脉称胆囊动脉,常于胆囊三角内起自肝右动脉。解剖学上将胆囊管、肝总管和肝下缘构成的三角形区域称为胆囊三角,又称"Calot 三角"。约 75%的人的胆囊动脉位于胆囊三角内,是胆囊摘除术寻找胆囊动脉的部位。

胆囊动脉(图 4-31)常有变异,如起自肝固有动脉、肝固有动脉左支、胃十二指肠动脉或具有双胆囊动脉等。变异的动脉常行经肝总管或胆总管的前方,胆囊或胆总管手术时应予以注意。胆囊的静脉比较分散,胆囊与肝之间有数条小静脉相通。胆囊下面的小静脉汇成 1~2 条静脉经胆囊颈部汇入肝内门静脉小支。有的胆囊静脉注入肝门静脉主干或肝门静脉右支。也有的形成一条较大的静脉与胆总管平行,汇入肠系膜上静脉。在胆总管手术时,应注意此静脉。

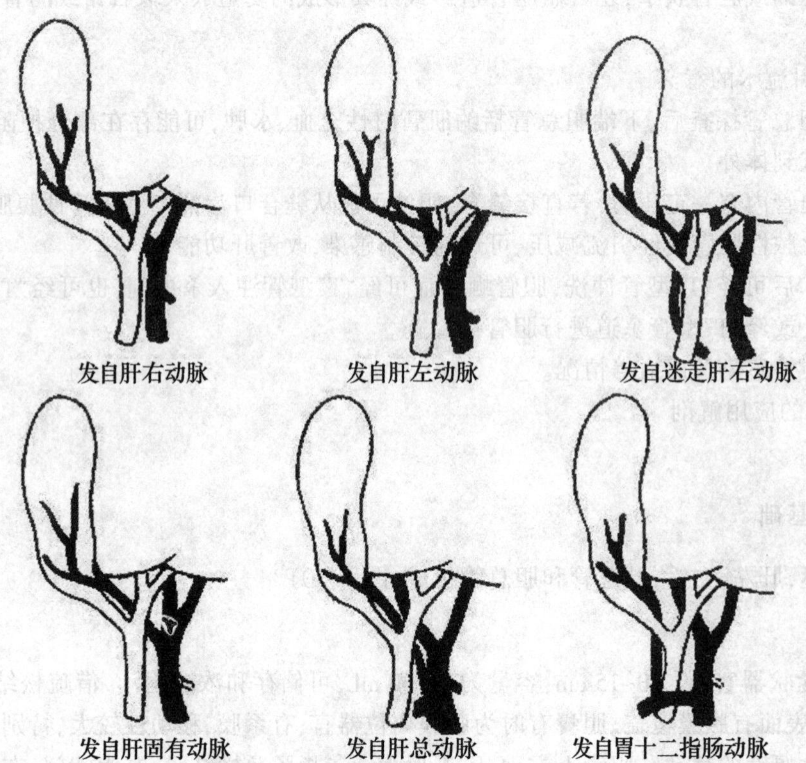

图 4-31　胆囊动脉的来源

(二)肝管、肝总管及胆总管(图4-32)

1.肝管:肝左、右管在肝门处汇合成肝总管。肝右管起自肝门的后上方,较为短粗,长0.8~1.0 cm。肝右管与肝总管之间的角度较大。肝左管横部位置较浅,横行于肝门左半,长2.5~4.0 cm,与肝总管之间的角度较小。

2.肝总管:长约3 cm,直径0.4~0.6 cm。其上端由肝左、右管合成,下端与胆囊管汇合后称胆总管。肝总管前方有时有肝右动脉或胆囊动脉越过,在肝和胆道手术中,应予以注意。

3.胆总管:长7~8 cm,直径0.6~0.8 cm。其长度可因胆囊管与肝总管汇合部位的高低而有变化。其直径超过1 cm时,应视为病理状态。胆总管的分段与毗邻关系如下。

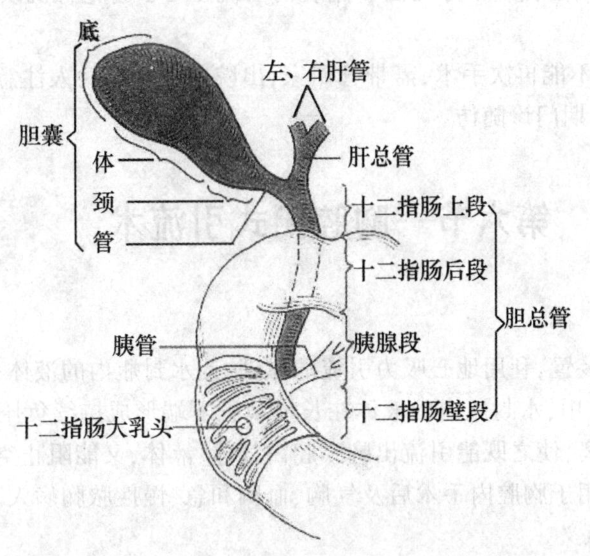

图4-32 胆总管的分部

(1)十二指肠上段:在肝十二指肠韧带内,自胆总管起始部至十二指肠上部上缘为止。此段沿肝十二指肠韧带右缘内走行。胆总管切开探查引流术即在此段进行。

(2)十二指肠后段:位于十二指肠上部的后面,向下内方行于下腔静脉的前方,门静脉的右方。

(3)胰腺段:弯向下外方,此段上部多由胰头后方经过;下部多被一薄层胰腺组织覆盖,位于胆总管沟中。胰头癌或慢性胰腺炎时,此段胆总管常受累而出现梗阻性黄疸。

(4)十二指肠壁段:斜穿十二指肠降部中份的后内侧壁,与胰管汇合后略呈膨大,形成肝胰壶腹,又称Vater壶腹。壶腹周围及其附近有括约肌并向肠腔突出,使十二指肠黏膜隆起形成十二指肠大乳头。肝胰壶腹借乳头小孔开口于十二指肠腔。此处的括约肌由三部分组成:①胆总管括约肌,为一环行肌,位于胆总管末端,是胆总管最强的肌纤维,它收缩可关闭胆总管下端。②胰管括约肌,位于胰管末端,常不完全,有时缺如。③肝胰壶腹括约肌,由十二指肠的环行肌纤维组成。

二、操作要点

1.术中护理

由医师将"T"型管短臂置入胆总管切口,"T"型管的体外端经腹壁戳出或直接经腹壁切口引出,并缝合固定于腹壁,引流管末端用无菌纱布包裹。

2.术后护理

(1)"T"型管固定。病人回病房后,应将"T"型引流管固定于床边。嘱病人翻身活动时注意避免"T"型管脱出,一旦脱出,要及时报告医师。

(2)保持"T"型管通畅,避免扭曲、受压、引流不畅。引流量突然减少,可能因血块或泥沙样结石堵塞导管,亦可能因导管受压。应及时处理,必要时可用无菌等渗盐水缓慢冲洗导管,禁用压力推注。

(3)保持无菌引流袋每日更换1次,引流管每日更换2次,每周送胆汁培养1次,常规检查2次。调换皮管和留胆汁标本时,应遵守无菌操作规则。

(4)观察引流情况,记录胆汁的色、质、量。正常胆汁量每日为500~1000 mL,手术近期"T"型管引流量较多,10~14 d后,随胆总管下端炎症消退,引流量逐日减少。

(5)拔管护理。"T"型管一般留置2周左右,若病人不发热、黄疸消退、胆汁引流量减少、胆汁常规检查白细胞<10/HP。"T"型管造影证实,胆管无残余结石,下端通畅;夹闭管1~2 d后,如无特殊情况即可拔管。拔管后,应注意观察病人有无腹痛、腹胀、恶心、呕吐、发热和黄疸。单纯创口渗漏少量胆汁,及时更换敷料即可,一般1~2 d内可自行停止。

三、注意事项

1."T"型管造影后,必须将引流管接床旁无菌引流袋内引流1~2 d避免有机碘溶液滞留体内,并观察体温、脉搏、呼吸及皮肤过敏现象。

2.个别胆管远端梗阻者,又不能再次手术,需带管回家,出院前应指导病人注意引流管固定、对引流管的消毒及按时更换引流袋,并嘱定期门诊随访。

第六节 胸腔闭式引流术

【目的】

胸腔闭式引流是一种引流装置,利用地心吸力引流的原理,使水封瓶内的液体在长玻璃管下端形成负压水柱,或利用外加的负压吸引作用,水封瓶内的液体在长玻璃管下端形成持续负压水柱,依靠水封瓶中的无菌液体使胸膜腔与外界空间隔离,使之既能引流出胸膜腔内气体、液体,又能阻止空气倒吸入胸膜腔。其装置有一瓶法、两瓶法和三瓶法,适用于胸腔内手术后及气胸、血胸和急、慢性脓胸病人。

1.了解胸腔闭式引流术的意义

(1)引流胸膜腔内积气与积液,矫正呼吸和循环障碍。

(2)保持胸膜腔内负压,促使肺膨胀。

(3)消除死腔,预防胸膜腔感染。

2.掌握胸壁的层次和胸膜的配布

一、应用解剖学基础

(一)胸壁的层次(已叙述)

(二)胸膜的配布

胸膜分为脏胸膜和壁胸膜。脏胸膜被覆于肺的表面,与肺紧密结合,并伸入叶间裂内。壁胸膜贴附于胸内筋膜内面、膈上面、纵隔侧面,并突至颈根部。根据壁胸膜配布部位不同,分为肋胸膜、膈胸膜、纵隔胸膜和胸膜顶。壁胸膜与胸内筋膜间疏松连接易于分离,在肺切除术中如脏、壁胸膜粘连,可将壁胸膜与胸内筋膜分离,将肺连同壁胸膜一并切除。胸膜顶上面覆以胸膜上膜,有固定和保护作用。脏、壁胸膜在肺根处互相延续共同围成左、右各一密闭窄隙,为胸腹腔。肺根下方脏、壁胸膜的移行部分,形成双层的肺韧带,有固定肺的作用。当人工气胸时,由于韧带的附着,肺固定于纵隔而被压向内侧。

(三)胸腔隐窝

壁胸膜与脏胸膜之间大部分互相贴近,故胸膜腔是潜在的腔隙,但在壁胸膜各部相互转折处,肺缘不能伸入其内,这些部位的胸膜腔称为胸腔隐窝。主要有肋膈隐窝和肋纵隔隐窝。

1.肋膈隐窝:位于肋胸膜下缘与膈胸膜转折处,呈半环形,自剑突向后下至脊柱两侧,后部较深,是胸膜腔的最低点,深吸气时肺缘不能伸入其内,胸膜腔积液首先积聚于此处。胸膜腔穿刺时,刺针进入此隐窝内。

2.肋纵隔隐窝:位于肋胸膜前缘与纵隔胸膜前缘转折处下部,以左侧较为明显,在胸骨左侧第4–5肋间隙后方,心包前方,肺的心切迹内侧。

(四)胸膜反折线的体表投影

系指壁胸膜各部互相反折部位在体表的投影,有实用意义者为胸膜前界和下界。胸膜下界及肺下界体表投影(图 4-33)。

1.胸膜前界:为肋胸膜前缘与纵隔胸膜前缘的反折线。两侧起自锁骨内侧 1/3 上方 2~3 cm 处,向内下方经胸锁关节后面至第 2 胸肋关节高度两侧靠拢,在中线偏左垂直向下,右侧直达第 6 胸肋关节移行为下界,左侧至第 4 胸肋关节高度略转向外下,在胸骨侧缘外侧 2.0~2.5 cm 下行,达第 6 肋软骨中点处移行为下界。两侧胸膜前界在第 2—4 胸肋关节高度靠拢,向上、下分开,形成两个三角形无胸膜区。上方者为上胸膜区,又称胸腺三角,内有胸腺。下方者为下胸膜区,又称心包三角,内有心和心包。

2.胸膜下界:为肋胸膜下缘与膈胸膜的反折线。右侧起自第 6 胸肋关节后方,左侧起自第 6 肋软骨中点处,两侧均向外下行,在锁骨中线与第 8 肋相交,在腋中线与第 10 肋相交,在肩胛线与第 11 肋相交,近后正中线处平第 12 胸椎棘突。右侧胸膜下界略高于左侧。

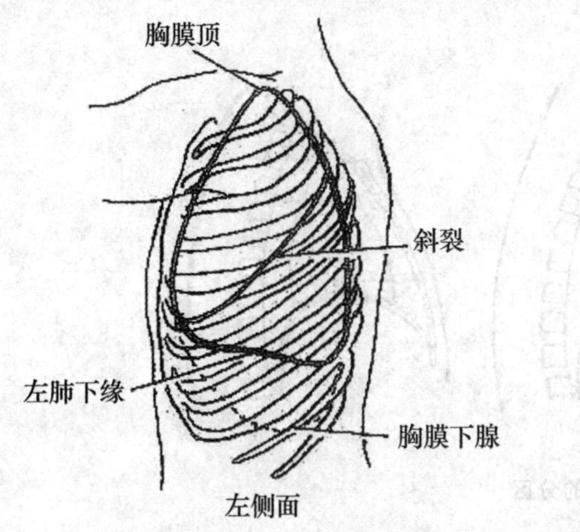

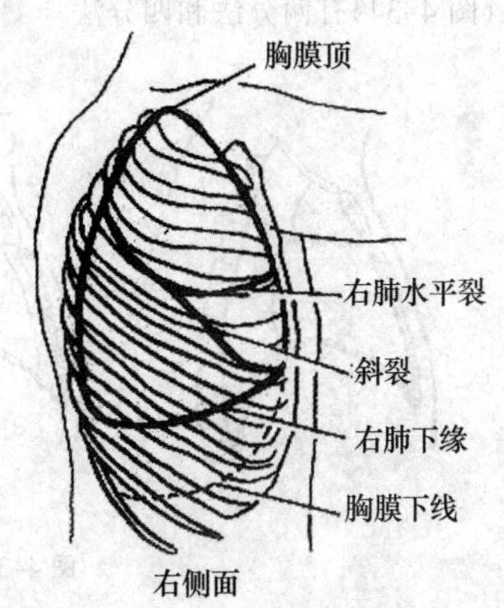

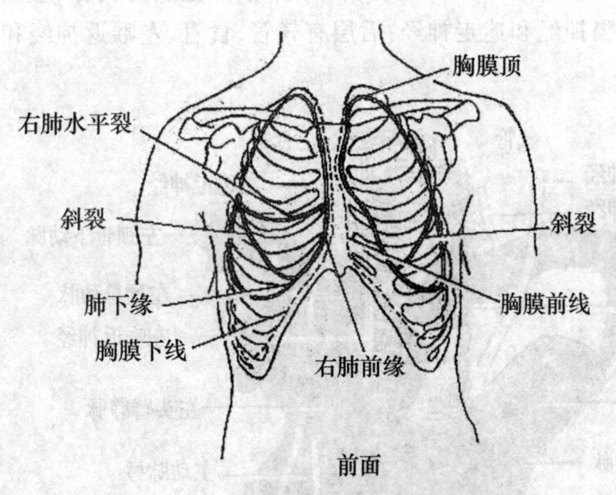

图 4-33 胸膜与肺的体表投影

(五)胸膜的血管、淋巴和神经

1.血管

壁胸膜的血液供应主要来自肋间后动脉、胸廓内动脉和心包膈动脉的分支,脏胸膜者来自支气管动脉和肺动脉的分支。静脉与同名动脉伴行,最终注入上腔静脉和肺静脉。

2.淋巴

胸膜的淋巴管位于间皮深面的结缔组织中。脏胸膜的淋巴管与肺的淋巴管吻合,注入支气管肺淋巴结。壁胸膜各部的淋巴管回流不同,分别注入胸骨旁淋巴结、肋间淋巴结、膈淋巴结、纵隔前后淋巴结和腋淋巴结。

3.神经

脏胸膜由肺丛的内脏感觉神经支配,肺丛位于肺根前、后方。脏胸膜对触摸、温度等刺激不敏感,定位不准确,但对牵拉敏感,故肺手术时可经肺根进行局部麻醉,以阻滞肺丛的传入冲动。壁胸膜由脊神经的躯体感觉神经支配,肋间神经分布至肋胸膜和膈胸膜周围部,膈神经分支分布至膈胸膜中央部、纵隔胸膜和胸膜顶。壁胸膜对机械性刺激敏感,痛阈低,定位准确,胸膜炎时,常可引起牵涉性痛,如出现胸腹部痛或颈肩部痛等。

(六)肺(已叙述)

(七)纵隔

纵隔是左、右纵隔胸膜之间全部器官,结构和结缔组织的总称。位于胸腔正中偏左,这是由于出生后心向左侧偏移所致。

纵隔的分区(图 4-34)有两分法和四分法。

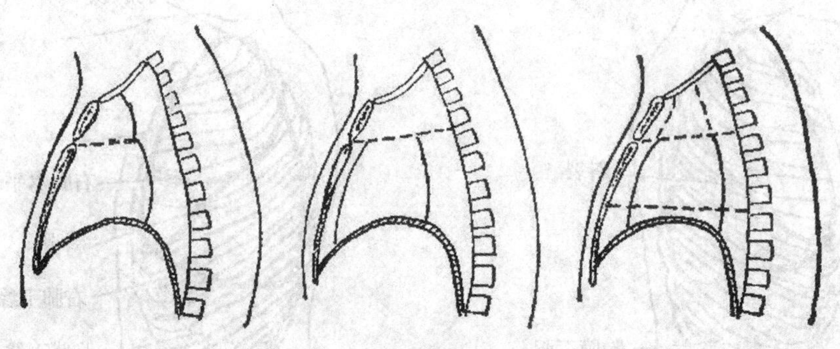

图 4-34 纵隔的分区

1.上纵隔

上纵隔(图 4-35)的器官较多,由前向后大致可分为三层。前层主要有胸腺,左、右头臂静脉和上腔静脉;中层有主动脉弓及其三大分支、膈神经和迷走神经;后层有气管、食管、左喉返神经和胸导管等。神经来自颈交感干和迷走神经的分支。

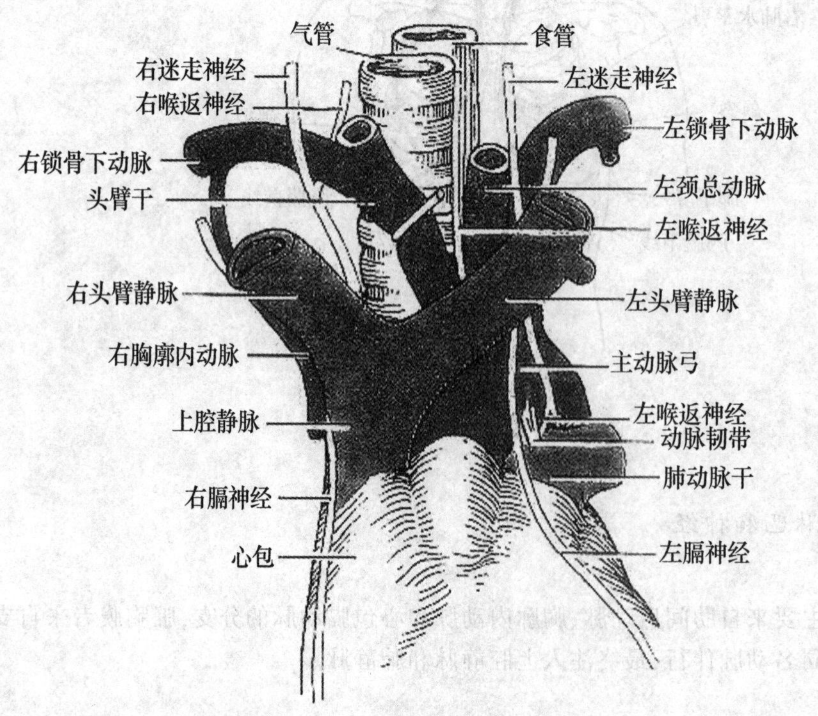

图 4-35 上纵隔

(1)上腔静脉及其属支

上腔静脉位于上纵隔右前部,由左、右头臂静脉在有第1胸肋结合处后方合成,沿第1—2肋间隙前端后面下行,穿心包至第3胸肋关节高度注入右心房,长约7 cm。该静脉左侧有升主动脉和主动脉弓,右侧有右膈神经、心包膈血管和纵隔胸膜,前方有胸膜和肺,后方有气管、右迷走神经和奇静脉,后者在左肺根上方汇入上腔静脉,后下方有左肺根。头臂静脉由锁骨下静脉和颈内静脉在胸锁关节后方合成。左头臂静脉长6~7 cm,位于胸骨柄和胸腺后方,斜向右下越过主动脉三大分支前面。有时高于胸骨柄,贴在气管颈部的前面,尤以儿童多见,故气管切开术时,应注意高位左头臂静脉存在的可能。右头臂静脉长2~3 cm,其后方有迷走神经,内后方有头臂干。

(2)主动脉弓及其分支

1)位置:主动脉弓平右第2胸肋关节后方接升主动脉,呈弓形向左后行,至脊柱左侧第4胸椎下缘续为胸主动脉。弓的上缘平胸骨柄中部或稍上方,下缘平胸骨角,儿童主动脉弓位置略高。弓的上缘发出三大分支。新生儿主动脉弓在左锁骨下动脉与左颈总动脉起始部之间至动脉导管相对的部位常有一明显的窄带,称主动脉峡,其位置平对第3胸椎。

2)毗邻:主动脉弓左前方有左纵隔胸膜、肺、左膈神经、心包膈血管、迷走神经及其发出的心支等。左膈神经和迷走神经在主动脉弓与纵隔胸膜间下行,二神经间尚有来自左迷走神经和左颈交感干的心支,向下形成心浅丛;其后方有气管、食管、左喉返神经、胸导管和心深丛。主动脉弓上缘由右向左有头臂干、左颈总动脉和左锁骨下动脉。弓的上份和三大分支根部前方有左头臂静脉和胸腺,下方有肺动脉、动脉韧带、左喉返神经、左主支气管和心浅丛。

(3)动脉导管三角(图4–36)

1)位置和内容:动脉导管三角位于主动脉弓的左前方,前界为左膈神经,后界为左迷走神经,下界为左肺动脉。三角内有动脉韧带、左喉返神经和心浅丛。该三角是手术寻找动脉导管的标志。

2)动脉韧带:为一纤维结缔组织索,长0.3~2.5 cm,宽0.3~0.6 cm,是胚胎时期动脉导管的遗迹,连于主动脉弓下缘与肺动脉干,分为左、右肺动脉的分叉处稍左侧。动脉导管于出生后不久闭锁,若满一周岁仍未闭锁,即为动脉导管未闭症,常须手术治疗,手术在动脉导管三角内进行操作,注意勿损伤左喉返神经。

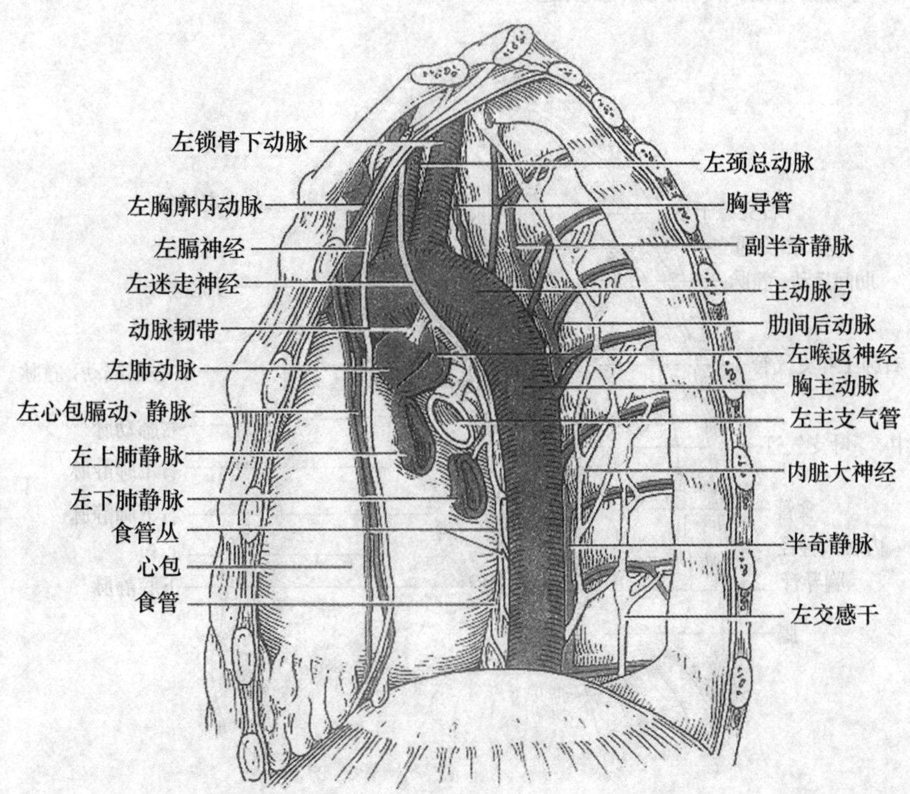

图4–36 纵隔左侧面观

(4)气管胸部及其分支

1)位置:气管胸部位于上纵隔中央,上端平第7颈椎下缘,下端平第4、5胸椎间,分为左、右主支气管,分叉处称气管杈,其内面下缘向上突,形成半月形的气管隆嵴,是气管镜检辨认左、右主支气管起点的标志。气管长度和宽度因年龄和性别而异,成年男性全长平均为13.6 cm,女性为12.11 cm。

2)毗邻:气管胸部前方为胸骨柄、胸腺、左头臂静脉、主动脉弓及其分支、心丛。头臂干自前向右跨越气管,左颈总动脉自前向左越过。后方有食管,后外有喉返神经,左侧尚有左迷走神经和锁骨下动脉。右侧有奇静脉弓,右前方有右头臂静脉和上腔静脉。

3)左、右主支气管:右主支气管粗短而陡直,为气管的向下延续,长1.9~2.1 cm,其下缘与气管中线的交角为23°,气管内异物多坠入右主支气管。右主支气管前方有升主动脉、右肺动脉和上腔静脉,后上方有奇静脉弓包绕,平第5胸椎体高度进入右肺,支气管细长而倾斜,长4.5~4.8 cm,其下缘与气管中线的交角为37.5°。其前方有左肺动脉,后方有胸主动脉,上方有主动脉弓跨过其中段,平第6胸椎高度进入左肺门。

4)体表投影:气管胸部自颈静脉切迹中点向下,至胸骨角处居中线稍右。右主支气管自气管下端向右下,至右第3肋软骨的胸骨端,左主支气管自气管下端向左下,至第3肋软骨距中线3.5 cm处。

2.前纵隔

前纵隔位于胸骨体与心包前壁之间的窄隙,内有胸膜囊前部、部分纵隔前淋巴结和疏松结缔组织。

3.中纵隔(图4-36,图4-37)

中纵隔是以心包前、后壁为界的区域,平第5—8胸椎。内有心、心包、出入心的大血管根部和膈神经等。心包和心脏(见心包穿刺)

4.后纵隔(图4-36,图4-37)

后纵隔位于心包后壁与下部胸椎之间,上平胸骨角,下达膈。内有食管、胸主动脉、奇静脉、半奇静脉、副半奇静脉、胸导管、迷走神经、交感干胸部和内脏大、小神经等。其中食管、胸导管、迷走神经和交感干等行经上纵隔和后纵隔。在气管杈以下,食管位居后纵隔最前部,其后为胸主动脉、奇静脉和半奇静脉,胸导管在胸主动脉与奇静脉之间,食管和胸主动脉周围还有淋巴结。

(1)食管(已叙述)

(2)胸导管(已叙述)

(3)奇静脉、半奇静脉和副半奇静脉(已叙述)

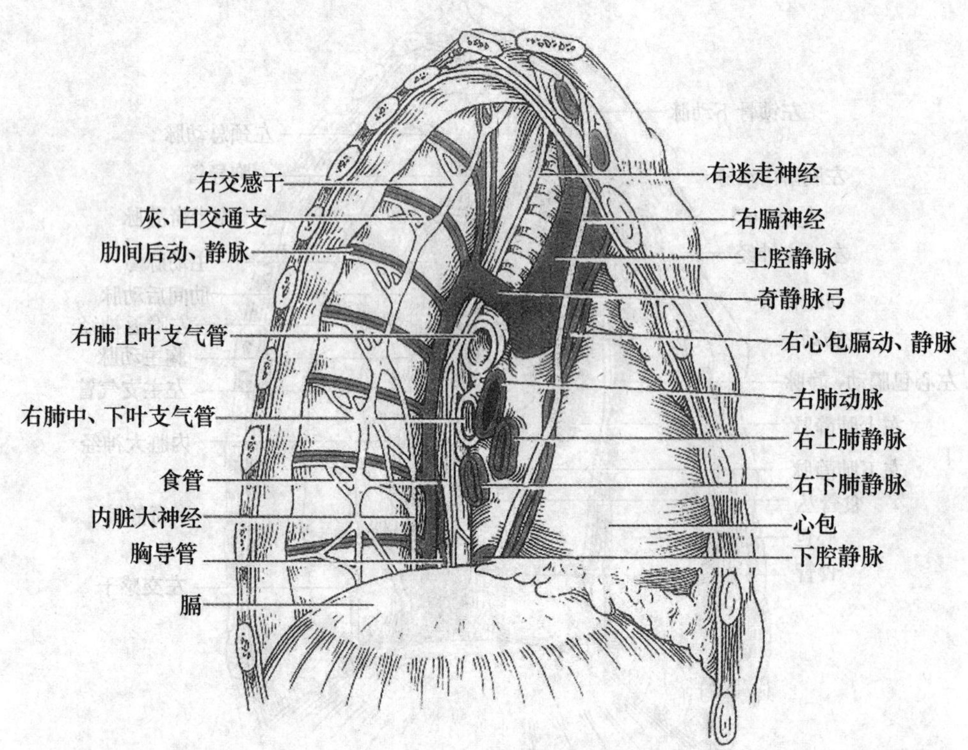

图4-37 纵隔右侧面观

(4)胸交感干位于脊柱两侧,奇静脉和半奇静脉的后外方。上段在肋头和肋间后血管前方,下段逐渐内移至椎体两侧。每侧有10~12个交感干神经节。第5、6—9、10胸交感干神经节发出节前纤维组成内脏大神经,穿膈腰部中间份纤维至腹腔,终于腹腔神经节。第10—11胸交感干神经节发出节前纤维组成内脏小神经,有时最末的胸交感干神经节发出内脏最下神经,此二神经穿膈腰部中间份肌纤维,终于主动脉肾节。胸交感干上段的节前纤维上行至颈交感干,下段节前纤维下行至交感干腰部和盆部,并经内脏神经至腹腔神经节。胸交感干与肋间神经间有白、灰交通支相连,并发分支至胸主动脉、食管、气管和支气管。

纵隔间隙为纵隔器官间的窄隙,其内填充以疏松结缔组织,适应器官活动和胸腔容积的变化。间隙内的结缔组织与颈部器官周围和腹膜后隙的结缔组织相延续;因此颈部血肿或炎症积液可向下蔓延至纵隔,胸部创伤空气可向上扩散至颈部,炎症积液也可向下蔓延至腹膜后隙。

(八)胸部间隙

1.胸骨后间隙

胸骨后间隙位于胸骨后方,胸内筋膜前方,向下至膈。该间隙的炎症可向膈蔓延,甚而穿破膈扩散至腹膜外脂肪层。

2.气管前间隙

气管前间隙位于上纵隔内,气管胸部、气管杈与主动脉弓之间,向上通颈部同名间隙。

3.食管后间隙

食管后间隙位于上纵隔内,食管与胸内筋膜间,内有奇静脉、胸导管和副半奇静脉等器官。向上通咽后间隙,向下与心包食管间的疏松结缔组织相连,并通过膈的裂隙与腹膜后隙相通。

(九)胸部淋巴结

1.纵隔前淋巴结

纵隔前淋巴结位于上纵隔前部和前纵隔内,在头臂静脉、上腔静脉、主动脉弓及其分支、心包前方和动脉韧带周围。收纳胸腺、心包前部、心、纵隔胸膜、膈前部和肝上面的淋巴,其输出管注入支气管纵隔干。其中位于动脉韧带周围者,称动脉韧带淋巴结,左肺上叶的癌肿常转移至此结。

2.气管支气管淋巴结

气管支气管淋巴结位于气管杈和主支气管周围,收纳肺、主支气管、气管杈和食管的淋巴,其输出管注入气管旁淋巴结。

3.气管旁淋巴结

气管旁淋巴结位于气管周围,收纳气管胸部和食管的部分淋巴,其输出管注入支气管纵隔干。

4.纵隔后淋巴结

纵隔后淋巴结位于上纵隔后部和后纵隔内,在心包后方,食管两侧,胸主动脉前方,收纳食管胸部、心包后部、膈后部和肝的部分淋巴,其输出管多注入胸导管。

5.心包外侧淋巴结和肺韧带淋巴结

心包外侧淋巴结位于心包与纵隔胸膜之间,沿心包膈血管排列。肺韧带淋巴结位于肺韧带两层胸膜间,肺下静脉的下方,收纳肺下叶底部的淋巴,其输出管注入气管支气管淋巴结,肺下叶的癌肿常转移到此结。

二、操作要点

1.术中护理

配合医师,无菌操作,插好胸腔引流管。皮肤切口处要求缝合严密并固定,以免发生漏气或引流管滑脱。如发生漏气或引流管滑脱,应立即用血管钳夹闭胸腔引流管。

2.拔管护理

手术后2~4 d,引流量逐渐减少,当引流液澄清,量<50 mL/24 h,经胸部透视,两肺扩张良好,无漏气现象方可拔管;脓胸病人经治疗后,脓腔容量<10 mL,亦可拔管。拔除胸腔引流管时,应准备换药用具一套(包括拆线剪刀1把,2~4层凡士林纱布,7~8层干纱布,棉垫),胸带1根。先拆去固定缝线,嘱病人深吸气后屏气,迅速拔出导管,立即用凡士林纱布、无菌纱布、棉垫覆盖伤口,多头带包扎24 h,注意勿松开,并观察病人呼吸情况,气管有无移位,局部有无渗血、渗液、漏气、皮下气肿等,如有异常,应及时报告医师。

三、注意事项

1.全肺切除后,胸腔内放置细引流管 1 根,应用血管钳夹住,勿使胸腔内液体流出。观察引流管是否通畅,可松开血管钳,但观察后必须立即夹住。

2.严重气胸或术后有支气管漏气时,需迅速排除胸膜腔内气体,以保持胸膜腔负压,可将引流管连接负压吸引瓶排气口,使之成为负压吸引。负压吸引瓶为一广口瓶,瓶塞上有两短一长玻璃管。长玻璃管为负压调节管,一端开口于大气中,另一端插入瓶内水中约 4 cm,调节胸膜腔内压力,并保持负压;一根短玻璃管经橡皮管和胸腔引流瓶上的短玻璃管连接;另一根短玻璃管与吸引器相接。

3.负压引流过程中,须经常注意引流瓶内有无气体排出及其排出量。如无气体排出,应检查装置是否发生故障,并及时排除。

4.负压吸流过大,可引起胸痛,需适当调节负压。引流管受牵拉或位置不当也可引起伤口疼痛,应及时予以纠正。

第七节　持续性膀胱清洗

【目的】

1.了解膀胱清洗的意义

(1)预防或减少泌尿系统手术后血凝块的形成。

(2)预防或治疗泌尿系统感染。

(3)维持尿液引流系统的通畅。

2.掌握膀胱的应用解剖

一、应用解剖学基础

选择部位膀胱。

1.位置与毗邻

膀胱空虚时呈锥体状,位于盆腔前部,可分尖、体、底、颈四部(图 4-38),但各部间无明显界限。充盈时呈球形,可升至耻骨联合上缘以上,此时腹膜返折处亦随之上移,膀胱前外侧壁则直接邻贴腹前壁(图 4-39a)。临床上常利用这种解剖关系,在耻骨联合上缘之上进行膀胱穿刺或做手术切口,可不伤及腹膜。儿童的膀胱位置较高,位于腹腔内,到 6 岁左右才逐渐降至盆腔。空虚的膀胱前方与耻骨联合相邻,其间为耻骨后隙;膀胱的下外侧面与肛提肌、闭孔内肌及其筋膜相邻,其间充满疏松结缔组织等,称之为膀胱旁组织,内有输尿管

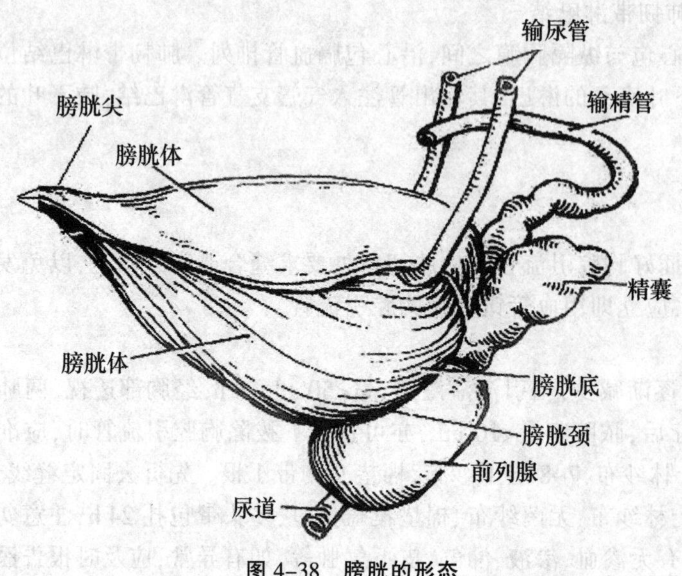

图 4-38　膀胱的形态

盆部穿行(图 4–39b)。男性膀胱底上部借直肠膀胱陷凹与直肠相邻,在腹膜返折线以下的膀胱底与输精管壶腹和精囊相邻(图 4–40,图 4–41);在女性与子宫及阴道前壁相邻。膀胱上面与小肠袢相邻,女性还与子宫相邻。膀胱的下部即膀胱颈,下接尿道,男性邻贴前列腺,女性与尿生殖膈相邻。

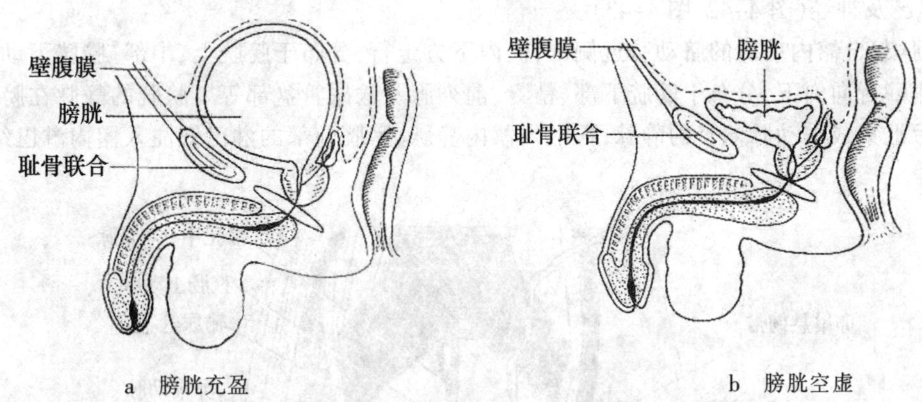

a　膀胱充盈　　　b　膀胱空虚

图 4–39　膀胱在未满及充盈时和腹膜关系

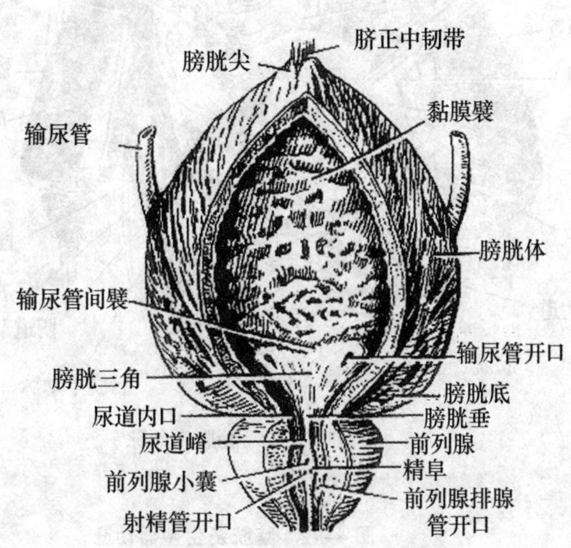

图 4–40　膀胱三角及前列腺

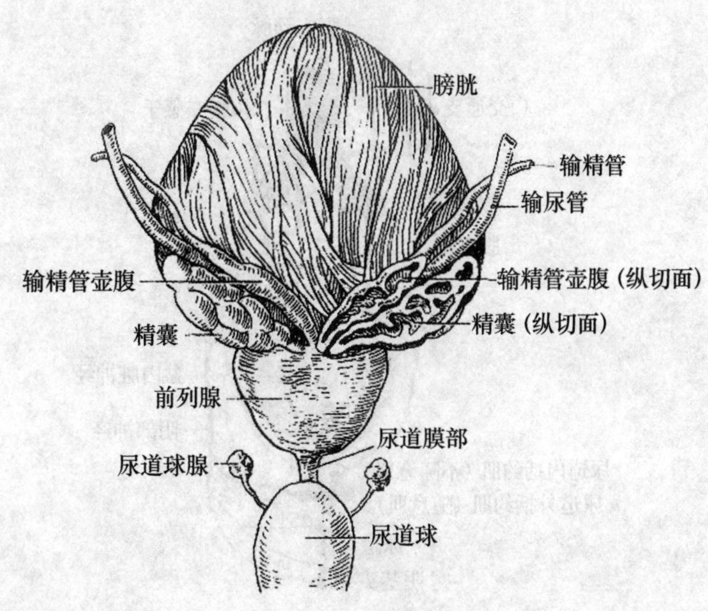

图 4–41　膀胱底的结构及毗邻

2.内面观

膀胱空虚时,其内黏膜面呈现许多皱襞,唯其底部有一三角形的平滑区,称膀胱三角,其两侧角为左、右输尿管口,下角为尿道内口。两输尿管口之间有呈横向隆起的黏膜皱襞,称输尿管间襞,是寻找输尿管口的重要标志。膀胱三角是膀胱镜检时的重要标志,也是结石和结核等的好发部位。

3.血管、淋巴及神经(图 4-42,图 4-43)

膀胱上动脉起自髂内动脉的脐动脉近侧部,向内下方走行,分布于膀胱上、中部。膀胱下动脉起自髂内动脉前干,沿盆侧壁行向内下,分布于膀胱下部、精囊、前列腺及输尿管盆部等。膀胱的静脉在膀胱下面形成膀胱静脉丛,最后汇集成与动脉同名的静脉,再汇入髂内静脉。膀胱前部的淋巴管注入髂内淋巴结;膀胱后部及

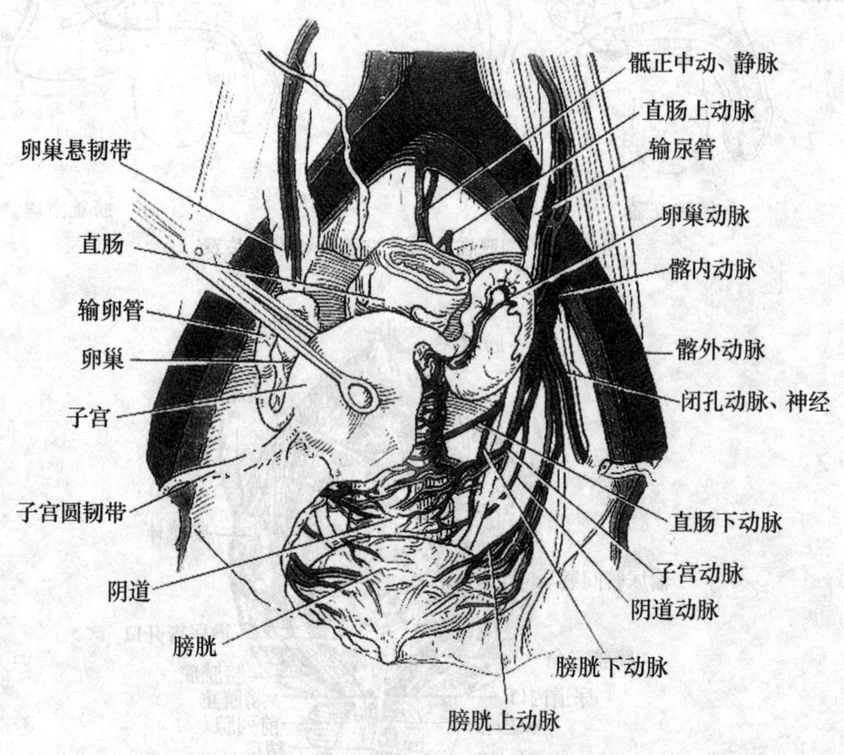

图 4-42　膀胱及生殖器动脉

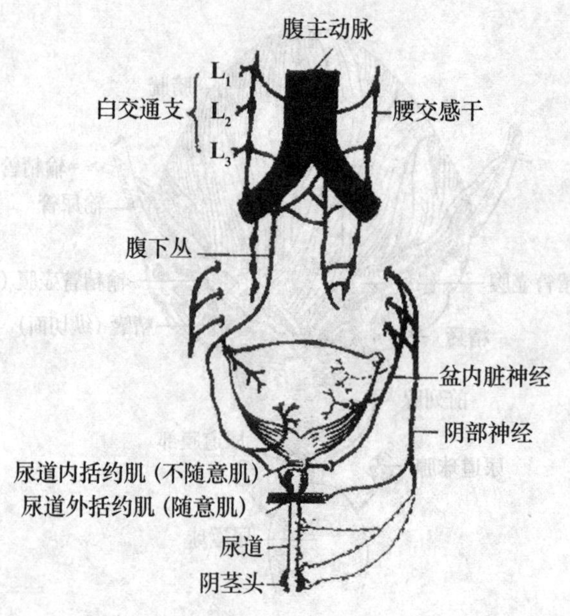

图 4-43　膀胱及阴道的神经支配

膀胱三角区的淋巴管,多注入髂外淋巴结,亦有少数注入髂内淋巴结、髂总淋巴结或骶淋巴结。膀胱的神经为内脏神经所分布,其中交感神经来自第11、12胸节和第1、2腰节,经盆丛随血管分布至膀胱壁,使膀胱平滑肌松弛,尿道内括约肌收缩而储尿。副交感神经为来自脊髓第2—4骶节的盆内脏神经,支配膀胱逼尿肌,抑制尿道括约肌,是与排尿有关的主要神经。膀胱排尿反射的传入纤维,也是通过盆内脏神经传入。

二、操作要点

1.着装整洁,洗手、戴口罩,备齐用物携至床旁。

2.核对病人,向病人解释,取得合作。协助病人脱下裤子,采用屈膝仰卧位。

3.按照无菌导尿操作规程,常规消毒,插入尿管,气囊内注入无菌蒸馏水。

4.连接尿袋,并于尿袋写上日期及期限(7 d)。

5.将生理盐水瓶口用酒精棉球消毒,插上排气针及“Y”型管,松开针头,接在三叉导尿管输入处。

6.以胶布固定导尿管,并将尿瓶挂于床旁。

7.检查尿管是否通畅,若不通畅,则做小量膀胱冲洗至通畅为止。

8.整理用物,记录。

三、注意事项

1.插入尿管时,引导病人放松,张口呼吸,以防尿道损伤;尿道狭窄及对病敏感的病人先灌入表面麻醉剂,5 min后再行留置导尿。

2.由医师决定无菌蒸馏水的量,一般固定用为5~10 mL,压迫止血用为20~30 mL。

3.滴数的控制:出血量大时,管夹全开,15~18 min滴入1 000 mL;出血轻微时,调慢滴数为2~4 h滴入1 000 mL。

4.导尿管的固定:男病人固定于耻骨上方,女病人固定于大腿内侧。

5.严密观察病人生命体征变化,注意出血量和膀胱收缩情况,发现异常及时通知医师。

6.做好记录。

第五章 妇产科护理操作应用解剖

第一节 会阴擦洗、清洗术

【目的】

清洁外阴,预防生殖、泌尿系统感染,促进外阴伤口愈合。

1.了解会阴擦洗、清洗术的意义

(1)妇科腹部手术后路置导尿管者。

(2)会阴、阴道手术后。

(3)产后1周内或会阴有伤口的产妇。

(4)妇科外阴及阴道手术的术前准备。

2.掌握会阴部解剖结构

一、应用解剖学基础

外生殖器(见女性导尿术)。

二、操作要点

1.将会阴冲洗盘置床边,病人取屈膝仰卧位,双腿分开略外展。

2.给病人臀下垫一次性中单,冲洗时置便盆于治疗巾上(便盆上垫卫生纸)。

3.方法

擦洗:用一把镊子夹取消毒的药液棉球,用另一把镊子夹住棉球进行擦洗。擦洗的顺序为:第1遍时自上而下,自外向内。初步擦净会阴部的污垢、分泌物和血迹等;第2遍的顺序为自内向外,或以伤口为中心向外擦洗,可根据病人情况增加擦洗次数,直至擦净。

冲洗:左手持冲洗壶,右手持镊子夹棉球,将冲洗溶液慢慢倒下,依次冲洗阴阜、大腿内侧上1/3、大阴唇、小阴唇、前区、肛门,边冲边擦,直到清洁。

4.用无菌干纱布擦干,其顺序与擦洗第2遍相同。

5.撤去便盆、一次性中单和治疗巾。

三、注意事项

1.在擦洗时,注意观察会阴部及会阴伤口周围组织有无红肿、分泌性物质和伤口的愈合情况。发现异常及时记录,并向医师汇报。

2.凡有留置导尿管者,应注意尿管是否通畅,避免脱落或打结。

3.每次擦洗后,护理人员须洗手;最后擦洗有伤口的感染者,以免交叉感染。

第二节　阴道灌洗术

【目的】

1.了解阴道灌洗术的意义

(1)促进阴道血液循环,减轻局部组织充血。

(2)治疗阴道炎、宫颈炎。

(3)妇科手术前的常规阴道准备。

2.掌握阴道的解剖结构

一、应用解剖学基础

阴道是由黏膜、肌层及外膜构成的肌性管道,富于伸展性,上端环绕子宫颈,下端开口于阴道前庭,连接子宫及外生殖器。子宫颈与阴道壁之间形成的环形腔隙,称阴道穹。阴道穹可分为前、后及左、右侧部,其中阴道穹后部较深,与直肠子宫陷凹紧邻。腹膜腔内有脓液积存时,可经此部进行穿刺或切开引流。阴道前壁短,长 6~7 cm,上部借膀胱阴道隔与膀胱底、颈部相邻,其中、下部借尿道阴道隔与尿道相邻。阴道后壁较长,长 7.5~9.0 cm,上部与直肠子宫陷凹相邻,中部借直肠阴道隔与直肠壶腹相邻,其下部与肛管之间有会阴中心腱。阴道下端较窄,以阴道口开口于阴道前庭。在处女,阴道口周围有处女膜附着,其形状及厚薄因人而异,可呈环状、半月形或伞状(图 5-1)。处女膜破裂后阴道口周围留有处女膜痕。

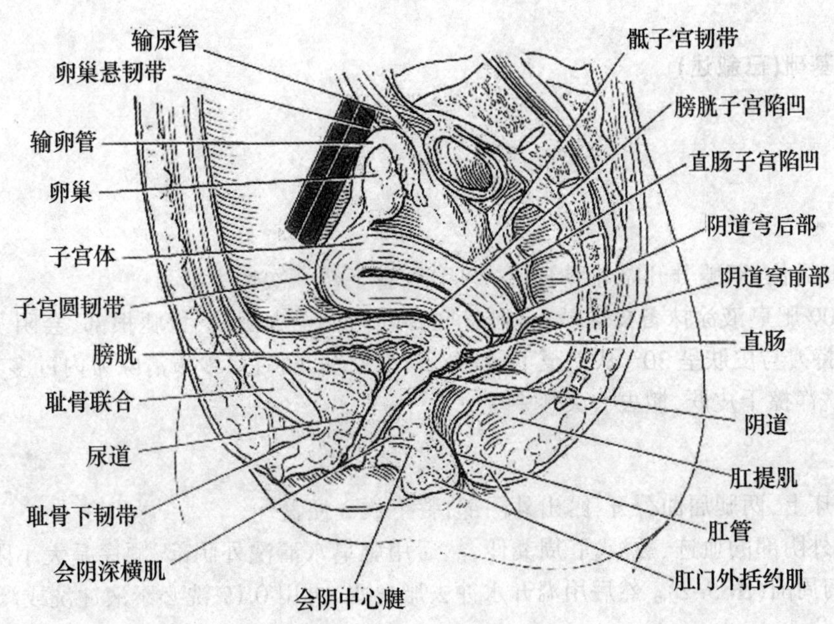

图 5-1　女性盆腔正中矢状面

二、操作要点

1.协助病人卧于妇科检查床上,取膀胱截石位。

2.将盛有灌洗液的灌洗筒挂在高于床面 60~70 cm 处的支架上,连接灌洗头,排出管内空气,试水温适当后备用。

3.护士戴手套,右手持灌洗头,开放水夹,先用灌洗液冲洗外阴部,然后用左手分开小阴唇,将灌洗头沿阴道侧壁缓缓插入阴道(6~8 cm)达穹隆部,边冲洗边在阴道内转动灌洗头,洗净宫颈及阴道。当冲洗液剩下约 100 mL 时,抽出灌洗头,再次冲洗外阴部。

4.扶起病人坐在便盆上,使阴道内残留的液体流出。

5.必要时可用窥阴器张开阴道、暴露子宫颈后再冲洗。

6.用纱布擦干外阴部,撤去便盆。

三、注意事项

1.未婚妇女一般不作阴道灌洗术,必要时用小号灌洗头或导尿管代替。

2.宫颈癌病人有活动性出血者,为防止大出血,禁止灌洗。月经期、产褥期、人工流产术后及不规则阴道流血者,不宜作阴道灌洗,以防引起上行性感染。

第三节　产前外阴备皮及消毒

【目的】

1.了解产前外阴备皮及消毒的意义

(1)分娩时皮肤消毒彻底。

(2)会阴撕裂易于缝合。

(3)便于行会阴切开术。

(4)产后易于清洗恶露。

(5)外阴消毒防止新生儿及产褥感染。

2.掌握外阴部的解剖结构

一、应用解剖学基础(已叙述)

二、操作要点

(一)备皮

1.产妇取屈膝仰、卧位,双腿分开略外展,暴露外阴部,臀下垫一次性中单。

2.用软毛刷蘸 20%肥皂液涂抹备皮区域(自耻骨联合处向下至大阴唇、大腿根部、会阴及肛门),左手持纱布绷紧皮肤,右手持刀与皮肤呈 30°,从上至下轻轻地剃去毛发,随时用纱布清除刀内过多毛发。

3.用温水、纱布洗净擦干皮肤,撤去一次性中单。

(二)外阴消毒

1.产妇仰卧于产床上,两腿屈曲分开,露出外阴部,臀下放一便盆。

2.先用温水洗去外阴部的血迹、敷液、肛周粪便,然后用肥皂水清洗外阴部,顺序是大小阴唇、阴阜、大腿内上 1/3、会阴及肛门周围(图 5-2)。然后用温开水冲去肥皂水,再用 0.1%洗必泰液冲洗或涂以 0.5%碘伏进行消毒,顺序同上。

3.撤去便盆,铺消毒巾于臀下。

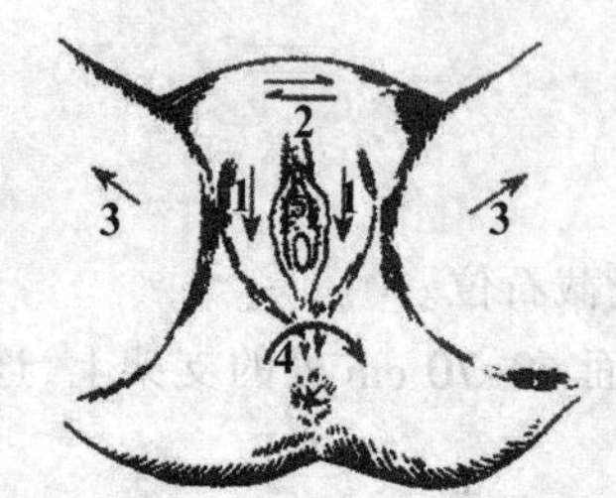

1.大小阴唇; 2.阴阜; 3.大腿内上1/3;
4.会阴及肛门周围

图 5-2　外阴部擦洗顺序

三、注意事项

1.操作时动作宜轻柔,勿损伤皮肤。

2.备皮要保持局部皮肤清洁干燥,避免再次污染。

第四节　宫颈活组织检查

【目的】

宫颈活组织检查(简称宫颈活检),是在宫颈病变部位取小部分组织做病理学检查,以明确诊断的一项操作技术。

1.了解子宫活组织检查的意义

(1)诊断:取活组织做病理学检查,明确诊断。

(2)治疗:宫颈锥切术治疗宫颈上皮肉瘤样病变或重度宫颈糜烂。

2.掌握子宫解剖结构

一、应用解剖学基础

1.位置与毗邻(图 5-3)

子宫位于盆腔中部,膀胱与直肠之间。其位置可随膀胱与直肠的充盈程度或体位而有变化。直立时,子宫体几乎与水平面平行,子宫底附于膀胱的后上方,子宫颈保持在坐骨棘平面以上。成人正常的子宫呈轻度前倾、前屈姿势,前倾即子宫轴与阴道轴之间呈向前开放的角度,前屈为子宫体与子宫颈之间的弯曲。子宫的正常位置主要依靠子宫诸韧带、盆膈、尿生殖膈及会阴中心腱等结构维持,这些结构受损或松弛时,可引起子宫脱垂。子宫可分为底、体、峡、颈四部。其上端钝圆隆起,位于两侧输卵管子宫口以上的部分为底。下段窄细呈圆柱状的部分为颈,是炎症和癌肿的多发部位,子宫颈又分为阴道上部及阴道部。底与颈之间的部分为体,体的下部与颈之间的狭窄部分为峡,子宫峡随妊娠期逐渐扩展,临产时明显形成子宫下段,产科常在此处进行剖腹取胎。子宫两侧缘的上部与输卵管相接处,称子宫角。子宫前面隔膀胱子宫陷凹与膀胱上面相邻,子宫颈阴道上部的前方借膀胱阴道隔与膀胱底部相邻,子宫颈阴道部借尿道阴道隔与尿道相邻;子宫后面借直肠子宫陷凹及直肠阴道隔与直肠相邻。

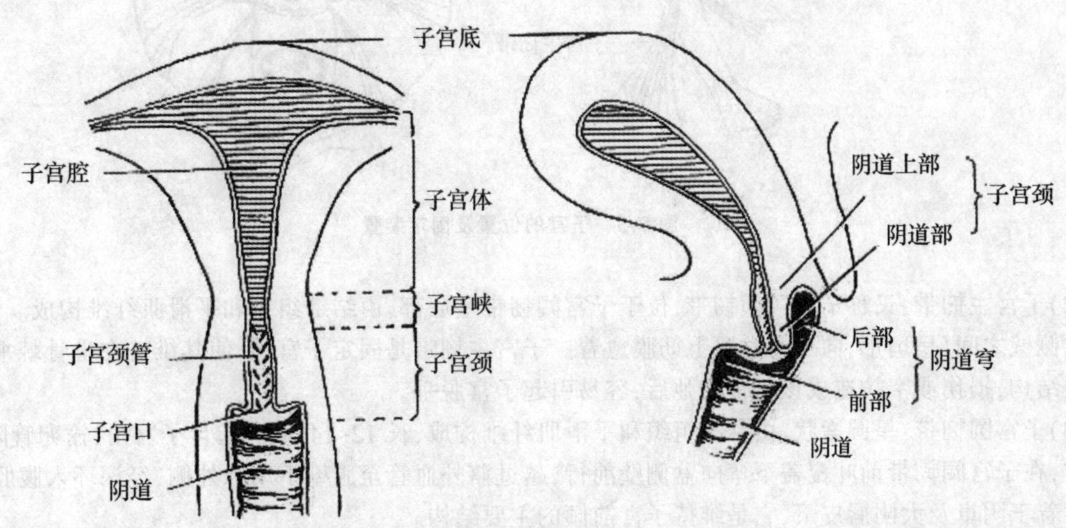

图 5-3　子宫的位置及毗邻

2.韧带(图 5-4,图 5-5)

(1)子宫阔韧带:位于子宫两侧,为呈冠状位的双层腹膜皱襞。上缘游离,包裹输卵管,其外侧端移行于卵巢悬韧带。下缘和外侧缘与盆底和盆侧壁的腹膜移行,内侧缘与子宫前、后面的腹膜相续。子宫阔韧带可分三部分:①卵巢系膜,为卵巢前缘与子宫阔韧带后叶间的部分,由阔韧带后叶向后包裹卵巢所形成。②输卵管系膜,为输卵管与卵巢系膜根之间的部分。③子宫系膜,为子宫阔韧带的其余部分,内含子宫血管、淋巴管、神经及大量疏松结缔组织,称之为子宫旁组织。子宫阔韧带的作用是限制子宫向两侧移动。

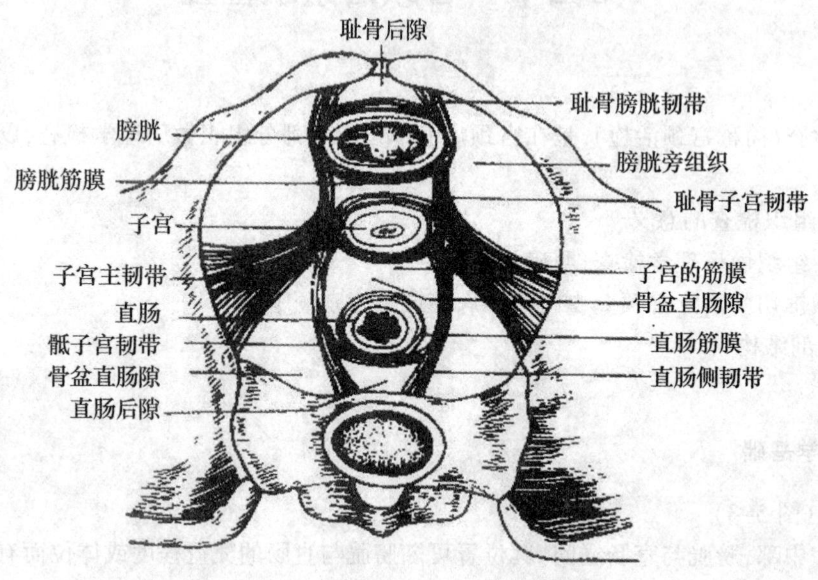

图 5-4 子宫的韧带和间隙

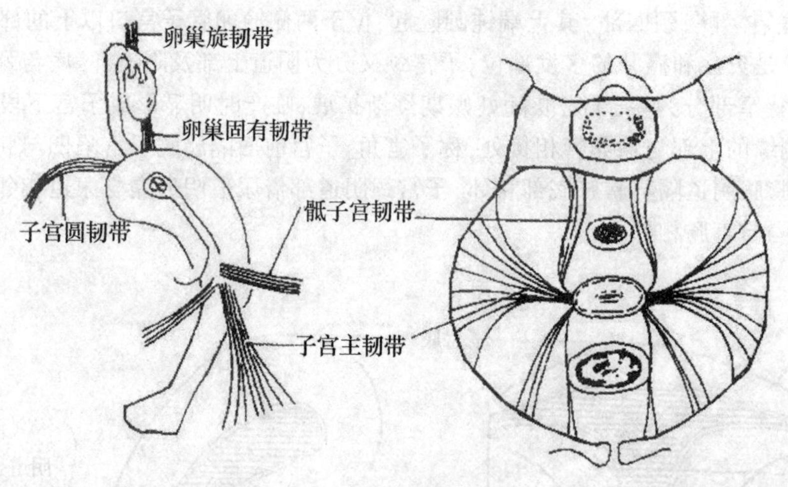

图 5-5 子宫的位置及固定装置

(2)子宫主韧带:又称子宫颈横韧带,位于子宫阔韧带基底部,由结缔组织和平滑肌纤维构成。连于子宫颈与盆侧壁之间,呈扇形,向下与盆膈上筋膜愈着。子宫主韧带是固定子宫颈,使其维持在坐骨棘平面以上的重要结构,损伤或牵拉造成该韧带松弛后,容易引起子宫脱垂。

(3)子宫圆韧带:呈圆索状,由结缔组织和平滑肌纤维构成,长 12~14 cm。起自子宫角,输卵管附着部的前下方,在子宫阔韧带前叶覆盖下弯向盆侧壁前行,越过髂外血管至腹壁下动脉外侧,经深环入腹股沟管,出浅环附着于阴阜及大阴唇皮下,它是维持子宫前倾的主要结构。

(4)骶子宫韧带:由结缔组织和平滑肌纤维构成,起自子宫颈后面,向后呈弓形绕过直肠外侧,附着于骶骨前面。其表面有腹膜覆盖,形成直肠子宫襞。该韧带的作用是向后上方牵引子宫颈,防止子宫前移,使子宫维持前屈姿势。

(5)耻骨子宫韧带：由结缔组织构成，起自子宫颈前面，向前呈弓形绕过膀胱外侧，附着于耻骨盆面，韧带表面有腹膜覆盖，形成膀胱子宫襞。耻骨子宫韧带的作用是限制子宫后倾后屈。

3.血管、淋巴及神经(图5-6)

子宫动脉为营养子宫的主要动脉，起自髂内动脉的前干，沿盆侧壁向前内下方走行，进入子宫阔韧带基底部，在距子宫颈外侧约2 cm处，横向越过输尿管盆部的前上方，至子宫颈侧缘迂曲上行，沿途分支进入子宫壁。主干行至子宫角处即分为输卵管支及卵巢支，后者在子宫阔韧带内与卵巢动脉分支吻合，故子宫的血液供位也有一部分来自卵巢动脉。子宫动脉与输尿管盆部交叉后，向下发出阴道支，分布于阴道上部。子宫静脉丛位于子宫两侧，由该丛发出的小静脉常汇合成两条子宫静脉，最后汇入髂内静脉。此丛前接膀胱静脉丛，后连直肠静脉丛，向下与阴道静脉丛相续，合成子宫阴道静脉丛。子宫底和子宫体上部的多数淋巴管，沿卵巢血管上行，注入腰淋巴结和髂总淋巴结。子宫底两侧的一部分淋巴管，沿子宫圆韧带注入腹股沟浅淋巴结。子宫体下部及子宫颈的淋巴管，沿子宫血管注入髂内淋巴结或髂外淋巴结，一部分淋巴管向后沿骶子宫韧带注入骶淋巴结。盆内脏器的淋巴管之间均有直接或间接的吻合。因此，如患子宫癌时，可有广泛转移子宫的神经来自盆丛分出的子宫阴道丛，随血管分布于子宫和阴道上部。

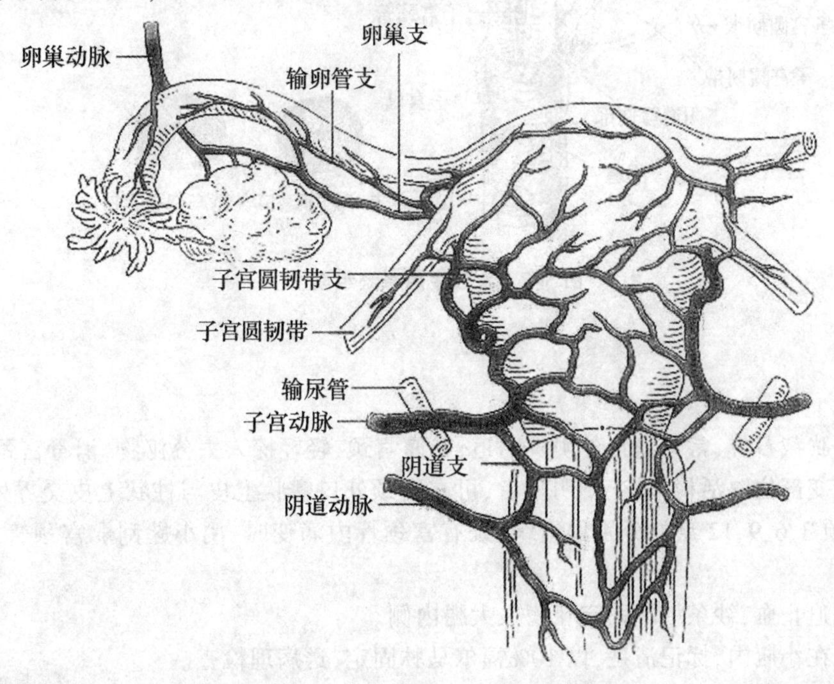

图5-6　子宫动脉及输尿管关系

4.子宫附件

位于子宫侧后方的卵巢及输卵管，临床上常称为子宫附件(图5-7)。

(1)卵巢：位于髂内、外动脉分叉处的卵巢窝内，窝的前界为脐外侧韧带，后界为髂内动脉和输尿管，它们连同窝底均盖有腹膜。卵巢的后缘游离，前缘中部血管神经出入处称卵巢门，并借卵巢系膜连于子宫阔韧带的后叶。卵巢下端借卵巢固有韧带与同侧子宫角相连；其上端以卵巢悬韧带连于盆侧壁，此韧带为隆起的腹膜皱襞，内有卵巢血管、淋巴管及卵巢神经丛等穿行。卵巢的血液由卵巢动脉及子宫动脉的卵巢支供应，前者在肾动脉下方起自腹主动脉，下行至骨盆上口处跨过髂外血管，经卵巢悬韧带进入卵巢系膜内，分布于卵巢，并发支营养输卵管，主干向内与子宫动脉的卵巢支吻合。卵巢的静脉出卵巢门后先形成静脉丛，再由丛发出的小支逐渐汇成两条卵巢静脉，与同名动脉伴行，右侧者汇入下腔静脉，左侧者汇入左肾静脉。卵巢的淋巴管伴卵巢血管，注入主动脉前淋巴结及主动脉外侧淋巴结。

(2)输卵管：位于子宫阔韧带的上缘内，长8~12 cm。由内侧向外侧可分为四部：①子宫部，为穿行于子宫壁内的部分。②输卵管峡，为子宫底外侧角向外延伸的部分，短而细直，附件炎时，有可能导致管腔堵塞。该部位置较恒定，活动度小，为输卵管结扎术的常用部位。③输卵管壶腹，为输卵管外侧的大部分，该部壁薄腔大，行程迂曲，卵子常在此部受精，再被运送到子宫腔植入。若受精卵运行中受阻而在输卵管植入、发育，即为输卵管妊娠。④输卵管漏斗，为输卵管外侧端漏斗状膨大的部分，其末端有输卵管腹腔口，通向腹膜腔。漏斗的周缘有许多指状突起，称输卵管伞。女性的腹膜腔借子宫、阴道与外界相通，故有感染的可能。输卵管的子宫部和输卵管峡由子宫动脉的输卵管支供应，输卵管壶腹与输卵管漏斗则由卵巢动脉的分支供应，彼此间有广泛吻合。输卵管的静脉一部分汇入卵巢静脉，一部分汇入子宫静脉。

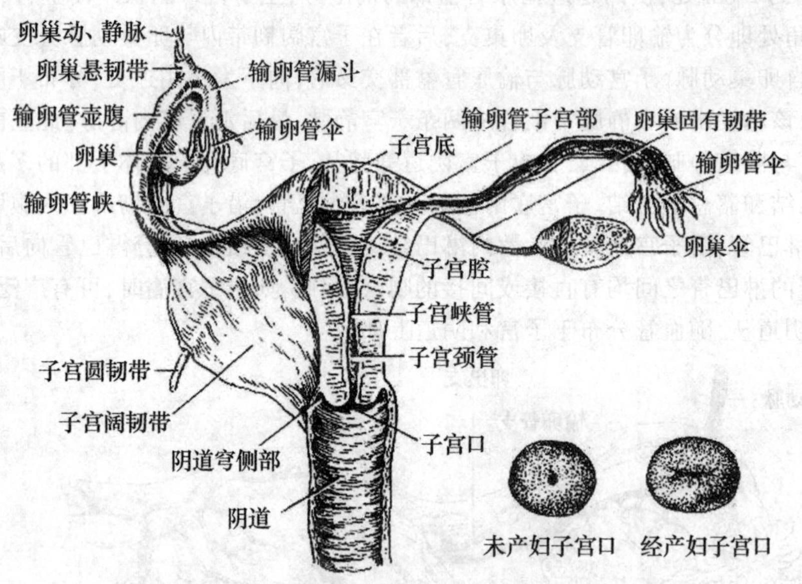

图 5-7　女性生殖系统组成

二、操作要点

1.协助病人取膀胱截石位，常规消毒外阴及阴道，暴露宫颈，轻轻探入去分泌物，消毒宫颈。

2.用活检钳在病变部位取活检，病变不明显者，可在宫颈外口鳞状上皮与柱状上皮交界处取活检。多点活检时一般在子宫颈 3、6、9、12 点处分别取组织，疑有宫颈管内病变时，用小匙刮取宫颈管内黏膜组织3~4块。

3.用带尾纱条压迫止血，纱条一端固定在病人大腿内侧。

4.标本需分别放在小瓶内，标记清楚，以 10%福尔马林固定，送病理检查。

5.宫颈锥切术

(1)腰麻或硬膜外麻醉。

(2)协助病人取膀胱截石位，暴露宫颈并消毒，导尿，暴露子宫颈。

(3)宫颈钳夹住宫颈前唇，用手术刀在宫颈病灶外 0.5 cm 处做环形切口，根据不同的手术指证，可深入宫颈管 1~2 cm 做锥形切除，残端止血。

(4)用无菌纱布卷堵塞创面，压迫止血。

三、注意事项

1.嘱病人按时取出阴道内纱布，如出血多，必须立即就诊。

2.保持外阴清洁，2 个月内禁止性生活及盆浴。

3.术后 6 周来院复查，探查宫颈有无狭窄。

第五节　阴道后穹穿刺术

【目的】

1.了解阴道后穹穿刺术的意义

(1)诊断:抽出盆腔积血或积液,协助疾病诊断,如宫外孕、盆腔脓肿。

(2)治疗:盆腔脓肿抽出脓液后注入抗生素。

2.掌握阴道穹的结构

一、应用解剖学基础

阴道(已叙述)(图5-7)。

二、操作要点

1.协助病人取膀胱截石位,常规消毒外阴及阴道,铺无菌洞巾。

2.用窥阴器暴露宫颈及阴道后穹隆,局部再次消毒。

3.用宫颈钳夹持宫颈后唇肛位牵拉,充分暴露阴道后穹窿,将针头与空针连接,子宫颈阴道黏膜交界下方1 cm后穹隆中央部,取与宫颈平行稍向后的方向刺入,深度为2~3 cm。

4.抽吸完毕拔针后,局部以无菌纱布压迫片刻,不出血后取出宫颈钳和窥阴器。

5.标本取出后静置4~5 min,若血液凝固说明误入血管,若血液不凝说明有腹腔内出血;抽出淡红色、稀薄、浑浊液时一般为盆腔炎渗出液;若为脓性,则有盆腔内积脓,应留取标本做检验及细菌培养、药敏试验。

三、注意事项

1.穿刺部位在后穹隆正中,方向宜与子宫平行,不可偏离方向以免损伤其他器官。

2.穿刺深度以2~3 cm为宜。

3.卧床休息1 h有面色苍白、血压下降及剧烈腹痛者,立即报告医师。

4.阴道后穹隆穿刺的病人多为妇科急腹症,因此,在整个穿刺过程中应严密观察病情。

第六章 儿科护理操作应用解剖

第一节 新生儿体重测量法

【目的】

1.了解新生儿体重测量的意义

(1)评价新生儿体格生长和营养状况。

(2)儿科临床用药、补液及热量计算的重要依据。

(3)协助疾病的诊断,了解病情的动态变化。

2.掌握新生儿体重变化

一、应用解剖学基础

体重为各组织、器官及体液的总重量。新生儿出生时体重平均为3 kg。出生后2~4 d由于摄入不足,水分丧失及排出胎便,体重可暂时下降3%~9%(生理性体重下降)。4 d后开始回升,7~l0 d恢复到出生时体重,以后体重迅速增长。

二、操作要点

1.把清洁布铺在婴儿磅秤的秤盘上,调节指针至零点平衡。

2.脱去新生儿衣服及尿布,将其放在秤盘上。

3.观察人员准确读数。室温较低或体表及体温过低的新小儿测体重可先称衣服、尿布、毛毯,并记录;然后为新生儿更换已称过的衣服、尿布、毛毯后再称重量,后者重量减去前者重量,即为新生儿体重。

4.给新生儿穿上衣服,更换尿布。

5.记录体重(以kg为单位)。

三、注意事项

1.如需每日测量体重,应固定在同一时间、同一磅秤进行,最好在每日早晨喂奶前、便后测量。

2.测量体重的数值与前次数值差异较大时,要重新测量、核对。

3.每日测量体重1次,如体重下降超过出生时体重的10%,或出生后4~5 d体重不回升,应查明原因并进行处理。

第二节 新生儿身长、头围、胸围测量法

身长是指从头顶到足底的全身长度。新生儿出生时身长平均为50 cm,身长的增长规律与体重相似,年龄越小增长越快。

【目的】

1.评价新生儿骨骼发育及营养状况

2.协助疾病的诊断

3.掌握人体测量的方法

一、应用解剖学基础

量体,又称人体测量,是指测量人体有关部位的长度、宽度和围度。按照体质人类学测量规定总结如下。

(一)头面部的主要测点(图 6-1)

1.眉间点:两侧眉弓之间在正中矢状面上最向前突出之点。
2.发缘点:前额发缘与正中矢状面相交之点。
3.头顶点:当头部位于眼耳平面时,头顶在正中矢状面上最高之点。
4.头后点:头的枕部在正中矢状面上最向后突出之点,即距离眉间最远之点。
5.枕外隆凸点:枕外隆凸在正中矢状面上最突出之点。
6.额颞点:额部两侧颞嵴之间距离最近之点。
7.头侧点:头两侧最向外突出之点。
8.耳屏点:耳屏上缘与前缘相交之点。
9.鼻根点:额鼻缝与正中矢状平面相交之点。
10.鼻凹点:当头部处于眼耳平面时,鼻上端最凹陷处。即鼻梁与前额转折处。
11.鼻尖点:鼻的软骨部最向前突的一点。
12.鼻下点:鼻中隔向上唇转折之点。
13.龈点:上颌两内侧门齿间的齿龈最向下突之点。测量时需翻开上唇。
14.上唇点:上唇皮肤部和黏膜部(红唇)的交界线与正中矢状面相交之点。
15.口裂点:当上下唇正常闭合时,其闭合缝与正中矢状面相交之点。
16.下唇点:下唇黏膜部(红唇)的下缘与正中矢状面相交之点。

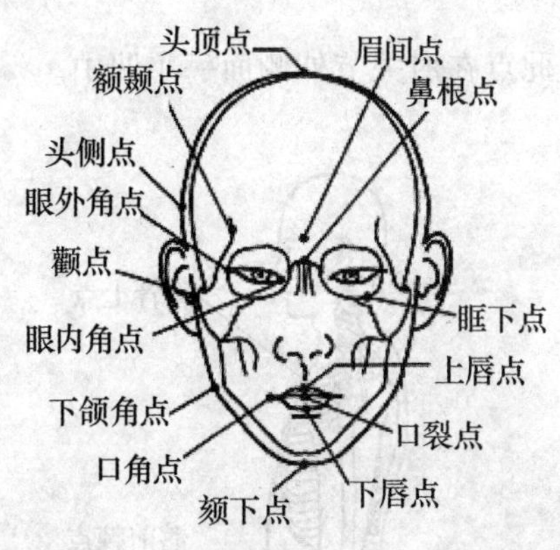

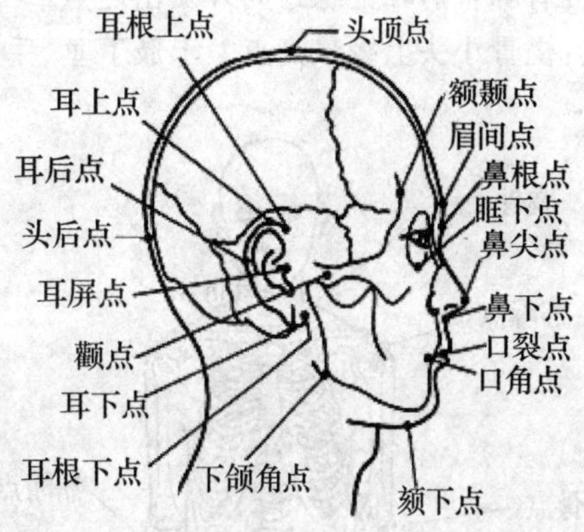

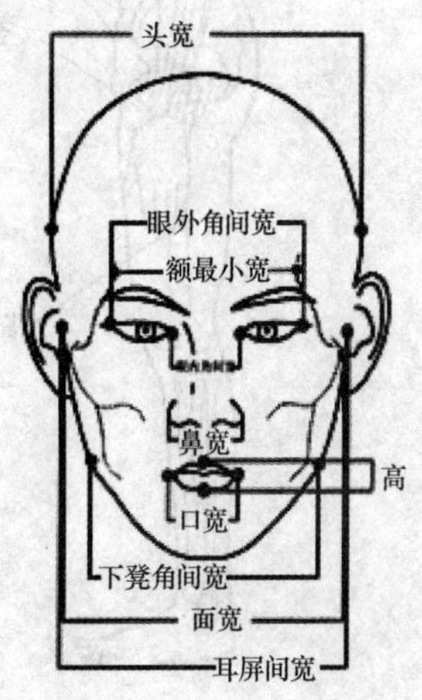

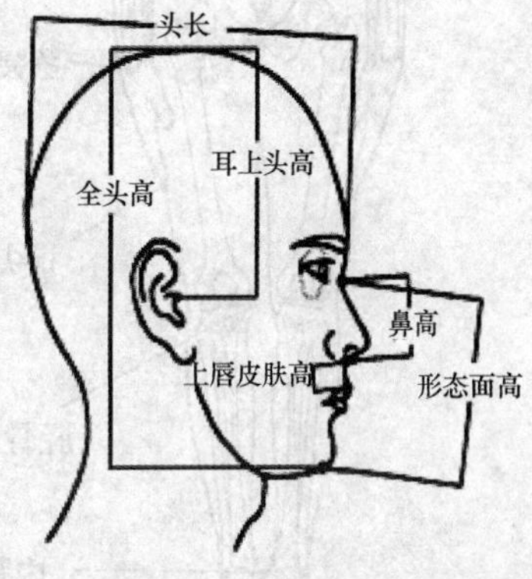

图 6-1 人体头面部测量点及测量内容

17.口角点:当嘴正常闭合时,口裂两侧末端之点。

18.颏上点:颏唇沟最深处与正中矢状面的交点。

19.颏下点:当头部位于眼耳平面时,下巴在正中矢状面上最向下之点。

20.眼内角点:眼在正常开度时,上下眼睑内侧端相交之点,通常在泪阜的内侧。

21.眼外角点:眼在正常开度时,上下眼睑外侧端相交之点。

22.眶下点:眼眶下缘最低之点。

23.颧点:颧弓最向外侧突出之点。

24.下颌角点:下颌角最向外侧突出之点。

25.耳上点:当头部位于眼耳平面时,耳壳上缘最高之点。

26.耳后点:当头部位于眼耳平面时,耳壳后缘最向后突出之点。

27.耳下点:当头部位于眼耳平面时,耳垂最低点。

28.耳根上点:耳壳附着线最上端之一点。

29.耳根下点:耳壳附着线最下端之一点。

30.耳前点:与耳后点同等高度之点,位于耳根上点与耳根下点的连线上。

(二)体部的主要测点(图 6-2,图 6-3)

1.胸上点:胸骨柄上缘颈静脉切迹与正中矢状面相交之点。

2.胸中点:左右第四胸肋关节中点的连线与正中矢状面的交点。

3.脐点:脐中央之点。

4.耻骨联合点:耻骨联合上缘与正中矢状面相交之点。

5.颈点:第七颈椎棘突尖端最突出之点。

6.腰点:第五腰椎棘突尖端之点。确定此点时,一般可使被测者向前弯腰,然后自第 7 颈椎开始向下数,数至第五腰椎。

7.肩峰点:肩胛骨肩峰上缘最向外突出之点。

8.桡骨点:桡骨小头上缘最高点。上肢下垂,手掌贴附大腿,此点在肘关节外侧面一小凹中。

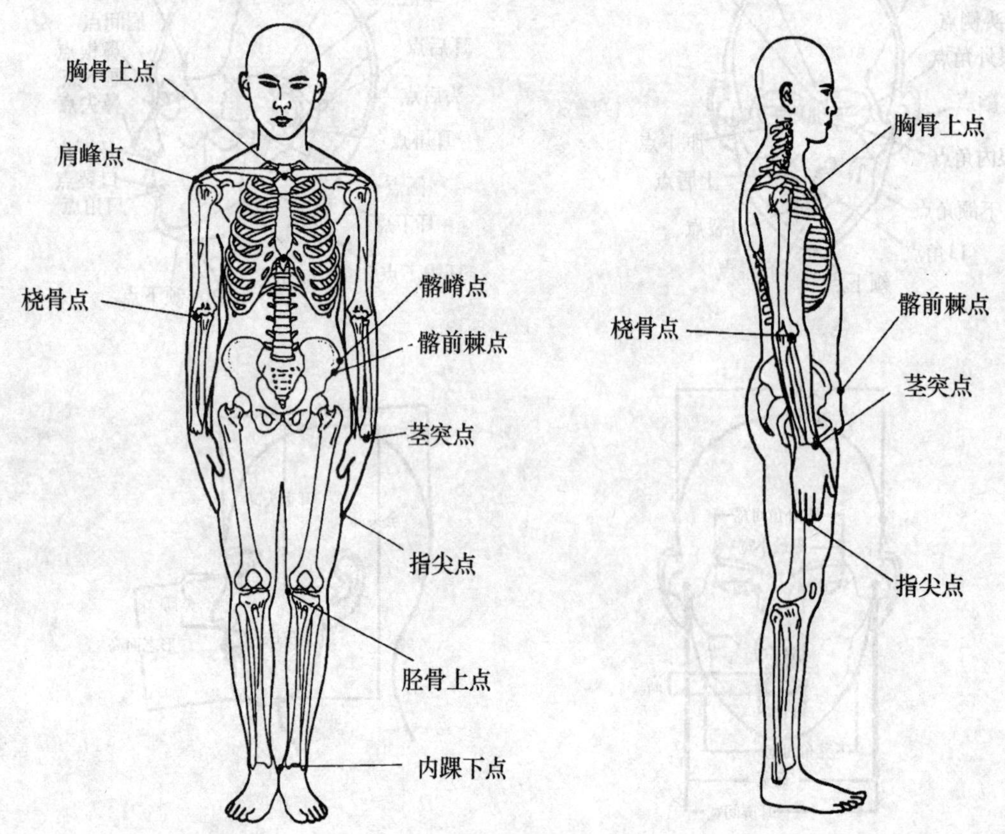

图 6-2 人体各部测量点

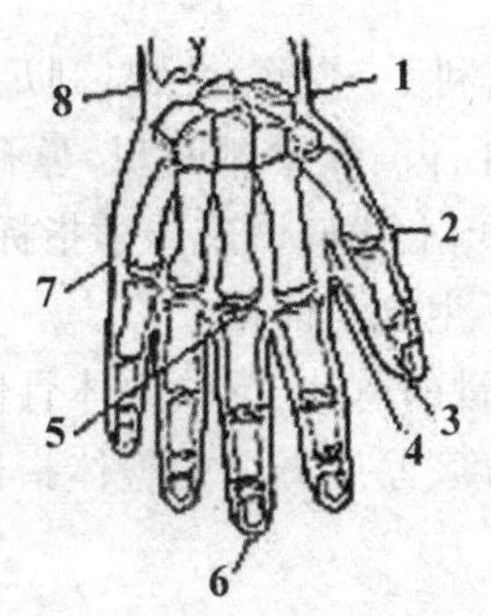

手的测点

1.桡骨茎突点　2.指点Ⅰ
3.指尖点Ⅰ　4.桡侧掌骨点
5.指点Ⅲ　6.指尖点Ⅲ
7.尺侧掌骨点　8.尺骨茎突点

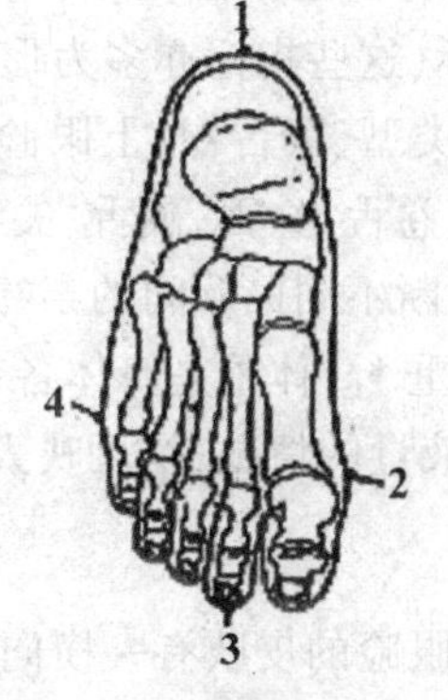

足的测量

1.跟点　2.胫侧跖骨
3.趾尖点　4.腓侧跖骨点

图 6-3　足、手测量点

9.茎突点:桡骨茎突最尖端之点。

10.桡侧掌骨点:食指掌指关节最向外侧突出之点。

11.尺侧掌骨点:小指掌指关节尺侧最向外侧突出之点。

12.指点尖:当手臂下垂,掌面朝内靠拢大腿外侧面时,指尖最向下之点。

13.髂前棘点:髂前上棘最向前突出之点。

14.髂嵴点:髂嵴最向外侧突出之点。

15.胫骨上点:胫骨内髁的内侧缘最高之点。

16.内踝下点:内踝最下之点。

17.脚跟点:脚长轴在矢状方向时,足跟最向后突出之点。

18.胫侧跖骨点:足内侧缘第一蹠骨小头最向内侧突出之点。

19.腓侧跖骨点:足外侧缘第五跖骨小头最向外侧突出之点。

20.趾尖点:脚趾最向前突出之点。

(三)测量及观察指标(其中带＊为国际体力标准代委员会规定的"开态测量的国际标准项目")

1.头面部和体部观察指标(这些指标亦多为群体遗传学经典指标):上眼睑皱褶、蒙古褶、眼裂高度、眼裂倾斜度、鼻根高度、鼻梁侧面观、颧部突出度、鼻基部、鼻翼高度、鼻翼突度、鼻孔最大径位置、鼻翼宽、耳垂类型、面部水平面宽、发色、眼色、肤色共 17 项。观察指标中有很多都是人种学上进行分类的重要指标,如上眼睑皱褶、蒙古褶、眼裂开度、眼裂倾斜度、鼻根高度、发色、眼色、肤色等。

2.头面部测量指标:头长、头宽、额最小宽、面宽、下颌角间宽、眼内角间宽、眼外角间宽、鼻宽、口宽、耳上头高、容貌面高、形态面高、容貌上面高、鼻高、鼻深、鼻长、唇高、上唇皮肤部高度、红唇厚度、容貌耳长、容貌耳宽、头水平围共 22 项。头面部测量指标多为骨性指标,遗传度较高。这些指标与头面部观察指标共同反映人的容貌特征。

3.体部长度测量指标:身高＊、指距、耳屏点高、肩峰点高＊、胸上缘高、桡骨点高、茎突点高、中指指尖点高＊、髂嵴点高、髂前嵴点高、胫骨上点高、内踝下点高、坐高＊、躯干前高、肩宽＊、肩最大宽、胸宽＊、胸深＊、骨盆宽＊、上肢全长、全臂长、上臂长、前臂长、手长、手宽、下肢全长、全腿长、大腿长、小腿长、足长、足宽、肱骨内外上髁间径＊、股骨内外上髁间径＊共 33 项。体部长度测量指标反映了身体纵向生长的水平,虽主要受遗传因素作用,但也明显受环境因素和营养因素影响。

4.体部围度指标:颈围、平静胸围＊、吸气胸围、呼气胸围、腹围、臀围、上臂围＊、上臂最大围＊、前臂围＊、大腿围＊、小腿围＊共 11 项。体部围度指标更多反映营养因素的作用,反映人体某个截面的器官、骨骼、肌肉以及脂肪等综合发育的结果。其中胸围、腹围、臀围之间的关系成为某些疾病(如糖尿病)的预警指标。

5.皮褶厚度指标:面颊位皮褶、肱二头肌位皮褶＊、肱三头肌位皮褶＊、髂前上棘位皮褶＊、肩胛下位皮褶*、腓肠肌位皮褶共 6 项。皮褶厚度指标反映了皮下脂肪发育情况。由于皮下脂肪与体脂总水平呈线性正相关,故可作为体脂计算的基本数据,是判定肥胖的参数。

6.群体遗传学指标(这些指标亦多为形态学指标):扣手、利手、叠臂、叠腿、利足、起步类型、优势眼、拇指类型、环食指长、指甲类型、蒙古褶、上眼睑皱褶、头发类型、门齿、鼻梁侧面观、鼻孔形状、下颏类型、耳垂类型、额头发际、足趾长、卷舌、叠舌、翻舌、尖舌、三叶舌共25项。上述群体遗传学指标中,很多指标遗传方式已确定,故这些指标对判断不同民族间的亲缘关系远近,提供了生物学证据。

7.综合性指标:体重*。体重是身体各部分、各种组织重量的总和,反映人体骨骼、肌肉、皮肤、体脂、器官总体发育水平以及体液量的情况,是反映人体高度、围度、宽度、厚度方面的整体指标。

(四)观察方法

1.上眼睑皱褶:上眼睑的皮肤有一横向皱褶为有皱褶型(R),无此皱褶为无皱褶型(L)。

2.蒙古褶:有些人的眼内角,有一个上眼睑皱褶的延续部,并且多少覆盖着泪阜,此皱褶叫内眦褶。由于这种内眦褶多数发现于蒙古人种,因此也称蒙古褶。

3.眼裂高度:观测时,被测者的眼睛以正常状态向前方注视,观测其上下眼睑之间的距离一般分为三级。Ⅰ级:狭窄;Ⅱ级:中等;Ⅲ级:较宽。

4. 眼裂倾斜度:主要看眼睛的内角和外角位置的关系。一般分为三种:(1)眼内角与外角几乎在同一水平;(2)眼外角高于内角;(3)眼内角高于外角。

5.鼻根高度:主要以鼻根在两眼内角连线上的垂直高度来衡量。一般分三种类型:(1)低平,鼻根微高于两眼内角的连线。(2)较高,鼻根高于两眼内角的连线。(3)中等,在(1)与(2)之间。

6.鼻梁侧面观:从侧面观察鼻梁,可分为4种类型:(1)凹形;(2)直形;(3)凸形;(4)波形。

7.颧部突出度:指颧骨体的发达程度,是否遮住鼻梁和颊前面的界限等。可分为三级:(1)扁平,颧骨扁平,颧骨体突出;自侧面观,鼻颊间界限为颧骨所盖。(2)中等,颧骨体发达适中,鼻颊间界限大部可见。(3)微弱,颧骨体不突出,颧骨前面逐渐转为侧面;鼻颊间界限清晰。

8.鼻基部:可分为三种类型:(1)上翘;(2)水平;(3)下垂。

9.鼻翼高度:指的是从鼻翼下缘到鼻翼沟的最大垂直距离,可分为三种类型:(1)低,鼻翼高约占鼻高的1/5左右。(2)中等,鼻翼高约占鼻高的1/4左右。(3)高,鼻翼高约占鼻高的1/3左右。

10.鼻翼突度:鼻翼与其所在鼻梁侧面的关系。分为:(1)不突出,鼻翼与鼻梁侧面几乎在同一平面上;(2)微突出,介于两者之间;(3)甚突出,鼻翼较肥大,较鼻梁侧面突出很多。

11.鼻孔最大径位置:鼻孔最大径的位置可分为3种类型:(1)横的;(2)斜的;(3)纵的或垂直的。

12.鼻翼宽:鼻宽与眼内角间宽的关系。分为三种类型:(1)狭窄,鼻宽小于眼内角间宽;(2)中等,两者几乎等长;(3)宽阔,鼻宽大于眼内角间宽。

13.面部水平观:主要表示沿颧骨与颧弓水平面的突出情况,不考虑鼻的突出情况。可分为三种类型:(1)直角型,颧骨前面向侧面转折处几成直角;(2)中等型,介于直角型与平缓型之间;(3)平缓型,颧骨前面逐渐转向侧面。

14.耳垂类型:(1)圆形,耳垂向下悬垂成圆形;(2)方形,耳垂与颊部皮肤连接几乎成一水平线;(3)三角形,耳垂下部边缘向上吊起,大部分或完全与颊部皮肤相连。

15.发色:发色与肤色一样是区别种族的重要特征之一。发色可采用发色表(费休—萨勒发色表)进行调查。

16.眼色:指的是虹膜的颜色,它和肤色、发色一样是区别人种类型的重要特征之一。眼色采用马丁—舒尔茨眼色表判定。

17.肤色:肤色观察一般以被衣服遮盖的上臂内侧面或背部为标准。要在足够明亮的条件下但不是在日光直接照射下观察。采用冯鲁向肤色模型表判定。

(五)头面部的测量方法(图6-4)

1.头长:自眉间点至头后点的距离。用弯脚规测量。

2.头宽:左右头侧点之间的直线距离。用弯脚规测量。

3.额最小宽:两侧额颞点之间的距离。用弯脚规测量。

4.面宽:左右颧点之间的距离。用弯脚规测量。

5.下颌角间宽:左右下颌角点之间的距离。用弯脚规测量。

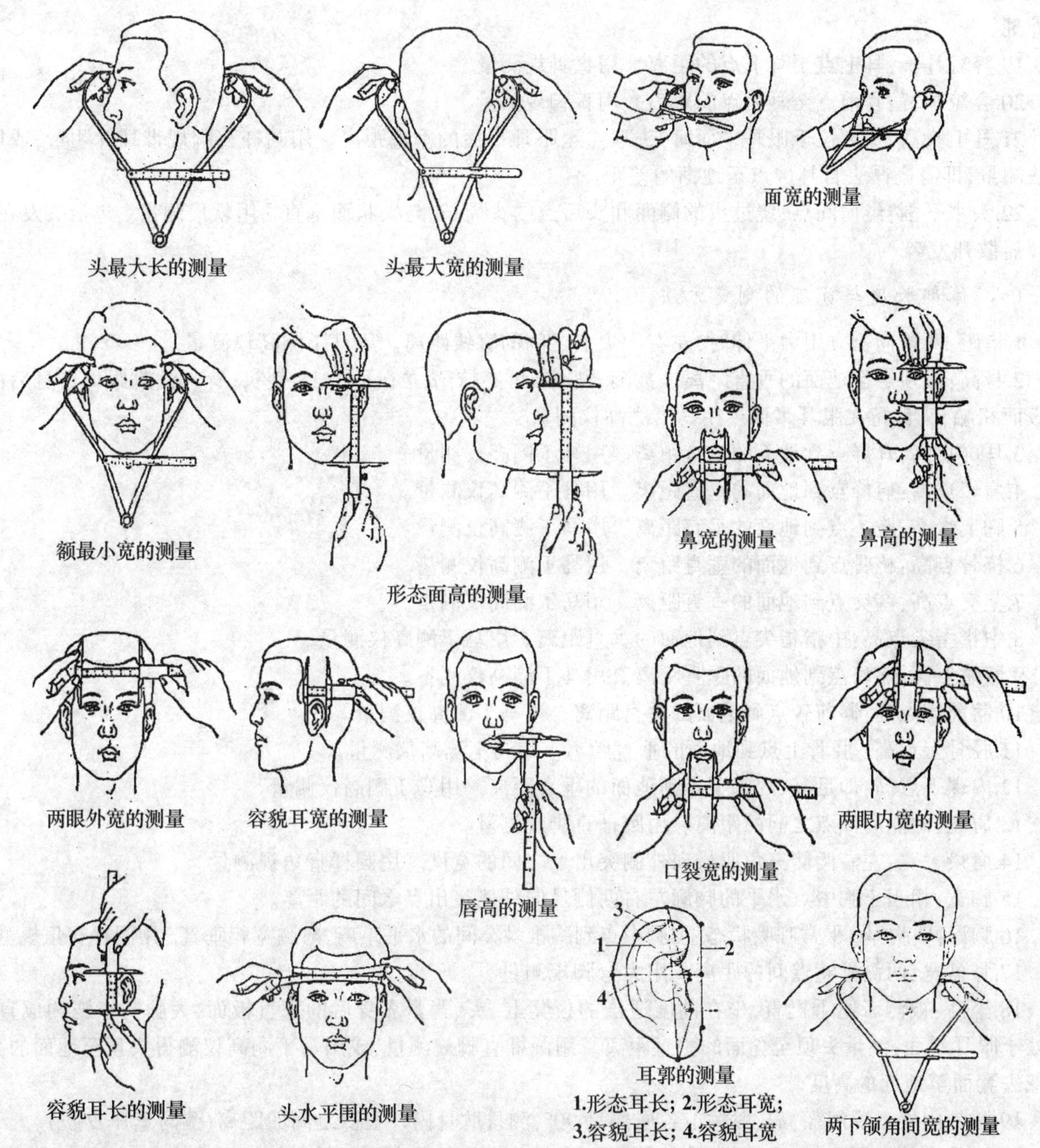

图 6-4 人体头面部测量方法

6.眼内角间宽:左右眼内角点之间的距离。用弯脚规测量。

7.眼外角间宽:左右眼外角点之间的距离。用直脚规测量,钝脚朝上,尖脚朝下,避免误刺眼睛。

8.鼻宽:左右鼻翼点之间的距离。用直脚规测量。

9.口裂宽:口自然松弛状态下,两侧口角点之间的距离。用直脚规测量。

10.容貌面高:发缘点至颏下点的距离。用直脚规或弯脚规测量。要求被测者牙齿咬合,不可松开。

11.容貌上面高:鼻根点至口裂点之间的直线距离。用直角规测量。

12.形态面高:鼻根点至颏下点的距离。用直脚规测量。

13.鼻高:鼻根点至鼻下点的距离。用直脚规测量。

14.鼻长: 鼻根点至鼻尖点之间的直线距离。用直角规测量。

15.鼻深:鼻下点至鼻尖点之间的投影距离。用直角规测量。

16.上唇皮肤高:鼻下点至上唇点的直线距离。用直脚规测量。

17.唇高:上唇点至下唇点的距离。用直脚规测量。

18.红唇厚度:即上唇点至口裂点之间的距离。将红唇厚度分为 4 种类型:(1)薄唇,上红唇几乎看不见;(2)中唇,上红唇厚度为 8~10 mm;(3)厚唇,上红唇厚度在 10 mm 以上;(4)胀肿,上下红唇明显鼓胀,而且明显外翻。

19.容貌耳长:耳上点至耳下点的距离。用直脚规测量。

20.容貌耳宽:耳前点至耳后点的距离。用直脚规测量。

21.耳上头高:头部位于眼耳平面时,头顶点至眼耳平面的垂直距离。用圆杆直脚规带耳针测量;或用间接法测量,即身高减去自耳屏点至地面的差距。

22.头水平围:经眉间点,绕过头的侧面和头后点的头周长,与矢状面垂直。用软尺测量。包括头发在内,女性需散开发辫。

(六)体部长度与宽度的测量方法

1.指距:两臂向侧方用力平伸时,左右指尖点之间的直线距离。用马丁测高仪测量。

2.身高:头顶点至地面的垂直距离。被测者脱鞋(可穿袜)站立在平台上,使头、背、臀、脚跟均与身后的垂直板面相触,头保持在眼耳平面。用马丁测高仪测量。

3.耳屏点高:耳屏点到地面的垂直距离。用马丁测高仪测量。

4.肩峰点高:肩峰点到地面的垂直距离。用马丁测高仪测量。

5.胸上缘高:胸上点到地面的垂直距离。用马丁测高仪测量。

6.桡骨点高:桡骨点到地面的垂直距离。用马丁测高仪测量。

7.茎突点高:茎突点到地面的垂直距离。用马丁测高仪测量。

8.中指指尖点高:中指指尖点到地面的垂直距离。用马丁测高仪测量。

9.髂嵴点高:髂嵴点到地面的垂直距离。用马丁测高仪测量。

10.髂前棘点高:髂前棘点到地面的垂直距离。用马丁测高仪测量

11.胫骨上点高: 胫骨上点到地面的垂直距离。用马丁测高仪测量。

12.内踝下点高:即足高,内踝下点到地面的垂直距离。用马丁测高仪测量。

13.肩宽:两侧肩峰点之间的距离。用圆杆直脚规测量。

14.肩最大宽:左右两侧三角肌最向外侧突出点之间的宽度。用圆杆直角规测量。

15.胸宽:相当于胸中点水平的胸廓左右两侧最向外侧突出点之间的距离。

16.胸深:即胸厚。平常呼吸状态下,胸中点到胸椎棘突间的水平距离,与胸宽相垂直。用圆杆直角规测量。

17.骨盆宽:两侧髂嵴点间的距离。用大弯脚规测量。

18.坐高:被测者躯干挺直,坐在高度适当的板凳上,头、背紧靠身后的垂直板面,大腿与小腿约成直角,头处于眼耳平面,测量头顶至凳面的垂直距离。用圆杆直脚规测量,或用马丁测高仪测得头顶至地面的高度再减去凳面至地面的高度。

19.肱骨内外上髁间径:肩、肘关节各屈曲呈 90°,测量肱骨内外上髁之间的距离(测时紧压皮肤)。

20.股骨内外上髁间径:取坐位,膝关节屈曲呈 90°,测量股骨内外上髁之间的距离(测时紧压皮肤及皮下组织)。

21.足长:脚跟点到趾尖点的距离。用直角规测量。

22.足宽:腓侧跖骨点到胫侧跖骨点的距离。用直角规测量。

23.手宽:被测者手掌向下,手指伸直且并拢。用直角规测量内侧掌骨点至外侧掌骨点的距离。

24.躯干前高:胸上点到坐凳面的高度。被测者采取的姿势与测量仪器均与测坐高相同。可用间接测量法:坐高-(身高-胸上缘高)。

25.上肢全长:肩峰点至指尖点Ⅲ的距离。被测者采取直立姿势,两臂下垂且充分伸直。用圆杆直脚规测量;或用间接测量法,即将肩峰点高减去中指指尖点高。

26. 下肢全长: 髂前棘点高减去适当数值。身高 131~150 cm 者减去 2 cm;151~165 cm 者减 3 cm;166~175 cm 者减 4 cm;176 cm 以上者减 5 cm。

27.全臂长:肩峰点至茎突点的距离。用圆杆直脚规测量;或用间接测量法,即将肩峰点高减去茎突点高。

28.上臂长:肩峰点至桡骨点的距离。用圆杆直脚规测量;或用间接测量法,即将肩峰点高减去桡骨点高。

29.前臂长:桡骨点至茎突点的距离。用圆杆直脚规测量;或用间接测量法,即将桡骨点高减去茎突点高。

30.手长:桡侧和尺侧的茎突点连线的中点至中指指尖点的距离。手心向上,用直角规测量;或用间接测量法,即将茎突点高减去中指指尖点高。

31.全腿长:髂前棘点高减去内踝下点高所得数值之96%。

32.大腿长:髂前棘点高减去胫骨上点高所得数值之93%。

33.小腿长:胫骨上点高减去内踝下点高。

(七)体部围度测量方法(图6-5)

1.颈围:在喉结紧下方水平地绕颈一周的长度。用软尺测量。

2.平静胸围:在乳头水平的胸廓周长。用软尺测量。

3.吸气胸围:当被测者处于正常姿势时,测深吸气(吸至不能再吸)时的胸围。

4.呼气胸围:常在测量吸气时胸围后进行。软尺位置不变,测深呼气(呼至不能再呼)时的胸围。

5.腹围:经髂嵴点的腹部水平围长。用软尺测量。

6.臀围:臀部向后最突出部位的水平围长。用软尺测量。

7.上臂围:被测者的上臂自然悬垂,上臂中部的水平周长。用软尺测量。

8.前臂围:被测者上肢自然悬垂,前臂最粗处的水平周长。用软尺测量。

9.上臂最大围:握拳,用力屈肘,使肱二头肌作最大收缩时,肱二头肌最膨隆部的围长。用软尺测量。

10.大腿围:大腿内侧肌肉最膨隆处的水平周长。被测者两腿分开,两脚相距5~10 cm,用软尺测量。

11.小腿围:小腿最粗处,即腓肠肌最向后突出部分的水平周长。被测者两腿分开站立,两脚相距5~10 cm。用软尺测量。

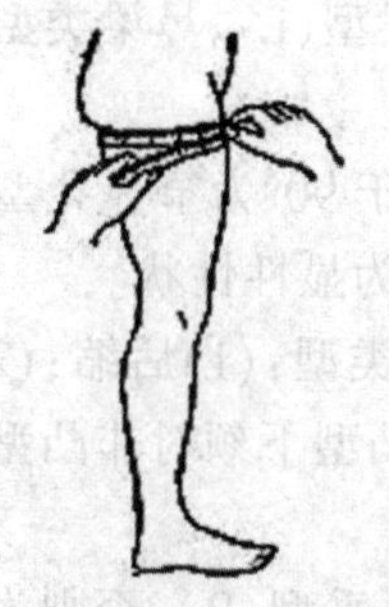

大腿最大围度测量

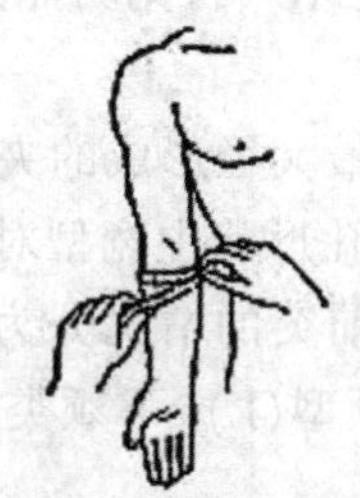

前臂最大围度测量

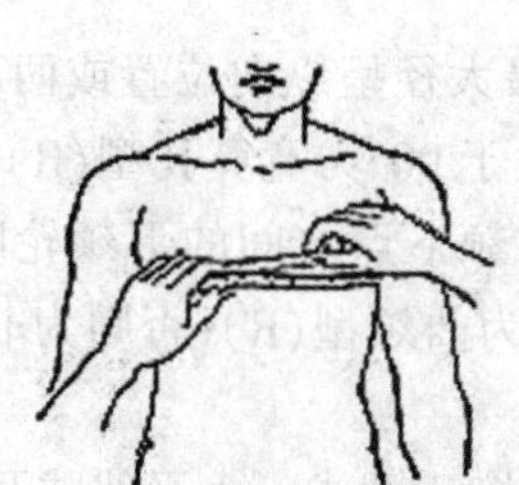

胸围的测量

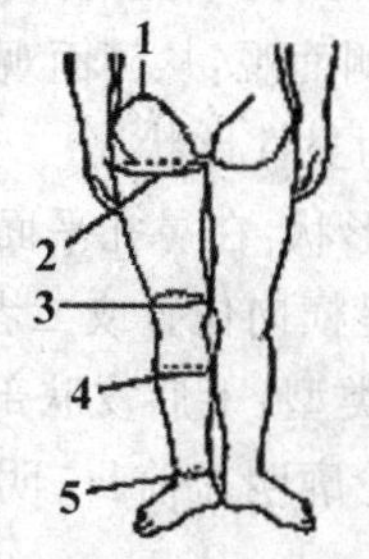

1.下肢根围 2.大腿最大围 3.膝围 4.小腿最大围 5.小腿最小围

图6-5 人体围度的测量方法

(八)皮褶厚度测量方法

1.面颊皮褶:拇指固定于被测者嘴角外侧,食指对着耳垂。

2.二头肌皮褶:取肩峰点与桡骨连线中点水平处的二头肌肌腹上,皮褶方向与上臂长轴平行。

3.三头肌皮褶:取上臂肩峰点与尺骨鹰嘴连线的中点,皮褶方向与上臂长轴方向平行。

4.肩胛下皮褶:取肩胛下角下端,皮褶方向向下偏外45°。

5.髂前上棘皮褶:取髂前上棘上方,皮褶方向向下偏内45°。

6.腓肠肌皮褶:取小腿最大水平围内侧,皮褶方向与小腿长轴平行。

(九)综合性指标

1.扣手:左右手指相互交叉,若右手拇指在上,且感觉习惯自然则为右型(R),否则为左型(L)。

2.利手:又称惯用手、优势手。若右手在日常活动时更为灵巧,易从事精细工作,则为R型,否则为L型(受社会传统要求使用右手的习惯,故该项需综合多种活动而判断)。利手中R型对L型为显性性状。

3.叠臂:又称交叉臂。左右臂交叉抱于胸前,若右臂在上且比较自然则为R型,否则为L型。

4.叠腿:又称交叉腿。被测者端坐椅子上,一腿搭在另一腿上,若右腿在上比较自然则为R型,否则为L型。

5.利足:又称优势足。被测者假想身体前方有一足球,若习惯使用右脚踢则为R型,否则为L型。

6.起步:被测者立正,令其前行,若先迈右脚则为R型,否则为L型。

7.优势眼:被测者端坐并凝视前方一点,然后用拇指置于眼与点的视线上,若闭左眼后,该点被拇指挡上则为R型,若该点偏离拇指则为L型。

8.足趾长:拇趾长于第二趾为拇趾长型(R),拇趾短于第二趾为第二趾长型(L)。

9.拇指类型:受试者拇指指间关节尽力后伸,从侧面观察,指间关节线和近节指节中心线的交点(O)与拇指末端(A)的连线OA和近节指节中心线相交呈一角度。若该角度小于30°为直型(R),大于30°为过伸型(L)。拇指类型中直型拇指对过伸型拇指为显性性状。

10.环食指长:将一纸两次对折呈相互垂直的十字线迹,被试者手指并拢,中指压贴于十字线下方的垂线,沿此线逐渐上移。若食指指尖先触及水平线为食指长型(R),环食指尖先触及水平线则为环指长型(L)。环食指长属于伴性遗传,等位基因位于X染色体上,食指长对环指长为显性性状。

11.指甲形状:环指、中指、食指的指甲根部纵径(平行于手指)较横径长为长型指甲(R),纵径较横径短为扁型指甲,横、纵径均等者为方型指甲(M),长型指甲与方型指甲合称为非扁型指甲(L)。

12.蒙古褶:上眼睑皱褶的延续部于眼内角处或多或少覆盖泪阜为有蒙古褶型(R);泪阜不被覆盖,完全暴露为无蒙古褶型(L)。有蒙古褶对无蒙古褶为显性性状。

13.上眼睑皱褶:上眼睑的皮肤有一横向皱褶为有皱褶型(R),无此皱褶为无皱褶型(L)。有皱褶对无皱褶为显性性状。

14.门齿类型:上门齿齿冠侧面边缘隆起,使齿冠舌侧面出现一个明显的窝,而边缘隆起形如铲状,叫铲型门齿(R),否则为平型门齿(L)。

15.鼻梁侧面观:从侧面观察鼻梁硬骨部呈隆突状为凸鼻梁型(R),否则为非凸鼻梁型(L)。鼻梁类型中凸型对非凸型为显性性状。

16.鼻孔形状:在鼻孔平面,鼻孔最大径呈纵向位置或两鼻孔最大径形成的夹角小于90°为窄鼻孔型(L);鼻孔最大径呈横向位置或二者夹角大于90°为宽鼻孔型(R)。鼻孔形状中宽型对窄型为显性性状。

17.下颏类型:下唇皮肤部以下与颏下点之间的下颏轮廓向前突的情况分为三种类型:(1)后缩;(2)直;(3)凸,整个轮廓明显前凸。明显前突为凸颏型(R);否则为非凸颏型(L)。下颏类型中凸型下颏对非凸型下颏为显性性状。

18.耳垂类型:耳垂与颊部皮肤连接几乎成一水平线或耳垂向下悬垂呈圆形为有耳垂型(R),否则为无耳垂型(L)。耳垂类型有耳垂对无耳垂为显性性状。

19.额头发际:额头发际中部有一三角形小尖为尖型(R),无小尖则为无尖型(L)。额头发际中有尖型发际对无尖型发际为显性性状。

20.头发类型:头发先天呈波状或卷状为卷发型(R),先天呈平直状为直发型(L)。头发类型中卷发对直发为显性性状。

21.卷舌:舌的两侧边缘能够卷起呈筒状为卷舌型(R),否则为非卷舌型(N)。卷舌中R型对N型为显性性状。

22.叠舌:舌尖能够向上向后返折,紧贴舌面为叠舌型(F),否则为非叠舌型(N)。叠舌中F型对N型为隐性性状。

23.翻舌:仅舌的右侧边缘能够向上,同时舌的左侧边缘能够向下,使舌翻转90°,呈直立状为右翻舌型;仅舌的左侧边缘能够向上,同时舌的右侧边缘能够向下,使舌翻转90°,呈直立状为左翻舌型;两侧均可翻转为全翻舌型;只要有一侧能翻即为翻舌(T),不可翻转为非翻舌型(N)。翻舌中T型对N型为隐性性状。

24.尖舌:尽力将舌伸出口腔,舌尖可变窄变尖为尖舌(P),否则为非尖舌型(N)。尖舌中P型对N型为显性性状。

25.三叶舌:在口腔内,舌前端上抬,舌尖两侧能够回缩,整个舌边缘呈三叶草状为三叶舌型(C),否则为非三叶舌型(N)。三叶舌中C型对N型为显性性状。

25项经典遗传学指标的研究可分为4个部分:(1)5项舌运动类型研究;(2)7项不对称行为特征研究;(3)4项与手足有关的遗传指标的研究;(4)9项与头面部有关的遗传指标的研究。

二、操作要点

1.把清洁布铺在卧式身长测量板上。

2.将新生儿平卧于测量板的线上，使头顶轻贴测量板顶端(如不合作者，可由助手固定头部使两耳在同一水平。

3.测量者左手按住小儿双膝使双腿靠拢并伸直，右手移动足板，接触两侧足跟，并与底板相互垂直，使两侧标尺刻度读数相同，准确读数。如无测量板，可将软尺两端固定在长桌面上，用一活动小木板作测量滑板，方法同上。

三、注意事项

1.测量数值应与前次身长数比较。

2.身长均以厘米计算。

3.测量时可尽量使新生儿双下肢充分伸展，以减少误差。

4.测量过程中新生儿安全、保暖、无损伤。

5.测量数值准确、记录及时。

第三节　新生儿前、后囟门穿刺术

【目的】

前、后囟门穿刺术是指从前囟或后囟刺入，自矢状窦取血的一项护理技术。

1.了解囟门穿刺术的意义

囟门未闭的新生儿采集血样本。

2.掌握新生儿囟门的发育变化

一、应用解剖学基础

新生儿由于脑和感觉器官发育早，故脑颅远大于面颅。额结节、顶结节和枕鳞都是骨化中心，发育明显，新生儿颅顶呈五角形。颅顶各骨尚未完全发育，骨与骨之间的间隙充满纤维组织，间隙的膜较大称为颅囟，主要有前囟和后囟。前囟在生后1~2岁闭合。新生儿面颅中的上、下颌骨不发达，无牙，鼻旁窦未发育，眉弓、乳突不明显，故新生儿面颅短，口鼻较小。

婴儿出生时头顶有两块没有骨质的“天窗”，医学上称为“囟门”(图6–6)。后囟门一般在出生后3个月闭合，前囟门要到1岁半才闭合。人们常说的“天窗”或“囟门”主要是指前囟门。囟门的表面是头皮，其下面是脑

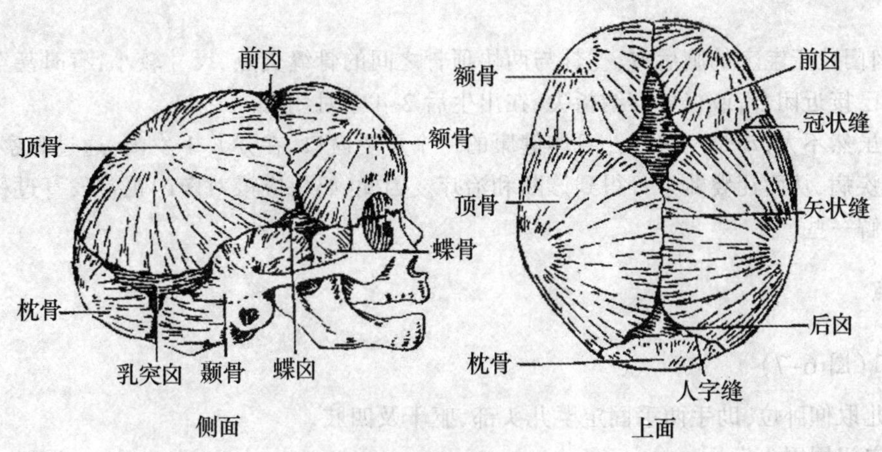

图6–6　新生儿囟门

膜,其次是大脑和脑脊液。将手指轻放在囟门上,可以摸到跳动。那是脑脊液压力随着心脏搏动、血压变化而变化,与脉搏一致。正常婴儿坐位时,囟门略微凹陷。颅内的脑脊液和身体的血液、组织液不断交换,保持平衡。当身体丢失较多水分时,脑室的脑脊液也会减少,压力降低,囟门便会明显凹陷。如婴儿因呕吐、腹泻后出现这种症状,说明身体已中等程度的脱水,要及时补充水分,否则,因婴儿自然调节能力差,耐受力不足,可能发生循环衰竭,有生命危险。由于喂养不当造成重度营养不良的极度消瘦婴儿也会出现囟门凹陷,此时需加强营养,合理喂养。

极少数婴儿因为胚胎时母体感染或因其他疾病大脑发育不良,头颅较小。出生时头围小,出生后 5~6 个月囟门即提前闭合,造成小头畸形;头小而尖,前额狭窄,鼻梁塌陷,下颌小而后缩,同时伴有智力落后。甲状腺机能低下所致的呆小症患儿,囟门也会迟迟不闭;同时有眉毛少而淡,鼻梁塌陷,两眼距离宽,智力迟钝等,可用甲状腺素治疗。

婴儿时期生长特别迅速,骨骼发育需要维生素 D 和钙,如不及时补充,容易患佝偻病。囟门在出生后18个月仍迟迟不闭合,出现"方颅"畸形,颅骨摸起来像乒乓球壳(颅骨软化症)。此外,还可形成骨串珠样改变、鸡胸、"O"型或"X"型腿等畸形。

少数婴儿长到 5~6 个月时,囟门只留下指尖大小,似乎快要关闭,但实际上并未骨化,这不属提前闭合,只要头围不少于出生时 33~34 cm,1 周岁时不少于 46 cm,2 岁时不小于 47~48 cm 就是正常,不必担心。

有人认为囟门不能摸,甚至说摸了会变哑巴,婴儿因此囟积下污黑的痂皮,这很不卫生。囟门要像其他部位的头皮一样清洗,不过洗的时候动作要轻柔些。

小婴儿的头顶上方有一小片摸上去较软的地方,有时还可见到它在上下跳动,这就是小婴儿的前囟门。它是两侧额骨与两侧顶骨之间的菱形间隙。新生儿出生时他的对边中点连线 1.5~2.0 cm,前几个月头围增长快,前囟也随着变大,约至 6 个月时最大达到 3.0 cm,以后随着颅骨逐渐骨化,前囟逐渐变小,有的小儿 1 岁时前囟已闭合,最迟在 1 岁半时也应闭合。

在前囟后方两侧顶骨与枕骨之间形成一三角形间隙为后囟,出生时多已闭合或很小,仅能容一指尖的大小,但早产婴儿例外。

各颅骨间的骨缝出生时如为顺产经过产道娩出的新生儿可有重叠, 出生后随着头围增大颅骨缝可稍分开,至生后 3~4 个月时闭合,前囟及骨缝的闭合反映颅骨的骨化过程,闭合过早形成了头小畸形,闭合太晚多见于佝偻病、脑积水或呆小病(甲状腺机能低下)。如有囟门、骨缝早闭或晚闭情况,要及时就医。

正常时前囟是平坦的,当小婴儿呕吐频繁或腹泻次数多,大量丢失水分可致前囟凹陷;脑膜炎、脑炎、维生素 A 过量,有时上呼吸道感染或其他原因引起的高烧,如幼儿急疹都可致前囟膨隆或凸起,小婴儿发烧或吐泻时,要多注意前囟的改变,凹陷或膨隆都要立即就医。

颅骨共有 6 块骨头组成,婴儿出生后由于颅骨尚未发育完全,所以骨与骨之间存在缝隙,并在头的顶部和枕后部形成两个没有骨头覆盖的区域,分别称为前囟门和后囟门。

前囟门:沿着头顶的中线前后触摸,会发现头骨在前后各有一个开口,摸起来软软的,前端的称为前囟门,呈菱形。它是头颅上最大的骨缝交点,因为此处并无骨块存在,较其他部分略凹陷、柔软,摸上去会有轻微搏动。出生 6 个月后,前囟门随着颅骨缝逐渐骨化而面积变小,到 1 周岁,最迟不超过 18 个月闭合,为骨质所取代。

后囟门:后囟门位于宝宝的脑后方,枕骨与两块顶骨之间的骨缝交点,尺寸较小,有时甚至摸不到。后囟门在婴儿出生时已接近闭合,或仅可容纳指尖,在出生后 2~4 个月闭合。

婴儿的囟门虽然不大,却是反映婴儿身体健康的一个重要窗口。在婴儿 1 岁内,通过观察这个小窗口,就可及早发现多种疾病,从而让婴儿早日得到诊断和治疗。因此,妈妈应该对囟门正常发育过程以及容易出现的异常现象多了解一些。

二、操作要点

(一)前囟门(图 6-7)

1.协助新生儿取仰卧位,助手两手固定婴儿头部、躯干及四肢。

2.剃净患儿囟门周围头发。

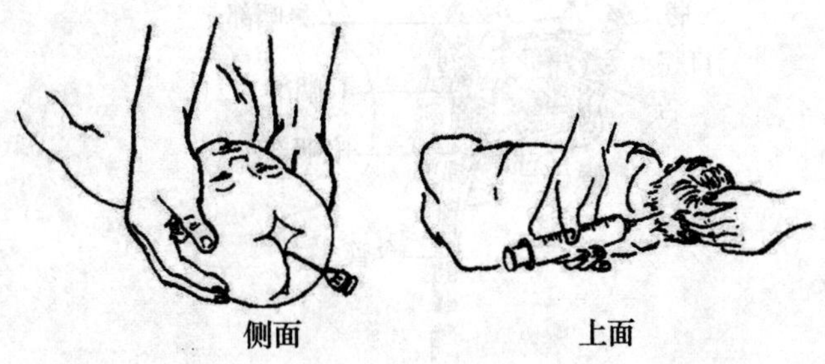

图 6-7　穿刺部位

3.操作者立于患儿头端,消毒穿刺部位皮肤在前囟后角正中,以 45°穿刺入,进针 0.5 cm,见有回血后按需抽取适量血液。

4.用无菌干棉球按压针眼,快速拔出穿刺针,按压片刻,以胶布固定。

(二)后囟门

1.协助新生儿取侧卧位,面向操作婴儿头部。

2.剃净患儿囟门周围头发。

3.消毒穿刺部位皮肤后,操作者左手手指在后面正 11 点头皮上固定皮肤,右手持注射器,针尖斜面向上,针头向患儿口鼻方向,由后面中点刺入头皮,进针约 0.5 mm,见有回血后抽取所需血液。

4.用无菌干棉球按压针眼,快速拔出穿刺针按压片刻,以胶布固定。

三、注意事项

1.严格遵守无菌技术操作,防止交叉感染。

2.进出针时,勿摇动或转动方向,以减少损伤。

3.拔针后注意观察穿刺部位出血情况。有出血倾向者,不宜应用此法。

4.保证患儿安全,穿刺部位无渗血,无损伤及感染发生。

第四节　新生儿插胃管法

【目的】

1.了解新生儿插胃管的意义

(1)鼻饲。

(2)诊疗:抽吸胃液做检查;抽空胃内容物,如吸入胎类、母血,洗胃,胃肠减压。

2.掌握新生儿消化道解剖结构

一、应用解剖学基础

消化系统由消化道和消化腺两部分组成(图 6-8)。

消化道是一条起自口腔延续为咽、食道、胃、小肠、大肠,终于肛门的很长的肌性管道,包括口腔、咽、食管、胃、小肠(十二指肠、空肠、回肠)和大肠(盲肠、结肠、直肠)等部(已叙述)。

消化腺有小消化腺和大消化腺两种。小消化腺散在于消化管各部的管壁内,大消化腺有三对唾液腺(腮腺、下颌下腺、舌下腺)、肝和胰,它们均借导管,将分泌物排入消化管内。

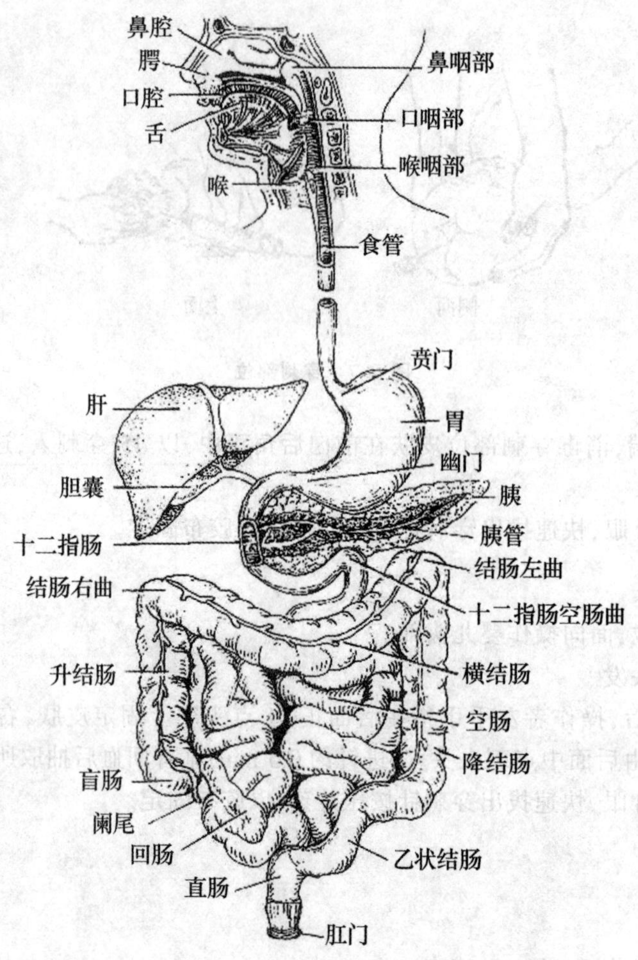

图 6-8 消化系统的组成

(一)小儿消化道解剖生理特点

1.口腔

婴儿口腔黏膜细嫩,供血丰富,唾液腺发育不足,分泌唾液较少,其中淀粉酶含量也不足,出生后3~4 个月唾液腺发育完全,唾液的分泌量增加,淀粉酶含量也增多。由于婴儿口腔较浅,又不会调节口内过多的唾液,因而表现为流涎现象,即所谓生理性流涎。

2.食管、胃

新生儿及乳儿的食管缺乏腺体,食管壁肌肉发育未完善,再加之婴儿胃呈水平位,胃的肌层亦发育不全,且贲门较宽,括约肌不发达,其关闭作用不够强,故婴儿易发生呕吐和溢乳。

不同月龄的婴儿,胃的容量不同。足月新生儿胃容积为 30~60 mL,3 个月时为 100 mL,1 岁时约为250 mL。

小儿胃排空时间因食物种类的不同而有所差异,水为 1~1.5 h,母乳喂养 2~3 h,牛乳喂养为 3~4 h,因为牛乳乳块较大,在胃内停留时间长。此外,由于人乳中富含脂肪酶,故人乳的脂肪较易消化。

3.肠

小儿的肠管较长,总长度约为其身长的 6 倍(成人约为 4 倍)。肠黏膜发育较好,含有丰富的血管及淋巴,全部肠有发育良好的绒毛,由于婴儿的肠黏膜对不完全分解产物尤其对微生物的通透性,较成人和年长人为高,故较易由此引起其他的全身性疾病。

肠的肌层发育不足。肠的运动形式有两种,一种是钟摆式运动,它能促进肠内容物的消化和吸收;另外一种是蠕动式的运动,它可以推动食物向下运转。食糜的刺激可增强肠蠕动。食物通过肠道的时间,个体差异很大,为 12~36 h,人工喂养者可延长到 48 h。

4.小儿粪便

新生儿出生后数小时开始排出胎便,呈黑绿或深绿色,黏稠状,无臭味。2~3 d 后逐渐过渡为普通婴儿粪便。人乳喂养的婴儿其大便次数较多,每日排便 2~4 次,质较软,呈糊状,偶或稀薄。1 周岁以后,便次可一日一次。人工喂养儿的大便次数较人乳喂养者少,每日排便 1~2 次,有的隔日一次甚至便秘。其原因是牛、羊乳较人乳所含的蛋白质的比率多,在胃中形成的乳块凝集较大,难于消化,加之小儿肠壁肌层发育不全,肠蠕动力量不够大,造成食糜在肠内停留时间加长,水分被吸收,粪便变得较硬,难以排出。当然,小儿每天排便次数因人而异,多少不等。小儿排便是反射性,只要按时坐盆,在 2 岁前后即可养成定时排便的习惯。

二、操作要点

1.患儿取仰卧位,铺治疗巾于颌下,清洁鼻孔。

2.测量插管长度,并在胃管上做标记,用温开水湿润胃管前段。

3.一手持纱布,另一只手持镊子夹住胃管,沿一侧鼻孔缓缓插入胃内。

4.为不能吞咽的新生儿插胃管时,当插至咽喉部时应稍停片刻,乘其啼哭换气之间隙以迅速轻柔的动作通过咽喉部。

5.将注射器接上胃管,应观察有无胃液抽出,并待 0.5~1.0 mm 空气注入胃中,在上腹部听诊有无水泡波动音,核实胃管插入胃内后,用胶布固定,即可按计划进行鼻饲或诊疗操作。

三、注意事项

1.新生儿胃容量较小,鼻饲量必须严格遵守医嘱。

2.硅胶管因管腔细小,故在喂食时,需在管末端接上粗针头,以便于灌注。

3.每次鼻饲前须先抽吸胃内残留量,再行喂饲。如残留量大于前次喂入量的 1/4,提示排空不良,应与医生联系,减量或暂停鼻饲。

第五节 小儿股静脉穿刺术

【目的】

1.了解小儿股静脉穿刺意义

危重及不易翻身的婴幼儿采血。

2.掌握小儿股静脉应用解剖

一、应用解剖学基础

在小儿疾病的治疗及护理工作中,为明确诊断及治疗、争取抢救时机常需静脉采取血标本以协助诊断。小儿特别是新生儿血管比较细小,采血的针头又相对比较粗,加上小儿哭闹,不配合,以致造成采集的血量往往不够而且容易造成溶血,容易将血管损伤,延误病情的诊断及治疗,更无法配合危重患儿的抢救。近年来,据报道对婴幼儿及其他静脉采血困难者患儿均采用股静脉穿刺法采取血标本,一次穿刺成功率达 90.5%,二次穿刺成功率达 97.3%,三次穿刺成功率达 100%。实践证明,采用股静脉穿刺法,提高了成功率,减少了患儿的痛苦。

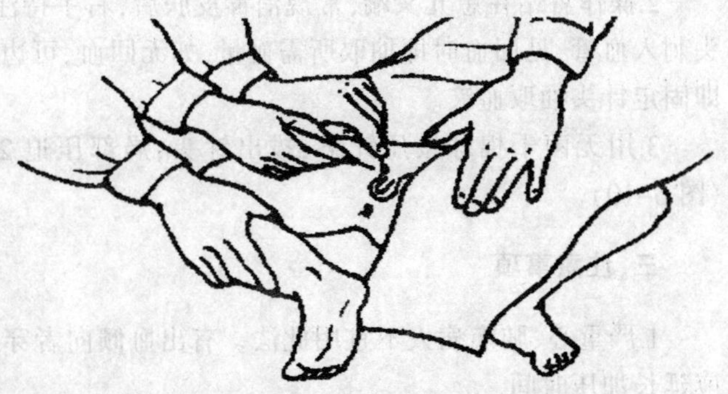

图 6-9 股静脉穿刺的部位

股静脉在股三角区(图 6-9),位于股鞘内,在腹股沟韧带下方紧靠股动脉内侧,如在髂前上棘和耻骨结节之间划一连线,股动脉走向和该线的中点相交,股静脉在股动脉的内侧 0.5 cm 处(已叙述)。

二、操作要点

1.患儿取仰卧位,垫高穿刺侧臀部,用尿布包裹好会阴部,以免排尿时污染穿刺点。

2.助手站在患儿穿刺对侧,用两前臂约束患儿躯干及上肢,使穿刺髋部外展45°并屈膝约90°,左手及前壁压住患儿左下肢,右手固定患儿的右膝关节处。

3.操作者站在患儿近端或穿刺侧,用碘酊、酒精消毒操作者左手示、中指及患儿穿刺部位皮肤。

4.在患儿腹股沟中、内1/3交界处,用左手示、中指扪及股动脉搏动点,右手持注射器。在股动脉搏动点内侧0.5 cm处垂直刺入,待针头刺入1/3或一半左右,慢慢向上提针,边提边抽回血,有回血时固定针头,抽取所需血量。

5.用无菌干棉球按压针眼,拔出针头,局部压迫5 min后胶布固定。

6.按检验目的放置血样。

三、注意事项

1.有出血倾向或凝血功能障碍者禁用此法,以免引起内出血。

2.若穿刺失败,不宜在同侧反复多次穿刺。

3.如抽出鲜红色血液,提示穿刺误入动脉,应立即拔针,压迫穿刺处5~10 min,直到无出血为止。

4.除垂直进针外,还可用斜刺法,即在腹股沟下方1~3 cm处,以30°~45°角刺入皮肤,向搏动点内侧刺去,然后缓缓向后退针,边退边抽回血,见回血可固定针头取血。

5.穿刺后应观察局部,有无活动性出血,并保持针眼不被大小便污染。

第六节　小儿颈外静脉穿刺术

【目的】

3岁以下婴幼儿或肥胖儿童静脉采血。

1.了解小儿颈外静脉穿刺术的意义

2.掌握颈外静脉的应用解剖

一、应用解剖学基础

颈外静脉(已叙述)。

二、操作要点

1.患儿平卧,头转向一侧,助手两前臂约束患儿躯干及上肢,两手扶头,使患儿肩部与治疗台边沿相齐,头部垂于治疗台边沿下,露出顶外静脉。

2.操作者站在患儿头端,常规消毒皮肤后,右手持注射器沿血液回心方向刺入皮肤,当患儿啼哭时,将针头刺入血管,见回血时即抽取所需血量,如无回血,可边退边抽,至有回血时即固定针头抽取血液。

3.用无菌干棉球按压针眼,拔出针头,局部压迫2~3 min后胶布固定(图6–10)。

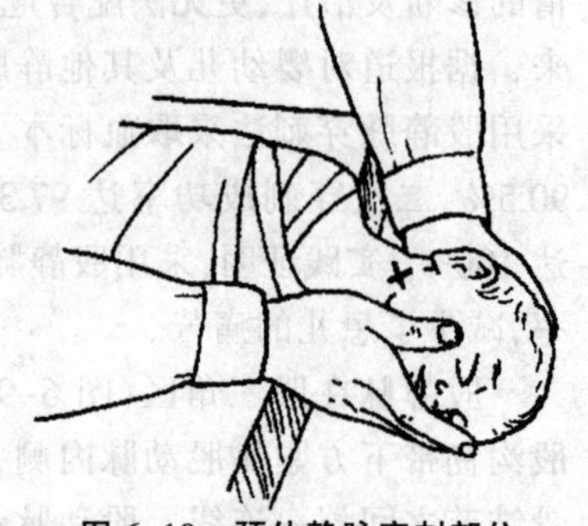

图6–10　颈外静脉穿刺部位

三、注意事项

1.严重心、肺疾病人不宜用此法。有出血倾向者穿刺时应慎重,拔针后应延长加压时间。

2.新生儿因颈项短小,操作较困难,一般不选用此法。

3.助手应随时观察患儿面色及呼吸情况,发现异常立即停止穿刺。

第七节　小儿脑室穿刺术

【目的】

1.了解小儿脑室穿刺术的意义

(1)诊断:测量脑压,采取脑脊液标本检验,协助诊断。

(2)治疗:脑积水颅内减压;脑疝需侧脑室引流减压。

2.掌握脑室的应用解剖

一、应用解剖学基础

(一)脑脊髓的被膜

脑和脊髓的表面包有三层被膜,由外向内依次为:硬膜、蛛网膜和软膜。

1.脊髓的被膜

(1)硬脊膜:厚而坚韧,上端附于枕骨大孔边缘,下部在 S_2 变细,包裹马尾,末端附于尾骨。

(2)脊髓蛛网膜:为半透明薄膜,于脑蛛网膜相延续。

(3)软脊膜:薄而富有血管,紧贴脊髓表面,在脊髓下端形成终丝;在脊神经前后根之间形成齿状韧带,其尖端附于硬脊膜上,起固定脊髓的作用,还可作为椎管内手术的定位标志。

(4)被膜间的间隙

1)硬膜外隙

位置:位于硬脊膜与椎管内面骨膜之间。

内容:疏松结缔组织、脂肪、淋巴管和静脉丛,有脊神经根通过。

临床意义:硬膜外麻醉。

2)硬膜下隙:硬脊髓和脊髓蛛网膜之间。

3)蛛网膜下隙:脊髓蛛网膜与软脊膜之间,腔内充满脑脊液。

终池:蛛网膜下隙下部,自脊髓下端至 S_2 水平扩大,内有马尾。

临床意义:成人腰椎穿刺术常在第 3、4 或 4、5 腰椎间进行。

2.脑的被膜

(1)硬脑膜

1)特点:由两层合成,与颅盖骨连接疏松,在颅底部与颅骨结合紧密。

2)硬脑膜形成的隔(图 6–11)

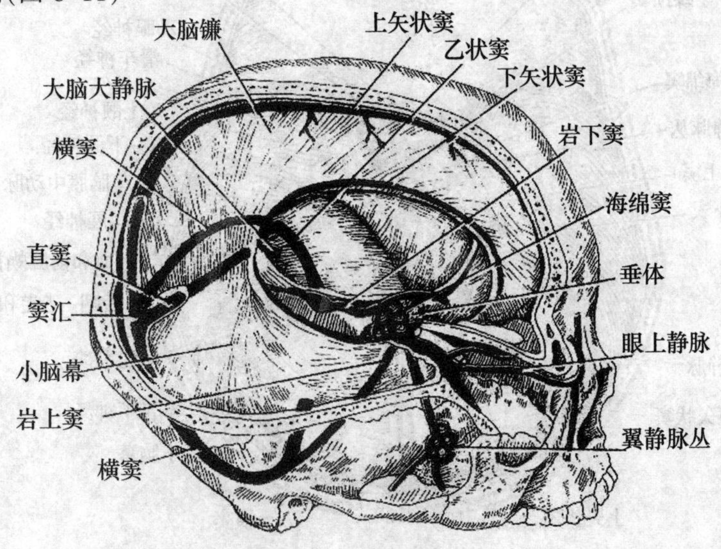

图 6–11　眼形成的结构

①大脑镰：伸入两侧大脑半球之间。

②小脑幕：伸入大、小脑之间，其前内侧缘游离形成幕切迹。

③小脑镰：伸入两侧小脑半球之间。

④鞍隔：位于蝶鞍上方，封闭垂体窝，其正中有一小孔有漏斗通过。

3)硬脑膜窦

①上矢状窦：位于大脑镰上缘。

②下矢状窦：位于大脑镰下缘。

③直窦：大脑镰与小脑幕相接处，向后通窦汇。

④横窦：枕骨内面横窦沟内。

⑤乙状窦：位于乙状沟内。

⑥海绵窦（图 6-12，图 6-13）：蝶鞍两侧，窦内有颈内动脉、展神经通过；窦外侧壁有动眼神经、滑车神经、眼神经和上颌神经通过；借眼静脉与面静脉交通，借卵圆孔静脉与翼丛交通。

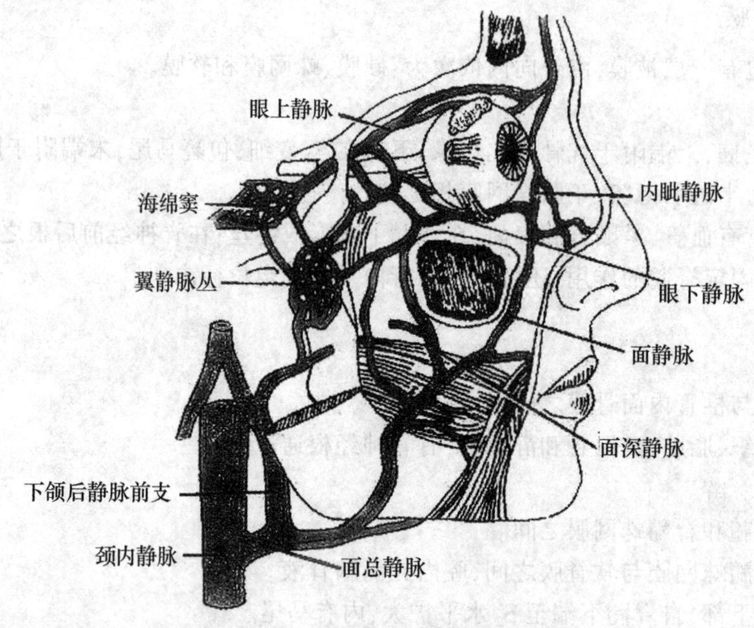

图 6-12　颅内外静脉吻合

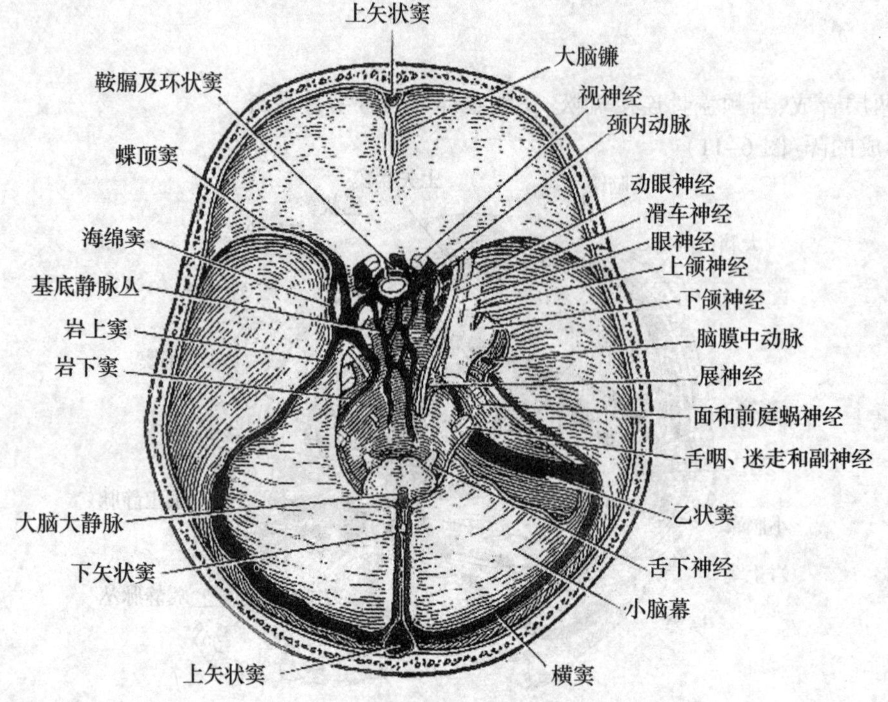

图 6-13　颅脑水平切面

⑦岩上窦与岩下窦：分别位于颞骨岩部的上缘和后缘。

(2)脑蛛网膜

1)蛛网膜下隙：位于蛛网膜与软脑膜之间，内充满脑脊液。

①蛛网膜下池：蛛网膜下隙扩大处。

②小脑延髓池：小脑与延髓之间。

③脚间池：中脑的两大脑脚之间。

④交叉池：视交叉前方。

⑤桥池：脑桥腹侧。

⑥上池：胼胝体压部与小脑上面之间。

2)蛛网膜粒：由蛛网膜在上矢状窦附近突入窦内形成的“菜花状”突起，为脑脊液回流入脑膜窦的结构。

(3)软脑膜：薄而富有血管，覆盖于脑的表面并深入沟裂内。

1)脉络组织：在脑室一定部位，软脑膜及其血管与室管膜上皮共同构成脉络组织。

2)脉络丛：脉络组织中的血管反复分支成丛，连同其表面的软脑膜和室管膜上皮突入脑室形成脉络丛，产生脑脊液。

(二)脑脊液及其循环(图 6–14)

1.脑脊液产生部位：各脑室的脉络丛。

2.循环：侧脑室→室间孔→第三脑室→中脑水管→第四脑室→第四脑室正中孔及两个外侧孔→蛛网膜下隙→蛛网膜颗粒→上矢状窦→回流入血。

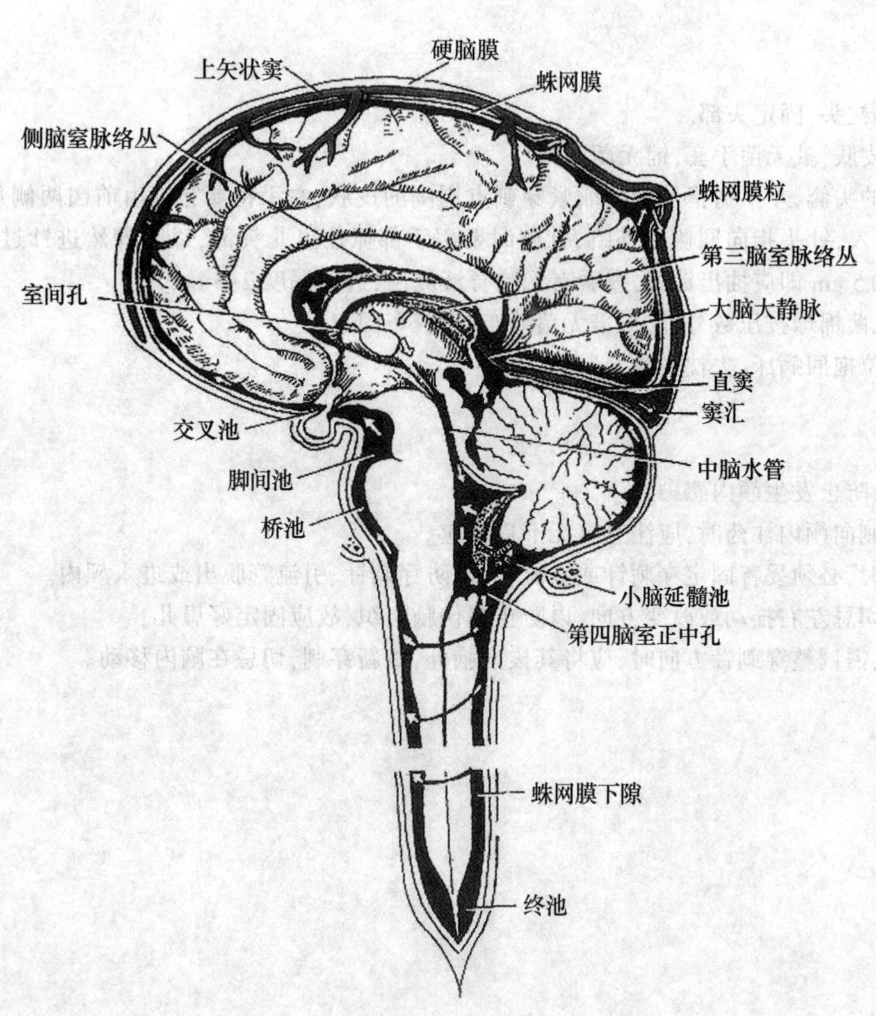

图 6–14　脑室(脑脊液循环)

3.功能

(1)运输营养物质及代谢产物。

(2)缓冲震荡、保护脑和脊髓。

(3)维持颅内压及脑组织渗透压。

(4)接触脑脊液的神经元系统。触液神经元:接受脑脊液的化学和物理刺激、释放神经活性物质至脑脊液执行感受、分泌和调节的功能。

(三)脑屏障

1.组成

(1)血—脑屏障

位置:血液与脑和脊髓的神经细胞之间。

结构:脑和脊髓内毛细血管内皮细胞无窗孔,紧密连接;毛细血管基膜;胶质膜。

(2)血—脑脊液屏障

位置:脑室脉络丛的血液与脑脊液之间。

结构:脉络丛上皮建有闭锁小带相连(属紧密连接)。但脉络丛的毛细血管内皮细胞上有窗孔,故仍具有一定通透性。

(3)脑脊液—脑屏障

位置:脑室和蛛网膜下隙的脑脊液与脑和脊髓的神经之间。

结构:室管膜上皮、软脑膜和软脑膜下胶质膜。

2.功能

保护脑和脊髓免受内、外环境及各物理、化学因素的影响,维持相对稳定的状态。

二、操作要点

1.患儿仰卧,不垫枕头,固定头部。

2.常规消毒局部皮肤,戴无菌手套,铺无菌洞巾。

3.医生立于患儿的头侧,左手拇指及示指绷紧穿刺点周围的皮肤,右手持要穿针由前囟两侧角连线上离中点 1.5~2.0 cm 处刺入,针头指向同侧眼外眦,针刺时要用手部抓住患儿头部,以防骤然进针过深,针头进入约1.5 cm 后,每进 0.5 cm 即应抽出针芯,查看有无脑脊液流出,进针深度 2~5 cm。

4.拔出穿刺针,无菌棉球按压数分钟,覆盖无菌纱布,以胶布固定。

5.将患儿头稍低位抱回病床,去枕平卧 6 h。

三、注意事项

1.严格无菌操作,防止发生颅内感染。

2.如经前囟门穿刺向颅内注药时,应注意有无不良反应。

3.进行脑室引流时,必须妥善固定穿刺针或引流管,以防穿刺针、引流管脱出或进入颅内。

4.针穿入颅内后切忌左右摇动或改变方向,以防止损伤脑组织,故应固定好患儿。

5.如穿刺不成功,需调整穿刺针方向时,应将其拔出脑外,重新穿刺,切忌在脑内移动。

第七章　五官科护理操作应用解剖

第一节　眼科护理

方法一　结膜囊冲洗法

【目的】

使用冲洗液冲洗结膜囊，以达到清洁结膜囊的目的。

1.了解结膜囊冲洗法的意义

(1)消除结膜囊内的分泌物，保持结膜囊清洁。

(2)眼部化学物质损伤时，消除或中和化学物质。

(3)眼部手术前清洁消毒。

2.掌握眼应用解剖

一、应用解剖学基础

眼球近似球型，由眼球壁与眼内容物组成。婴儿出生时眼球较小，前后径为 2.5~15.8 mm，前后径(称为眼轴)随着年龄生长，至成人时眼球前后径(外径)平均 24 mm。这在眼科屈光学中有重要的意义——从婴幼儿到成人是一个轻度远视正视化的过程。婴儿常有 200~300 度(专业论述+2.00D~+3.00D)的远视，至成年时达到正视眼(+0.50D~-0.25D)。前后径超过 25 mm 者已经表现为近视。

(一)眼球壁

分三层，由外到内依次为纤维膜、葡萄膜、视网膜(图 7-1，图 7-2，图 7-3)。

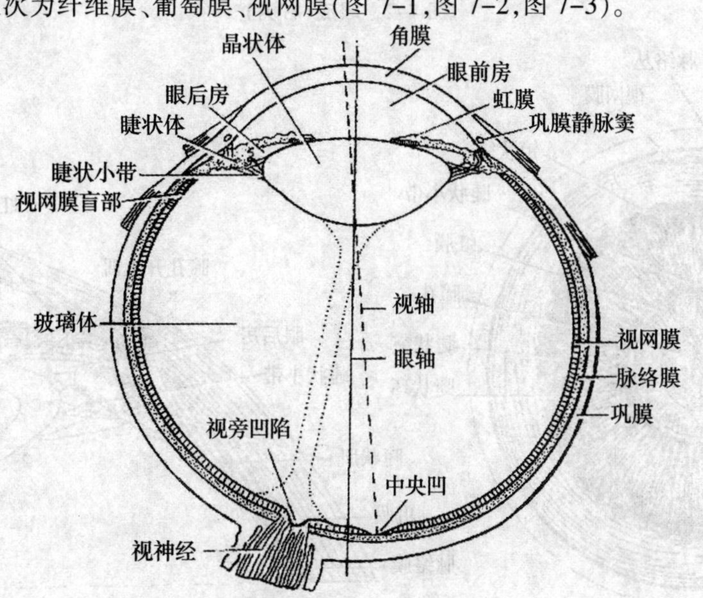

图 7-1　眼的水平切面

1.外层(纤维膜)

由角膜、巩膜组成。

(1)角膜:纤维膜的前1/6,内无血管,完全透明。角膜略呈椭圆形,横径为11.5~12.0 mm,垂直径为10.5~11.0 mm,中央瞳孔区附近大约4 mm直径的圆形区内近似球形,其各点的曲率半径基本相等,是入眼光线穿透的区域。角膜分为五层,由前向后依次为上皮细胞层、前弹力层、基质层、后弹力层、内皮细胞层,前弹力层、实质层和内皮细胞层损伤后不能再生,由不透明纤维组织代替。准分子激光近视手术激光的主要切削部位选在基质层。角膜总屈光为+43D,占眼球屈光力的70%。角膜功能:保持眼球一定性状及保护眼内组织,屈光间质的重要组成部分,屈光手术的重要组织。

(2)巩膜:外膜的后5/6部分,质地坚韧,不透明,呈瓷白色,由致密交错的纤维组成。巩膜向前与角膜相连,后部与视神经交界处分为内外两层,外2/3移行于视神经鞘膜,内1/3呈网眼状,称巩膜筛板,此板很薄,视神经纤维束由此处穿出眼球。巩膜功能:维持眼球外形,保护眼内组织以稳定视力。

2.中层(葡萄膜/血管膜)

由虹膜、睫状体和脉络膜组成。葡萄膜的主要功能:营养眼球,是全身含血量最丰富的部位,供应视网膜色素上皮细胞、视锥、视杆细胞。

(1)虹膜:葡萄膜的最前部分,为圆盘状,中央有一小孔即瞳孔,2.5~4.0 mm,虹膜的肌肉分为两种,即瞳孔括约肌和瞳孔开大肌,两者相互作用,调节瞳孔大小。交感神经支配瞳孔开大肌,副交感神经支配瞳孔括约肌。虹膜功能:营养眼球;控制瞳孔大小,调节进入眼内的光线,有利于视网膜成像并减少有害光线损伤视网膜。

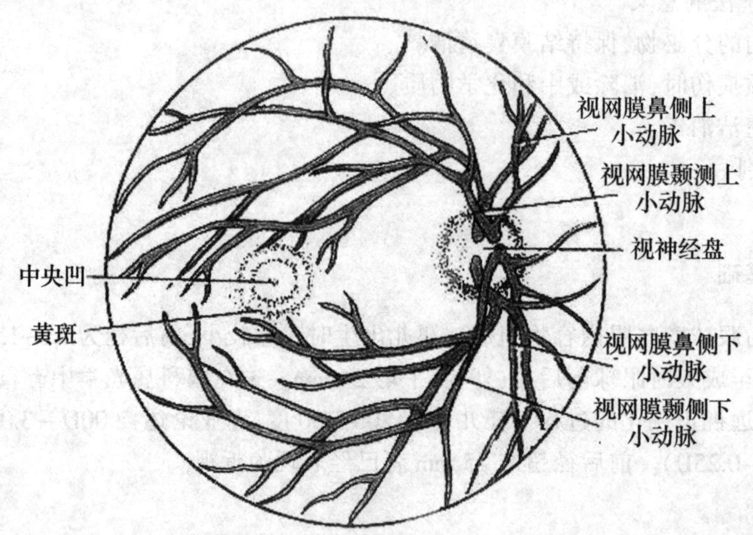

图7-2 眼底(右侧)

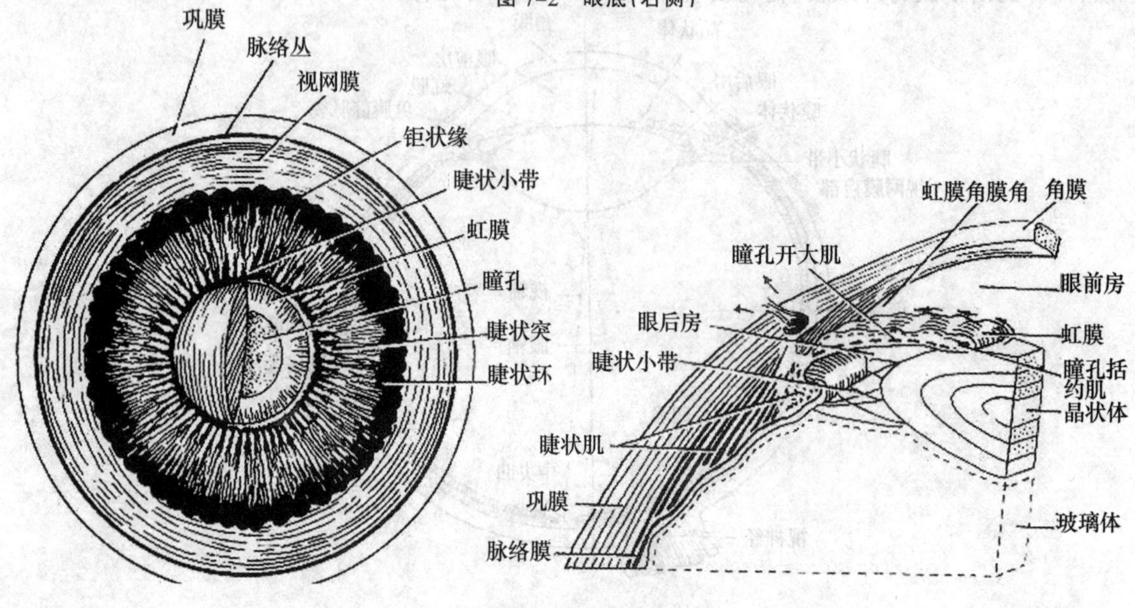

图7-3 眼前部水平切面

(2)睫状体:为宽约 6 mm 的环状组织,位于虹膜与视网膜的锯齿缘之间。前 1/3 肥厚处为睫状冠,其上有睫状突可分泌房水,后 2/3 为睫状体平部,晶状体悬韧带附着在睫状体上,位于睫状突和巩膜之间有睫状肌,受来自第三对脑神经的副交感神经纤维支配。睫状肌收缩时,悬韧带张力降低,晶状体依靠自身的弹性回缩而变厚,产生眼的调节作用。睫状体功能:营养眼球;分泌的房水营养晶状体和眼前段结构,且有维持眼压的功能;改变晶状体形态,产生调节作用。

(3)脉络膜:位于巩膜和视网膜之间,是色素丰富的血管性结构,由 3 个血管层组成:脉络膜毛细血管层、中间的中血管层、外层的大血管层。脉络膜的功能:营养视网膜色素上皮和内颗粒层以外的视网膜,散热、遮光和暗房作用,为黄斑中心凹提供血液供应。

3.内层(神经层)

视网膜:为一透明薄膜,是大脑的延伸部分,也是视觉信息形成的第一站。视网膜外层为视网膜色素上皮层,内层为神经感觉层(是视网膜的内层),两层之间存在一个潜在性间隙,临床上视网膜分离即由此处分离。视网膜上两个重要的生理结构。黄斑:视网膜后极部有一直径约 2 mm 的浅漏斗状小凹区,称为黄斑,其中央有一直径约 0.1 mm 小凹, 称为黄斑中心凹, 黄斑区有密度较大的视锥细胞, 约占视网膜视锥细胞总数的10%,在黄斑以外视锥细胞逐渐减少,在黄斑中央 0.25 mm 直径范围内没有视杆细胞,在此以外视杆细胞迅速增多。视锥细胞感强光(明视觉)变色觉,视杆细胞感弱光(暗视觉),无色视觉,所以黄斑中心凹是视觉最敏锐的部位。视杆细胞含视紫红质,如缺乏维生素 A,或某些酶或微量元素锌等代谢障碍时,就会影响视紫红质再合成的过程,导致夜盲。视盘:黄斑鼻侧约 3 mm 处有一直径约 1.5 mm 边界清楚的淡红色圆盘状的结构称为视乳头(视盘),是视网膜神经纤维汇集穿过巩膜筛板的部位,其中央有一小凹区称为视盘或生理凹陷。视乳头无视细胞,故无视觉,视野中形成生理盲点。视网膜功能:接受视觉信息并对视觉信息进行处理和传递。

(二)眼内容物(图 7–3)

房水、晶状体和玻璃体,三者均透明而又有一定屈光指数,通常与角膜一并构成眼的屈光介质。

1.房水

是眼内的透明液体,充满前房和后房。房水的功能:维持眼内压;营养角膜、晶状体和玻璃体,具有折光性。

2.晶状体

富有弹性,形似双凸透镜的透明体,直径 9~10 mm,厚 4~5 mm,前面的曲度较小,曲率半径为 9~10 mm,后面的曲率半径较大,曲率半径为 5.5 mm。晶状体主要由水和蛋白质组成,此外还含有氨基酸、类脂物、微量元素等非蛋白质成分。晶状体本身无血管,其营养来自房水,因此当房水成分发生改变时,会影响晶状体的代谢,导致晶状体混浊形成白内障。晶状体的功能:充当双凸透镜,使进入眼内的光线折射成像;完成眼的调节功能;滤过部分紫外线,保护视网膜。

3.玻璃体

充满眼球后 4/5 空腔内的无色透明的胶样体,主要有胶原纤维丝及 98.5%~99.7%的水组成的胶状物。玻璃体本身无血管,代谢作用很低,其营养来自脉络膜和房水。玻璃体易受各种物理、化学、外伤、炎症类症、退行性变性等影响,发生分解,出现液化现象。表现为眼前有点状、线状、蜘蛛网状等各种形态的漂浮物,并随眼球运动上下浮动。玻璃体的功能:是眼屈光间质之一,对视网膜和眼球壁起支撑作用。

(三)眼附属器(图 7–4,图 7–5)

包括眼睑、泪器、结膜、眼外肌、眼眶。

1.眼睑

位于眼球前,对眼球起重要的保护作用,眼睑组织由前向后分为六层,依次为:眼睑皮肤、皮下疏松结缔组织、肌层、肌下结缔组织、纤维层和睑结膜。

(1)眼睑皮肤:为全身皮肤中最薄者,但富于弹性,以适应眼睑运动的需要。

(2)皮下疏松结缔组织:皮下组织疏松,组织液或血液易在皮下集聚,炎症反应也容易在此扩散。

(3)肌层:包括眼轮匝肌、提上睑肌和 muller 肌。

1)眼轮匝肌:由第 7 对脑神经面神经支配。眼轮匝肌的功能:肌肉收缩时眼睑闭合。

2)提上睑肌:此肌受第 3 对脑神经动眼神经支配。提上睑肌的功能:收缩时提起上睑各部分,包括眼睑皮肤、睑板和睑结膜。如动眼神经核发育不全或提上睑肌发育不全或提上睑肌发育不良会引起上睑下垂,发生

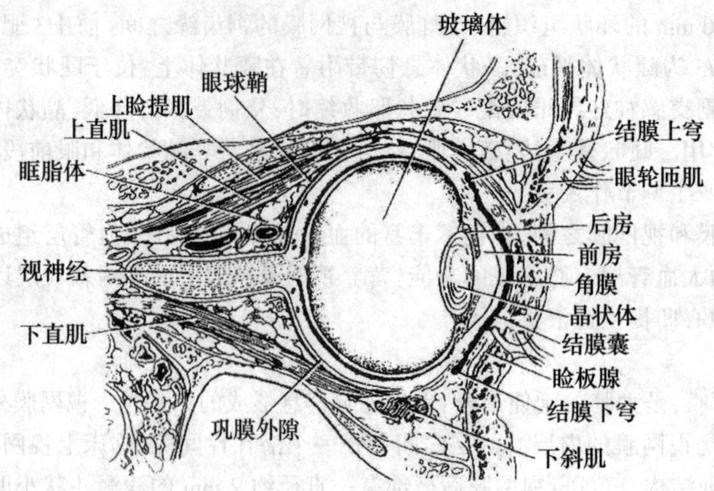

图 7-4 睑及结膜

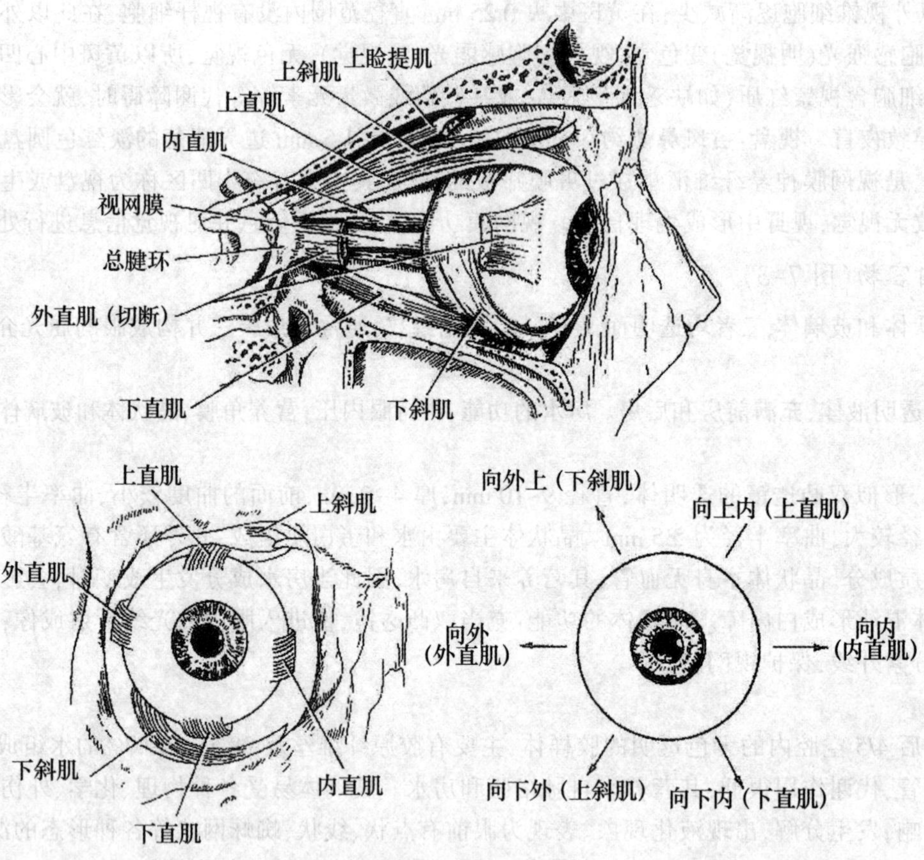

图 7-5 眼外肌肉

在幼儿，不及时矫治会造成弱视。

3)muller 肌：受交感神经支配 muller 肌。muller 肌的功能：使睑裂开大。

2.结膜

为一薄层透明的黏膜，覆盖在眼睑内面，并翻转覆盖在眼球前部巩膜表面，其上皮与角膜上皮相延续。如以睑缘为口，角膜为底，结膜呈一囊状，故称结膜囊。临床上结膜分为睑结膜、球结膜和穹隆结膜三部分。

(1)睑结膜为覆盖眼睑内面的部分。

(2)穹隆结膜位于睑结膜与球结膜之间，该处结膜较厚，多皱褶，富扩张力，使眼球与眼睑得以自如活动。

(3)球结膜介于穹隆结膜与角膜之间，覆盖眼球前 1/3 的巩膜表面，球结膜最薄，最透明，富移动性。

3.眼外肌(图 7–5)

包括 4 条直肌与 2 条斜肌。

外直肌→外转眼球；内直肌→内转眼球；上直肌→上转眼球、内转、内旋下直肌→下转眼球内转、外旋；上斜肌→内旋眼球下转、外转；下斜肌→外旋眼球外转、上转。

4.视路

是指神经纤维由视网膜到达大脑皮质中枢的传导径路。包括视神经、视交叉、视束、外侧膝状体、视辐射、视皮质(距状沟西侧)。

二、操作要点

1.核对解释：核对病人的姓名、药名及所冲洗的眼别，检查冲洗液的质量，向病人解释冲洗的目的和方法。

2.取体位：病人一般取坐位，头稍后仰、倾向于患侧贴于面颊部颧突下方凹陷处。

3.铺巾：在患眼的头侧及颈部铺一小橡胶单、治疗巾。

4.冲洗：操作者左手轻轻分开病人上下眼睑，右手持洗眼壶或吊瓶冲洗头，壶嘴距眼约 2.3 cm，先以少量冲洗液冲洗颊部皮肤，再移到患眼上冲洗，并嘱病人转动眼球，以便冲洗结膜囊各部(图 7–6)。

5.整理：冲洗完毕，用消毒干棉球擦干眼睑及面颊，取下受水器。根据需要用滴眼液或消毒眼结膜。冲洗受水器并浸泡消毒，洗手。

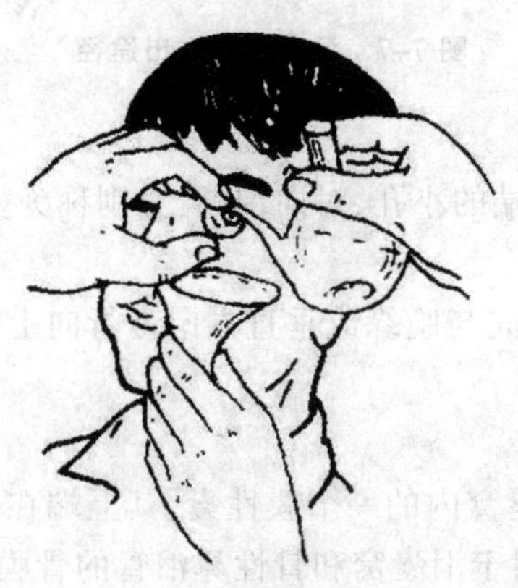

图 7–6　结膜囊冲洗术

三、注意事项

1.冬季应将冲洗液加温，保持水温 32~37 ℃或病人能耐受为宜。

2.冲洗时动作要轻，不可压迫眼球。

3.眼球穿孔伤或接近穿孔的角膜禁忌冲洗。

4.化学伤冲洗应充分暴露上下有穹部，反复多次冲洗，防化学物质残留。

5.传染性眼病使用过的用具，应严格消毒。

方法二　泪道冲洗法

【目的】

将液体由泪小点冲入泪小管、鼻泪道，流入鼻腔或咽部的方法。

1.了解泪道冲洗法意义

(1)检查泪道有无狭窄或阻塞。

(2)清除泪囊内分泌物，注入药液，治疗慢性泪囊炎。

(3)内眼手术前的泪道清洁。

2.掌握泪道应用解剖

一、应用解剖学基础

泪器由泪腺和泪道组成。泪道包括：泪点、泪小管、泪囊和鼻泪管四部分(图 7–7)。

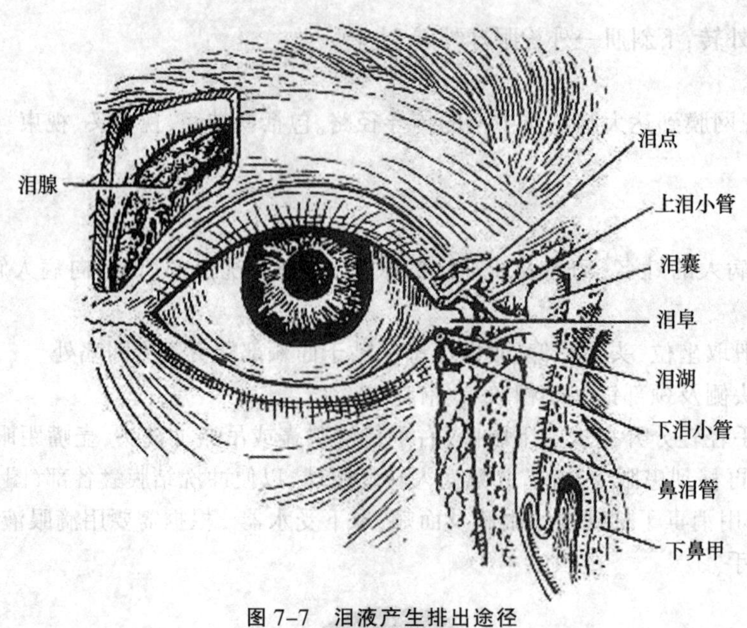

图 7-7 泪液产生排出途径

1.泪点

是位于上、下睑缘内侧端泪乳头顶端的小孔，对向泪湖，分别称为上、下泪点，是泪液进入泪道的起始处。

2.泪小管

上、下泪小管分别起自上、下泪点，先与睑缘成垂直方向走行向上、下，继而转行向内侧，上、下泪小管汇合开口于泪囊。

3.泪囊

泪囊是位于眼眶内侧壁前下方泪囊窝内的一个膜性囊，其上端在内眦水平以上，为膨大的盲端，其下端移行为鼻泪管。泪囊和鼻泪管分别贴附于泪囊窝和骨性鼻泪管的骨膜。眼轮匝肌的部分肌纤维分布于泪囊的浅、深面。收缩时，可扩大泪囊，使囊内呈负压，有利于将结膜囊的泪液引流至泪囊内。

4.鼻泪管

鼻泪管为泪囊下端的膜性管道，上段大部分包埋于骨性鼻泪管中，与骨膜紧密相贴；下段位于鼻腔外侧壁黏膜的深面，向下开口于下鼻道外侧壁的前份。

由于眼眶借泪道与鼻腔相通，故有“一把鼻涕一把泪”及“痛哭流涕”之说。当泪点变位或炎症阻塞泪道时，均会致泪液引流不畅，而使泪液溢于眶外，临床上称之为“溢泪症”，多见于老年人。针对泪道阻塞造成的溢泪症，可行泪道冲洗术来疏通阻塞的泪道，达到泪道畅通，使泪液能顺利地引流入鼻腔内。

二、操作要点

1.取体位：病人一般取坐位，头部稍后仰并固定。

2.清洁泪囊：用于压迫泪囊，排除泪囊内脓液和黏液。

3.麻醉：用 1%丁卡因棉签置于上、下泪小点之间，嘱病人闭眼 3~5 min。

4.进针冲洗：病人自持受水器紧贴于面颊部颧突下方抽吸冲洗液，连接冲洗针头，操作者左手示指向下轻拉下睑，暴露下泪小点。右手持抽有冲洗液的注射器，将针头垂直插入泪小点 1.5~2.0 mm，然后转为水平方向，朝内眦部顺泪小管方向推进 5~6 mm 缓慢注入生理盐水。嘱病人头向前倾。

5.观察判断：询问病人有无液体流入鼻腔或咽部，同时观察泪小点处有无逆流或脓液流出。

6.整理：冲洗完毕，取下受水器，擦净面部。处理用物，并浸泡消毒，洗手。

三、注意事项

1.注意冲洗针头不要顶住泪小管内侧壁，以免推入液体时不宜流出，而误认为泪道阻塞。

2.冲洗针头要光滑，动作要仔细、轻巧，避免损伤泪道。

3.进针如遇阻力，切不可猛力推进，以免刺破泪管壁而将冲洗液误入皮下；注入冲洗液时，如发现皮下肿胀，应立即停止冲洗。

第二节 耳鼻喉科护理

方法一 鼻腔冲洗法

【目的】

鼻腔冲洗法是用冲洗液对鼻窦和鼻腔进行清洗,湿润黏膜,减轻臭味的方法。

1.了解鼻腔冲洗法的意义

(1)鼻窦和鼻腔手术前清洁鼻腔,以减少感染的机会。

(2)治疗萎缩性鼻炎或放疗后冲洗,清除痂皮及分泌物。

2.掌握鼻的解剖结构

一、应用解剖学基础

鼻为呼吸道的起始部,又是嗅觉器官,由外鼻、鼻腔和鼻旁窦三部分组成。

(一)外鼻

以骨和软骨为支架,表面被覆皮肤。软骨部表面的皮肤较厚,富含皮脂腺和汗腺,痤疮和酒糟鼻可发生于此。外鼻的上端为鼻根,下延为鼻背,下端为鼻尖。鼻尖两侧膨出的部分为鼻翼。在平静呼吸的情况下,鼻翼无明显活动,但在呼吸困难时可出现鼻翼扇动,小儿更为明显。

(二)鼻腔

以骨和软骨为基础,内衬黏膜和皮肤。鼻中隔将鼻腔分为左、右两腔,各腔向前以鼻孔通外界,向后经鼻后孔通鼻咽。鼻腔借鼻阈分为鼻前庭和固有鼻腔两部分。

1.鼻前庭

为鼻腔的前下部,由鼻翼和鼻中边的前下部围成。它内衬皮肤,生有鼻毛,借以过滤、净化空气。鼻前庭皮肤富有皮脂腺和汗腺,是疖肿的好发部位。又由于缺少皮下组织,皮肤直接与软骨膜相连,故发生疖肿时,疼痛明显。

2.固有鼻腔(图 7-8)

为鼻腔的后上部,由上、下、内侧和外侧壁围成。上壁为筛板,鼻腔隔此壁邻颅前窝。下壁为腭即口腔的顶。

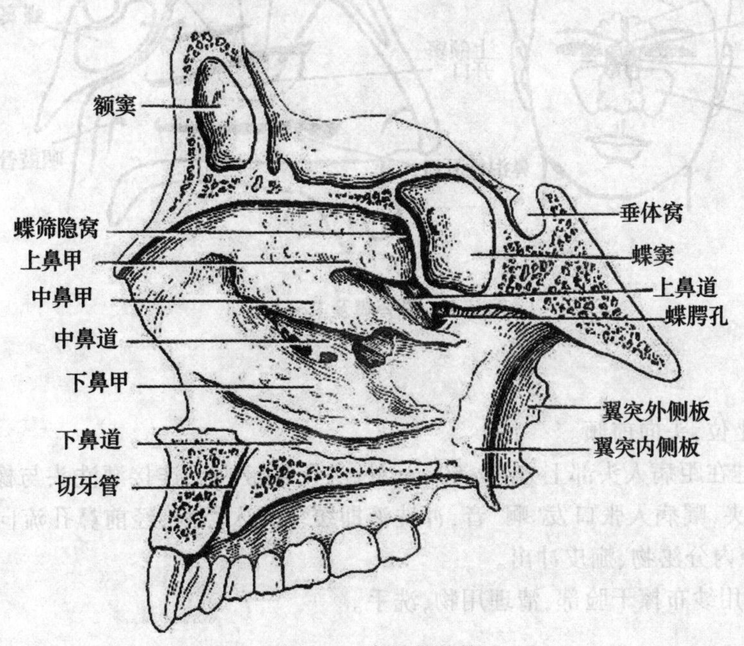

图 7-8 鼻腔的结构

内侧壁为鼻中隔,主要由筛骨垂直板、犁骨和鼻中隔软骨覆以黏膜构成。鼻中隔很少呈正中矢状位,常偏向一侧,尤以偏向右侧者居多。鼻中隔的前下方是鼻腔出血的好发部位,称易出血区(Little 区),此区血管丰富而位置表浅,易破裂出血。鼻腔的外侧壁凹凸不平,自上而下有突向内下的上鼻甲、中鼻甲和下鼻甲。各鼻甲下方的裂隙,分别称上鼻道、中鼻道和下鼻道。如有最上鼻甲时,上鼻甲与最上鼻甲的浅沟称最上鼻道。上鼻甲或最上鼻甲后上方的凹陷称蝶筛隐窝。下鼻甲的前端距鼻孔约 2 cm,后端距咽鼓管咽口约 1 cm。在下鼻道的前上壁有鼻泪管的开口。固有鼻腔内衬黏膜,根据黏膜的结构和机能不同,可分为嗅区和呼吸区。嗅区仅占上鼻甲内侧面及其相对的鼻中隔部分,活体上呈淡黄色,黏膜内有嗅细胞,能感受气味的刺激。呼吸区是嗅区以外的鼻黏膜,活体上呈淡红色,内有丰富的静脉海绵丛和鼻腺,以调节吸入空气的温度和湿度。

(三)鼻旁窦(图 7–9)

是鼻腔周围颅骨内一些与鼻腔相通的含气空腔,内衬黏膜。

并与鼻黏膜相延续,故鼻腔的炎症,可蔓延至鼻旁窦,引起鼻窦炎。鼻旁窦按其所在骨的位置有上颌窦、额窦、筛窦和蝶窦 4 对。

1.上颌窦

位于上颌骨内,是鼻旁窦中最大的一对,几乎占整个上颌骨的体部。上颌窦由前、后、上、下、内侧 5 个壁围成。前壁骨质较薄,是上颌窦手术入路的常选之处。后壁较厚,与翼腭窝毗邻。上壁即眶下壁,上颌窦炎症和肿瘤常可侵及眶内。下壁即窦底与上颌磨牙牙根紧邻,牙根感染可波及上颌窦。内侧壁即鼻腔外侧壁,与中鼻道和下鼻道相毗邻,中鼻道上有上颌窦的开口。由于上颌窦开口的位置较窦底高,上颌窦化脓性炎症时脓液不易排出,临床上可在下鼻甲下方行上颌窦穿刺引流术。

2.额窦

位于额骨内,两侧眉弓的深面,左、右各一,开口于中鼻道的前部。眶的内上角为额窦的底部,骨质薄弱,急性额窦炎时,此处压痛明显。

3.筛窦

由大小不一、形态不规则的小气房组成,位于鼻腔上部和眼眶之间的筛骨迷路内,分为前、中、后三组。前、中组开口于中鼻道,后组开口于上鼻道。

4.蝶窦

位于蝶骨体内,左、右各一,开口于蝶筛隐窝。

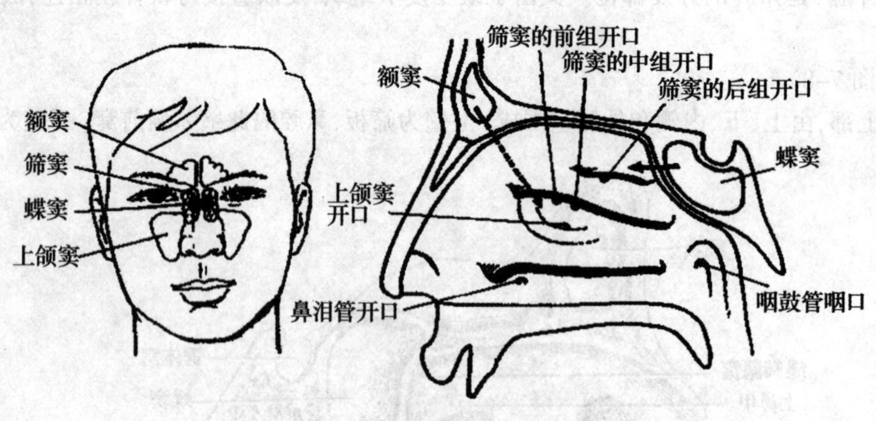

图 7–9 鼻旁窦及其开口

二、操作要点

1.取体位:病人取坐位,头向前倾。

2.冲洗:将灌洗桶挂在距病人头部上方 30~50 cm 处,关闭输液夹。连接灌洗头与橡皮管,将灌洗头塞于一侧前鼻孔;打开输液夹,嘱病人张口发"啊"音,冲洗液即缓缓流入鼻腔,经前鼻孔流向后鼻孔,从另一侧鼻腔或口腔流出。将鼻腔内分泌物、痂皮冲出。

3.整理:冲洗完毕,用纱布擦干脸部,清理用物,洗手。

三、注意事项

1.灌洗桶不宜太高,以免压力过大引起并发症。

2.水温以接近体温为宜,不能过冷或过热,以免引起不适。

3.冲洗时勿与病人谈话,以免发生呛咳。

4.应从阻塞较重的鼻腔开始冲洗,以免引起中耳炎。

5.鼻腔有急性炎症及出血时禁止冲洗,以免炎症扩散。

方法二　剪鼻毛法

【目的】

用鼻科小剪,剪去前庭鼻毛的方法。

使视野清楚,便于手术操作;清洁术野,预防感染发生。

一、应用解剖学基础(已叙述)

二、操作要点

1.核对解释:核对病人的床号、姓名,向病人解释剪鼻毛的目的和方法。

2.取体位:病人取坐位,捏净鼻涕,头稍后仰。

3.剪鼻毛:戴好额镜,对好灯光,检查鼻部及鼻腔内情况,将眼药膏或凡士林用棉签均匀涂在剪刀的两叶上。左手持纱布固定前额、拇指将病人鼻尖向上托起固定鼻部。右手持剪刀,贴住鼻毛根部,依次将鼻腔四壁鼻毛剪下,将鼻毛擦于纱布上。

4.清洁鼻腔:剪完鼻毛,用沾有药膏的棉签沾净脱落的鼻毛;用镊子夹住乙醇棉球消毒鼻前庭。

5.整理:清理用物,洗手。

三、注意事项

1.应在直视下操作,动作轻巧,以免损伤皮肤和鼻黏膜。

2.操作时嘱病人不可转动头部,嘱病人张口呼吸,剪刀弯头朝向鼻腔。

3.小儿不能配合者,不剪鼻毛。

方法三　鼻腔滴药法

【目的】

将滴鼻药滴入鼻腔的方法,用于检查和治疗鼻腔、鼻窦及中耳疾病。

1.保持鼻腔引流通畅。

2.保持鼻腔润滑,防止干燥结痂。

一、应用解剖学基础(已叙述)

二、操作要点

1.核对解释:核对病人的床号、姓名、药水名称及所滴鼻腔,检查药液有无变质。向病人解释滴鼻药的目的和方法。

2.取体位(图 7-10):①仰卧垂头位,肩下垫枕头或头悬于床缘,头尽量后仰,使头部与身体成直角,头低肩高。使前鼻孔向上，以免药液流人咽。②侧卧位，肩下垫枕头或头悬于床缘，患侧向下，头下垂。③坐位，病人坐姿，头后仰稍偏患侧液滴入。

3.滴鼻药：用滴管在距患侧鼻孔约 1~2 cm 处将 3~5 滴药滴入鼻腔内，或用喷雾器将药液喷入鼻腔，交替按压鼻翼，使药液均匀分布在鼻黏膜上，约 5 min 后恢复自主体位。

4.整理：用棉球或纸巾擦去外流的药液，安置好病人，整理床单位，清理用物，洗手。

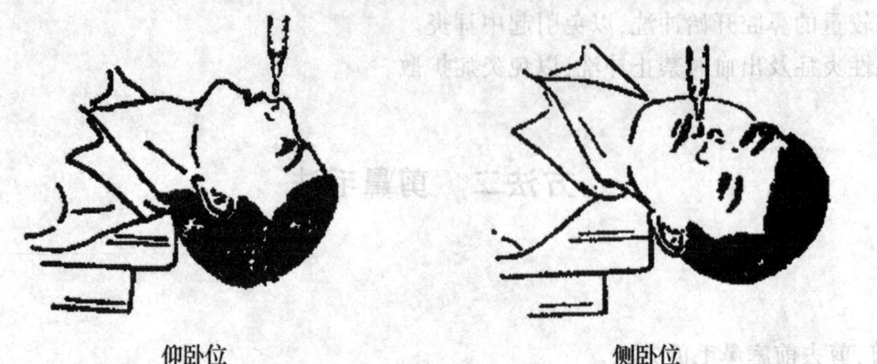

图 7-10　鼻腔冲洗选择体位

三、注意事项

1.滴药时勿将药瓶口或滴管口插入鼻孔，以免污染。

2.滴入药量不宜过多或过少。

3.体位要正确，滴药时勿吞咽，以免药液进入咽部引起不适。

方法四　洗耳法

【目的】

洗耳法是用双氧水清洗外耳道，使病人耳道清洁舒适的方法。

1.了解洗耳法的意义

清洁外耳道，提高局部用药疗效。

2.掌握耳的结构

一、应用解剖学基础

(一)耳郭(图 7-11)

这是一块弹性软骨板自行折叠成形的结构，借纤维软骨使之具有固定性、硬度、形状及方向性。

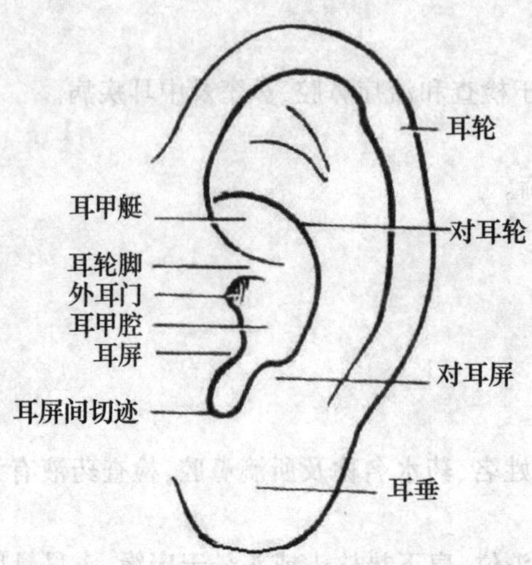

图 7-11　耳的外形

耳郭借其前 1/3 中部连于头颅外侧壁并由此保持其部位的正常状态，位于乳突的前方，颞部的下方，颞下颌关节和腮区的后方。

大概部位与眼外角和枕外隆突的距离相当；耳郭尖顶相当于眉弓的水平线；耳垂位居鼻中隔下面的高度。

耳的体积个体变异很大，平均：垂直轴女性为 60 mm，男性为 65 mm；水平轴则均为 30~35 mm。高度：初生时为 30 mm，1 岁时为 50 mm，到 7 岁时其大小可达最大限度。

(二)外耳道(图 7-12)

外耳道为一条由软骨部和骨部组成的管道，接于耳郭并延至鼓膜。外耳道与耳郭存有分界线，但二者难以分开。

1.形状

个体差异很大。总而言之，外耳道呈一横置弯曲柱状，方向由前向后，而非直行。外耳道在自身的内部前下壁转弯行向前下方。外耳道垂直其轴的切面呈椭圆形，其水平面切面比深部切面倾斜的更多些。

水平面观，外耳道走行呈一斜形“S”状，分三段：①外段明显斜向前方，行至耳屏基底部；②中段横行向后方，包括纤维软骨外耳道的内部分和骨性外耳道的外部分；③内段朝前走行。

在垂直面上，外耳道呈一凸出向上弯曲：①外半段接近水平，②内半段斜向内方。

下壁内段与鼓膜的位置呈倾斜状，有向上外的敞开角，名为外耳道窦。

2.方向

外耳道总轴由外向内倾斜，自下向前倾斜。矢状切面向后呈约 80°敞开角。外耳道轴接近于内听道轴的延长。两轴形成的钝角约 160°开向后方。

3.长度

外耳道长平均 25 mm。但由于鼓膜向下内倾斜，下壁比上壁长约 5 mm。

4.内径

外耳道由外向内逐渐减小到外 3/4、内 1/4 结合处，然后又增大管腔直到鼓膜。狭窄部或峡部位于外耳道骨段，离鼓膜后方 2 mm，离其前部 8 mm。其最大直径 8~10 mm，最小 5~6 mm。

5.结构

外耳道外段为软骨和纤维组织构成，其内段为骨结构并为耳郭皮肤延伸部分所遮。

纤维软骨部分为耳郭软骨架向内部的延长。管柱由下边软骨组织和上边的纤维组织两对立沟组成。

软骨沟凸向上方。在外面，借下方的软骨桥或峡附于耳郭纤维软骨上。在峡的后方，其凹面处由大部纤维

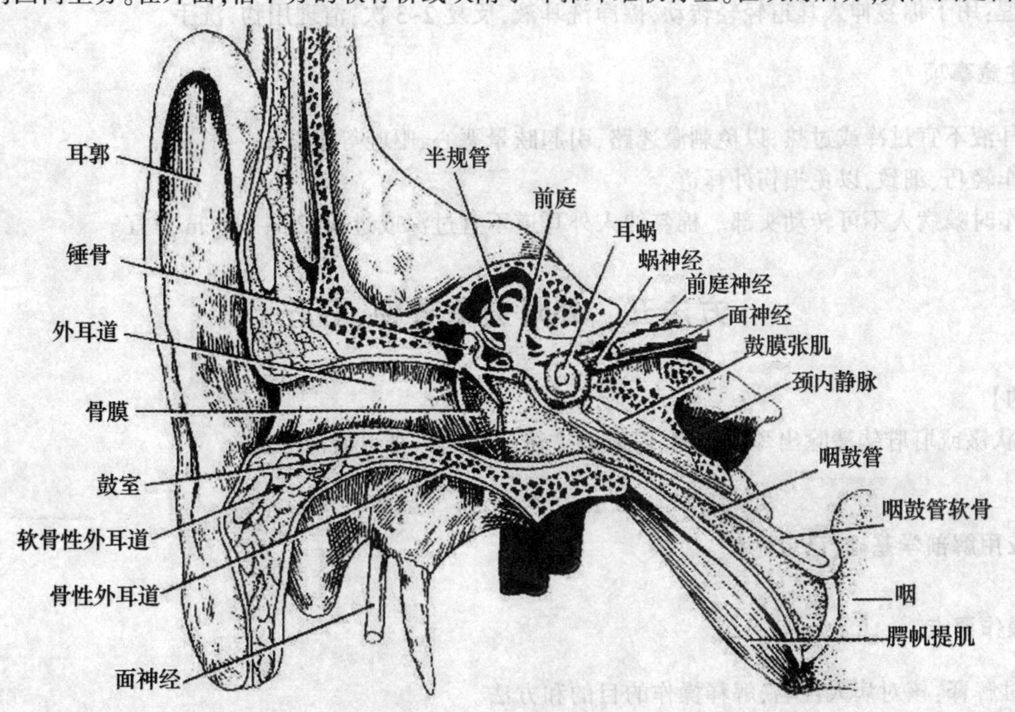

图 7-12　耳的形态结构

组织相嵌,峡的前方为耳郭的凹部。在前方,软骨的前面有两个相当大的裂隙,几乎呈垂直汇向内上角并由纤维组织封闭,此为 Duverney 切道,以便外耳道活动。在内侧,软骨形成一三角长舌形,连于鼓膜的粗糙不平表面。在后方,其凸面高度由外向内逐渐减少。

完整的纤维沟占据纤维软骨耳道壁的高处。纤维沟与填满软骨隐窝的纤维组织相连接并把软骨连接到骨部。

骨部约占外耳道内 2/3,长可达 16 mm。骨部由三部分组成:①颞骨鳞部,在上方,在其颧根下水平部分到一个内窄(2~3 mm)外宽(8~10 mm)的表面;②乳突,在后方,鳞部内;③鼓部,占满耳道,呈上凹面沟形。

外耳道大小随个体变异很大,经常为单纯沟,有时近圆柱状。其前唇菲薄,自行向后盘卷并向内形成托架,此即为前鼓角。后者倚在后颧骨粗隆的后面并由岩鼓裂的起始部隔开。其后唇宽,借后鳞鼓裂与乳突相连。该裂早期消失,仅留一条浅的细条纹。

外骨孔大部分为鼓部形成,前方很薄,后方粗厚并斜向下外。

在后上角有一弯曲板向外耳道轴,自行脱离颞鳞部,此即为外耳道上棘。此耳道口连接纤维软骨部。

耳郭皮肤向内延伸成外耳道皮肤被盖,并与鼓膜外层连续,与骨壁贴得很紧,特别是在缝隙和前鼓角处较明显。

纤维软骨部皮肤增厚,脂肪组织量少面重叠,有细茸毛覆盖。

皮肤及腺体:①表皮,皮脂腺。②皮下组织,耵聍腺,为顶端分泌的特殊汗腺(浆液腺)。③更深处的汗腺分泌开口不在上皮表面,而在毛囊内,分泌来自皮脂腺的分泌物。腺体体大(直径 0.2~1.0 mm),形成一特别增厚的冠帽,其绕行管粗可达 5 mm。一部分在性激素控制下到青春期发育达最高峰,依年龄增长可自行减少。顶端分泌汗腺和皮脂腺的分泌物经排出总管排出。耵聍为皮脂腺和汗腺分泌物混合而成,含有蜡样酸性物以保护上皮。

二、操作要点

1.核对解释:核对病人姓名,向病人解释洗耳的目的和方法。

2.取体位:病人取坐位,需清洗耳朝向操作者。

3.清洗:将卷棉子头上卷少许蓬松棉花,蘸上 3%的双氧水。打开光源,调整额镜,聚光在外耳道,将耳郭向后上方拉(小儿向后下方),将卷棉子伸入外耳道深部,慢慢向四周旋转,使洗耳液能接触耳道四壁。用纱布擦去脏的棉签头,重新卷上干的棉花再洗,直到洗净脓液。

4.整理:用干棉签伸入耳道轻轻转动,擦净洗耳液,反复 2~3 次;清理用物,洗手。

三、注意事项

1.洗耳液不宜过冷或过热,以免刺激迷路,引起眩晕恶心、呕吐等不适。

2.动作轻巧、细致,以免损伤外耳道。

3.操作时嘱病人不可转动头部。棉签伸入外耳道不宜过深或过浅,2.5~3.0 cm 为宜。

方法五　外耳道取异物、耵聍

【目的】

用膝状镊或耵聍钩清除出耳道异物、耵聍的方法。使病人耳道清洁舒适。

一、应用解剖学基础(已叙述)

二、操作要点

1.核对解释:核对病人性名,解释操作的目的和方法。

2.取体位:病人取坐位,患者朝向操作者。

3.取异物:操作者左手向后上方牵拉耳郭,右手持膝状镊在直视下夹出异物;取耵聍者,则在直视下将耵聍钩从耵聍边缘空隙处伸入后向外钩出，耵聍碎屑可用卷棉子拭出。

4.清洁外耳道：用蘸有3%双氧水卷棉子擦拭外耳道，再用干卷棉子擦干，滴入抗生素药液。

5.整理：清理用物，洗手。

三、注意事项

1.取活体昆虫，应先滴入油剂，将昆虫溺死后夹出或用水冲出。

2.若双耳均为耵聍栓塞，则不宜同时滴药，应一侧取毕再滴另一侧。

3.注意耵聍钩的朝向、插入的深度，防止损伤耳道皮肤和鼓膜。

第八章 护理应用表面解剖

表面解剖学是正常人体解剖学的一门非常重要的边缘学科。它主要是研究人体的表面形态,并密切联系其深部结构,即从体表通过"望、触、扪、按、摸、量、画、比"等手段来确定其深部结构及器官的性质、大小、范围与走行等。对于护理专业来说,只有熟悉和掌握这些正常的表面解剖学知识,并密切联系临床实际加以应用,才能熟练地进行体格检查、技术操作和外科手术,才能对疾病作出正确的诊断、治疗和处理。所以,表面解剖学在护理专业正常人体解剖学的教学中一直被当作重点内容。

第一节 头部表面解剖

一、境界与分区

头部以下颌骨下缘、下颌角、乳突尖端、上项线和枕外隆突的连线与颈部为界。经过眶上缘、颧弓、外耳门上缘和乳突的连线,将头部分为上方的颅部和前下方的面部。

二、骨性标志(图 8-1,图 8-2)

1.眉弓:位于眶上缘上方的一对弓状隆起,男性隆起较明显,眉弓正对大脑额叶的下缘。眉弓的深面有额窦。

2.眶上切迹(孔):位于眶上缘内、中 1/3 交界处,距正中线 2.5 cm,有眶上血管和神经通过。

3.眶下孔:位于眶下缘中点下方约 0.8 cm,眶下血管和神经在此通过,此处可进行眶下神经阻滞。

4.颏孔:通常位于下颌第二前磨牙根下方,下颌体上下缘连线的中点。距正中线约 2.5 cm 处,有颏血管和神经通过,为颏神经麻醉的穿刺部位。

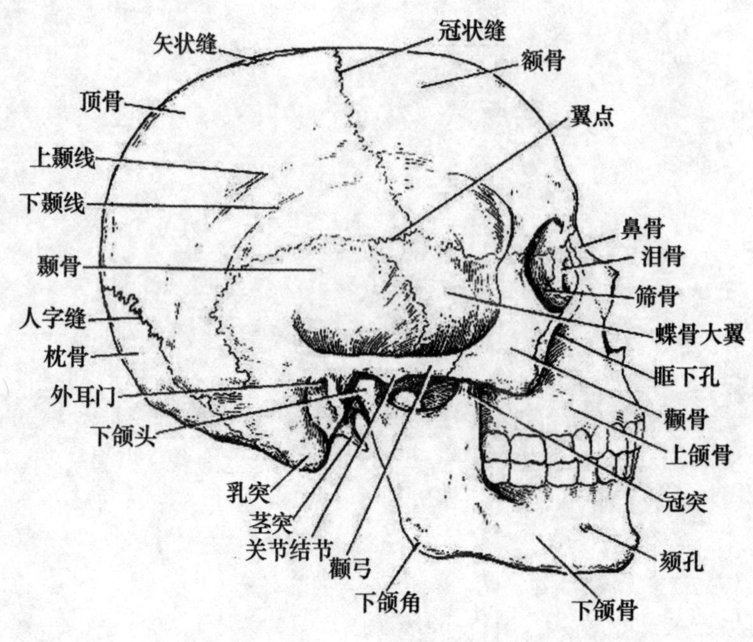

图 8-1 颅的侧面观

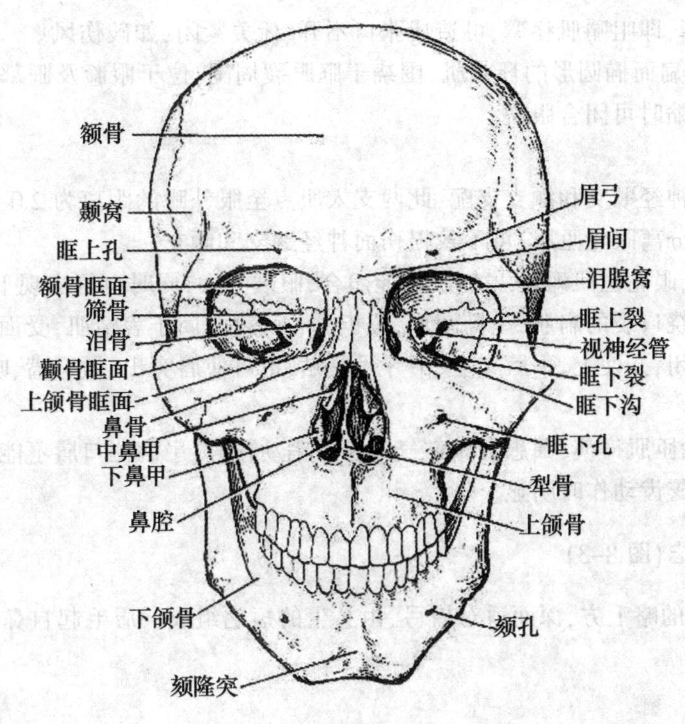

图 8-2　颅的前面观

5.颧弓:位于外耳门前方的水平线上,全长约 3 横指(5~6 cm),在皮下可触及,颧弓上缘相当于大脑半球颞叶前端的下缘。

6.翼点:位于颧弓中点上方约二横指处,由额、顶、颞、蝶四骨交汇形成,多呈“H”型骨区,为颅骨的薄弱部分。内面有脑膜中动脉前支通道,此处受暴力打击时易发生骨折,引起上述动脉破裂出血,形成硬膜外血肿。

7.耳屏:为外耳门前方的突起,其前方约 1 cm 处可触及颞浅动脉的搏动。

8.下颌骨髁突:在耳屏前方,颧弓下方,在张口、闭口运动时,可触及下颌骨髁突的前后滑动。

9.下颌角:位于下颌体下缘与下颌支后缘相交处,该处骨质薄弱,为骨折的好发部位。

10.乳突:位于耳垂后方的圆锥形隆起,其根部前内有茎乳孔,面神经由此孔出颅,在乳突后部内面有乙状窦通过,所以在乳突根治术时,应注意勿伤及面神经和乙状窦。

11.枕外隆凸:位于头后正中,枕骨向后下的隆起,其深面为窦汇。

12.上项线:为枕外隆凸向两侧水平延伸的骨嵴,其深面为横窦,也是大脑和小脑的分界处。

三、肌性标志及其他标志

1.咬肌。位于颊部之后,覆盖在下颌支表面,作闭口咬牙或咀嚼运动时,可从体表观察到或用手摸到的较为坚实的长方形肌块。

【临床应用】

(1)腮腺管横过咬肌前面至咬肌前缘,约呈直角急转向内,穿过颊脂体开口于平对上颌骨第二磨牙相对的颊黏膜处。在行与咬肌有关的手术时,应注意辨认和保护腮腺管。

(2)在咬肌前缘下端与下颌骨体下缘相交处可摸到面动脉的搏动。

(3)咬肌肌力触诊检查法,即检查者站于患者背后,用两手分别按在左、右咬肌表面,然后让患者咬紧牙关,反复数次,即可对比其左、右两肌硬度有无差异。

(4)咬肌下间隙,指咬肌与下颌支之间的间隙。当下颌第三磨牙冠周炎导致下颌支骨髓炎时,细菌可穿破下颌支至咬肌下间隙,形成局部肿胀和牙关紧闭。

2.颞肌。位于颧弓上方颞窝部皮下,为呈扇形的扁肌。该肌起于颞窝全部骨面,肌纤维向前下方逐渐集中,通过颧弓的内侧,移行于强大的肌腱,止于下颌骨的冠突。在咀嚼运动时,此肌收缩,在体表可以观察或触摸到它的活动。

如该肌和咬肌痉挛,即咀嚼肌痉挛,可造成张口不开、牙关紧闭,如破伤风。

3.眼轮匝肌。为宽扁而椭圆形的环状肌,围绕于眶眼裂周围,位于眼睑及眶部皮下,属于面部表情肌,受面神经的分支支配,收缩时可闭合眼裂。

【临床应用】

(1)眼轮匝肌由面神经颞支和颧支支配,此两支入肌点至眼外眦的距离为2.0~3.15 cm,在行眶部缺损修补术时,若在此距离内分离眼轮匝肌,可不致损伤面神经颞支和颧支。

(2)面神经麻痹时,眼轮匝肌瘫痪,患侧眼不能闭合,眼裂开大,同时也可出现下眼睑外翻和泪溢。

4.口轮匝肌。为环绕口裂的扁肌,呈椭圆形,位于上、下唇内,属于表情肌,受面神经的颊支和下颌缘支支配,收缩时可使口裂关闭,并使上、下唇与上、下牙弓紧贴,也可使唇突出、做努嘴、吹口哨等动作。

【临床应用】

面神经麻痹时口轮匝肌瘫痪,嘱患者做鼓气和吹口哨动作时,患病侧口唇不能闭合而露齿。同时口角下垂并被牵向健侧,笑时露齿动作时明显。

四、眼区的体表标志(图8-3)

1.眉。位于眶上缘的略上方,深面适对眉弓,由丛生的短毛组成。眉毛起自鼻根外侧与眶上缘呈一致方向,呈一弧形弯曲。

【临床应用】

(1)眉毛为上睑皮肤与额部皮肤的分界标志。

(2)眉毛脱落,有时无重要病理意义,有时见于黏液性水肿、麻风病或第二期梅毒。如眉部外1/3部分的皮肤肥厚和眉毛脱落,则为麻风病的早期临床表现。

(3)眉毛变浓并延及眉间,可见于库欣综合征或女性男性化现象。

(4)一般眉毛呈黑色,到老年有的逐渐变为灰白色。在少数病理情况下,眉毛也可变白,见于白癜风、病毒性虹膜睫状体炎等。

2.眼睑。俗称"眼皮",有上、下之分。上睑以眉毛与额部皮肤清晰地分开;下睑的下方无明显的境界,仅相当于眶下缘稍下处,渐次移行于颊部皮肤。此处皮肤常显两浅沟或皱褶,即鼻睑沟由内眦向下外进行,颧睑沟由外眦向下内进行,一般不太明显。眼睑位于眼球的前方,能够活动,主要对眼球起保护作用。

【临床应用】

(1)眼睑水肿,因眼睑皮下组织疏松,缺少脂肪,易发生水肿。有时见于健康人用低枕睡眠者或睡眠不足者。如为病理性的水肿则见于心、肺、肾等疾病,或局部炎症或过敏反应。

(2)上睑下垂,表现为上睑上举无力而向下垂挂,遮盖瞳孔的部分或全部。如为先天性则多呈双侧对称性,后天多见于动眼神经麻痹、重症肌无力和霍纳综合征等疾病引起。

(3)眼睑痉挛,即平时所谓的"眼皮跳",由眼睑内的眼轮匝肌痉挛所致。间隙性的眼睑痉挛见于精神疲劳或神经紧张者;持续性痉挛多为症状性的,最常见于角膜炎。

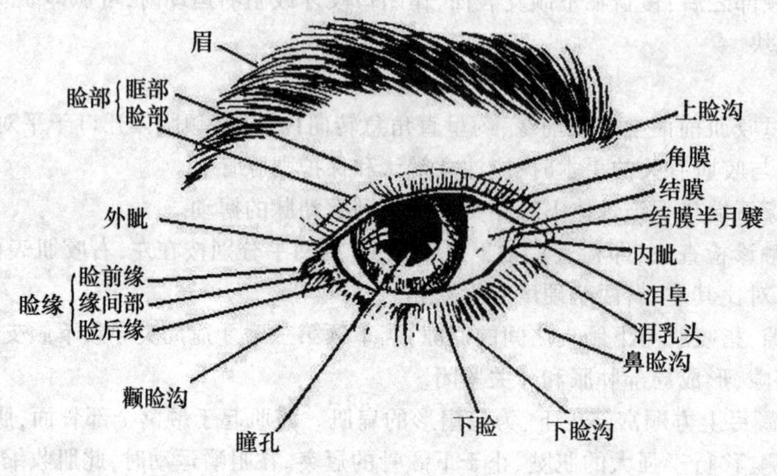

图8-3 眼区的体表标志

(4)“黑眼镜”症,是指上、下眼睑皮下出现紫黑色的淤斑,其边缘只达眶缘为止,境界清楚,形如佩戴黑色的眼镜,故称“黑眼镜”症。见于颅骨外伤造成眶壁骨折或眶内出血者,一般伤后数日才出现。

3.额睑沟与上睑沟。在上睑的表面,常有两条明显而比较恒定的横沟,一条位于眶下缘下方,称额睑沟;另一条位于上睑靠近其睑缘处,称上睑沟。

【临床应用】

(1)一般上睑沟较深,在上睑提肌收缩上睑上举起,即睁眼时更为明显,而于闭眼时仅呈浅皱襞状。如上睑提肌功能减退或丧失时,则此沟可以消失。因此可以认为,上睑沟的形成,系由上睑提肌牵张所致。

(2)普通所称的单重睑和双重睑,即俗你的“单眼皮”与“双眼皮”,就是以有无上睑沟为标志的。单重睑与双重睑与眼的外观有关,但在眼的功能上则毫无影响。据国人调查资料表明,双重睑较单重睑多,而双重睑女性又多于男性,并随着年龄的增长而逐渐增多。

4.睑缘。即眼睑的游离缘,宽约 0.2 cm,每一睑缘又有前、后缘之分。前缘钝,与眼皮为界。并有成行的睫毛生出;后缘锐,紧接眼球以睑结膜面为界,且与结膜面呈直角。睑缘外侧 5/6 扁平,有睫毛,名睫毛部;内侧 1/6 较圆,无睫毛,称为睑缘泪部,有泪小管通过。睑缘睫毛部和泪部交接处有一小突起或呈乳头状,乳头上有泪点即泪小管的入口。

【临床应用】

(1)在正常情况下,睑后缘与睑结膜的界线非常明显,若直角形消失和变平,常为病理情况的征象,为某些睑缘或结膜病的后果。

(2)睑前、后缘之间,名为缘间部,其间有一条浅灰色的线,名缘间线(亦称缘间沟),此线为睑成形术的重要标志。

(3)在睑前缘睫毛的根部附有一种腺体名睫毛腺。若此腺体因细菌感染而导致炎性变化,临床上称为麦粒肿。

(4)睑后缘有睑板腺的开口。睑板腺能分泌一种油脂性物质从此门排出,以润滑睑缘和防止泪液外流。若睑板腺导管或开口有阻塞,则分泌物不能排出,形成睑板腺囊肿,亦称霰粒肿或内麦粒肿。

5.睫毛。整齐地排列在上、下睑的睑前缘,呈 2~3 行粗杆的短毛。上睑的睫毛比下睑的多而长,均呈锐角向前倾斜,当上睑微垂时,可以遮盖瞳孔。其作用似竹帘,既能避免强光的照射,又不引起视力的障碍,故而可以保护视力。

【临床应用】

(1)睫毛反射,属于一种神经反射,即用手指或棉花纤维轻触一侧睫毛,引起双眼霎眼,称为睫毛反射。如该反射消失则表示患者处于重度昏迷或濒死状态。

(2)睫毛征,当正常人闭眼时,睫毛不显露。右眼轮匝肌轻度瘫痪,虽能闭眼,但不能用力紧闭,故睫毛大部分显露在外,为睫毛征阳性,可见于轻度的周围性面瘫或重症肌无力等。

(3)倒睫,表现为睫毛生长或排列杂乱无章,向内卷曲而刺碰角膜或球结膜。见于睑内翻及内沙眼、疤痕等引起。

(4)秃睫症,表现为睫毛脱落、缺如,见于溃疡性睑缘炎或倒睫电解术后。

6.泪点。是泪道系统的起始部,为一针眼大小小孔,上、下睑各一,位于内眦睑后缘的内侧端,为泪乳头顶端的开口,泪点向内通泪小管。上泪点位于下泪点的内方。因此闭睑时,上、下泪点不相接触。观察泪点时,需翻转眼睑才能见到。由于泪点区血管较少,故该处色泽苍白,如向外方强拉下睑,则苍白区更为明显。

【临床应用】

(1)泪点的局部位置关系意义重大,因为在泪点变位、泪点异常以及泪点外翻或堵塞等,泪点不能与眼球表面接触,以致泪液不能进入泪道而出现临床上的泪溢症。

(2)用指压迫泪囊,如有黏液或脓液从泪点冒出,说明泪道有炎症。

7.睑裂与内、外眦。上、下睑缘之间的裂缝称睑裂或称眼裂。睑裂的外侧(颞侧)端称外眦,呈锐角,在极度睁眼时约 60°,正常状态下为 30°~40°;睑裂的内侧(鼻侧)端称内眦,角度钝圆。内眦与眼球之间的小凹窝为泪湖,泪湖有一肉样半椭圆形小隆起,称泪阜,泪阜的外侧尚有一新月状的结膜半月襞,为动物第三眼睑(瞬膜)的残迹。

【临床应用】

(1)睑裂增宽,睑裂的宽度与眼睑的位置及活动度有密切的关联,正常者纵径为 0.5~1 cm。横径为 2.6~3.0 cm。眼裂增宽者睁眼时,睑缘遮盖角膜(或所谓"黑眼珠"部分)的上缘和下缘的一小部分(约 0.2 cm),多因上睑上缩、下睑下坍或突眼症所致。

(2)正常睑裂一般左、右两侧基本对称。患面神经麻痹时,由于眼轮匝肌瘫痪,致使眼睑无力闭合,此时检查可见患侧睑裂明显大于健侧。

(3)睑裂变窄,可因上睑下垂、下睑上抬、睑痉挛和睑缘粘连等引起。

(4)内眦赘皮症,病变位于内眦部,为半月形的皮肤纵皱襞。多与上睑相连,轻者仅遮盖泪阜,重者可伴睑下垂,两眼对称性的存在。

8.角膜。占眼球纤维膜的前 1/6 部分,位于眼的正前方。睁眼时清晰可见,俗称"黑眼珠"。其实角膜是无色透明的组织,很像手表的玻璃外壳一样,透过角膜可以见到虹膜和瞳孔。

【临床应用】

(1)角膜反射,角膜没有血管,但有丰富的神经末梢分布,对感觉非常敏锐。如用棉花纤维轻触角膜时,立即引起眼睑闭合动作,即为角膜反射。如不出现此反射或出现迟缓,表示角膜反射消失或减弱。单侧角膜反射消失或减弱,表示同侧三叉神经第一支(眼神经)有病变;双侧角膜反射消失,见于脑干损伤及深度昏迷。

(2)老年环与角膜色素环,老年人或早老症者的角膜周围每出现灰白色环,可环绕一周,但与角膜边缘之间尚留有一清亮区者为老年环。而角膜色素环见于先天性铜代谢异常者,患者的角膜周围有一棕绿色环,在此环中含有多量的铜,此体征对疾病有诊断意义。

(3)角膜刺激症状,包括眼痛或强烈的异物感、怕光、溢泪和眼睑痉挛,患者常诉为"眼睛睁不开",是角膜实质炎症或虹膜睫状体炎的体征之一。

9.虹膜。在活体通过角膜可以看见眼内的虹膜,形如圆盘状,其中间的圆孔称为瞳孔。虹膜内有瞳孔括约肌和瞳孔开大肌,能调节瞳孔的大小(随光的强弱而改变)。虹膜因人种不同所含色素细胞也不同,故又表现出黑色、蓝色或灰色,中国人多为棕褐色。正常虹膜表面有辐射状排列的条纹皱襞,这种条纹清晰可见。

【临床应用】

(1)虹膜异色,如虹膜由正常的棕褐色变淡,可见于交感神经性虹膜异色症、脉络膜炎、原发性青光眼及白化病等。如虹膜充血时,则可变成黄色。正常虹膜仅能表现其纹理而看不到血管,如虹膜有新生血管,或因萎缩而血管显露,则虹膜表面有一种特殊的红润色调,称为虹膜"红变"。

(2)虹膜位置异常,正常虹膜的根部,即周边部分与睫状体前面相连,其瞳孔缘游离,后方靠在晶状体前面。虹膜位置异常是指其游离部分前移或后移,前移则前房变浅,后移则前房变深。当角膜穿孔、房水流失时,则虹膜可与晶状体一起前移。

(3)虹膜震颤,是因为虹膜后方无所依靠之故,如无晶状体或晶状体脱位。检查时,让患者先看它处,然后迅速转过头来注视检查者的眼睛,即眼对眼,如虹膜出现前后摆动,称为虹膜震颤。

10.瞳孔。透过角膜,可以看到虹膜中央有一个小圆孔,即瞳孔,其位置稍偏鼻侧。瞳孔在各种生理情况下其大小可以有显著改变,正常人瞳孔直径变化在 0.25~0.6 cm,平均 0.42 cm。瞳孔在强光下缩小,在弱光下则扩大,因此它能调节射到视网膜上光线的多少,很像照相机的光圈。

【临床应用】

(1)瞳孔大小的变化,除生理性的或眼部本身疾病外,尚可反映全身性疾病。其中尤以对中枢神经系统病变(如脑损伤、脑疝)的定位、病理性质和严重程度的判断有很大的价值,故在体检时一般应作为常规内容。

(2)瞳孔缩小,瞳孔一般在小于 0.2 cm 时称为瞳孔缩小,中医称为"瞳孔缩小症"。瞳孔缩小可以是痉挛性的,如虹膜睫状体炎、脑桥出血及麻醉品中毒(如为鸦片、吗啡、巴比妥类中毒,患者瞳孔缩小如针尖);瞳孔缩小也可以是麻痹性的,如交感神经麻痹所致的霍纳综合征。

(3)瞳孔散大,如瞳孔大于 0.6 cm 称瞳孔散大,中医称"瞳孔散大症"。瞳孔散大可以是痉挛性的,如交感神经受刺激等;也可以是麻痹性的,如动眼神经功能障碍等。

(4)瞳孔对光反射,即当光照向一侧眼球时,正常时引起双侧瞳孔同时缩小,这种现象称瞳孔对光反射。若一侧视神经损伤,光照患侧眼球时不引起瞳孔缩小,而当光照健侧眼球时可引起双侧瞳孔缩小。动眼神经麻痹时,光照任何一侧眼球,患侧瞳孔无反应,而健侧瞳孔缩小。

11.结膜。为一层富有血管的薄而透明的黏膜。根据其所在部位可以分为睑结膜、球结膜和结膜穹隆三部分。睑结膜覆盖在眼睑内面,需将上、下睑翻起才能观察到;球结膜被覆盖于巩膜前面,即"眼白"部分;结膜穹隆即睑结膜与球结膜之间的移行部分,可分为结膜上穹和结膜下穹。当闭眼时,全部结膜形成的囊性腔隙为结膜囊。睁眼时,结膜囊通过睑裂与外界相通。

【临床应用】

(1)结膜充血与睫状体充血,这两种充血的部位相同,但临床意义则完全不同。结膜充血,色鲜红如火,越近结膜穹隆部充血越显著,血管纹理清晰,多为结膜本身的病变,病变表浅,如急性结膜炎等。睫状体充血,色紫红,靠近角膜缘 0.3~0.4 cm 一带最明显,血管轮廓模糊,推之不动,多反映眼深层结构的病变,如虹膜睫状体炎症等。

(2)沙眼,可在睑结膜表面出现滤泡和乳头肥大。滤泡呈胶样,稍隆起,大小不一,边界模糊,色灰白而浑浊,排列不规则,乳头肥大呈绒状的粗糙面。

12.巩膜。占眼球纤维膜的后 5/6 部分,为白色不透明的纤维膜,厚而坚韧,有保护眼球内容物的作用,俗称"白眼珠"。检查时(让患者四处转动眼球)所观察到的是巩膜的前半部,因其表面的球结膜薄而透明,故巩膜颜色清晰可辨。

【临床应用】

(1)巩膜黄染,可能为黄疸或其他黄色素所染。黄疸在巩膜的周缘较深,越近角膜缘越淡,应在白天自然光线下检查才能确定。

(2)蓝色巩膜,因巩膜变薄,其深层的脉络膜色素显露而呈蓝色。全部巩膜变蓝,常见于先天性成骨不全症;局限性不规则的蓝斑,见于巩膜软化症。

五、耳区的体表标志(图 8-4)

(一)耳郭前外侧面

1.耳轮。是耳郭周边卷曲的游离部分。

【临床应用】

痛风时见于痛风病,为发生于耳轮部皮下的小结节,对痛风诊断具有重要意义。

2.耳轮脚。为耳轮深入到耳甲的横行隆起部。

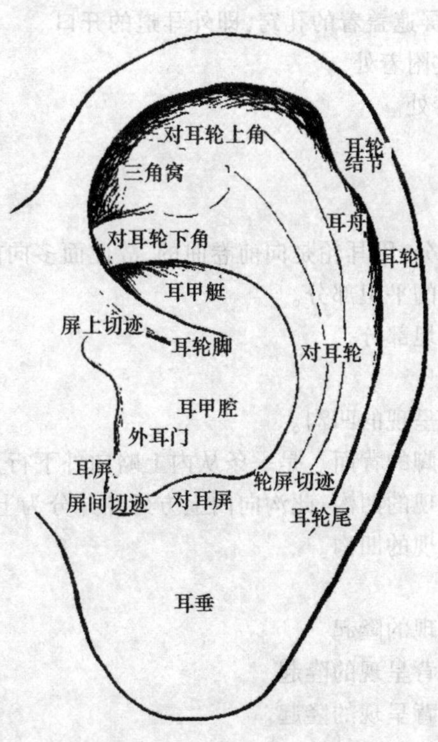

图 8-4 耳郭的前外侧面观

3.耳轮尾。在耳轮向下移于耳垂的部分。

4.耳轮结节。指耳轮后上方的一个不太明显的小结节(肥大部分),是动物耳尖的遗迹,又称达尔文结节。

5.耳轮脚。耳轮深入耳甲的部分。

6.对耳轮。是与耳轮相对,上部有分叉的隆起部分。由对耳轮体部、对耳轮上脚和对耳轮下脚组成。

7.对耳轮体部。即对耳轮下部呈上下走向的主体部分。

8.对耳轮上脚。是对耳轮向上分支的部分。

9.对耳轮下脚。是对耳轮向前分支的部分。

10.三角窝。是对耳轮上、下脚与相应耳轮之间围成的三角形凹窝。

11.耳舟。是耳轮与对耳轮之间的弯曲凹沟。

12.耳屏。为耳郭前方呈瓣状的隆起,又名耳珠。

【临床应用】

(1)在耳屏处按压产生疼痛多是外耳道疾患。

(2)在作张口、闭口运动时,于耳屏的前方可摸到下颌头的运动,借以检查颞下颌关节的活动情况。

(3)在耳屏前方约 1 cm 处可触及颞浅动脉的搏动。如颞部出血,可在此将颞浅动脉压向颧弓根,以达到临时止血的目的。

13.屏上切迹。为耳屏与耳轮之间的凹陷部,又名耳前切迹。

【临床应用】

屏上切迹是耳内手术第一切口的标志,因为这里没有软骨。

14.对耳屏。位于耳垂上方,与耳屏相对的瓣状隆起。

15.屏间切迹。是耳屏与对耳屏之间的凹陷部。

16.耳甲。是对耳轮前方较深的凹窝,几乎占耳郭的大部分。

17.耳甲艇。耳甲被耳轮脚分为上、下两部,上部较小,称为耳甲艇。

18.耳甲腔。耳甲下部较大,为耳甲腔。耳甲腔向下内经外耳门可通向外耳道。

l9.轮屏切迹。是对耳轮和对耳屏交界的凹陷处。

20.耳垂。为耳部下端的柔软部,其中无软骨结构。

【临床应用】

耳垂无软骨,只含结缔组织和脂肪,过去临床上验血常在此采血,现在多为中指末节掌侧面进行。

21.外耳门。在耳甲腔内,被耳屏遮盖着的孔窍,即外耳道的开口。

22.上耳根。指耳郭上缘与头皮附着处。

23.下耳根。指耳垂与面部附着处。

(二)耳郭后内侧面

1.三个面

(1)耳轮背面,即背部的平坦部分,因耳轮是向前卷曲的,故此面多向前。

(2)耳轮尾背面,即耳轮尾背部的平坦部分。

(3)耳垂背面,即耳垂背部的平坦部分。

2.四条沟

(1)对耳轮沟,对耳轮体在耳背呈现的凹沟。

(2)对耳轮下脚沟,指对耳轮下脚的背面。是一条从内上略向外下行走的沟,又称耳后上沟。

(3)耳轮脚沟,耳轮脚在耳背呈现的凹沟,此沟向内上方延伸并分为上、下两支,多数人这一结构不明显。

(4)对耳屏沟,对耳屏在耳背呈现的凹沟。

3.四个隆起

(1)耳舟隆起,即耳舟在耳背呈现的隆起。

(2)三角窝隆起,即三角窝在耳背呈现的隆起。

(3)耳甲艇隆起,即耳甲艇在耳背呈现的隆起。

(4)耳甲腔隆起,即耳甲腔在耳背呈现的隆起。

(三)耳郭的神经支配

耳郭的神经分布较密,来源也很广泛,有运动纤维、感觉纤维和交感神经纤维三种,其中以感觉纤维为主。

1.耳郭的运动纤维。耳郭的诸肌均受面神经的颞支和耳后支支配。

2.耳郭的感觉纤维。主要来自脊神经的颈丛皮支和部分脑神经。

(1)枕小神经,来自颈丛(C2),沿胸锁乳突肌后缘上升,分为耳前支、耳后支和穿支。耳前支和穿支分布于耳轮、耳舟上部、对耳轮上脚和三角窝一部分,耳后支分布于耳郭的后内侧面的上 1/3 皮肤。

(2)耳大神经,来自颈丛(C2,C3),由胸锁乳突肌后缘穿出,沿该肌表面上升,至耳垂分为前、后支。耳前支分布于耳轮、耳垂、对耳轮、耳舟的下部、对耳屏和耳甲艇等处,耳后支分布于耳郭后内侧面的下 2/3 皮肤。

(3)耳颞神经,是三叉神经中下颌神经的分支。沿颞浅动脉行走,其分出的耳前支分布于耳屏、耳轮脚、耳垂、耳甲艇和三角窝的内侧部。

(4)迷走神经耳支,由迷走神经的颈静脉神经节(上神经节)起始,贴乳突部骨面上行,其发出的小支,至耳郭后内侧面;穿支到耳郭的前外侧面,分布在耳甲艇和外耳门附近的耳甲腔部。

(5)面神经的耳支,在茎乳孔处,由面神经起始,沿耳根后内侧面上行,分为肌支和前穿支。肌支分布于耳郭肌;前穿支分布于耳甲腔、耳甲艇和三角窝等处。

3.耳郭的交感神经。耳郭的交感神经起自颈动脉交感神经丛,交感神经纤维缠绕着血管壁,随着小动脉行走,分布于耳郭的各部分。

六、鼻区的体表标志(图 8-5)

外鼻位于面部中央,为三棱锥体形,以骨及软骨为基础,外覆以软组织构成,故能保持一定的外形,表面解剖如下。

1.鼻根。是鼻的上端与颌部相连的部位,此处是鼻最狭窄的部分。

2.鼻尖。是鼻的前下端之隆起。

3.鼻背。又称鼻梁,是鼻根与鼻尖之间前缘部分。鼻背上部以骨作为支架,比较硬而固定,下部以软骨作为支架,比较软而且具有一定的活动性和弹性。

【临床应用】

(1)鞍鼻,表现为鼻梁部分变平,甚至下陷,眉间与鼻尖则相对地显得翘起,使整个鼻也显得短,形如马鞍。其是鼻骨损坏或发育异常所致,见于外伤、先天性软骨发育不全性侏儒症和梅毒等。

(2)蛙状鼻,表现为鼻梁高厚、宽大,鼻背平坦,外形犹如一只俯卧的青蛙,见于鼻息肉和先天性脑膜膨出等。而肢端肥大症患者的鼻仅表现为长而大(普遍性的肥大),其他形态比例并无明显异常。

4.鼻底。即鼻宽大的下部,位于上唇的上方,此处有两个椭圆形的孔为鼻前孔。

5.屏小柱。是鼻中隔的前下游离缘,又名鼻中隔可动部,其分隔左右鼻前孔。

6.鼻翼。为鼻尖两侧或鼻前孔外侧部呈半球状的隆起部,其下缘游离。

【临床应用】

(1)鼻翼扇动,表现为鼻翼随着呼吸而起伏。即每当患者吸气时,鼻翼向外扩张,呼气时又恢复原位,多见

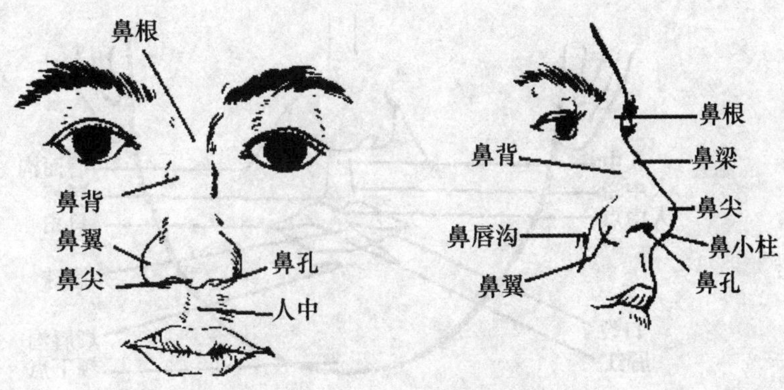

图 8-5 外鼻的前面及侧面观

于病理性的呼吸困难状态,如心力衰竭、重症肺炎等。小儿呼吸困难时,鼻翼煽动更明显。

(2)鼻翼和鼻尖处的皮肤较厚,并有丰富的汗腺和大型皮脂腺,与皮下组织结合较牢固,无移动性,是痤疮和疖的好发部位。

7.鼻唇沟。即鼻翼外侧至口角外侧的凹陷部分。其上部又名鼻面沟,下部名唇面沟。两者合称鼻唇沟,双侧呈对称性的"八"字形的分布。向外牵拉口角或发笑时尤为明显。吻部向前突时,此沟则变浅或消失。

【临床应用】

正常时,两侧鼻唇沟的深度对称一致。面神经麻痹时,因面肌瘫痪,患侧鼻唇沟变浅或消失,是面瘫的典型体征之一。此外,鼻唇沟做小手术切口,缝合疤痕不明显。

七、口部体表标志(图 8-6)

(一)唇

唇的上界为鼻底,下界为颏唇沟,两侧以唇面沟为界,其中有横行的口裂将唇分为上唇和下唇两部。

1.唇裂与口角。上、下唇的游离缘,共同围成口裂,口裂的两侧为口角,由上、下唇在左右两端汇合而成。

【临床应用】

(1)口角的正常位置约相当于尖牙与第一磨牙之间,在施行口角手术,如口角开大术时应注意此关系。

(2)口角歪斜症,正常人左、右口角对称,但嘱患者闭嘴或露齿动作时,口角则歪向一侧,说明对侧面肌有瘫痪现象,是面瘫的一种特征性体征。

2.唇红。即上唇、下唇的游离缘,为皮肤与黏膜的移行区,唇红与皮肤交界处名唇红缘。

【临床应用】

(1)唇红颜色,正常人红润而有光泽,如唇红的颜色发生改变,则有助于某些疾病的诊断。若唇红色淡或苍白,可能为贫血;口唇紫绀,可能为缺氧;唇红呈樱桃红,见于一氧化碳中毒等;口唇出现黑色斑块或口唇边缘有色素沉着,可能为慢性肾上腺皮质功能减退症。

(2)唇红搏动试验,是毛细血管搏动试验的一种。即用一玻片压在唇红上,使受压部位变白,注意观察此变白部分与外围唇红交界处,在正常人看不到有搏动现象。如交界处随患者脉搏节律一致出现红白交替的搏动即为阳性,说明有引起脉压增大的病变。

3.唇弓。上唇的全部唇红缘呈弓背状,称唇弓。唇弓在正中线稍低并微向前突处称人中点(人中切迹),在其两侧的唇弓最高点为唇峰(弓峰),上唇正中唇红呈珠状地向前下方突出名唇珠(上唇结节)。

4.人中。在上唇表面皮肤正中从鼻小柱向下至唇红缘的纵行浅沟称为人中,常用以作为面部中线的标志。人中的两侧各有一条与其并行的皮肤嵴,至鼻孔底伸延至唇峰称人中嵴。

【临床应用】

(1)人中穴,又名水沟穴,位于人中的上、中 1/3 交点处。该穴位为一急救穴,临床常针刺或用手按压该穴,以抢救休克、昏迷等垂危患者。

(2)先天性唇裂,为一种先天性畸形,多发生在上唇,可分为单侧、双侧,不完全性、完全性和隐性裂等。

(3)唇反射和吸吮反射,即轻触小儿的口唇或颊部,则其口唇耸出如伸嘴,称为唇反射。如出现吸吮动作,则为吸吮反射,如上述反射在新生儿和婴儿时期消失,或年长时又重新出现,则说明其皮质脑干束可能有病

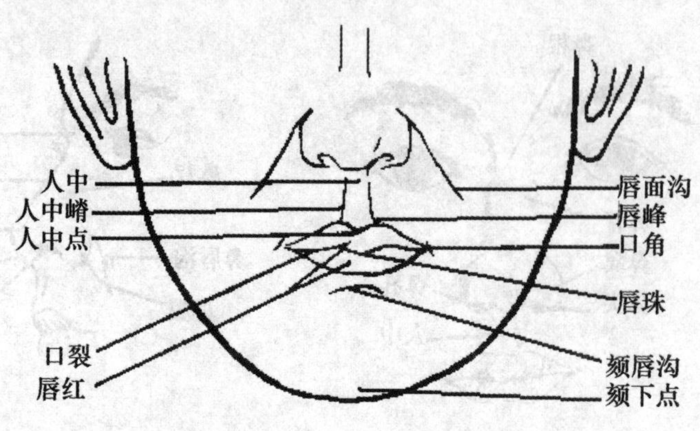

图 8-6 唇的体表标志

变,也是假性延髓麻痹的特征之一。

5.颏唇沟。即下唇与颏部交界的横行浅沟,吻部向前伸时明显易见。

6.唇面沟。为上唇与颊部的斜行浅沟,即鼻唇沟的下半部分,其临床应用见鼻唇沟。在面部作矫治手术时,唇面沟常用作判断面容恢复情况的指征。

(二)腭(图 8–7)

腭为口腔的顶,以此与鼻腔相隔,腭分为前 2/3 的硬腭和后 1/3 的软腭两部分,其表面解剖标志如下。

1.腭中缝。为腭居中线上纵行的黏膜隆起。

2.腭乳头。或称切牙乳头,为一黏膜隆起,位于腭中缝的前端,上颌中切牙之腭侧约 1 cm 处。形状及大小不规则,其深面为切牙孔。鼻腭神经、血管经此孔出入,向两侧布于硬腭的前 1/3。因此,腭乳头是临床局部麻醉常用的表面标志。腭乳头的组织致密,神经分布丰富,故鼻腭神经阻滞麻醉时,常从腭乳头之侧缘刺入黏膜。

3.腭皱襞。位于硬腭前部,为自腭中缝前部向两侧略显辐射状软组织嵴,其形状不大规则。

4.腭大孔。位于硬腭后缘前方约 0.5 cm 处上颌第三磨牙腭侧,约相当于腭中缝至龈缘之外、中 1/3 交界处,肉眼观察此处黏膜略显凹陷,以手指扪按,黏膜略为松软,其深面即腭大孔,腭前神经及腭大血管经此孔向前分布于硬腭。因此,腭大孔为神经阻滞麻醉的常用部位。

5.上颌硬区及上颌隆突。在硬腭中央部分,黏膜薄而软,缺乏弹性,称为上颌硬区。在硬区前部有时可出现不同程度的骨质隆起,即上颌隆突。

6.蝶骨翼突钩。位于上颌最后一颗磨牙内侧 1~1.5 cm 处,触摸此处有一骨质隆起,即为喋骨翼突钩,为腭裂手术的有关标志。

7.腭帆与腭垂。软腭后缘游离,斜向后下称为腭帆,其中央伸向下方的乳头状突起称腭垂,又名悬雍垂。如一侧软腭瘫痪,当患者张口喊“啊”音时,患侧软腭不能上提,且腭垂偏向对侧。腭裂为先天性畸形,可分为:Ⅰ度为软腭裂,包括腭垂裂;Ⅱ度为软硬腭裂或不完全腭裂;Ⅲ度为完全腭裂,裂隙可自腭垂至牙槽骨。

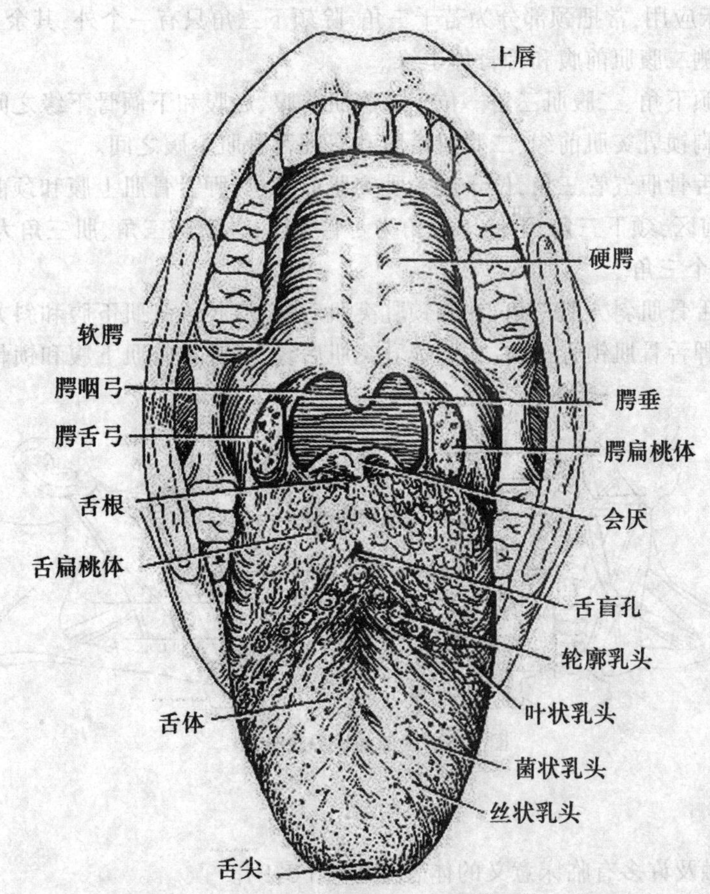

图 8–7　口腔(右侧腭黏膜部分切除

8.腭舌弓和腭咽弓。软腭后部向两侧形成前、后两条黏膜皱襞,前方者向下移行于舌,称腭舌弓;后方者移行于咽侧壁,称腭咽弓。两弓之间的三角形凹陷,名扁桃体窝,容纳腭扁桃体。正常少年、儿童的扁桃体都比成人大些,若患扁桃体炎症时,可引起扁桃体肿大,其程度可以分为:Ⅰ度为扁桃体内缘不超过腭咽弓;Ⅱ度为扁桃体内缘超出腭咽弓;Ⅲ度为扁桃体内缘达正中线。

9.咽峡。由腭垂及左、有腭舌弓和舌根共同围成,是口腔通向咽腔的门户。

第二节　颈部表面解剖

一、境界

上界为下颌骨下缘、下颌角、乳突尖、上项线和枕外隆凸的连线;下界为颈静脉切迹,胸锁关节、锁骨上缘和肩峰至第7颈椎棘突的连线与胸部、上肢和背部分界。

二、分区

颈部以双侧斜方肌前缘为界分为前、后两部。后部为项部;前部为狭义的颈部(固有颈部),固有颈部又以胸锁乳突肌为标志,分为颈前区、颈外侧区和胸锁乳突肌区。

1.颈前区内侧界为颈前中线,上界为下颌骨下缘,外界即胸锁乳突肌前缘,颈前区又以舌骨为标志,分为舌骨上区和舌骨下区。

2.颈外侧区位于胸锁乳突肌后缘,斜方肌前缘和锁骨中1/3上缘之间。

3.胸锁乳突肌区即该肌所覆盖的部位。

三、颈部三角划分(图8-8)

为了便于描述和临床应用,常把颈部分为若干三角,除颏下三角只有一个外,其余三角都是左右对称的。

1.颏下三角:位于两侧二腹肌前腹和舌骨体上缘。

2.下颌下三角:又名颌下角、二腹肌三角。位于二腹肌前腹、后腹和下颌骨下缘之间。

3.颈动脉三角:位于胸锁乳突肌前缘、二腹肌后腹和肩胛舌骨肌上腹之间。

4.肌三角:又名肩胛舌骨肌气管三角,位于胸锁乳突肌前缘、肩胛舌骨肌上腹和颈前正中线之间。

以上诸三角都为颈前区,颏下三角、下颌下三角为舌骨上区;颈动脉三角、肌三角为舌骨下区。颈外侧区颈后三角)又可以分为两个三角。

5.枕三角:又名肩胛舌骨肌斜方肌三角,在胸锁乳突肌后缘、肩胛舌骨肌下腹和斜方肌前缘之间。

6.肩锁三角:又名肩胛舌骨肌锁骨三角,在胸锁乳突肌后缘、肩胛舌骨肌下腹和锁骨之间。

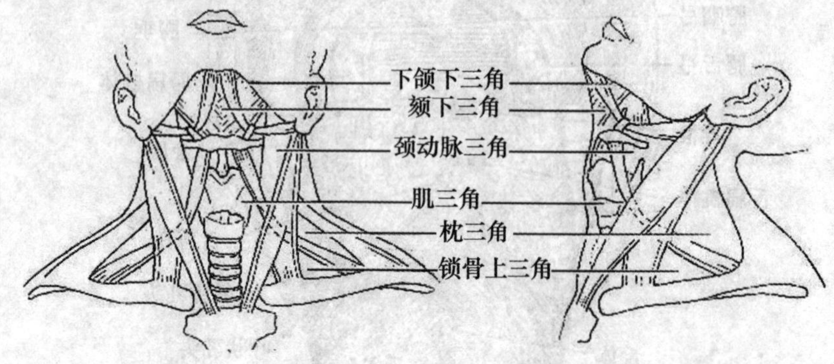

图8-8　颈部的境界及分区

四、骨性标志

在颈部可以见到或触及许多有临床意义的体表标志(图8-9)。

1.舌骨:位于颈前区的软组织内,其高度约相当于第3颈椎平面,舌骨大角是寻找或结扎舌动脉的重要标志。约在此高度,甲状腺上动脉与舌动脉之间,也是进行颈外动脉结扎的常用部位。

2.甲状软骨:位于舌骨的下方,甲状软骨前上部,在成人男性形成喉结,在甲状软骨上缘有甲状软骨上切迹。甲状软骨上缘的高度约平第4颈椎,颈总动脉在该平面分为颈外动脉和颈内动脉。

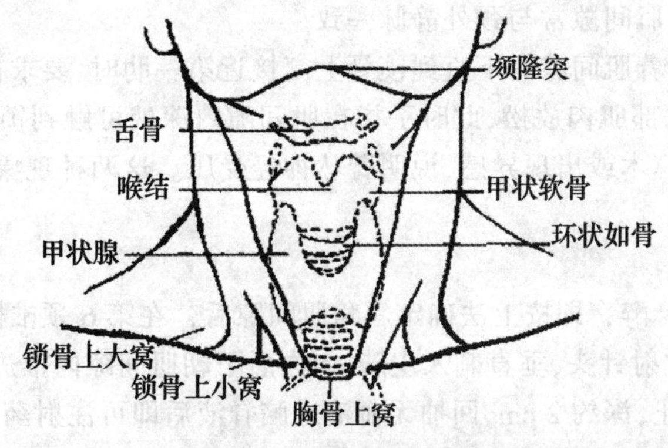

图 8-9 颈部体表标志

3.环状软骨:位于甲状软骨的下方,其高度相当于第6颈椎平面,咽与食管、喉和气管均在此高度连接。椎动脉亦在此平面向上进入第6颈椎横突孔。甲状软骨下缘与环状软骨弓之间有环甲膜相连,在某些紧急的喉性呼吸困难(如喉阻塞),可在此处作环甲膜切开。

4.气管颈段:自环状软骨弓向沿颈前正中线至胸骨上窝,可清楚地触及气管颈部。临床做颈部检查时,常以胸骨上窝做标志,确定气管位量的变化。

5.胸锁乳突肌:为颈侧区重要的肌性标志。当头向对侧旋转时,可清楚地观察到胸锁乳突肌的轮廓。该肌起自胸骨柄和锁骨内侧端,向后上方止于乳突,该肌后缘的中点处为颈神经丛皮支的浅出点(或称神经点),颈神经丛皮支阻滞麻醉即由此点刺入。

6.锁骨上大窝:位于锁骨上方,在此窝的锁骨上缘处可摸到锁骨下动脉的搏动。在动脉的外上方有臂丛的锁骨上部。自上内斜向外下,经锁骨中段的后方进入腋腔。

7.胸骨上窝:位于胸骨颈静脉切迹上方的凹陷,在此即可触及气管颈段。

五、肌性标志及其他标志

1.胸锁乳突肌。位于颈部两侧皮下,为一强有力的肌肉,是颈部重要的肌性标志。当头用力向一侧倾斜,并用手推挡同侧下颌,使面部转向对侧时,胸锁乳突肌即隆起,其起止点及前、后缘十分明显,是颈部分区和划分诸三角的分界线。

【临床应用】

(1)胸锁乳突肌起点处有两个头,内侧胸骨头为一圆形的短腱,起自胸骨柄的前面,在胸骨上窝两侧极易摸出;锁骨头为肌性,起自锁骨内侧1/3处;两头之间有三角形的小窝为锁骨上小窝。锁骨骨折时,其内侧断端受胸锁乳突肌牵引向上移动。

(2)胸锁乳突肌后缘为临床显露胸导管或副神经等结构的切口部位。因为胸导管于左侧胸锁乳突肌锁骨头后缘与锁骨形成的夹角处深面呈弓形注入左静脉角,而副神经则于该肌后缘中、上1/3交点处穿出进入颈后三角。在该肌后缘的中点处亦为颈丛皮支的浅出点,临床上称为神经点。胸锁乳突肌的浅面有颈外静脉越过,该静脉越过该肌后缘的交点处,一般认为正是神经点所在,此处是颈丛神经阻滞麻醉的部位。

(3)胸锁乳突肌前缘为显露颈总动脉、颈内外动脉及颈内静脉等结构的切口部位。在前缘的中点,平环状软骨高度可摸到颈总动脉的搏动,动脉的后方为第6颈椎横突前结节(颈动脉结节),是临床压迫颈总动脉临时止血的部位。

(4)胸锁乳突肌是形成痉挛性斜颈作用机制中最重要的颈肌之一,当该肌出现各种不自主的病理性的收缩时,均可出现斜颈。

(5)胸锁乳突肌肌力测验,当患者头向左转时,其右侧肌肉可见紧张鼓起;向右转时,则左侧肌肉收缩鼓起。如某侧不见肌肉紧张鼓起,则该侧肌肉可能有瘫痪。也可让患者仰卧位,自行抬头,正常可见其两侧胸锁乳突肌皆呈对称性紧张隆起,同时,医者以手压住其额部,对抗其抬头,可测其两侧肌力是否减退。

2.前、中斜角肌和斜角肌间隙。要求被检查者转动头部或轻微抬起头部约离床5 cm高(即抬头约30°),

这样使胸锁乳突肌的锁骨头显露,在紧邻锁骨头处可以摸到一条小肌肉,即为前斜角肌,其后还有一条差不多大小的小肌肉即为中斜角肌。前、中斜角肌向下止于第一肋骨,它们围成的三角形裂隙,称斜角肌间隙。当被检查者头部偏向对侧时,斜角肌间隙常与颈外静脉一致。

为了进一步确认,用手指沿着肌间隙向下直到锁骨上窝接近第一肋时,要求被检查者头颈部稍转向被检查侧,使该侧锁骨上窝皮肤及深部肌肉放松,此时手指在肌间隙内深处可触到锁骨下动脉的搏动,手指向沟内重压可使被检查者诉说手臂麻木或出现异感,说明臂丛神经受压。这两种现象出现,即能确定是斜角肌间隙。

【临床应用】

斜角肌间隙臂丛神经阻滞麻醉，即按上法确定斜角肌间隙后，在第 6 颈椎横突水平进针比较安全而可靠。一般用普通 6.5~7 号肌内注射针头,垂直刺入皮肤,向内后下朝肌间隙内推进,穿过筋膜后有突破感。再进少许出现异感或触到横突为止,深约 2 cm,回抽无血液或脑脊液后即可注射药物。

3 斜方肌前缘。作耸肩动作时,可在颈后部看见斜方肌前缘从上项线往下直到锁骨外侧段抵止部。沿锁骨抵止部用拇指和示指挟持向上摸,可清楚地扪及该肌的前缘。

【临床应用】

斜方肌前缘与胸锁乳突肌后缘及锁骨上缘共同围成颈外侧三角(颈后三角)。副神经在斜方肌前缘中、下1/3 交点处进入该肌并有分支分布于该肌。

4.环甲正中韧带。又称环甲膜,连于甲状软骨下缘与环状软骨弓之间,为喉弹性圆锥之一部分,从体表沿喉结向下摸到的一条横裂即是。

【临床应用】

(1)在某些紧急的喉性呼吸困难(如喉部炎症、肿瘤、外伤、异物等引起的喉阻塞),病情非常危险,而又不能及时作气管切开术时,可即刻用注射粗针头自此刺入(应避免穿刺过深,伤及喉后壁)或横行切开此膜及韧带进入声门下腔,插入橡皮管或塑料管(不宜用金属套管,以免磨损环状软骨),作为缓解呼吸困难、抢救窒息的紧急措施之一。

(2)环甲膜穿刺气管内注药,以稀释下呼吸道黏稠的痰液,解决由分泌物淤积而引起的下呼吸道梗阻。

5.甲状舌骨膜。为连接甲状软骨上缘与舌骨之间的一宽阔而富有弹性的结缔组织膜。因甲状软骨上缘和舌骨均可触及,故甲状舌骨膜亦可触及。该膜在正中线和两侧后缘处增厚,分别称甲状舌骨正中韧带和甲状舌骨外侧韧带。甲状舌骨膜的两侧各有喉上神经和喉上血管通过。

6.胸骨上窝。为位于胸骨颈静脉切迹上方的凹窝,两侧是胸锁关节和胸锁乳突肌胸骨头。暴露颈前部下方即可观察到。

【临床应用】

(1)胸骨上窝是触诊气管的部位,检查气管是否移位,可提示颈部肿瘤生长情况,或肺不张、气胸等。检查时,应将右手示指及无名指分别放在左、右胸锁关节处,并以中指触诊气管;也可以比较气管与两侧胸锁乳突肌间的空隙是否大小一致,来判断气管是否居中。

(2)胸骨上窝距胸骨柄上缘 1~1.5 cm 处,为纵隔镜检查切口的常用部位,也是施行低位气管切开的部位。此处有连接两侧颈前静脉的颈浅静脉弓,切口时应注意结扎止血。

(3)由于胸骨上窝皮下疏松,结缔组织与纵隔相通,胸部损伤或各种手术后,如发现胸骨上窝出现皮下气肿,则有纵隔气肿发生的可能性,应进一步检查气体来源。

(4)在吸气性呼吸困难时,此窝加深,为呼吸系统的“三凹征”之一。

(5)胸骨上窝搏动,如在胸骨上窝处观察到搏动,用手指触及搏动处并与心跳一致,可能为主动脉弓动脉瘤、主动脉扩张等疾病。如触之有震颤感,则见于主动脉瓣疾患或动脉导管未闭等。

7.锁骨上小窝。为胸锁乳突肌胸骨头和锁骨头之间一三角形的小窝,又称胸锁乳突肌三角。当一侧胸锁乳突肌收缩,头偏向同侧时,对称的锁骨上小窝非常明显,通过体表可以看见。

【临床应用】

(1)左侧锁骨上小窝的深面有左颈总动脉,右侧锁骨上小窝的深面为头臂干(无名动脉)的分叉处。两侧锁骨上小窝的深面在动脉的外侧为颈内静脉的末端,即颈静脉下球。故此处亦是颈内静脉穿刺插管的部位之一。

(2)在右侧锁骨上小窝以拇指尖压迫,如患者感到有剧烈压痛,其头并向右侧屈曲,为右侧膈神经受压症状。常为慢性胆囊炎的特征。

8.锁骨上大窝。又名锁骨上窝,是相当于锁骨中1/3上方一呈三角区的凹陷。于颈根部两侧锁骨上方极易视出。窝内有许多重要结构。

【临床应用】

(1)在窝底首先可以摸到锁骨下动脉的搏动,若上肢因外伤出血,可在此处将动脉向后下方压在第1肋骨上,使上肢达到临时止血的目的。

(2)在锁骨上大窝内。在锁骨下动脉的外上方有臂丛的锁骨上部、它自内上从斜角肌间隙出来行向外下方,经锁骨中份的后方,进入腋腔。在此高度摸到的呈索状的结构是臂丛干。临床上行斜角肌间隙臂丛神经阻滞麻醉即在此处进行操作,通常选在锁骨中点下方2 cm处、中斜角肌的前缘进行较为安全。在操作时,注意不要偏向内下方刺入锁骨下动脉及胸膜顶,以免引起气胸等并发症。

(3)在锁骨上大窝的内侧有一群沿颈横动脉配布的淋巴结,常称为锁骨上淋巴结。正常情况下,此群淋巴结不易触及。若触到锁骨上淋肿大,在肿瘤的诊断上具有重要意义,特别是左锁骨上淋巴结肿大,常为胃病或食管癌最先受到侵害转移的淋巴结之一。该淋巴结又称魏尔啸结或信号结、前哨淋巴结。

(4)在吸气性呼吸困难时此窝加深,亦是呼吸系统"三凹征"之一。

9.气管颈段。始于环状软骨下缘(平第6颈椎),沿颈正中线下行至胸骨的颈静脉切迹处(第2至第3胸椎平面),续于气管胸部。气管颈段全长均可触及,检查时若稍用力压迫气管,被检查者即感到不适甚至呛咳。

气管由疏松结缔组织围绕,故具有一定的活动度,当头转向同侧时,气管随之向同侧移动。食管则微向对侧。气管起始部位置浅,距皮肤表面约1.5 cm,越往颈下部位置越深,于颈静脉切迹处,则距皮肤表面约4 cm。当头俯屈颈时,气管颈段位置深而短,当头后仰时,其位置变得浅而长,可上升约1.5 cm。

【临床应用】

(1)正常人气管居中,由于气管与周围结构固定不牢,故凡是各种可引起纵隔移位的情况,均可使气管发生相应的移位。如大量胸腔积液或气胸时,气管移向对侧;阻塞性肺不张或胸膜粘连肥厚时,气管被拉向患侧。检查气管是否移位,必须在患者端正坐位时进行,如坐不正或卧位时,均可导致错误。

(2)由于气管活动度大,故行气管切开时,应将头向后仰,使颏隆凸、喉结及颈静脉切迹三点保持在一直线上,以使气管固定在正中矢状位上。气管切开多在第3至第5气管软骨环的范围内进行,勿切断第1气管软骨环、以免术后发生喉狭窄;也不应低于第5气管软骨环,以免损伤头臂动脉等结构。因头臂动脉越过气管颈段右前方者居多,临床上称之为"外科危险区"。

(3)气管前方重要的结构为甲状腺峡,多越过第2至第4气管软骨环的前方,行气管切开术时,应注意牵开加以保护,以免误伤。气管的两侧为甲状腺左、右叶和颈部的大血管,甲状腺肿大后,可压迫气管,导致呼吸困难。

10.甲状腺。是人体内最大的内分泌腺,由左、右侧叶及中间的峡部构成。甲状腺一般与第5至第7颈椎及第1胸椎相对,其侧叶上极可高达甲状软骨后缘中、下1/3交界处附近;下极可达第6气管软骨环;甲状腺峡位于第2至第4气管软骨环的前方,有时自峡部向上伸出一锥体叶,长短不一,最长可达舌骨。在颈部视诊时,正常人不易看出甲状腺,但用手自喉结向下及两侧触摸,可摸到柔软的甲状腺,应注意其大小、形状、位置、硬度,有无震颤、压痛和结节等。

【临床应用】

(1)由于甲状腺峡位于第2至第4气管软骨环的前方,临床上施行气管切开术时,需将峡分离并向上牵开,以免妨碍显露气管,如果峡部过宽或牵开有困难时。可将其切断,但因甲状腺血运丰富,其断端应注意缝扎止血为妥。

(2)甲状腺周围鞘有纤维束附着气管和喉,称为甲状腺悬韧带。在检查甲状腺时,常令患者做吞咽动作,甲状腺必定随着喉结和甲状软骨上、下移动,借此来区别颈前肿物是否为甲状腺病变。

(3)部分肿大的甲状腺,可向下发展到胸腔内胸骨的后方,有时由于先天发育异常,甲状腺下降过度,整个甲状腺不存在颈前,而全部位于胸骨后方,此称为胸骨后甲状腺,需借助X线确诊。

(4)甲状腺肿大后,可以挤压其邻近器官。如挤压气管时,可出现呼吸困难;压迫食管时,可出现吞咽困难;推挤颈动脉并使之向外移位。如甲状腺恶性肿瘤或炎症除了上述压迫症状外,尚可累及喉返神经而出现声音嘶哑,或累及交感干神经出现霍纳综合征等。

六、体表投影(图 8-10,图 8-11)

1.颈总动脉及颈外动脉右侧:下颌角和乳突间连续的中点至右侧胸锁关节的连线,此线平甲状软骨下缘以下的一段,为右颈总动脉的投影;平甲状软骨上缘以上的一段,为有颈外动脉的投影。

左侧:下颌角于乳突间连续的中点至左侧胸锁乳突肌两脚间的连线,该线被通过甲状软骨上缘的水平线

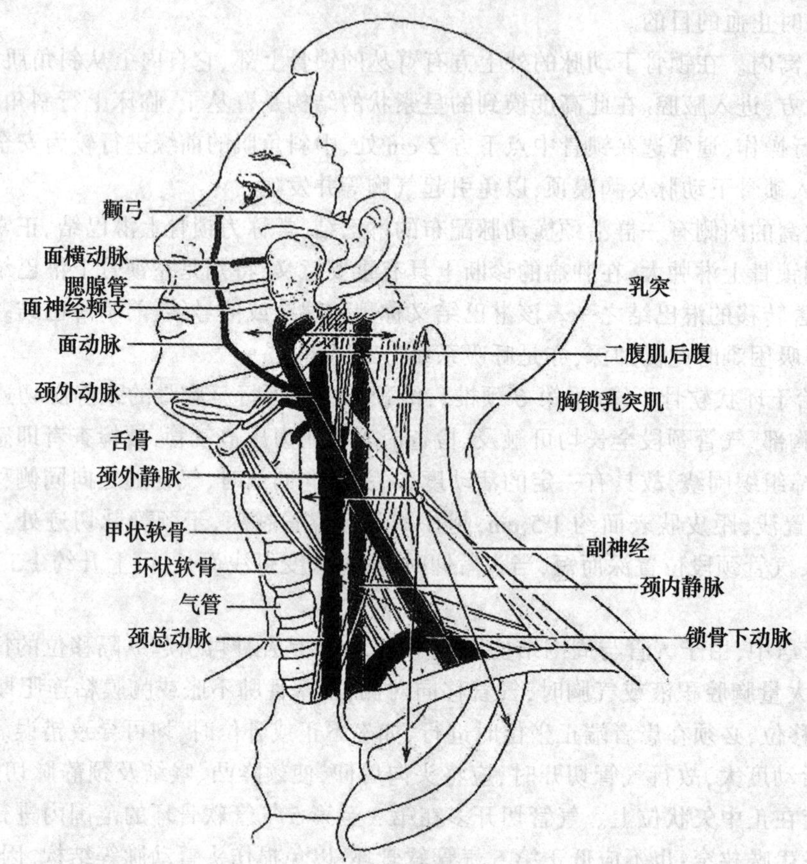

图 8-10 颈部体表投影

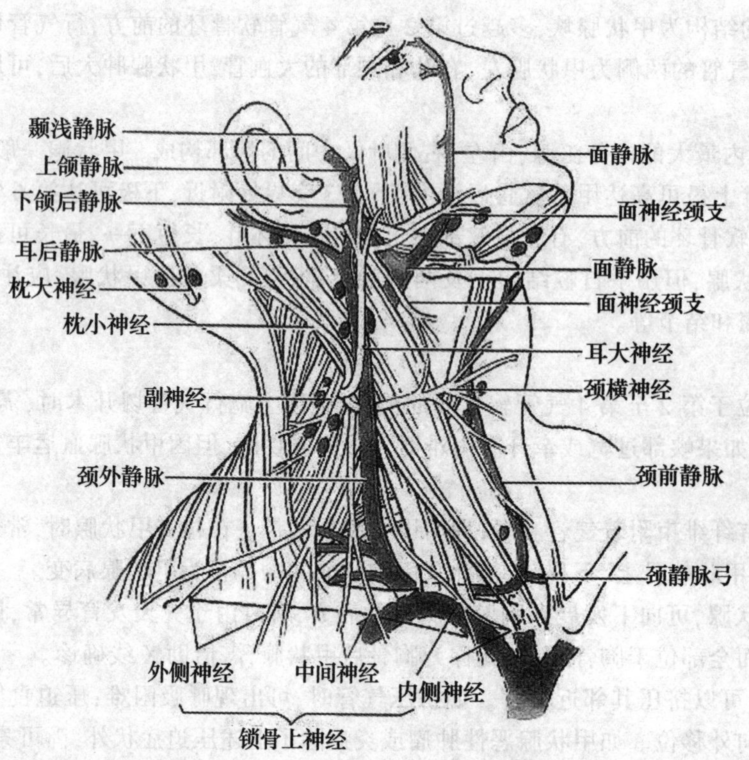

图 8-11 颈丛皮支体表投影

分为上、下两段。下段为左颈总动脉的投影,上段为左颈外动脉的投影。

2.锁骨下动脉:相当于由胸锁关节至锁骨中点之间凸向上方的弧形线,该线的最高点距锁骨上缘处约1 cm。

3.颈外静脉:为自下颌角至锁骨中点的连线。

4.臂丛:相当于胸锁乳突肌后缘中下1/3交点至锁骨中、外1/3交点稍内侧的连线。

5.胸膜顶:相当于自胸锁关节至锁骨内、中1/3交点处凸向上的弧形线,该线最高点在锁骨上方2~3 cm处。

第三节　胸部表面解剖

一、境界及分区

(一)境界

胸部位于颈部与腹部之间,其上部两侧借肢带与上肢相连。胸部的上界自颈静脉切迹、胸锁关节和锁骨上缘、肩峰至第7颈椎棘突的连线与颈项为界。下界自剑胸结合向两侧沿肋弓、第11肋前端、第12肋下缘至第12胸椎棘突与腹部分界。两侧上部以三角肌前、后缘上份和腋前后襞下缘中点的连线与上肢为界。由于膈向上隆起,故胸部表面的界线与其内腔(胸腔)的范围并不一致,胸壁比胸腔长。腹腔脏器隔着膈肌突向胸腔而表面则被胸壁下部遮盖。因此,胸部内也有腹腔上部的某些器官,而胸腔内的器官也突出胸廓上口伸入颈根部。

(二)分区

胸部由胸壁、胸腔及其内容所构成。胸壁一般划分为胸前区、胸外侧区和胸背区。

1.胸前区:又称胸前部,内侧界为前正中线,外侧界为腋前线和三角肌前缘,上界为颈静脉切迹、胸锁关节和锁骨,下界为剑胸结合和肋弓前部。

2.胸外侧区:又称侧胸部,介于腋前、后线之间。上界为腋前、后襞下缘中点的连线,下界为腋前、后线之间的肋弓后部和第11肋前份。

3.胸背区:又称背部,其外至腋后线,内至后正中线,上至肩峰与第7颈椎棘突的连线,下至第12肋尖端与第12胸椎棘突的连线。

二、骨性标志(图8-12)

活体上能触摸到或能观察到的体表标志,在临床诊断和治疗上有一定意义,与这些标志高度相同的椎骨序数注在括弧中。

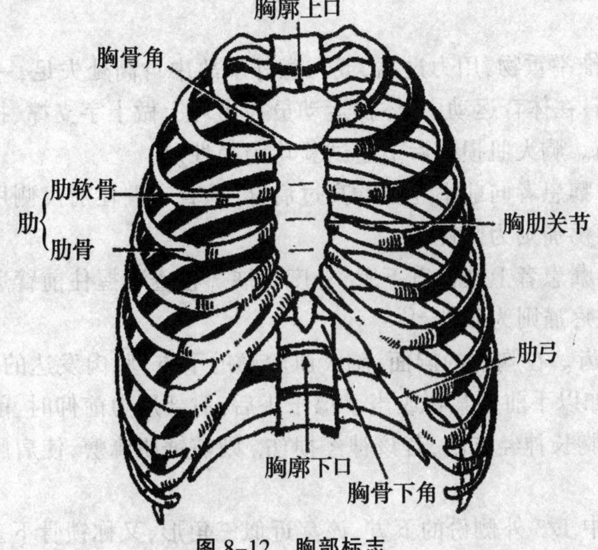

图8-12　胸部标志

1.肩胛上角:对第2肋(胸2)。

2.肩胛冈:冈的内侧端平第3胸椎棘突。

3.肩胛骨下角:对第7肋或第7肋间隙(胸6)。

4.胸骨柄和体:柄所在位置相当第3—4胸椎的高度,覆盖在主动脉弓的前方,体所在位置相当第5—8胸椎的高度,正好覆盖着心脏。

5.胸骨柄上缘:胸骨颈静脉切迹(又名胸骨上切迹)(胸2与胸3之间)。

6.胸剑连接:对第7肋软骨(胸9)。

7.胸骨角:即Louis角,是胸骨柄与体结合处的横嵴,两侧接第2肋软骨与第5胸椎体或第4与第5胸椎之间的椎间盘相对;通过此角的水平面是上、下纵隔的分界平面;也是心上缘和主动脉弓起、止端的界线;气管分杈和双侧肺门上界都位于胸骨角的后方;食管的第二处狭窄的部位;奇静脉进入下腔静脉的部位;胸导管跨脊柱处。

8.肋骨:除了第1和第12肋之外,其余肋骨均能触摸到。在胸部检查中,描述病变位置常以胸部的标志线及肋骨(或肋间隙)的序数为基准,因此需查数肋骨,查数的方法有三:①与胸骨角相对的为第2肋,可以此为准向下依次查数。②肩胛骨下角对第7肋或第7肋间隙,也可据此向上、下依次查数。③男性乳头位于第4肋间隙,上方为第4肋,下方为第5肋,也可据此向上、下依次查数。

9.胸椎棘突:在背部正中线上,能摸到全部胸椎棘突。查数时可以最突出的第7颈椎棘突(隆椎)为基准。

10.乳头:在女性,乳头的位置变化很大;在男性,乳头常位于第4肋间隙,距正中线约10 cm(成人)。

11.心尖搏动:正常位于左侧第5肋间隙,距正中线不超过9 cm(成人),在左乳头的内下方,左锁骨中线内侧约2 cm处。心尖搏动处一般可表示心脏的最低和最外侧的部位。

12.胸骨上窝:为位于胸骨颈静脉切迹上方、两侧胸锁乳突肌之间的凹陷,窝底可摸到气管颈段。临床上,可在此检查气管是否有移位。

13.胸部的肌肉:在肌肉发达的人,胸前部的胸大肌轮廓以及胸侧部前锯肌和腹外斜肌的起始肌齿均能清楚看到。

三、肌性标志及其他标志(图8-13)

1.胸大肌。为覆盖在胸廓前上部的肌性隆起,呈扇形,宽而厚。起自锁骨的内侧半、胸骨和第1至第6肋软骨等处,肌纤维向外侧集中,以扁腱止于肱骨大结节下方的骨嵴。

胸大肌位置表浅,是重要的肌性标志,举重和健美运动员及体力劳动者该肌特别发达。当两手掌于胸前部相对,互相按压时,两侧胸大肌全部纤维收缩,其胸大肌的轮廓清晰可见;当肩外展、旋外位,并使肩关节内收,加以阻力,可见胸大肌上部纤维收缩;在上肢稍外展,抗阻力内收肩关节,为胸大肌下部肌纤维的作用,此时其上部纤维呈松弛状态。

在胸前、外侧交界处以大拇指放于对侧的胸前,其余四指伸入腋窝可摸到胸大肌的外侧缘,它参与构成腋窝的前壁。此处的皮肤皱折为腋前襞,通过腋前襞所划的线为腋前线。

【临床应用】

胸大肌损伤,在劳动中推举重物,用力过猛,或在意外事故中自高处失足,一臂忽然上举抓住物体,使身体悬垂时易发生胸大肌拉伤;在体育运动中,体操运动员在吊环上做十字支撑、投掷运动时挥臂动作过度等,均可使肌肉猛烈收缩而致伤。胸大肌损伤后下述试验均为阳性。

(1)锁骨部抗阻力试验,嘱患者向前举起上臂高过肩部,检查者握住肘尺侧用力向外扳,同时嘱患者抗阻内收、上肢旋内,若锁骨发生疼痛则为阳性。

(2)胸肋部抗阻力试验,嘱患者上肢伸直下垂,轻度外展。检查者握住前臂远端向外扳,同时嘱患有用力内收、上肢旋内,若锁骨出现疼痛则为阳性。

2.前锯肌及腹外斜肌肌齿。在胸部的侧面,胸大肌轮廓的下方,肌肉发达的人可以明显地见到相互交错的肌齿,即该两肌的起点。如以手前推某物或当手襻于头后,肘部用力前仰时,前锯肌的肌齿随之隆起,可以清楚地见到摸到。前锯肌由胸长神经支配,若该神经损伤。则前锯肌麻痹,使肩胛骨的脊柱缘翘起,即所谓的"翼状肩"。

3.锁骨下窝。位于锁骨中1/3外侧份的下方,该窝近似三角形,又称锁骨下三角。三角的上界为锁骨,内

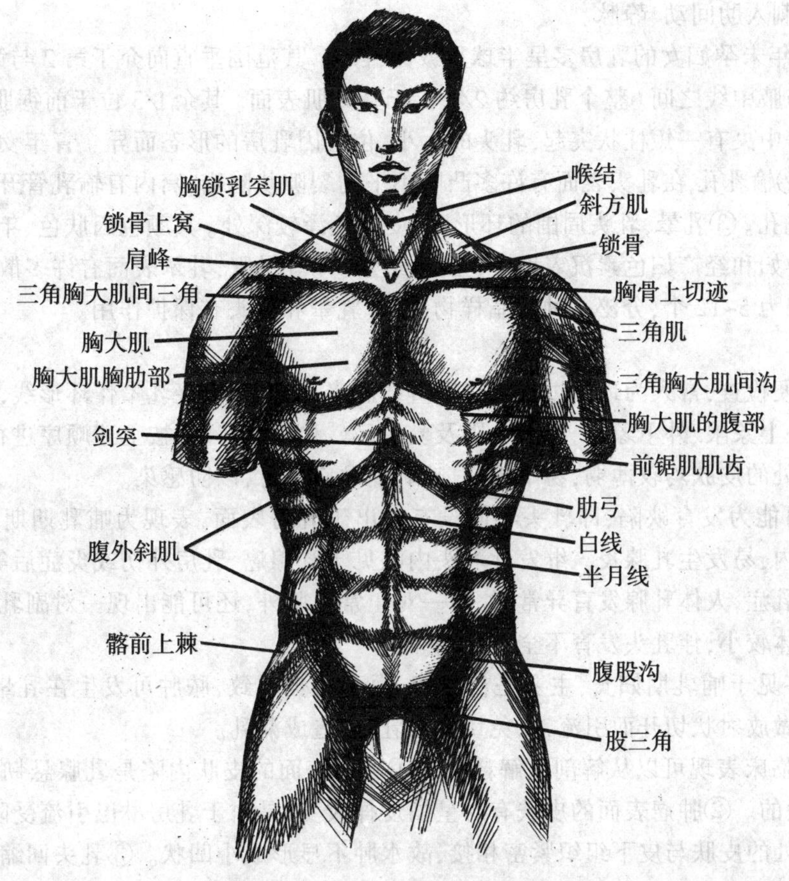

图 8-13　躯干前面的体表标志

侧界为胸大肌,外侧界为三角肌。由于该窝位于三角肌与胸大肌之间,故又称三角胸大肌间三角,向外与三角胸大肌沟相连通。

【临床应用】

(1)在锁骨下窝的底部,相当于锁骨下一横指向外侧深面,可摸到肩胛骨喙突。当上肢活动时,该骨性突起随之移动。

(2)头静脉行经三角胸大肌间沟后至锁骨下窝穿过锁胸筋膜注入腋静脉或锁骨下静脉。

(3)如肱骨头脱位至喙突下,该窝变浅或消失,用手在此处可扪及肱骨头。

(4)肺气肿形成桶状胸时,该窝变浅或消失,甚至隆起。

4.肋间隙。为相邻两肋之间的间隙,由薄而强的肋间肌和腱膜封闭,肌肉间有胸壁的神经、血管通过。肋间隙的计数依上位肋而定,即第 1、第 2 肋间为第 1 肋间隙,余以此类推,故肋间隙共有 11 对。

【临床应用】

(1)胸部体格检查时,应注意肋间隙的变化,并比较两侧相应肋间隙宽度的改变。正常情况下,肋间隙略凹陷,患慢性脓胸患者的肋间隙变窄。相反,急性脓胸、张力性气胸、严重的肺气肿等情况下,肋间隙平满,或向外突,常超出肋骨平面。

(2)胸膜腔穿刺排液的常用部位多选择在肩胛线第 7 至第 8 肋间隙进行。而行胸膜腔闭式引流术,其引流液体的插管部位多选择在腋中、后线之间,第 6 至第 8 肋间隙进行。如为插管排出气体,则选择在锁骨中线,第 2 或第 3 肋间隙进针。

在行胸膜腔穿刺时,为避免损伤血管和神经,一般不在肋角内侧进针,因为这里有肋间后动脉斜行于肋间隙中,在肋角外侧进针时,应靠近下位肋骨的上缘。在肋间隙前部穿刺时,如穿刺排气,进针部位应在肋间隙中间,因为上肋的下缘和下肋的上缘均有血管走行。

(3)肋间神经阻滞麻醉,可在肋间隙的后端即竖脊肌的外侧缘肋角处进行,亦可在腋后线、腋前线及胸骨旁处进行。操作时,从上位肋骨的下缘进针,将药物注入肋沟内。注意进针不要过深,以免刺破胸膜造成人工气胸，还应注意不要刺入肋间动、静脉。

5.女性乳房。成年未孕妇女的乳房多呈半球形或圆锥形。其范围垂直向介于第2与第6肋软骨之间，水平向介于胸骨旁线与腋中线之间。整个乳房约2/3位于胸大肌表面。其余1/3位于前锯肌表面。其表面解剖标志为：①乳头，乳房中央有一短柱状突起，乳头的大小、位置因乳房的形态而异。青年女子乳头一般正对第4肋间或第5肋骨。②输乳孔，在乳头表面有许多凸凹不平的裂隙状陷窝，窝内有输乳管开口，即输乳孔，每个乳头有15~20个输乳孔。③乳晕，乳头周围的环形区，皮肤色泽较深处。其颜色因肤色、年龄和功能状态而不同，少女呈蔷薇色，孕妇和经产妇色素沉着增多，至深褐色。④乳晕腺，乳晕表面有许多散在的小结节为乳晕腺所在之处。乳晕腺为5~12个，分泌一种油脂样物质，对乳晕和乳头有保护作用。

【临床应用】

(1)临床上为方便检查，常人为地通过乳头作垂直线和水平线，并围绕乳晕作环形线，据此将乳房分为五个区，即内上象限、外上象限、外下象限、内下象限及乳头区。检查乳房时，按上述顺序进行，以免遗漏。

(2)乳头和乳晕处的皮肤均较薄弱，易于损伤，哺乳期尤应注意，以防感染。

(3)乳头内陷，可能为发育缺陷，即乳头小而没有突出于乳房表面，表现为哺乳期期间婴儿不能正常吮吸，乳汁储积在乳房内，易发生乳腺炎。继发性乳头内陷见于乳腺癌、乳房外伤或炎症后等。

(4)副乳腺或多乳症，人体乳腺发育异常时，除一对正常乳腺外，还可能出现一对副乳腺。副乳腺多在正常乳腺的外上方，腺体较小，伴乳头发育不全或缺如。

(5)乳房脓肿，多见于哺乳期妇女，主要是初产妇，由乳腺炎所致，脓肿可发生在乳晕下、乳腺内线乳房后，一般乳房脓肿应做放射状切开而引流，以免切断输乳管，造成漏乳。

(6)乳腺癌部分临床表现可以从解剖上解释，即：①肿瘤表面的皮肤内陷是乳腺悬韧带受癌细胞的浸润发生纤维缩短而产生的。②肿瘤表面的皮肤有时呈橘皮样改变，是由于乳房淋巴引流受阻，造成局部皮肤水肿；而毛囊与皮脂腺处的皮肤与皮下组织紧密相接，故水肿不显形成小凹状。③乳头回缩是癌细胞浸润使筋膜纤维相对缩短而牵拉输乳管所致。

6.男性乳头。男性乳房停止于青春前期的状态，终生不再发育，但其乳头和乳晕较为典型。

【临床应用】

(1)男性乳房的乳头是计数肋和肋间隙的重要标志。因为它恒定地位于第4肋间隙与锁骨中线相交处，距前正中线约10 cm。锁骨中线常通过男性和儿童的乳头，故又作乳头线。

(2)乳头平面的皮肤为第4胸神经前支分布。

(3)男性乳腺增生症，为内分泌紊乱所致，见于肝病、睾丸萎缩等疾病，这种乳房可能发生乳腺癌。

四、胸腔主要器官的体表投影

1.胸部的标志线(图8-14)

(1)前正中线：身体前面正中的垂直线。

(2)胸骨线：沿胸骨最宽处外侧缘引出的垂直线。

(3)锁骨中线：自锁骨中点向下引出的垂直线，在男性和儿童常通过乳头，故又名乳头线。

(4)腋前、中、后线：分别经过腋窝的前皱襞、腋窝顶和腋窝后皱襞向下引出的垂直线。

(5)肩胛线：自肩胛骨下角向上、下引出的垂直线。

(6)后正中线：身体后面正中的垂直线。

2.气管：气管上端在颈部，起自环状软骨下缘(颈6)，沿正中线垂直下行，入胸腔，至胸骨角平面(胸4与胸5之间)，在正中线的稍右侧，分成左、右主支气管。在活体上，气管分杈高度可随呼吸略有变化。站立位深吸气时气管分杈可下降至第6胸椎平面，呼气时可上升至第4胸椎平面。

3.胸膜：颈胸膜(胸膜顶)的体表投影(已叙述)

4.心(已叙述)。

5.胸壁的血管，在胸膜腔穿刺时，要避免损伤血管，所以需辨认胸壁血管的体表标志。

(1)胸廓内血管(乳房内血管)(图8-15)：在肋软骨的后面下行，距胸骨外侧缘约1.2 cm。

(2)肋间血管：在肋角外侧，各肋间血管主干一般都紧贴肋骨的内面，并靠近下缘向前行。伴行静脉在动脉上方，肋间神经在动脉的下方(已叙述)。

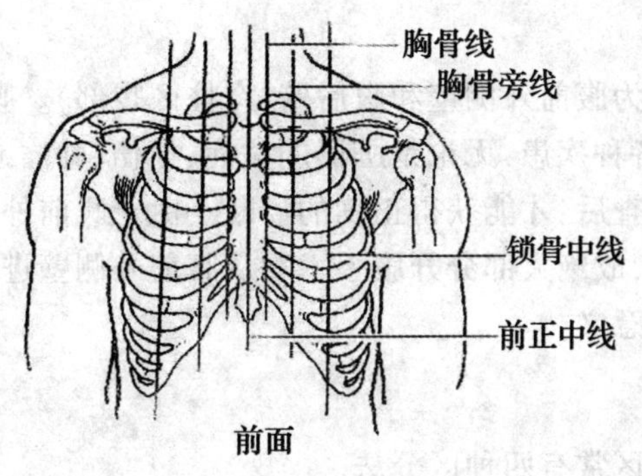

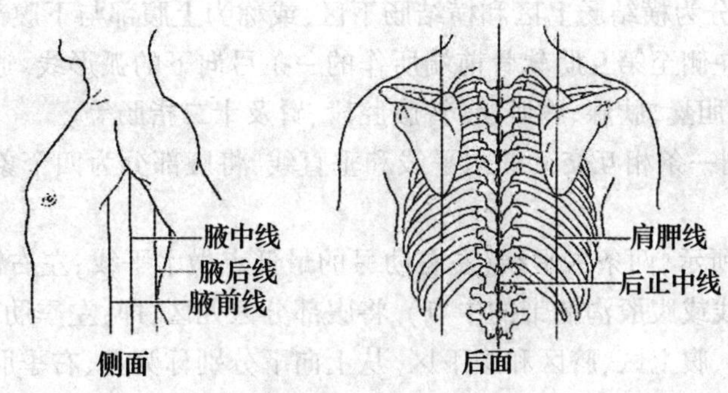

图 8-14　胸部标志线

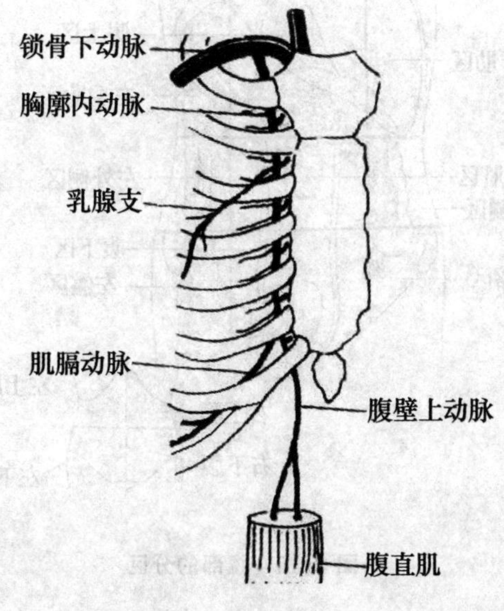

图 8-15　胸廓内血管

第四节　腹盆部表面解剖

一、境界及分区

(一)境界

腹部是躯干的一部分，位于胸部和盆部之间，包括腹壁、腹腔及腹腔脏器和腹膜腔。在人体表面，腹部的上界始于剑胸结合，由此循左、右肋弓斜向外下方到达躯干侧面。由于多数人体的第 10 肋不参与构成肋弓，故腹部上界一般自肋弓最低点，经第 10、第 11 和第 12 肋的游离端连至第 12 胸椎棘突。腹部下界则自耻骨联合上缘起始，向外侧经耻骨嵴至耻骨结节，再沿腹股沟斜向外上方达髂前上棘，然后循髂骨转向背侧，连至第5腰椎棘突。

腹壁在两侧以腋后线为界,分为腹前外侧壁和腹后壁(脊柱区腰部)。腹前外侧壁有保护腹腔脏器、支持腹内器官、产生腹压等作用。腹内各种疾患,无论是脏器的炎症、损伤、肿瘤或肠管梗阻,都需要对腹壁或通过腹壁进行详细的望、触、叩、听等检查后,才能获得正确的诊断。由于腹前外侧壁平坦,且富有伸展性,骨骼对其限制较少,开腹后显露范围较大,故绝大部分开腹手术均从腹前外侧壁进行。因此,熟悉和掌握腹前外侧壁的表面解剖知识,有着重要的临床意义。

(二)分区

根据临床上的需要,腹部的分区常有四种区分法。

1.两分法:按横结肠所在,分为横结肠上区和横结肠下区,或称为上腹部与下腹部。横结肠的体表投影约为自右侧第10肋软骨前端向左侧至第9肋软骨前端所作的一条弓向下的弧形线。通常所说的上腹部器官即横结肠上区的器官,包括肝脏、胆囊、胰腺、脾脏、食管腹腔段、胃及十二指肠等。

2.四分法:以脐为中心各划一条相互交叉的水平线和垂直线,将腹部分为四个象限,称为右上、下腹和左上、下腹。

3.九分法:如图(图8-16)所示,两条水平线(左右肋弓的最低点做水平线;左右髂前上棘的连线)和两条垂直线(左右锁骨中线或半月线或腹股沟韧带的中点)。将腹部分区九区,即:左季肋区、左腹外侧区、左髂区、右季肋区、右腹外侧区、右髂区、腹上区、脐区和腹下区。从上向下分别称为左、右季肋部和腹上部,左、右腰部和脐部(或称腹中部),左、右腹股沟部(或称髂部)和腹下部。

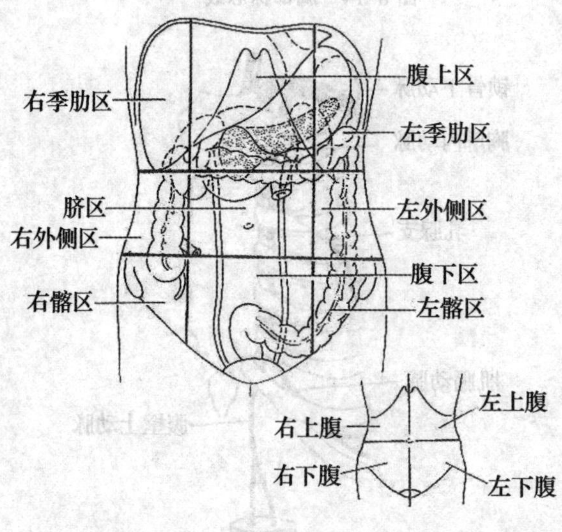

图8-16 腹部的分区

二、骨性标志(图8-17)

1.剑突

位于胸骨下端,是腹前正中线上端的起点。剑突的形状和大小各人差异较大。

2.肋缘(或肋弓)

从剑突两侧相邻的第7肋软骨起,分别向两侧的外下方呈弓状延伸,至第12肋尖。但是第12肋尖难于触清。

3.髂嵴

是骨盆的上缘,自前方的髂前上棘,向外后延伸,大部分可触及。髂前上棘与耻骨结节间有腹股沟韧带附着。临床应用的髂骨骨髓穿刺,髂前上棘平面、阑尾体表投影(Mcburney点)等,均以髂前上棘为基准。

4.椎骨棘突平面

(1)第9胸椎:平剑突。

(2)第1腰椎:平Addison幽门平面,位于胸骨上切迹与耻骨联合之间的中点或者在剑突下方约一掌宽处。此平面通过幽门、胰颈和肾门。

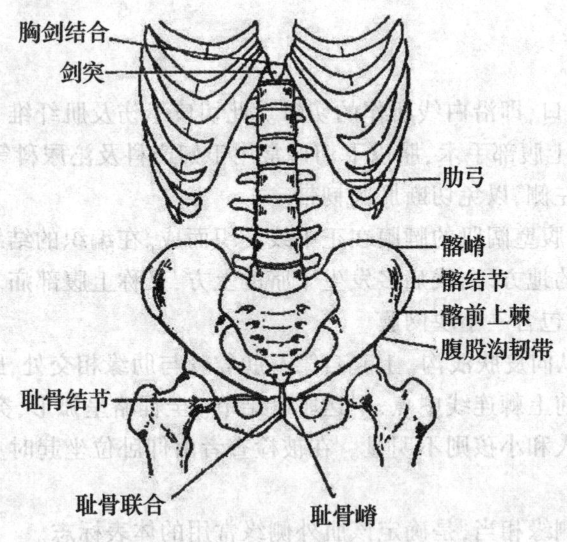

图 8-17　腹部骨性标志

(3)第 3 腰椎:平肋下平面,是胸廓两侧最低点,即第 10 肋下缘的连线。

(4)第 4 腰椎:平髂嵴平面。该平面是通过两侧髂嵴最高点的连线。

三、肌性标志及其他标志(图 8-13)

1.腹直肌。位于腹前壁正中线两侧的肌性隆起,为上宽下窄的带形多腹肌。腹直肌通常有三条恒定的横行腱划,即当该肌收缩时在体表看到的横行凹陷处。最上方的一条在胸骨剑突的稍下方,最下方的一条居脐的水平线上,中间的一条介于上述两者之间。这些腱划为狭窄的宽约 1 cm 的结缔组织索。与腹直肌鞘前层密切愈着,而与后层不粘连可活动。此外,偶尔在脐下也可以发现第四个腱划。

【临床应用】

(1)肌肉发育健壮者,因为腹直肌发达,有时易造成临床误诊。腹直肌的多个肌腹有如腊肠形肿块,因而可误诊为肿瘤。腹直肌横行的腱划,特别是最上面的一条亦被误认为肝脏的下缘。两者区别如下,腹立肌浅表,令患者平卧自行抬头时,则腹直肌挛缩,此时左、右腹直肌横行腱划显露。如让患者做深呼吸动作,腹内脏器或肿物可随呼吸而上下移动,但腹直肌则否。

(2)腹直肌切口,即沿腹直肌纵轴与前正中线平行的切口。切开腹直肌鞘前层后,沿肌纤维方钝性分开腹直肌,再切开腹直肌鞘后层与腹膜进入腹膜腔。此切口操作简单,对靠近腹外侧的脏器如胆囊、脾脏等显露较好。但因损伤性较大,难免损伤一些神经相血管。所以,腹直肌的分离线应尽量靠近正中线并短一些,以减少肌肉萎缩的可能性。

(3)腹直肌分离,有时见于腹直肌疲软的老年人,在他们身上,构成腹直肌鞘的扁肌腱膜已过度牵张,因而当咳嗽或用力时,左、右腹直肌便彼此更加分离,大型的疝囊便可在两腹直肌内侧缘之间形成,并突向前方。

2.弓状线。旧称半环线,位于腹直肌鞘后壁在脐平面以下 4~5 cm,或脐与耻骨联合连线的中、上 1/3 交点处,左、右完全转至腹直肌前面与其前壁结合,而中断的腱纤维形成一个突向上的弧形线。临床上,可以用脐—髂前上棘线与半月线的交点,或髂前上棘间线,标示弓状线的所在平面。

【临床应用】

(1)在弓状线以下腹直鞘后层缺如,腹直肌的后面直接与腹横筋膜相贴。在此处作腹直肌切口时,应注意分开腹直肌后仅隔薄层的腹横筋膜和腹膜,即进入腹膜腔。

(2)由髂外动脉发出的腹壁下动脉,经过此弓状线处进入腹直肌鞘,该动脉在鞘内向上至脐平面与胸廓内动脉的终支之一腹壁上动脉相吻合。伴行静脉亦是如此。

3.白线。由两侧的腹直肌鞘纤维彼此交织而成。位于腹前壁正中线上,即两侧腹直肌内侧缘之间。白线上起自胸骨剑突,下至耻骨联合,中间有脐环。脐以上腹白线薄而较宽,约 1 cm,脐以下则变厚而窄,几乎成一条细线。

【临床应用】

(1)白线切口,又称前正中线切口,即沿白线所作的切口。此切口不伤及肌纤维、血管和神经,出血少,操作简单方便。脐上切口常用于胃等上腹部手术,脐以下切口常用于妇产科及泌尿科等手术。但如果切口要越过脐时则不应切开脐,应绕道脐的左侧,以免切断肝圆韧带。

(2)白线疝,由于白线系由三层腹壁阔肌的腱膜在正中线交织而成。在编织的结缔组织束之间,有的人留有明显的裂缝,这便是发生白线疝的地方。白线疝多发生于脐的上方,又称上腹部疝。疝突出物最初为腹膜外脂肪,增大过程中可带出腹膜囊,或包含一小块网膜。

4.半月线。是前正中线两侧的纵向皮肤浅沟。上起自第9肋软骨与肋缘相交处,距前正中线三至四横指,向下逐渐接近前正中线,经脐—髂前上棘连线中点,下达耻骨结节。全程略呈弧形,突向外侧方。此线在腹肌发达者和腹壁消瘦者均易见到,胖人和小孩则不明显。在被检查者由仰卧位坐起时更能使之显现。

【临床应用】

(1)半月线大致与腹直肌的外侧缘相当,是确定该肌外侧缘常用的体表标志。

(2)左、右侧半月线与左、右肋弓的夹角,名前肾点,是肾盂在腹前壁的投影所在。而右侧半月线与右肋弓的夹角则是胆囊底的体表投影部位,临床上常以此部位作为胆囊的压痛点。

(3)半月线平脐处为上输尿管点,平髂前上棘处为中输尿管点。所以,半月线的中、下段亦相当于输尿管行走的表面投影线。

(4)半月线疝,又称Spiegl疝,多沿半月线出现。小的如豌豆大,仅为腹膜外脂肪或腹膜和网膜突出;大的状如柑橘,疝内容物可有肠袢。据River报道半月线疝常见于弓状线平面,因为肌层在这一平面常有不规则的裂缝样缺陷。

5.腹上窝俗称心窝、心口,系腹部前正中线最高处的小凹陷,仰卧时更易见到。腹上窝位于剑胸结合的直接下方,其两侧是肋弓。左、右侧肋弓的夹角名胸骨下角或称肋下角或腹上角,正常人为直角。此角可随腹部膨隆和腹内压增高而增大,角内有剑突。一侧肋弓与剑突侧缘之间,为剑肋角。经左剑肋角向左后上方刺入,可进至心包腔,行心包腔穿刺术。

【临床应用】

(1)心窝部是吸入性呼吸困难呈现"三凹征"的部位之一,即吸气时此窝凹陷,呼气时又鼓起。

(2)心窝部搏动一般不易观察到,但有时出现与心一致的搏动,如搏动与心收缩期同步,可能为正常的腹主动脉搏动或腹主动脉瘤的扩张性搏动等。如与心舒张期同步,可能为肝脏搏动。如为负性搏动(即凹陷性搏动),可能为心脏或心包疾患的心脏搏动。

6.幽门平面(图8-18)。又名Addison平面,有两种确定方法:①比较正确的方法是自胸骨柄上缘至耻骨联合下缘连线的中点所作的平面;②比较简单的方法是剑胸结合至脐连线的中点,或在剑突下一掌宽处所作的平面。幽门平面之所以得名,是因为尸体幽门经常处于这一平面,但实际上这与活体幽门的位置很不一致。人体直立时,幽门常低于经幽门平面达2.5~8 cm之多。虽然如此,这一平面仍然是腹部许多结构的体表标志。

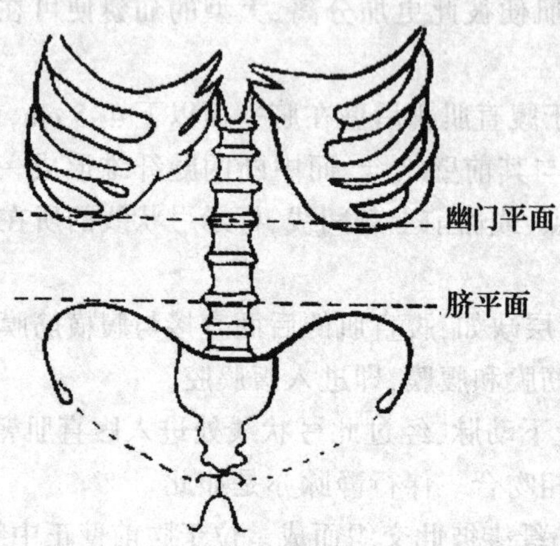

图8-18 幽门平面与脐平面

【临床应用】

(1)幽门在此平面距腹前正中线右侧约4 cm处。

(2)这一平面向后通过第1腰椎体下缘处或第1、第2腰椎之间的椎间盘。

(3)这一平面与两侧肋缘的交点,即第9肋软骨与肋缘的交点,同时也是半月线与肋缘的交点。

(4)经幽门平面的还有十二指肠空肠曲、胰颈、左肾点、脾静脉、结肠左曲、肠系膜上动脉起点和脊髓下端等。

7.脐。位于腹前壁正中央,又称肚脐,为一纽扣大小的圆凹陷,是胎儿分娩后剪断脐带的遗迹。脐在针灸学定为神阙穴,脐的位置因年龄、性别、胖瘦程度、腹肌张力和腹部隆起等情况而发生变化,肥胖者直立位和仰卧位时的位置改变尤为显著。儿童因盆部发育不完善,脐的位置较低;老年人由于脂肪堆积和腹肌乏力,脐也处于低位。

【临床应用】

(1)脐平面向后相当于第3与第4腰椎之间的椎间盘平面,或平齐第4腰椎棘突,亦位于髂嵴最高点水平面。居腹部的中心。

(2)脐平面的皮肤由第10胸神经前支的皮支支配,脐上腹壁由第9、第8、第7胸神经支配,脐下腹壁则由第11、第12胸神经及第1腰神经前支支配。所以脐平面皮肤的神经支配是临床上体检及腰椎穿刺椎管内麻醉的一个重要平面。

(3)脐疝,脐带残端脱落后数日或数周内出现的脐疝是婴儿型脐疝,这种脐疝有皮肤被覆,而不是由脐带的胶状组织所覆盖。婴儿型脐疝出现于脐环上缘,呈圆形,一般较小,婴儿啼哭或咳嗽时明显,但通常无症状,也不增大,能自行痊愈,绞窄罕见。

脐环关闭后,瘢痕组织在腹内压增加和腹腔脏器推顶下逐渐膨出而形成的疝,是后天性脐疝。这类疝多见于中、老年女性,自脐环上缘处出现者最为常见。诱因可以是腹壁有过度牵张,如妊娠、难产、腹水、肥胖等。后天性脐疝不能自愈,且会不断增大,易发生绞窄和嵌顿。疝内容物常粘连在脐瘢痕皮肤上。所以,一般不能回纳,应手术治疗。

(4)脐至耻骨联合中点的距离和脐至剑突下端的距离相等。此外,脐至两侧髂前上棘的距离,简称脐—棘间距,正常人左、右两线也相等。如腹水、妊娠、腹部肿块等,上述各线的距离则发生改变。

(5)脐部发蓝,即在脐及其周围出现境界清楚的青紫色淤斑,又称库伦征。此虽较罕见,但有一定的诊断价值,可见于急性胰腺炎、宫外孕破裂、脾破裂、肝癌等疾病。

8.腹股沟及腹股沟韧带。腹股沟是从髂前上棘至耻骨结节之间皮肤形成的一浅沟,是因此处皮下脂肪少于腹部和股部所致。腹股沟全程呈凹侧向上的弧线,在腹股沟的深面有腹股沟韧带,它是由腹外斜肌腱膜下缘在髂前上棘至耻骨结节间向后上方返折形成。用手指按摸,有如条索状,坚韧而有弹性感。在肥胖者,腹股沟韧带常稍高于腹股沟1~2 cm。

【临床应用】

(1)腹股沟及腹股沟韧带是腹部与股前内侧区的表面分界线,它亦是临床上识别腹股沟疝和股疝的一个标志。

(2)在腹股沟韧带的深面有由髂耻弓分隔而成的内侧的血管腔隙和外侧的肌腔隙。两腔隙是腹盆腔与股前区的重要通路。在血管腔隙内由外向内有股动脉、股静脉和股管通过。股动脉于腹股沟韧带中点处深面续于髂外动脉。在肌腔隙内有髂腰肌和股神经通过,股神经位于股动脉的外侧。

9.腹股沟管。位于腹股沟韧带内侧半的直上方,长4~5 cm,是由外上方斜向内下方的肌肉筋膜裂隙,并非真正的管道。腹股沟管有内、外两口及前、后、上、下四壁。男性有精索通过,女性有子宫圆韧带通过。

腹股沟管深环,即腹股沟管的内口,又称腹环,位于腹股沟韧带中点上方约一横指(1.5 cm)处,是由腹横筋膜形成的一个卵圆形的孔。腹环的内侧有腹壁下动脉通过。

腹股沟管浅环,即腹股沟管的外口,又称皮下环,位于靠近耻骨结节外上方的皮肤,它是由腹外斜肌腱膜在此终止形成的一个三角形的裂隙。用小指尖由阴囊向上伸入,再将指尖内外上方前进,可伸入该环,在正常人只能容纳一个小指的指尖。若小指端能行入皮下环,说明该环已经扩大。

【临床应用】

腹股沟斜疝,由于腹前壁下部有腹股沟管的存在,致使该部比较薄弱,因此,在某种原因的作用下,腹腔内容物(如肠和大网膜等)可推顶腹膜经腹股沟管深环进入腹股沟管,再经腹股沟管浅环突入阴囊,疝囊颈位于腹壁下动脉的外侧,这种疝称为腹股沟斜疝。

10.腹股沟三角。又名海(Hesselbach)氏三角,其内侧界为腹直肌外侧缘,外侧界为腹壁下动脉(该动脉的体表投影为腹股沟韧带中点偏内侧画线至弓状线中点),下界为腹股沟韧带的内侧半。

【临床应用】

由于腹股沟三角亦是腹前壁的薄弱处,如腹腔脏器推顶腹膜经此三角向外突,名腹股沟直疝。直疝的疝囊颈部位于腹壁下动脉的内侧,故腹壁下动脉作为手术鉴别腹股沟斜疝与直疝的标志。临床检查时,两疝的鉴别是还纳疝内容物后,以手指压住腹股沟管深环处,然后让患者增加腹压,若疝内容物依然在其内侧、耻骨上方突出者为直疝,否则为斜疝。

11.腹前外侧壁穿刺点。腹前外侧壁中线处血管、神经少,没有肌层,适于进行穿刺。穿刺点多在脐下,可选用脐—耻骨联合上缘连线的上 1/3 段或中点。诊断性腹膜腔灌洗术中,脐下中线 2~10 cm 之间的任何一点,都可以是套管针的穿刺点,也是在脐环下部穿刺置管,膀胱穿刺排放尿液可在耻骨联合上缘向后刺入膀胱腔。

于腹侧壁下部穿刺时,一般选用脐至左髂前上棘连线的中、外 1/3 交点处或中点,也可在半月线处穿刺。此外,也可采用脐平面与腋前线的交点为穿刺点。

剑突下 2 cm,再向右 2 cm 之点,以前曾用于经皮经肝穿刺胆道造影手术。现在更多使用的是侧壁穿刺法。肝穿刺常取右腋中线第 7、第 8 或第 9 肋上缘进针,或选行腋前线第 8、第 9 肋上缘为穿刺点。经皮脾穿刺,一般在左腋中线经第 8 或第 9 肋间隙沿肋骨上缘刺入。

四、器官的体表投影

腹部各内脏器官的位置,虽然可能有些变异,但是器官的体表投影,在临床上一般可作为识别病变部位的参考。

1.肝的位置(图 8-19)、毗邻及投影:肝大部分位于右季肋区,小部分位于左季肋区,左、右肋弓间的部分与腹前壁相贴。肝右半部的膈面借膈与右肋膈隐窝和右肺底相邻,脏面与右肾上腺、右肾、十二指肠上部及结肠右曲相邻。肝左半部的膈面借膈与心的下面相邻,后缘近左纵沟处与食管相接触,脏面与胃前面小弯侧相邻。肝的体表投影可用三点作标志:第一点为右锁骨中线与第 5 肋相交处;第二点为右腋中线与第 10 肋下 1.5 cm 的相交处;第三点为左第 6 肋软骨距前正中线左侧 5 cm 处。第一点与第三点的连线即为肝上界。第一点与第二点的连线为肝右缘。第二点与第三点的连线相当于肝下缘,该线的右份相当于右肋弓下缘,中份相当于右第 9 肋与左第 8 肋前端的连线,此线为临床触诊肝下缘的部位,在剑突下 2~3 cm。

2.脾:位于左季肋部深处,第 9、10 和 11 肋深面,下缘不超过肋弓,故正常时不能触及。其长轴与第 10 肋一致,脾后上端平第 9 肋的上缘,距后正中线 4~5 cm,脾前下端平第 10 肋,达腋中线。脾与膈相贴,故脾的位

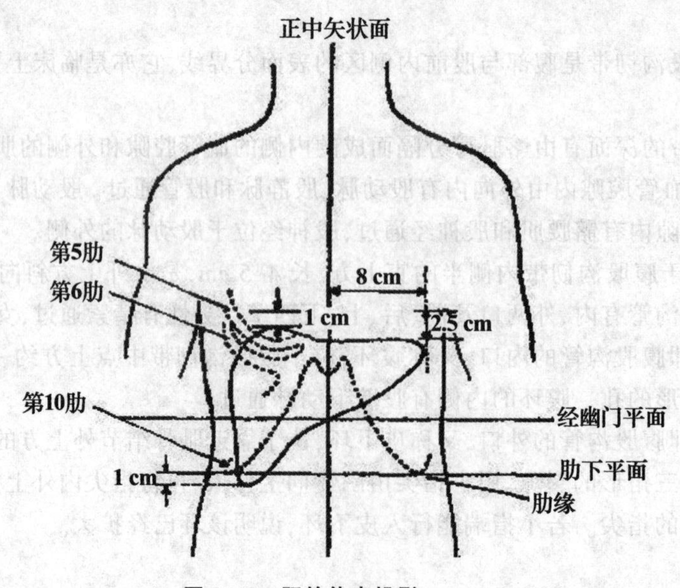

图 8-19 肝的体表投影

置可随呼吸和体位的不同而有变化,可有 2~3 cm 的上下移动。脾的膈面与膈、膈结肠韧带接触;脏面前上份与胃底相邻,后下份与左肾、肾上腺相邻,脾门邻近胰尾。

3.胆囊:胆囊底相当于右侧腹直肌外缘与右肋弓相交处,正对第 9 或 10 肋软骨尖。正常胆囊柔软,不能触之。如胆囊有病变,则在该部位有触痛、肿块或腹肌紧张等表现。

反映胆囊炎的 Murpby 征,即以拇指按压胆囊底部位,让病人深呼吸,吸气动作因疼痛而中止,即为阳性。

4.胰:胰位于腹上区和左季肋区,横过第 1、2 腰椎前方,在网膜囊后面,形成胃床之大部,除胰尾外均属腹膜外位。其右侧端较低,被十二指肠环绕,左侧端较高,靠近脾门。通常将胰分为头、颈、体、尾四部。胰头位于第 2 腰椎的右侧,是胰最宽大的部分,被十二指肠形成的"C"型凹环绕,紧贴十二指肠壁,因此胰头部肿瘤可压迫十二指肠而引起梗阻。胰头下部有向左突出的钩突,绕经肠系膜上动、静脉的后方。此处有 2~5 支胰头,钩突小静脉汇入肠系膜上静脉的右后侧壁。胰十二指肠切除术时要仔细处理这些小静脉,否则易致难以控制的出血。胰头的前面有横结肠系膜根越过,后面有下腔静脉、右肾静脉及胆总管等。

5.腹主动脉:腹主动脉在正中线的左侧,至髂嵴平面分为左右髂总动脉。因此,在髂嵴平面以下的搏动性肿块可能是髂总动脉瘤或髂内、外动脉瘤,而不是腹主动脉瘤。

6.肾(已叙述)。

7.阑尾:阑尾一般位于右髂窝内。阑尾根部附于盲肠后内侧壁、三条结肠带的会合点,其体表投影约在脐与右髂前上棘连线的中 1/3 和外 1/3 交界处,称麦氏点(Mcburey),也可用左、右髂前上棘连线的右 1/3 和中 1/3 交界处Lanz 点作为投影点,阑尾炎时局部常有明显压痛。阑尾属腹膜内位,有三角形的阑尾系膜悬附于肠系膜末部,因此阑尾活动多变,位置不恒定,炎症时产生的症状、体征也不相同。据统计,中国人阑尾常见的位置顺序如下(图 8-20)。

(1)回肠前位:约占 28%,阑尾在回肠末部前方,尖向左上,炎症时左下腹压痛显著。

(2)盆位:约占 26%,阑尾跨腰大肌前面入盆腔,尖端可触及闭孔内肌或盆腔脏器,炎症时可刺激腰大肌或闭孔内肌,也可出现膀胱、直肠等症状。

(3)盲肠后位:约占 24%,阑尾在盲肠后方,髂肌前面,尖端向上,一般仍有系膜为腹膜内位,少数在壁腹膜外贴连髂肌。盲肠后位阑尾发炎时腹壁体征不明显,但常刺激髂肌,影响伸髋,有时形成腹膜后脓肿。

(4)回肠后位:约占 8%,阑尾在回肠末部后方,尖向左上,炎症时腹壁体征出现较晚,容易引起弥漫性腹膜炎。

(5)盲肠下位:约占 6%,阑尾在盲肠后下,尖向右下。此外,尚可有高位阑尾、盲肠壁浆膜下阑尾以及左下腹位等特殊位置,均较少见。阑尾为一蚓状盲突,系膜短小者往往蜷曲,其长短差异较大,一般 5~7 cm,直径0.5~0.6 cm。阑尾腔开口于盲肠内面回盲瓣下 2~3 cm 处。青年期后内腔变窄,易为粪石梗阻,引起炎症;中年后阑尾腔往往闭合消失。阑尾壁富含淋巴组织,肌层薄,因此,容易发炎,也易穿孔。阑尾壁与其他部肠管相似,有浆膜、肌肉、黏膜下层和黏膜层。肌层由内环、外纵两层平滑肌组成。环形肌在阑尾根部增厚,有类似括约肌的作用。三条结肠带汇聚于阑尾根部后又与阑尾的纵形肌相续。小儿的阑尾壁肌层较成人薄,且常不完

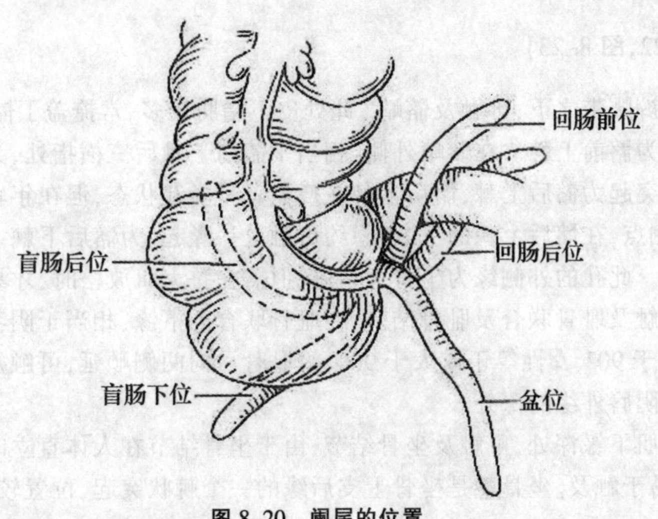

图 8-20 阑尾的位置

整,发炎时易致早期穿孔,应充分注意。阑尾动脉多数为1支,少数有2支,起于回结肠动脉或其分支盲肠前、后动脉,下行经回肠末部后方入阑尾系膜,沿其游离缘行走,分支分布于阑尾。阑尾静脉与动脉伴行,经回结肠静脉、肠系膜上静脉,最后汇入门静脉。阑尾炎时细菌可随静脉血流入肝,引起肝脓肿。此外,在部分正常人,特别是女性,可能触及腹主动脉、横结肠和乙状结肠等。

第五节 会阴及盆部表面解剖

一、境界及分区(图8-21)

(一)境界

盆部及会阴位于躯干的下部,盆部是由骨盆、盆壁肌及其筋膜共同构成的盆腔及盆腔内脏器官所组成。会阴是指盆膈以一封闭骨盆出口的全部软组织而言。

盆部的前面以耻骨联合上缘、耻骨结节、腹股沟和髂嵴前份的连线与腹部为界,后面以髂嵴的后份和髂后上棘至尾骨尖的连续与脊柱区的腰部和骶尾部为界。会阴的外侧主要以股沟与股部为界。

会阴的境界与骨盆下口一致,略呈菱形,前为耻骨联合,后为尾骨尖,两侧从前向后为耻骨支、坐骨下支、坐骨结节及骶结节韧带。

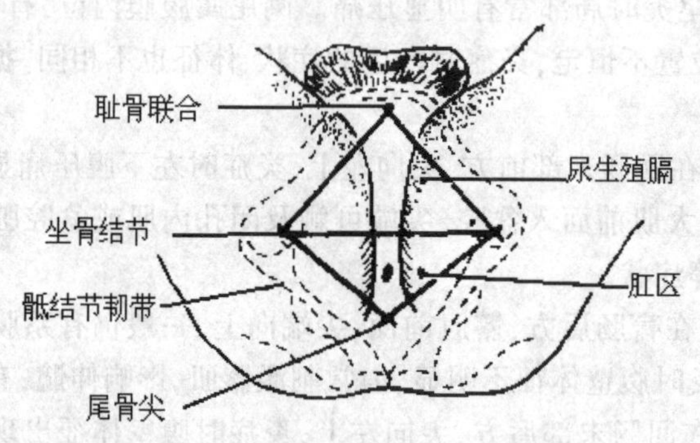

图8-21 会阴部的境界及分区

(二)分区

通过两侧坐骨结节的连线可将会阴分为前、后两个三角区。

1.尿生殖区。前方称尿生殖区,为尿道及外生殖器官所在区。

2.肛区。后方称肛区,为肛管及肛门所在区。

肛区的结构在性别上差别不大,而尿生殖区则有很大的差异。

二、骨性标志(图8-22,图8-23)

1.髂骨。在腰区两侧裤腰带之下,可触及髂嵴。此处皮下脂肪较多,常掩盖了髂嵴的表面隆起。沿髂嵴向前至其终止点有一突起,为髂前上棘。在髂嵴外侧,相当于髂前上棘后三横指处,为髂结节,它是骨盆的最宽点。髂嵴后端摸到的骨性突起为髂后上棘,髂后上棘在瘦弱者呈隆起状态,但在年轻人及肥胖者则为一凹陷,该处为骶部菱形窝的外侧点,在髂后上棘的下方,隐约可触及一隆起,为髂后下棘。在髂后下棘的下方可触及一深窝,相当于坐骨大孔。此孔的外侧缘为坐骨大切迹,但需在臀大肌放松时,才易触及。

2.耻骨。在阴阜处可触及耻骨联合及耻骨结节,在耻骨联合的下缘,相当于阴茎(或阴蒂)根部的下方,可触及耻骨弓。此弓男性小于90°,女性等于或大于90°。沿耻骨弓向两侧顺延,可触及耻骨下支,在男性相当于阴囊外缘,女性相当于大阴唇外缘的深处。

3.坐骨。在臀部臀大肌下缘深处,可触及坐骨结节,由于坐骨结节在人体直立时由臀大肌下缘所遮盖,故当髋关节处于屈曲位时易于触及。坐骨棘是坐骨上支后缘的一个棘状突起,位置较深,通过体表不易触及。但

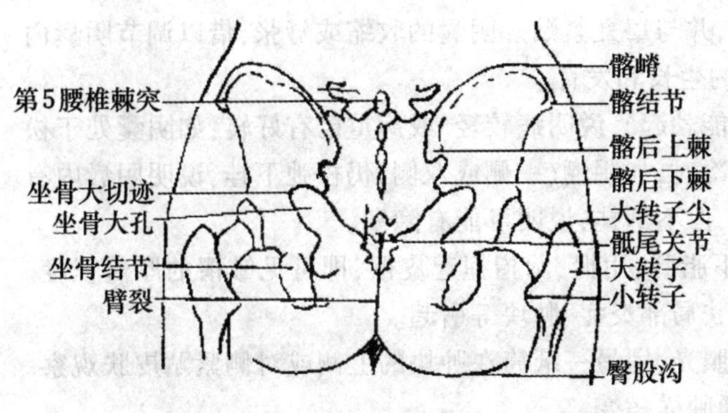

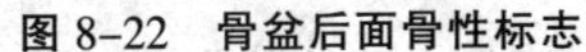
图 8-22 骨盆后面骨性标志

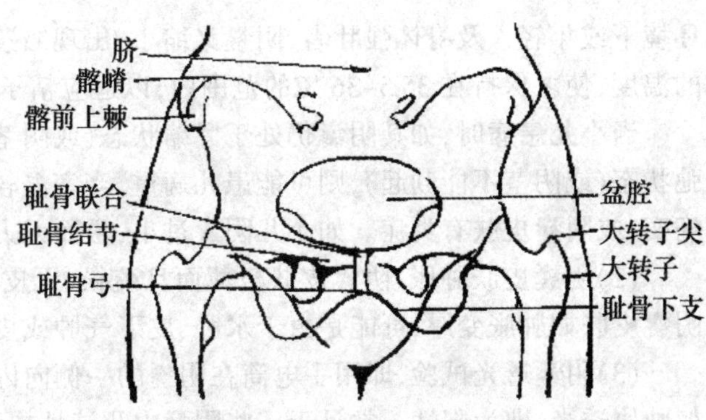

图 8-23 骨盆前面骨性标志

用手指通过阴道或直肠向外上方可以摸到该骨性标志。

【临床应用】

坐骨棘是临床上行阴部神经阻滞麻醉的进路之一。因阴部神经经梨状肌下孔穿出离开骨盆后，便横过坐骨棘的背面经坐骨小孔进入坐骨直肠窝。操作时以长针头经阴道壁刺入(或内坐骨结节与肛门连线的中点进针)，并以手指引导抵达坐骨棘。当两侧的阴部神经都阻滞后，肛门反射即消失，这是阻滞是否成功的一个非常好的检验方法。

4.股骨近端。在臀部两侧，股部的上端(站立时有凹陷处)可触及股骨大转子。大转子的尖端，在立正姿势时，与臀裂上端平齐。也就是说，大转子尖端、耻骨联合上缘与骶尾关节三点在同一平面上。

5.菱形区。旧称米氏区，为骶后部四个小窝组成的菱形四边形。其上角的小窝为第5腰椎棘突所在处，约在两髂后上棘连线中点与两髂嵴连线中点之间；两侧角的小窝在髂后上棘处，其下角在臀沟上端终点处，相当于骶尾关节处。菱形区的上角为直角，下角为锐角，两侧角为钝角。两侧角的连线为菱形窝的横径，正常平均9.4 cm；上下角连线为竖径，正常平均为10.5 cm。

正常菱形区左、右两半对称，竖径与横径的中点处呈垂直交叉。竖径在交点以上的一上段，交点以下的一段称下段，上段比下段短，为4:6。

【临床应用】

各型骨盆狭窄其菱形区发生相应的形态改变如下：

(1)扁平骨盆，竖径的上段明显缩短，故横径比竖径长，但横径也比正常人的短。佝偻病性骨盆因其上段极短，故其顶角由直角变为钝角，整个菱形区几乎成一个倒置的三角形。

(2)漏斗形骨盆，其竖径下段过长。

(3)均小骨盆，菱形区形态正常，但各径线均短小。

(4)畸形骨盆，菱形区不对称，呈不规则的四边形。当患者端坐在平台上，观察其菱形区横径是否与台面平行，如有倾斜则说明骨盆倾斜或畸形。

三、会阴区的其他体表标志

(一)男性外生殖器

1.阴阜。位于耻骨联合前面，在阴阜的上方有一浅的皮肤横沟，名耻骨沟，肥胖者或小儿较为明显，阴阜借此沟与腹部为界，两侧以盆股沟与股部分界，下方有阴茎和阴囊。阴阜由皮肤及丰富的皮下脂肪组织构成。成人皮肤上生有阴毛，较硬而弯曲，部分人向上可蔓延到脐。阴毛的分布范围在男性一般常呈菱形，皮下组织内尚有皮脂腺和汗腺。中年以后，阴阜的皮下组织减少，隆起部不明显。

2.阴囊。为阴茎与会阴间的皮肤囊袋，位于耻骨联合上方，两侧股上部的内侧。阴囊正中线上有一条缝，名阴囊缝，为胚胎左右生殖隆起愈合的痕迹。阴囊缝向前达阴茎根，连于阴茎缝；向后至会阴中线，连接会阴缝。阴囊被阴囊缝分为左、右两部分，左侧一般比右侧低，因左侧的精索较长。

【临床应用】

(1)阴囊的松弛与紧缩，阴囊在神经系的调节下，常随温度的变化而改变。一般情况下多处于收缩状态，表面出现许多皱襞。当温度增高时，或在老年人及体弱者，阴囊常伸展呈松弛状态，皱襞消失，在天气寒冷的环境下或年轻人及身体强壮者，阴囊又缩小，出现皱襞，并与睾丸紧贴。阴囊的收缩或舒张，借以调节阴囊内的温度，使之保持在35.5~36 ℃的范围内，以适应精子的生长和发育。

当小儿患病时，如其阴囊仍处于紧缩状态（或阴茎能勃起），说明病较轻，或病重已有好转；如阴囊处于松弛状态（或阴茎不能勃起），则可能患儿病重。当室温较冷时，如阴囊（一侧或双侧）仍松弛下挂，说明阴囊内有病变，或阴囊皮肤有炎症。如小儿阴囊过小，松而无力，但不下挂，说明可能有隐睾。

(2)阴囊皮肤肿胀，阴囊皮肤极薄而且疏松，无皮下脂肪，用拇、示指捏起皮褶，即可见皱褶的厚薄程度。阴囊皮肤如肿胀变厚，可能是由于水肿、皮下气肿或皮肤局部炎症、肿块等引起。

(3)阴囊透光试验，即用手电筒在阴囊的一侧向内照光，用另一纸筒在肿块的上侧或对侧紧贴皮肤观察。如肿块透光，即为阳性。常见于一些阴囊内积液性或囊肿样病变。

(4)阴囊皮肤菲薄柔软，富有弹性，血供良好，临床上可切取阴囊皮瓣作为移植的供区。

3.阴茎。可分为三部，即阴茎根、阴茎体和阴茎头，其实质主要由勃起组织构成。阴茎前上面名阴茎背，后下面名阴茎尿道面，中线上有一富于色素的缝线，名阴茎缝，向后下连于阴囊缝。①阴茎根，为阴茎的后端，附着于会阴部尿生殖区内，左面由阴囊及会阴的皮肤覆盖着。由阴茎海绵体左、右脚及尿道球构成，并固定于耻骨弓边缘及尿生殖膈，故此部又称阴茎的固定部。②阴茎体，呈圆柱状，外面包着阴茎皮肤，内有阴茎海绵体和尿道海绵体大部分。当阴茎弛软时，阴茎体悬垂于耻骨联合的前下方。阴茎勃起时，体变粗变硬且增长，阴茎背向后上方，尿道面向前下方，故阴茎体又称可动部。③阴茎头，又称龟头，为阴茎末端呈膨大部，由尿道海绵体前端膨大而成，外被有阴茎包皮，尖端有尿道外口。阴茎头底的游离隆凸，名阴茎头冠，冠后的较细部在阴茎颈，为头与体的移行部。位于阴茎头尖端的尿道外口为一矢状位的裂口，长约6 mm，其两侧缘隆起呈唇状。尿道外口是尿道狭窄部位之一。

【临床应用】

(1)尿道外口位置异常，多见于先天性畸形。可分为两种情况：一为尿道下裂，尿道外口可开口于从阴茎头、阴茎下面到会阴这一段中线上的任何部位。如开口于会阴，则阴囊分为两半或缺如，且阴茎也可发育不全，造成假阴阳两性人。多为尿道上裂，即尿道开口于阴茎上方中线上，可出现膀胱外翻。

(2)阴茎癌，是常见的恶性肿瘤之一。多见于包茎或包皮过长者，好发于阴茎头部。早期仅为包皮遮盖处肿大硬结，或包皮局部增厚。以后包皮口有血性分泌物流出，阴茎头部有暗红色溃疡，或呈结节状，易出血，恶臭。到了晚期，则呈菜花型或溃疡型变化，腹股沟淋巴结转移性肿大。

(3)少年儿童阴茎过大，常因性早熟或青春期提前之故，可见于松果体病变、肾上腺皮质与睾丸肿瘤及长期应用雄激素等。

阴茎过小，可见于内分泌疾患、性染色体异常或先天性男性假两性畸形，如去睾症、双侧隐睾及各种原因所致的睾丸萎缩或破坏性病变及呆小病、垂体前叶病变等。

4.包皮。阴茎的皮肤薄而柔软，富于伸展性，活动度较大。在阴茎头外面包有的皮肤皱襞称包皮，其由内、外两层皮肤构成，而内、外层移行部的游离缘围成的口称包皮口。由包皮口向内，包皮内层与阴茎头间的狭窄裂隙，名包皮腔，腔内可有包皮垢、主要由包皮腺分泌物和脱落的上皮构成。在阴茎头腹侧，中线上有一小的皮肤皱襞称包皮系带，与阴茎皮肤相连。其前游离端可达尿道口附近，向后移行于阴茎缝。

【临床应用】

(1)包皮过长和包茎，幼儿的阴茎包皮往往较长，包裹着整个阴茎头，包皮口较小。随着年龄的增长，包皮逐渐向阴茎头冠退缩，包皮口扩大，因而阴茎头露出于外。正常成人包皮能退缩到阴茎颈。若不能退缩到阴茎颈者，则属于包皮过长，但上翻能露出尿道外口与阴茎头。当包皮口甚小，包皮完全包拥阴茎头而不能外露者，则称为包茎。

(2)包皮口过小者，如强使包皮上翻而没有及时还纳，有时包皮紧勒在阴茎头后方的冠状沟处，形成包茎嵌顿。在阴茎头冠状沟后方处形成一条明显的环形皱褶，其远端包皮充血、水肿，严重时可引起阴茎头淤血、坏死。

(3)包皮环切术，包皮过长和包茎的包皮与阴茎头之间易储存污垢，由于污垢的长期刺激，可引起阴茎头炎、粘连，也是诱发阴茎癌的原因之一。所以，上述两种情况均应行包皮环切术，即切除过长的包皮，暴露阴茎头。

5.尿道球部。为位于阴囊根部与会阴体之间的隆起，由尿道海绵体后端以及覆盖其表面的球海绵体肌所形成。

【临床应用】

(1)会阴部骑跨伤的患者常在此处出现尿道破损。

(2)在插入膀胱镜检查或插金属导尿管时,此处尿道为突向下的耻骨下弯曲,应将膀胱镜或金属导尿管向后上方缓慢导入膀胱,以免损伤尿道黏膜或者穿破尿道。

(二)男性内生殖器的触摸检查

1.睾丸。位于阴囊内,左右各一,左侧低于右侧,相反者极少。一般通过肉眼可以观察到,用手可以清楚地摸到,呈卵圆形,表面光滑,可活动。发育前小儿的睾丸,正常约小指末节大,成人正常约如拇指末节大。

【临床应用】

(1)隐睾,睾丸发生时,原来在脊柱两侧,膈的下方,腹后壁处,即肾脏的内侧。随着胎儿的生长发育,睾丸亦随着下降。当出生时已降入阴囊。凡睾丸没降入阴囊,包括睾丸下降不全,如停留在腹腔内、腹股沟管内等处,或睾丸异位,如在会阴部、股部等处,统称为隐睾。此时,阴囊内缺乏睾丸,摸不到,并常伴有阴囊发育不良。隐睾可能造成精曲小管萎缩,影响精子的生长和成熟,也影响雄激素的分泌。隐睾,特别是腹腔内隐睾,还可能发生恶变,其发生率比正常时要高数百倍。因此。隐睾必需早期诊断和治疗。

(2)提睾反射,即以火柴棒等物,轻轻纵划股内侧皮肤,可见同侧睾丸上提,为提睾反射存在。此反射属于浅反射。若第1至第2腰脊髓节段损伤或对侧锥体束病变,则反射消失。正常小儿由于强烈的提睾反射,睾丸也可长久地上缩到皮下环处,甚至达腹股沟内,故与隐睾十分相似,应注意鉴别。如从回缩的睾丸上方轻轻加压,或用热敷使提睾肌松弛,便可使回缩睾丸回到阴囊内。

2.附睾。沿睾丸的后上方,可触及附睾。附睾头附在睾丸上极。附睾和睾丸之间的外侧,有一条明显的沟,称附睾窦。

【临床应用】

附睾肿大、附睾结核与附睾炎很相似,皆呈结节样肿块。急性附睾炎,局部有红肿、热痛现象;附睾精液囊肿,肿块在附睾头附近,位于睾丸的后上方,与睾丸可分开,圆形、光滑透光,无压痛。

3.精索与输精管。精索为圆索状结构,主要由出入睾丸的血管、淋巴管、神经以及重要结构输精管外包以被膜构成。精索和输精管在睾丸上端至腹股沟管皮下环的一段位置表浅,于体表极易摸到。

【临床应用】

(1)输精管结扎,输精管在睾丸上端至皮下环的一段位于精索的后内侧,用拇指和示指捏起阴囊皮肤,摸到的一质地坚硬如绳索样的结构,即输精管。因此,输精管结扎术常在阴囊上部进行。该手术是一项男性绝育手术,比较简便、安全、可靠。必要时还可以施行复通手术。

(2)精素静脉曲张,由精索内蔓状静脉丛扩张、弯曲、伸长形成,95%的患者发生在左侧。检查时患侧阴囊外形如一袋蚯蚓,隐约可见到其弯曲粗大的紫蓝色静脉轮廓,有挤空征,平卧位可“回纳”而消失,鞠躬征阳性。但久站后,或以手指压迫皮下环处,又可复现。该病多见于年轻人。严重的精索静脉曲张有时偶可影响睾丸产生精子的能力而影响生育,应采用手术治疗。

4.前列腺。是男性生殖器附属腺之一,位于盆腔内,膀胱颈和尿生殖膈之间,后邻直肠。因此,临床上通过直肠指诊,隔着直肠前壁可触及前列腺后面的情况。正常前列腺约如拇指末节大小,有左、右两叶,两叶之间在后面有一浅的正中沟,质地坚实而有弹性。

【临床应用】

(1)前列腺肥大,45岁以后,前列腺可出现增生、肥大,这是衰老的一个信息。由于尿道贯穿前列腺的中央,故增生到一定的程度可压迫尿道,发生排尿困难,甚至急性尿潴留。此时,直肠指诊检查可发现前列腺明显增大。一部分患者的前列腺左、右两叶并不明显增大,但后正中沟消失,提示增生出现在中叶,中叶增生更容易压迫尿道造成尿路梗阻。如触诊发现前列腺肿大,质地较硬,且表面不平提示有肿瘤。

(2)前列腺按摩,急性前列腺炎常有压痛。慢性前列腺炎可从直肠内按摩腺体,取得前列腺液以帮助诊断,同时也可起到治疗的作用。

(3)前列腺穿刺,可经会阴部进行,穿刺前先将左手示指伸入直肠、确定前列腺位置,使穿刺部位更为准确,穿刺也是诊断和治疗前列腺疾病的方法之一。

5.精囊腺。为一对长椭圆形的囊状器官,位于前列腺底与直肠之间,输精管壶腹的外侧。正常柔软,不易触知,又称精囊。

【临床应用】

如精囊腺有炎症或积脓时,通过直肠指诊检查可触及柔软的条索状物并有压痛。如为精囊腺结核者,则触知表面高低不平呈结节状,与前列腺之间的外侧沟消失。

6.尿道球腺。位于会阴中线两侧,约豌豆大小,柔软,一般不易触知,以右手示指伸入肛管内,拇指按在会阴部,用两指对捏的办法触诊。急性炎症时,局部有明显压痛,慢性炎症时,腺体肿大,质地较硬。

第六节　上肢表面解剖

一、境界及分区

(一)境界

上肢借肩部、腋区与颈部和胸部相连,上以锁骨上缘外 1/3 至肩峰与第 7 颈椎棘突连线的外 1/3 与颈部为界,内侧以三角肌前、后缘上份和腋前、后皱襞下缘的连线与胸部为界。

(二)分区

上肢可分为肩、肘、前臂和手部,各部又可分为若干区。

1.肩部:可分为腋区、三角肌区和肩胛区。

2.臂部:介于肩部与肘部之间。上界为腋前、后襞外侧端在臂部的连线,下界为通过肱骨内、外上髁近侧二横指的环行线。又可借肱骨内、外上髁的垂线,划分为臂前区和臂后区。

3.肘部:介于臂与前臂部之间,其上、下界为通过肱骨内、外上髁上、下各二横指的环行线。又以通过两上髁的垂线,划分为肘前区和肘后区。

4.前臂部:介于肘部与手部之间,上界为肘部的下界,下界为尺、桡骨茎突近侧横指的环行线。又可通过尺、桡骨茎突向肱骨内、外上髁作的两条引线,划分为前臂前区和前臂后区。

5.手部:按骨骼可以分为腕、掌和指三部。按局部解剖特点分手掌、手背和手指三部。

二、骨性标志(图 8-24)

1.肩部

锁骨的皮下缘全长可以触及,还能触及经过锁骨浅面的锁骨上(感觉)神经,在锁骨表面滚动。如自锁骨干间外触摸,则可触及锁骨的肩峰端与肩峰以斜面相接。

肩峰:在肩胛冈的外侧端,有一明显骨缘,位于光滑的三角肌隆起的直上方,易于触及。肩峰的尖在肩锁关节稍前,其外缘向后 5 cm 处与肩胛冈相连,两者相接处成肩胛角。此角为测量臂长度的标志之一,由此至肱骨外上髁,为臂长度。

肩胛骨喙突:位于锁骨中外 1/3 交界处的下方,被三角肌前缘覆盖。但在锁骨外侧后曲的前下 2.5 cm处,即相当于三角胸大肌间沟处,向后下可清楚触及。

肩胛冈:在相当于第 3 胸椎棘突平面处,起自肩胛骨的脊柱缘,由此向外终于肩峰。肩胛骨的脊柱缘(内侧缘)及下角在上肢下垂时极易触及。但当上肢伸向前方时,则因前锯肌及菱形肌的收缩而不甚明显。

正常情况下肱骨头在肩峰之下,向前、外侧突出,肩之所以成圆形,即由肱骨上端被覆三角肌所致。

肩关节外展时,可以在腋窝内触及肱骨头,注意在上肢旋转时它的活动情况。在三角肌瘫痪时,肩峰与肱骨头之间的距离增大,手指可伸入其间的凹陷内。

肱骨大结节:突出于肩峰之外,为肩部最外的骨点。在臂极度外展发生肩关节脱位时。因大结节与关节盂边缘相抵撞,故有 1/3 的病人合并有大结节骨折。如无骨折,一般大结节转向内下方,肩峰变为最外之点,肩变为方形,称方肩。

肱骨小结节:位于喙突外侧 2.5 cm 处的稍下方。置指尖于该处,旋转肱骨即可触及其在指下滚动。上肢外展是由肩关节外展、胸锁关节上举和肩胛骨旋转所构成的复合动作,后两种运动可以由本人自己清楚触及。

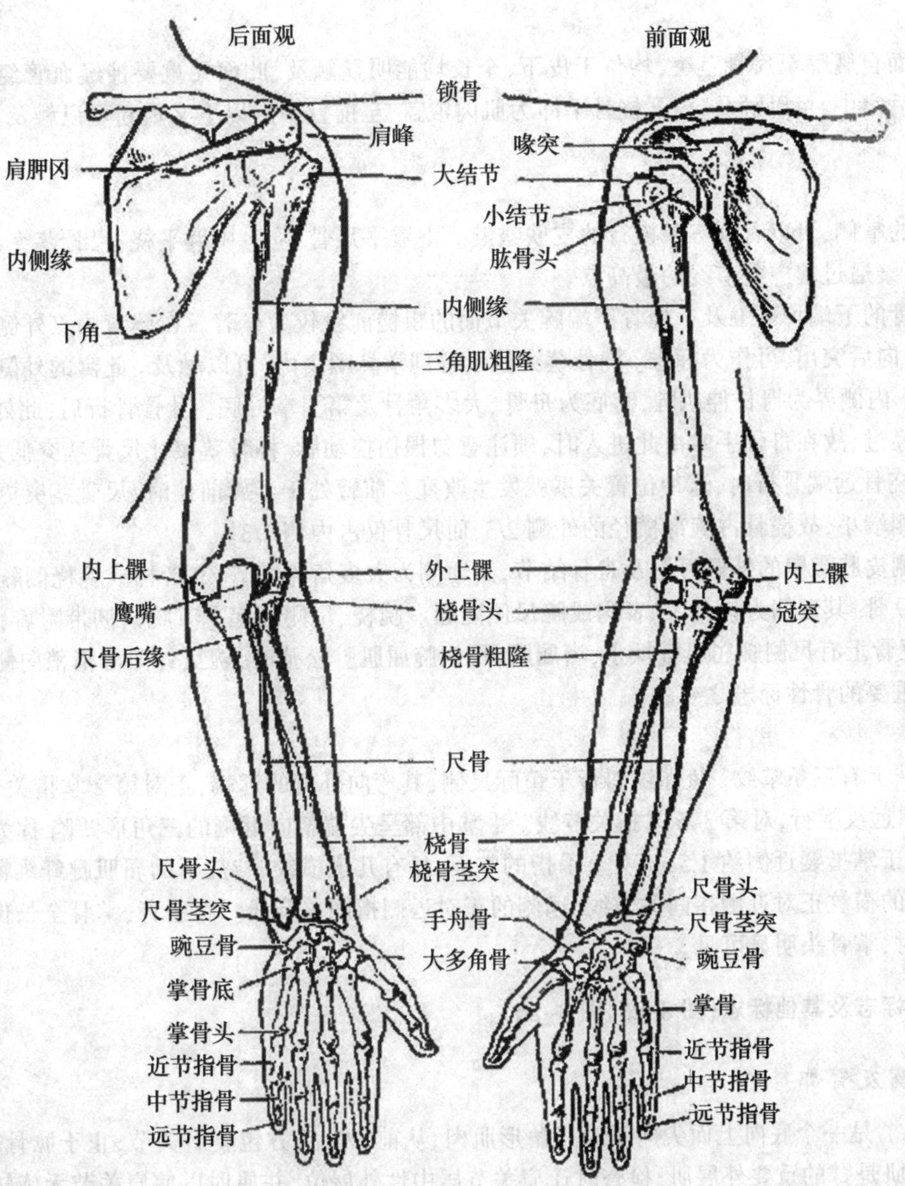

图 8-24　上肢的骨性标志

三角肌止点：是肩部的一个重要表面标志，它不仅是肱骨滋养动脉穿入骨骼和桡神经绕行肱骨背面的平面，而且还是喙肱肌附着肱骨内侧的平面。

2.肘部

在肘关节两侧，可以触及肱骨下端的内、外上髁，在后方可以触及尺骨的鹰嘴，它们是肘部的三个骨性标志，其中尤以内上髁较为显著。内上髁的后下方有尺神经沟，尺神经由此通过，易触及。外上髁在肘关节半屈时易触及，伸直时则隐入肌群的凹陷内。凹陷的内侧为肘肌，外侧为桡侧各伸肌。

上述的肘部三个骨性标志在伸肘时，位于同一水平线上，而在屈肘时，则三点呈等腰三角形。肱骨髁上骨折位于这三个骨性标志之上，保留等腰三角形的关系。在肘关节后脱位或尺骨鹰嘴骨折时屈肘，三者的关系则发生改变，鹰嘴与内、外上髁接近在一条直线上。

在外上髁的下方，肘关节的背外侧，另有一凹陷，称肘后窝，正对着肱桡关节。在前臂交替作旋前、旋后动作时，在此凹陷内可清晰触及桡骨头的旋转。当关节腔内有积液时，此凹陷即不可见，故是肘关节穿刺的部位。当肘关节屈曲 90°时，桡骨头居于外上髁之前约 2.5 cm 处，与肱骨外上髁及鹰嘴在肘关节外侧亦形成一三角，肘关节的后外侧部居其深面。当桡骨头骨折造成肘关节积血时，血肿可由此处膨出，如自此三角的中心向前下方穿刺，易进入关节腔内。

肘关节的表面位置相当于从外上髁下 1 cm 至内上髁下 2.5 cm 的连线上。前臂内、外侧两组肌肉隆起向下交合之点代表肘窝的尖，肱骨两上髁间的连线则代表肘窝的底。

3.前臂

尺骨背面自鹰嘴至尺骨茎突,均位于皮下,全长均能明显触及,此面无重要神经血管经过,故可作切口。桡骨头在肘后窝中,可以触及,稍下桡骨干即为肌肉覆盖,至前臂中点以下又重新可以触及,一直到达桡骨茎突。

4.腕部

在腕部的掌侧,可以看到三条横行的皮肤皱襞。上襞平尺骨小头;中襞平桡、尺骨茎突,相当于桡腕关节线的两端;下襞通过腕中关节线的最高点。

桡、尺骨的下端均可触及,桡骨下端腕关节面的粗糙前缘较为显著。在腕背中点外侧,桡骨背侧结节(Lister结节)向后突出,可作为标志。桡骨茎突位于解剖学鼻咽窝内,可以触及。此窝的外侧界为拇短伸肌和拇长展肌腱。内侧界为拇长伸肌腱,窝底为舟骨、大多角骨及第1掌骨底。月骨骨折后,此处可有压痛。窝内还有桡动脉经过,故在舟骨手术由此进入时,须注意勿损伤桡动脉。桡骨茎突比尺骨茎突低并靠前,二者相距约1.25 cm。桡骨远端骨折时,这种位置关系就发生改变。前臂处于半旋前位时,尺骨茎突更为突出。尺骨头远比桡骨远侧端小,故桡骨占腕部横径的外侧2/3,而尺骨仅占内侧1/3。

在腕远侧皮肤皱襞的外侧可触及舟骨结节,其远侧为大多角骨结节,二者构成腕桡侧隆起。在皱襞的内侧可触及豌豆骨,其远侧为钩骨,二者构成腕尺侧隆起。腕桡、尺侧隆起上有腕横韧带附着,与腕骨沟共同构成腕管。豌豆骨上有尺侧腕屈肌腱抵止,当屈腕,尺侧腕屈肌腱松弛时,豌豆骨即可稍稍向侧方移动。豌豆骨是腕掌侧最重要的骨性标志之一。

5.手部

手掌皮肤上有三条掌纹。鱼际纹斜行于鱼际尺侧,其弯向外侧的远端,正对第2掌指关节。掌中纹斜行,形式不定。掌远纹横行,对第3、5掌指关节线。手掌中部呈尖端朝向近侧的三角形凹陷.称为掌心。第2、4掌指关节线,位于掌指襞近侧约1.5 cm处。手指的掌面,显有几道横纹,与皮下的屈肌腱纤维鞘紧贴,近侧的称掌指襞,中间的横纹正对近侧指间关节线,远侧的正对远侧指间关节线。在手背,掌骨全长位于皮下,易于触及。当握拳时,掌骨头明显可见。

三、肌性标志及其他标志(图8-25,图8-26)

(一)腋窝及臂部

1.三角肌。是一个底向上而尖向下的三角形肌肉,从前、外、后方包裹肩关节,止于肱骨中份外侧的三角肌粗隆。三角肌是臂的重要外展肌,检查时让肩关节居中性外展位,并屈肘以使肩关节无旋转动作。此时使臂抗阻力外展,可看到并扪到三角肌收缩的全部轮廓,其前、后缘尤为明显。三角肌的前部纤维可以利用肩关节外展时的前屈、旋内作检查,其后部纤维可在肩关节的后伸、旋外运动作检查。

【临床应用】

(1)三角肌位于肩部皮下,正常肩部圆隆的外形即由此肌所形成。若该肌瘫痪萎缩,肩部正常丰满的轮廓消失,肩峰明显突出,是为"方肩"。在上肢小儿麻痹后遗症中,三角肌瘫痪最为常见。

(2)在三角肌深面与肱骨大结节之间,有一恒定的较大的滑膜囊,称三角肌下囊。该囊约在40岁以后,容易产生变性、损伤、粘连,从而产生肩关节运动障碍和疼痛,是临床上常见的顽固性疾病之一。

(3)三角肌与胸大肌交界处,呈现一凹沟,名三角胸肌沟,在瘦人常可看清,胖人则不显。此沟中含有头静脉的末端、胸肩峰动脉的分支以及1~2个淋巴结。

(4)三角肌注射,三角肌较丰厚,是临床上肌肉注射的部位之一。但三角肌深面有腋神经和桡神经通过,为了避免损伤神经,确定三角肌注射最安全的进针部位,可将三角肌长度和宽度中线部均分为3等份,这样就将三角肌分为9个区,分别称三角肌上、中、下1/3部的前、中、后区。三角肌上1/3的前、中、后区为绝对安全区,三角肌注射均应在此区进行。三角肌的中、下1/3部的后区为危险区,应禁忌在此区内进针,因为该区深面有桡神经通过。三角肌的中1/3部的前、中区为相对安全区,三角肌的下1/3部的前、中区不能用作肌肉注射。

2.冈上肌。起自肩胛骨的冈上窝,肌束向外经肩峰深面,至肱骨大结节上部,是肩关节的外展肌。由于冈上肌位于斜方肌的深面,一般不容易从体表观察到。检查时应尽量使斜方肌放松,可嘱患者将颈后伸,屈向检

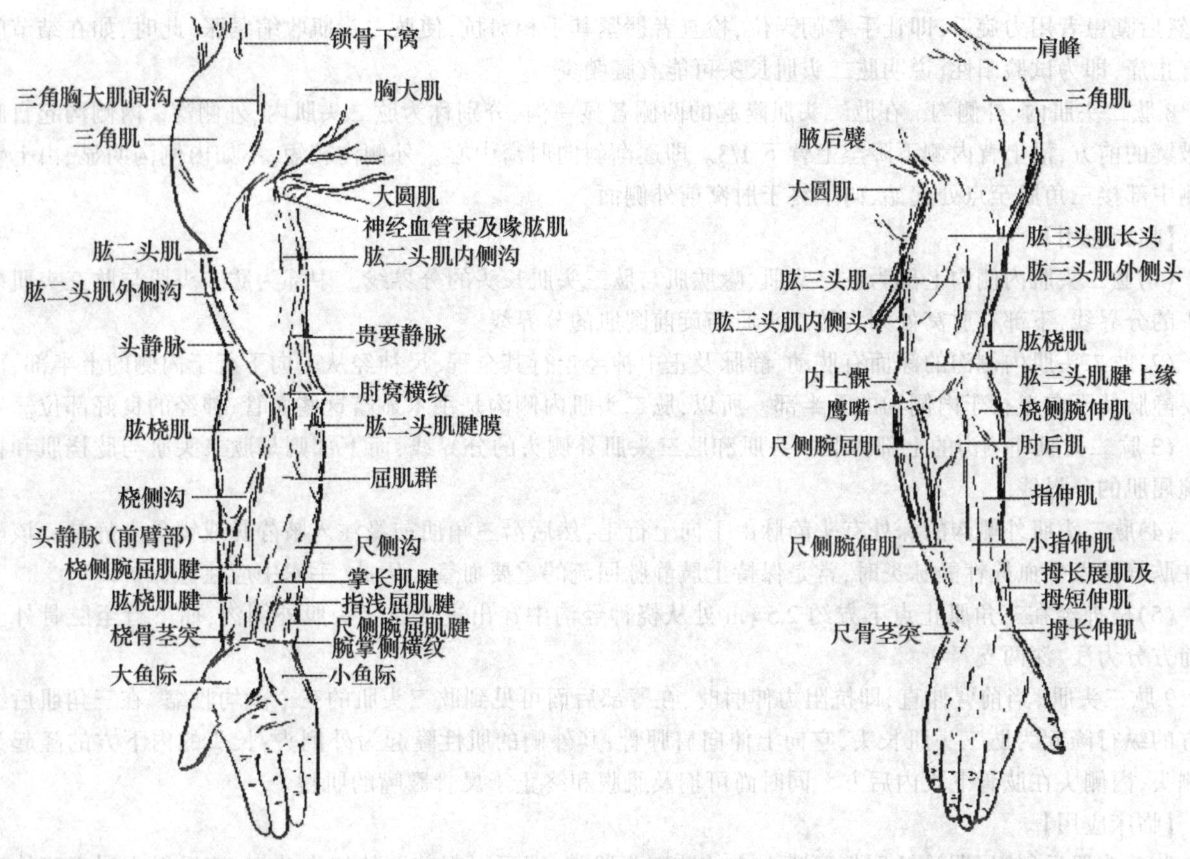

图 8-25 上肢前面体表标志　　　图 8-26 上肢后面体表标志

查者一侧，并将面部转向对侧。上肢下垂于躯干侧方，肘关节伸直，此时外展肩关节并加以对抗，可于冈上窝扪及冈上肌的收缩，肌肉发达者可见冈上肌的隆起。

3.冈下肌及小圆肌。起自肩胛骨的冈下窝，止于肱骨大结节中部；小圆肌位于冈下肌的后下方，止于大结节的下部。两肌收缩能使肱骨旋外。两肌浅层为斜方肌和三角肌后缘所覆盖，检查时应使肩关节外展，屈肘，并放松三角肌，以手指扪触肩胛骨外侧缘附近，嘱患者旋外肩关节，并略加阻力，可感到肌肉的收缩，上部为冈上肌，下部为小圆肌。

4.大圆肌。位于冈下肌及小圆肌的下方，其下缘被背阔肌所包绕，起于肩胛骨外侧缘和下角，向上经肱三头肌长头的前面，移行为扁腱止于肱骨小结节嵴，它是肩关节的旋内肌，同时还有使肩关节后伸和内收的功能。检查时，嘱患者站立，肘关节弯曲，手背置于髂后部，即肩关节处于外展、旋内、后伸位。检查者以手按压肘后方，让患者后伸肩关节相对抗，此时肩胛骨之外缘可以摸及大圆肌的收缩，并可见其肌性隆起。

5.肩胛下肌。位于肩胛下窝，即肩胛骨的肋面，不易扪到。检查时，患者站立，弯腰，两上肢自然下垂。这样，肩胛骨处于旋外位，检查者用手指置于肩胛骨的肋骨面处。嘱患者作肩关节旋内，即手掌向后，即可感到该肌收缩。

6.四边孔。在肩胛骨外侧缘、大圆肌和肱骨近端之间有一三角形间隙，此间隙又被肱三头肌的长头分隔为外、内两部分。外侧部为四边孔，又称四边间隙，其上边为小圆肌的下缘，下边为大圆肌的上缘、内边为肱三头肌长头的外缘，外边为肱骨外科颈。四边孔内有腋神经和旋肱后血管通过。四边孔的体表位置在肩峰角正下方 7 cm 处。

7.肱二头肌。为臂部前面重要的肌性标志。该肌呈长梭形，起端有两个头。长头在外侧，起自肩胛骨关节盂上方，通过肩关节囊，经结节间沟下降；短头在内侧，起自肩胛骨喙突。两头汇合成肌腹向下延续为肌腱，经肘关节前方，止于桡骨粗隆。该肌在比较瘦弱者或肌肉发达者可见明显隆起，屈肘时更加突出。

【临床应用】

(1)肱二头肌反射，检查者左手握住肘部，拇指压紧肱二头肌腱，用叩诊锤叩击此拇指，即可引起肱二头肌反射性收缩，前臂弯曲。该反射属躯体反射中的深反射，其中枢在颈 5—6 脊髓节段。

(2)肱二头肌长头紧张试验，被检查者屈肘时，前臂处于旋前位。检查者握住此手，另一手按压结节间沟处,然后嘱患者用力旋后,即让手掌朝天位,检查者握紧其手相对抗,使肱二头肌收缩紧张。此时,如在结节间沟有止痛,即为试验阳性,说明肱二头肌长头可能有腱鞘炎。

8.肱二头肌内、外侧沟。在肱二头肌隆起的两侧各显一沟,分别称为肱二头肌内、外侧沟。内侧沟起自腋后皱襞的前方,沿上背内侧下降至上臂下 1/3。即逐渐斜向肘窝中心。外侧沟较短,不如内侧沟明显,由上臂外侧中部接三角肌至点处起始,向下终于肘窝前外侧面。

【临床应用】

(1)肱二头肌内侧沟上部为肱二头肌、喙肱肌与肱三头肌长头的分界线。中部为肱二头肌与肱三头肌内侧头的分界线,下部在肘窝处则为肱二头肌与旋前圆肌的分界线。

(2)肱二头肌内侧沟的深面有肱动、静脉及正中神经走行其全程,尺神经从上向下行于内侧的上半部,而贵要静脉从下向上行于内侧沟的下半部。所以,肱二头肌内侧沟是手术显露这些血管、神经的良好部位。

(3 肱二头肌外侧沟的上部为肱二头肌和肱三头肌外侧头的分界线,而下部则是肱二头肌与肱桡肌和桡侧腕屈肌的分界线。

(4)肱二头肌外侧沟的深处有头静脉由下向上行走,然后沿三角肌前缘注入腋静脉或锁骨下静脉。该静脉在肱静脉发生血栓性静脉炎时,常是保持上肢静脉回流的重要血管。因此,手术中应注意保护。

(5)桡神经在三角肌止点下方约 2.5 cm 处从桡神经沟中穿出进入肱二头肌外侧沟,而下行至肱骨外上髁前方分为浅、深两支。

9.肱三头肌。当前臂伸直,即抗阻力伸肘时,在臂部后面可见到肱三头肌的三个头均收缩。在三角肌后缘下方的纵行隆起为肱三头肌长头,它向上伸向肩胛骨;其外侧的肌性隆起为外侧头;长头的内下方的隆起为内侧头,内侧头在肱骨下段内后方。同时尚可扪及肌腹和终止于尺骨鹰嘴的肌腱。

【临床应用】

肱三头肌反射,用叩诊锤叩打鹰嘴上方的肱三头肌腱,即可引起前臂的伸直动作,该反射亦属于躯体反射的深反射,其中枢在颈 6—7 脊髓节段。

10.腋前、后皱襞。腋前皱襞是由胸大肌的下缘形成,以一手的四指伸入腋窝,拇指放于胸大肌表面可以触及。腋后皱襞是由背阔肌及大圆肌的下缘形成,以一手的拇指伸入腋窝,其余四指放于背部可以摸到。

【临床应用】

沿腋前、后皱襞所作的垂线为腋前线和腋后线,是胸部常用的标志线。

11.腋窝。为胸部外侧与上臂之间的凹陷,俗称胳肢窝。当上肢下垂时,用手伸入腋窝可辨认其各壁及前、后缘。腋腔为腋筋膜深面的腔隙,其内侧壁为胸廓及肋间肌和前锯肌,外侧壁为肋骨上端及肱二头肌和喙肱肌,后壁为肩胛骨及肩胛下肌、背阔肌、大圆肌等,腋前缘高于腋后缘,故当上肢略微外展时即可在腋前缘下方露出腋后缘。腋腔内行淋巴结,并有从颈部通往上肢的血管和神经。

【临床应用】

(1)在腋窝内可摸到腋动脉的搏动,臂丛神经的内、外、后三束围绕在腋动脉周围,故臂丛阻滞麻醉可在腋窝进行。

(2)腋窝淋巴结正常时摸不到,但当上肢有炎症或淋巴引流的部位有肿瘤转移时,可触及肿大的淋巴结。注意:当臂内收接近胸壁时,由于肌肉松弛,腋窝内容物轻易触清;当上肢外展时,腋筋膜紧张,腋窝内容物则摸不清楚。

(二)肘部

1.肘前部。当前臂旋后和肘关节完全伸直时,在肘前部可以看到三个肌性隆起。居中间者为肱二头肌及其肌腱,在该肌的深面尚有肱肌;居内侧者为旋前圆肌和前臂诸屈肌,主要为桡侧腕屈肌和掌长肌的起始端;居外侧为肱桡肌和前臂诸伸肌的起始端。当前臂抗阻力屈肘时,其肱桡肌和桡侧腕长伸肌显著紧张,易于观察。

【临床应用】

(1)用力屈肘成直角,前臂极度旋后时,于肘前部可明显摸到肱二头肌腱及其内侧的腱膜,并可用两指将肌腱捏起。在肱二头肌腱与内侧肌性隆起之间有一沟,向上与肱二头肌内侧沟相续,在沟内可明显摸到肱动脉的搏动,是临床测量血压安放听诊器的部位。在肱动脉的内侧用指尖尚可触到滚动的正中神经。

(2)在肱二头肌腱与外侧肌隆起之间亦有一沟,向上与肱二头肌外侧沟相续,向下与内侧沟相汇合,沟内深处有桡神经浅支、肱深动脉前支及桡侧返动脉通过,沟内浅层尚有头静脉和前臂外侧皮神经行走。

(3)Volkmann 缺血性肌挛缩,由于肱动、静脉及正中神经,均通过肱二头肌腱膜深面而进入前臂,该腱膜起于肱二头肌内侧,斜行向内下止于肱骨内上髁及前臂筋膜,在血管、神经的前面形成一个套环。当肱骨髁上骨折时,而骨折的近侧端向前移位,有可能把血管挤压在骨折断端与腱膜之间,以致引起远端缺血。根据临床手术所见,这个原因是相当主要的,此时必须首先将腱膜切断,解除压迫。因此,肱骨髁上骨折时,应触摸桡动脉搏动是否正常,了解血管受压情况,以预防和早期发现由此可造成残废的并发症。

2.肘窝。是肘关节前方一个尖向远侧、底朝近侧的三角形凹陷。上界为肱骨内、外上髁的连线,下外界为肱桡肌,下内界为旋前圆肌。两肌向下的汇合处为肘窝的尖。窝顶为肘前筋膜及肱二头肌腱膜,窝底由肱肌与旋后肌组成,再后方为肘关节囊。

【临床应用】

肘窝内的重要标志是肱二头肌,重要结构有肱动脉、正中神经、桡神经等,其位置及意义如前所述。此外,在屈肘时,尚可见到一横行的皮肤皱褶,名肘横纹。肘窝的这些体表标志是针灸取穴定位的重要依据。

3.前臂前面。前臂在外形上颇似截断的锥体,其上部因系肌肉起始处,故显得丰厚而粗大,而向下则因大部分肌肉变成肌腱而逐渐显得细小。前臂前面的肌肉又远较后面的肌肉发达。几条浅层肌的投影线如下:①肱桡肌的内侧缘相当于肱二头肌腱外侧缘与桡骨茎突的连续,在其体表呈现一沟,屈肘时更明显,可作为前臂前内侧群肌与前外侧群肌的分界。②旋前圆肌的走行方向相当于肱骨内上髁与桡骨中点的连线。③尺侧腕屈肌的内侧缘相当于从肱骨内上髁至豌豆骨的引线。

4.前臂后面。在前臂后面相当于尺骨后缘处,常可看见一条凹槽,该凹槽的尺侧为尺侧腕屈肌及其他屈肌,桡侧为尺侧腕伸肌及其他伸肌。自肘后窝向远侧也可以确认出一浅沟,此沟走向桡骨的中点处,该沟的桡侧为肱桡肌和桡侧腕长伸肌,尺侧为桡侧腕短伸肌和指伸肌等。

(三)腕部

1.腕掌侧的肌腱

当用力握拳并屈腕时,在腕掌侧可以看到一些前臂掌侧肌腱形成的纵行隆起。

(1)肱桡肌腱。首先摸到桡动脉的搏动,在桡动脉的外侧为肱桡肌腱,它抵止于桡骨茎突的基部。肌腱的末端外侧部分被拇长展肌和拇短伸肌腱掩盖。当前臂处于中立位屈肘时,该肌收缩可见其肌腹和肌腱。

(2)桡侧腕屈肌腱。位于桡动脉搏动的内侧,其肌腱穿过腕横韧带的下面(不通过腕管),沿大多角骨沟到手掌止于第二至第二掌骨底的掌侧面。屈腕时,在桡侧观察的第一条肌腱隆起即是。

(3)掌长肌腱。细长、位置表浅,位于腕掌侧中部皮下,桡侧腕屈肌腱内侧,经腕横韧带的浅面向下延续为掌腱膜。当屈腕 30°,并尽可能使鱼际与小鱼际靠拢时(拇指对掌),此肌腱在体表隆起特别明显。约有 10%的人掌长肌缺如,故掌长肌腱不显。在掌长肌腱与桡侧腕屈肌腱之间常有正中神经通过。

(4)指浅屈肌腱。位于掌长肌腱的内侧,它的四条肌腱在此排列为两层,经腕管达手掌,分别止于第二至第五指第二节指骨底。由于指浅屈肌腱在腕前面的依置较深,通过体表观察不太明显,但当用力屈腕、屈指时,可清楚地触及。

(5)尺侧腕屈肌腱。位于腕掌面最内侧,以一短腱止于豌豆骨。当略屈腕并将小指用力紧压掌心时,该肌腱明显可见。尺侧腕屈肌腱与指浅屈肌腱之间有尺神经和尺动、静脉通过(神经偏内,动脉偏外),故在此处可摸到尺动脉的搏动。

2.腕背侧的肌腱

当用力伸腕、伸指时,于腕背从桡侧至尺侧可见到下列肌腱标志。

(1)拇长展肌腱。位于腕背侧最外面,当拇指外展时,于桡骨茎突的远侧可清楚地看到,并可顺该腱追踪至第一掌骨底的桡侧。

(2)拇短伸肌腱。为一细长的肌腱,紧贴拇长展肌腱内侧下行至拇指第一节指骨底,两肌腱之间的裂隙亦可摸清。两肌腱共同构成鼻咽窝的外侧界。

【临床应用】

拇长展肌腱和拇短伸肌腱位于一个共同的腱鞘内,此腱鞘的内侧紧贴桡骨茎突部的骨性腱沟上,运动时腱鞘则易受到摩擦损伤,形成腱鞘炎,使拇指疼痛,腕部活动受限。若将拇指被动屈曲或握于掌心,使腕部向尺侧偏斜,则疼痛更甚。

(3)拇长伸肌腱。在拇指伸展时,可清楚地辨认该肌腱,并可追踪到拇指第二指骨底。拇长伸肌腱构成鼻咽窝的内侧界。

【临床应用】

如患拇长伸肌腱炎时,检查者以手握住患处,即桡骨茎突上方,令患者反复张开手指和握拳时,即可感到此肌腱在运动,同时因炎症而发出一种捻发音感,患处并有肿胀和疼痛。

为了便于记忆上述三肌腱,可背口诀"长、短、长、展、伸、伸"。

(4)鼻咽窝。位于腕背外侧,由肌腱围成的一个近似三角形的凹窝,其外侧界为拇长展肌腱和拇短伸肌腱构成,内侧界由拇长伸肌腱构成,上界为桡骨茎突。当拇指作用力背伸并外展动作时,该窝加深,界线清楚,为解剖学上的鼻咽窝,旧称鼻咽壶。

【临床应用】

鼻咽窝底由近向远可摸到桡骨茎突、手舟骨、大多角骨和第一掌骨底。如手舟骨骨折时,在此窝检查按压可引起疼痛。当桡腕关节内收时,此处压痛更加剧烈。

在鼻咽窝处除摸到上述骨性结构外,尚可触及桡动脉的搏动。因为桡动脉由腕前绕过桡骨茎突远侧进入此窝,并经拇长伸肌腱的深面到第一掌骨间隙。当拇指内收,第1骨间背侧肌形成隆起,其近侧端为桡动脉入手掌处。

(5)指伸肌腱。又称指总伸肌腱,在伸腕、伸指时,于手背皮下;可清楚地看到四条并行排列的四条肌腱分别走向第二至第五指第一节指骨底。有时还可以看到各伸肌腱之间有腱结合相连。示指伸肌腱和小指伸肌腱走在同名指伸肌腱内。

(6)桡侧腕长、短伸肌腱。检查者以手指置于第一、第二掌骨骨底的近侧。嘱患者伸腕时,在桡侧可触到桡侧腕长伸肌腱,在尺侧可触到桡侧腕短伸肌腱。拇长伸肌腱从上述两肌腱的表面斜行越过,有时容易将它误认为腕伸肌。在握拳时伸腕,拇指及指骨间关节处于屈曲位,即可消除拇长伸肌腱的张力干扰。

(7)尺侧腕伸肌腱。在尺骨茎突的远方摸到,该肌腱在桡腕关节尺偏时检查更为明显。

(四)手部

1.鱼际。位于手掌外侧呈鱼腹状的隆起,因内侧的肌性隆起高大,又名大鱼际。鱼际是由拇短展肌、拇短屈肌和拇指对掌肌三肌形成的肌性隆起。上述三肌均受正中神经返支支配,若正中神经损伤或返支损伤,均可造成鱼际肌瘫痪、萎缩、塌陷而变平坦,失去原有的鱼腹状隆起外观。

2.小鱼际。位于手掌尺侧,比外侧的肌性隆起小,故名小鱼际。小鱼际是由小指展肌、小指短屈肌和小指对掌肌形成的肌性隆起。上述三块肌肉均由尺神经深支供应,若尺神经损伤或其深支损伤均可使小鱼际肌瘫痪、萎缩而变平坦。如尺神经合并正中神经损伤,则鱼际和小鱼际肌性隆起均消失,即所谓的"猿手"。

3.掌心。又名掌凹,位于手掌中部呈尖端朝向近侧的一个三角形凹陷,掌心的桡侧为鱼际隆起,尺侧为小鱼际隆起,掌心部皮肤并有三条掌纹通过。

【临床应用】

掌中间间隙与掌尺侧滑膜囊均位于掌心范围内,仅位置深浅重叠,它们与桡侧的鱼际间隙借第三掌骨和皮肤的鱼际纹为界。所以,掌中间间隙或掌尺侧滑膜囊感染均可引起掌心凹陷消失,甚至隆起。而鱼际间隙感染,其肿胀主要在鱼际范围内,特别是"虎口"区肿胀明显,而掌心凹陷则不受影响。

4.第一骨间背侧肌。位于第一掌骨间隙,当拇指向示指靠拢时,该肌明显隆起。第一骨间背侧肌起于第一、第二掌骨的相邻面,止于示指掌指关节的桡侧,收缩时使示指外展,此时摸到该肌发紧变硬。

【临床应用】

(1)针灸合谷穴位于手背,第一掌骨间隙,于第二掌骨桡侧缘中点处取穴,或嘱患者并拢拇、示两指,于肌肉隆起之最高点处取穴,该肌肉隆起处即为第一骨间背侧肌。针刺穿过皮肤、皮下组织后,即刺入该肌。

(2)第一骨间背侧肌受尺神经深支支配,到该肌的神经纤维由第8颈神经和第1胸神经组成。若临床上尺神经损伤,则该肌瘫痪萎缩,肌肉隆起消失,示指不能外展,连同其他的骨间背侧肌和骨间掌侧肌一同瘫痪、萎缩,使骨间肌肉塌陷,掌骨明显暴露,是为"栅栏征"。

(五)腕及手部皮肤和皮纹标志(图 8-27)

1.腕掌侧横纹。在腕部掌侧可以见到三条横行的皮肤皱襞,名腕掌侧横纹,在屈腕时较为典型(见图 7—7)。其中尤以腕远侧横纹最为明显,并具有一定的临床意义,它横过桡骨茎突部及月骨的下部,向内达豌豆骨的近侧,位于呈弓形的桡腕关节线远侧约 2 cm,腕掌关节的近侧约 1.2 cm,标志着腕横韧带的近侧缘及近侧列腕骨。

腕中间横纹平尺、桡骨茎突的末端,相当于桡腕关节线的两端。

腕近侧横纹与尺骨头位于同一平面,一般不太明显,且意义不大。

2.腕背侧横纹。当桡腕关节背屈时,于腕背可见两条横行的皮肤皱襞,以桡侧半最为明显。近尺骨茎突处则不典型。腕背远、近侧横纹均于腕掌远侧和中间横纹在腕的桡侧缘相延续,当桡腕关节外展位时非常明显。

3.手掌纹。在手掌,一般可以见到 3~4 条掌纹。

鱼际纹(拇掌横纹),斜行于鱼际的尺侧,起于腕前正中,几乎与腕远侧横纹的中点相接,沿鱼际隆起的尺侧缘向下外,远侧近似横行,达手掌桡侧缘,深面正对第二掌指关节处。当拇指内收并对掌时,鱼际纹特别明显,呈一皮肤浅沟,故又称拇掌横纹。此外,鱼际纹是掌中间间隙与鱼际间隙的表面分界线。

掌中纹,近似横行,通过掌中部。起于小鱼际隆起桡侧缘的中份,稍斜向桡侧走向,通过掌心并与鱼际纹汇合,直至第二掌指关节的桡侧缘。

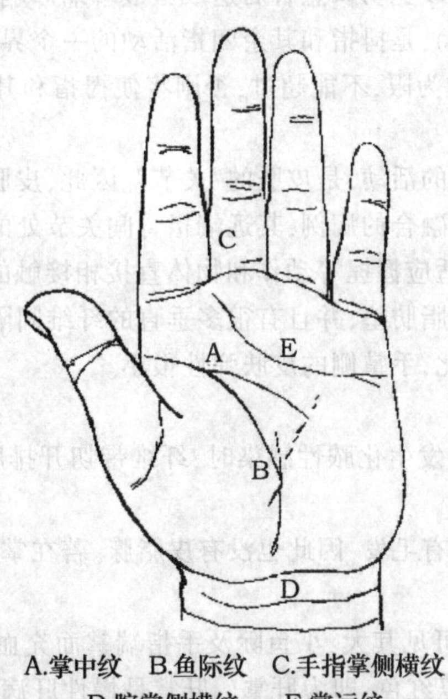

A.掌中纹 B.鱼际纹 C.手指掌侧横纹
D.腕掌侧横纹 E.掌远纹

图 8-27 腕及手掌侧纹

【临床应用】

(1)掌中纹的中份正对掌浅动脉弓的突出部。

(2)通贯手,即掌中纹通常只有一条,从桡侧直达尺侧,沿掌中纹的部位横贯手掌,称通贯手,俗称“断手”。通贯手是先天愚型的特征之一,亦可见硬皮病患者及某些正常人。

掌远纹:横行,起于第五掌指关节尺侧缘,向桡侧横过第五至第三掌指关节的前方,终于第二至第三指间的指蹼。当屈曲掌指关节时,掌远纹特别明显。

【临床应用】

(1)掌远纹标志第三至第五掌指关节线,以适应尺侧三个手指的屈曲活动。

(2)掌远纹亦标志尺侧三指屈肌腱鞘的起始部。

(3)掌腱膜在此平面分叉至第二至第五手指。

(4)屈指时,指腹可抵达掌远纹稍远侧。依指腹抵达该横纹的距离,可用作测量指屈曲程度的简便方法。

(5)根据掌远纹和掌中纹标志掌指关节的水平,可以看出中指掌指关节位于最远点,而示指掌指关节则略向近端,这在行屈指肌腱狭窄性腱鞘炎手术时,可作为设计切口的标志。

小鱼际纹:有无不定,常不明显。沿鱼际尺侧缘斜行至掌心。

4.手指掌侧横纹。①指近侧纹,又称掌指蹼,位于手指根部与手掌交界处,手指蹼的边缘,约与近节指骨的中 1/3 相对,离掌指关节远侧约有 1.5 cm。所以,指近侧纹并不与掌指关节相对。②拇指近侧纹,平第一掌骨头,当拇指外展时近似垂直,此纹延至第一指蹼,第一指蹼松弛柔软,拇指运动时形成一些斜纹襞。③指中间纹,一般为两条,两端抵赤白肉际,即手指掌背面境界处。纹处皮肤直抵屈肌腱鞘,因此这里的刺伤可进入鞘内,易造成感染。指中间纹正对近侧指骨间关节线。④指远侧纹,一般只有—条,平对远侧指骨间关节。拇指远侧纹有 1~2 条,平对拇指骨间关节。

【临床应用】

(1)正常人手掌与指掌侧面横纹的颜色比其周围皮肤的颜色较红润,如显苍白,可见严重贫血或阿迪森病;若变为紫蓝色,多为紫绀所致。

(2)掌与指掌侧面的横纹是皮肤与其深部腱膜、腱鞘或骨膜相连的部分,若掌与指肿胀时,此横纹处反而显得凹陷,皱襞加深。

(3)在手指作切口,如暴露屈肌腱鞘和屈肌腱时,宜沿手指侧方中线作切口,即沿指横纹两端尽头的赤白肉际处,下应垂直跨过指横纹切口,以免切口愈合后造成瘢痕挛缩影响指功能。

(4)鱼际纹和指近侧纹(掌指纹),是拇指和其余四指活动的一个界线,在行手和臂部石膏固定时,石膏绷带在手掌的长度应以达到这些横纹为限,不能超过,否则将使拇指和其他手指的运动受到限制,容易发生掌指关节强直而影响其功能。

(5)如前所述,皮纹常表示关节的活动,是皮肤的“关节”。因此,皮肤横纹的形成、缺如或消失与关节有直接关系。如先天性末节指骨与中节融合的病例,其远端指骨间关节处的横纹是没有的。

5.手掌及手指掌侧皮肤。为了适应握捏等动作和物体直接相接触的需要,故较手背及手指背侧的皮肤粗糙,皮肤角质层较厚,皮下有较厚的脂肪垫,并且有很多垂直的纤维间隔,将皮肤与掌腱膜、指骨、腱鞘等深部组织相连,以避免皮肤的滑动。因此,手掌侧的皮肤弹性很小。

【临床应用】

(1)临床上,若皮下的纤维间隔发生化脓性感染时,纤维带切开排脓时,务必较广泛切断这些纤维带,以利引流通畅。

(2)手掌侧皮肤富有汗腺,但没有毛发,因此也没有皮脂腺。若在掌面皮内发现肿物,绝不是皮脂腺囊肿,而可能为表皮样囊肿。

(3)肝掌,观察患者双手掌面,可见其大、小鱼际及手指端掌面充血、发红,甚至呈鲜红色,用手指按压迅速退色,除去手指压力后又马上恢复红色,即为肝掌。肝掌是慢性肝病的特征性表现之一。

6.手背及指背皮肤。与手掌及手指掌皮肤相反,它薄、软而富有弹性。皮下组织松软,可以滑动,以利在握拳时背侧皮肤不致过紧而影响这一功能。

【临床应用】

(1)在背侧皮肤缺损行植皮术,尤其是游离植皮,必须估计握拳时造成的最大缺损范围。否则,术后会由于植皮小而影响充分握拳动作。背侧皮肤在手指末节或中节常常没有毛发生长,而其他部位则长有毛发。

(2)蜘蛛痣,在患者的手背和面、颈、胸、前臂部见一种中心呈小瘤状,四周为放射状的紫红色毛细血管,其形似蜘蛛者即是。用铅笔尖或大头针帽压迫其中心,则放射状毛细血管消失,除去压力后,则见血流又从中心向其四周的毛细血管内充盈,蜘蛛痣又现形。病理性蜘蛛痣,见于有活动性肝损害的患者。

7.指(趾)甲指(趾)甲可分为甲体和甲床两部。甲体是遮盖在手指与足趾末节背面的角质板,略呈弯曲的四边形,相当于皮肤的角化层。甲体附着于指(趾)端处下面的部分称甲床,内含丰富的毛细血管网,故正常甲床的颜色呈淡红色。甲体的前缘游离,后缘称甲根,两侧缘及甲根嵌入甲床的四周,其周围的皮肤皱襞称甲襞,甲襞与甲床之间的沟称甲沟。在甲体的基底部有一白色半月形区域,称弧影,指(趾)甲即由此而不断地生长、延长。弧影的细胞层较厚,甲床内的毛细血管几乎是完全不能透过,故呈白色。指甲的生长速度,与年龄和生理情况有关,一般平均每日约增长 0.1 mm。

【临床应用】

(1)反甲,又名匙状甲、凹甲,观察患者的指(趾)甲,若见其与正常甲的弯曲程度相反,边缘翘起,中部凹陷,呈匙状,即为反甲。反甲是由于组织缺氧和某些氨基酸代谢障碍所致的甲床发育异常,且多合并指(趾)的其他感染。

(2)裂甲症,又名普鲁麦指,观察患者十个指甲,若发现指甲在甲床附着缘由正常的弧形突出变成内凹的波状游离缘,或指甲与甲床分离,即为裂甲症。裂甲症常见于甲状腺功能亢进症,占该病患者的50%左右,以无名指和小指尤重,是该病诊断中一项有价值的体征。

四、上肢血管的体表投影(图 8-31)

(一)上肢动脉

1.腋动脉和肱动脉。当上肢外展90°,掌心朝向上,从锁骨中点到肱骨内、外上髁间连线中点稍下方,即肘窝中央处连一条线。该线在背阔肌下缘以上部分为腋动脉,以下部分为肱动脉的体表投影。

【临床应用】

(1)在腋窝内可摸到腋动脉的搏动,在腋动脉的周围有臂丛的内、外、后三束及其分支围绕,故臂丛神经阻滞麻醉可在腋窝进行,即在搏动的腋动脉上、下方各进针,将麻醉药推入即可。

(2)腋动脉与肩关节囊相邻,当肱骨头向前脱位,特别当肱骨头脱位至喙突的内侧时,或者在肩关节脱位延迟复位时,腋动脉极易受到损伤。

(3)在肱二头肌内侧沟,沿肱动脉的走行位置可以摸到其搏动,特别是在臂下部、肘关节的上方尤为明显。当前臂或手部因外伤出血时,可压迫肱动脉至肱骨止血;在臂上部,应在内侧,向后外对着肱骨压迫,而在臂下部则应向后压迫。

(4)肱骨髁上骨折时,由于肱动脉在此处被肱二头肌腱膜覆盖,易被挤压在腱膜与骨折端之间,或被骨折端刺伤,引起前臂缺血性肌挛缩,即 Volkmann 缺血性肌挛缩,表现为屈腕、伸掌指关节和屈指骨间关节的另一种爪形手畸形。

2.桡动脉。自肱骨内、外上髁间连线中点稍下方,向外下方到桡骨茎突内侧划一直线,为桡动脉体表投影,或相当于肱二头肌腱内侧缘至腕部桡动脉搏动处的连线。

【临床应用】

(1)桡动脉在腕上方,桡侧腕屈肌腱的外侧、桡骨茎突的内侧,位置表浅,极易摸到,是临床上祖国医学脉诊(切脉)和现代医学计数脉搏的部位。

(2)桡动脉变异,有少数人的桡动脉在前臂中点或稍下方处,分为口径几乎相等的内、外侧两支,内侧支到手掌与尺动脉终支组成掌浅弓,外侧支绕转到前臂的后面,或桡动脉本干在桡骨茎突近侧绕到前臂后面下行至手背第一掌骨间隙。祖国医学把这种异常的桡动脉行走称之为“反关脉”或“斜飞脉”。

(3)两侧桡动脉搏动比较法,要确定两侧桡动脉搏动有无差别,如用分开切脉法常不易发现,如用两手同时触诊法则较为清楚。方法是检查者两手同时以四指触压患者两手的桡动脉下段搏动处,并将其两手举起。如两侧脉搏同步,但脉搏强弱不等,则脉搏较弱的一侧可能为先天性桡动脉变异或桡动脉狭窄、受压、阻塞等。

3.尺动脉。自肱骨内上髁到豌豆骨桡侧缘连一线,该线的下 2/3 段为尺动脉下段的投影。自肱骨内、外上髁间连线中点稍下方,向内下方引一条线到上述连线的中、上 1/3 交界点为尺动脉上段的投影。

【临床应用】

(1)尺动脉在腕前尺侧,位置表浅,位于尺侧腕屈肌腱与指浅屈肌腱之间,在这里能触及其搏动。

(2)尺动脉通畅试验,又称阿兰(A11en)试验。检查时让患者紧握拳头,先将供应手的血液驱去。检查者用两手拇指压在患者前臂远段尺动脉和桡动脉搏动处,不让血液通畅,再嘱患者放开拳头,手指伸开,此时手部保持苍白缺血,然后放开尺动脉,如全手迅速转红,说明尺动脉通畅,如全手仍苍白,说明尺动脉已栓塞或断裂。重复上述试验,放开桡动脉,压着尺动脉,可了解桡动脉通畅与否。少数有解剖变异者,其正中动脉异常粗大,则这项试验不明

4.掌浅弓。关于掌浅弓体表投影的记述颇不一致。较为简单的是握掌时,四指尖所触到的掌面代表掌浅

弓的位置，其中指尖所指的部位与掌浅弓的最凸点一致，此点相当于第三掌骨中 1/3 处；或当拇指外展时，自拇指基底部的远侧缘划一横过手掌的直线，即表示该动脉弓最凸点的表面投影位置。

掌浅弓对第二至第四掌骨间隙处，各分出一条指掌侧总动脉，此动脉在指蹼上 1 cm 处又分为两条指掌侧固有动脉，至相邻两指的毗邻缘。

【临床应用】

在手掌行脓肿切开引流或其他手术操作时，应避免损伤掌浅弓。但是这种典型的由尺动脉终支和桡动脉掌浅支吻合而成的形式仅占 2/3 左右，尚有 1/3 的人掌浅弓仅由尺动脉构成而与桡动脉汇合。如损伤了典型的掌浅弓，仅结扎压迫其中的一支动脉，则不能达到止血的目的。

5.掌深弓。自钩骨的远侧缘划一条长约 4 cm 的水平线，即表示掌深弓的位置。距其远侧的掌浅弓 1~1.5 cm，其中心相当于掌心凹陷之近侧尖端处。

掌深弓的凸侧发出三条掌心动脉，沿第二至第四骨间隙下降至掌指关节附近与相应的指掌侧总动脉吻合。

6.指掌侧固有动脉。位于指掌侧面的两侧缘，与指掌侧固有神经伴行。如遇手指出血，应在指根部的两侧压向指骨，可达到临时止血的目的，但如压迫手指的腹背侧(前、后面)是不能止住出血的。

(二)上肢浅静脉

上肢的静脉分为浅静脉和深静脉，浅静脉位于皮下浅筋膜中，位置表浅，隔皮可见，常为静脉穿刺采血、输液和注射药物的适宜部位，故它们的位置、粗细和是否通畅均显得十分重要。

上肢的深静脉均与同名动脉伴行。在臂部中份以下通常成对，位于动脉的两侧，故上肢深静脉的体表投影与其动脉投影大致相当。上肢大部分的静脉血由浅静脉引流，而深静脉引流量较小，浅静脉与深静脉之间常借交通支相连。当深静脉或浅静脉由于某种原因受阻时，血液可借交通支流向浅静脉或深静脉而返回心脏。

1.手背静脉网。首先由沿指背两侧上升的指背静脉彼此吻合成掌背静脉，而掌背静脉在手背中部互相连接组成手背静脉网。手背静脉网位于手背皮下浅筋膜中指伸肌腱的浅面，一般于活体上均可看见，尤其在瘦弱者的肢体上更易观察。为了使手背静脉网显示清楚，可使上肢处于下垂位，再用另一只手握住腕部或用止血带缚扎在臂部，并反复握拳放松数次，这样静脉充分充盈，易于观察。

2.头静脉。手背静脉网的桡侧部与示指桡侧的指背静脉和拇指的指背静脉相连，向近侧上升连续于头静脉。头静脉起始后，沿前臂的前外侧上行，而后是在肱二头肌外侧沟内，至臂的上 1/3 处，头静脉位于三角肌和胸大肌之间的沟内，然后进入锁骨下窝穿过锁胸筋膜，注入腋静脉或锁骨下静脉。

【临床应用】

(1)头静脉的起始部位置十分恒定，位于桡骨茎突背侧的浅筋膜内，即使在此看不见头静脉，也可以在这里做头静脉切开。

(2)寻找锁骨下血管，头静脉往往是良好的标志，在三角胸大肌沟内，头静脉易于显露出来，可作紧急静脉切开之用。

(3)当肱静脉有血栓性静脉炎时，头静脉就成为上肢重要的血液回流途径。因此，在乳腺癌根治术或肩关节手术时，均应妥善地保护好头静脉，不可盲目切断、结扎，以防止血液回流障碍。

3.贵要静脉。自手背静脉网的尺侧部位起始，在前臂后面的尺侧上升，恰在肘关节的下方转到前臂的前面，再向上行于肱二头肌内侧沟内。大约在臂中份穿过深筋膜，伴肱动脉上行，在腋窝后皱襞处与肱动脉伴行的静脉结合形成腋静脉。

4.肘正中静脉。在肘部前面的远侧，一般由外侧的头静脉发出，斜向上方与贵要静脉相连。

【临床应用】

肘正中静脉通常是人体上最明显的浅静脉，即使在休克时，所有其他静脉都隐没在脂肪中或萎缩时，此静脉仍能看见或触及。此静脉于肘窝中部接受来自深静脉的交通支，故该静脉虽位于皮下，但较固定，临床上常在此处进行输血、输液或穿刺采血等。

五、上肢神经的体表投影

1.腋神经。在肩峰下一掌宽处，腋神经贴绕肱骨外科颈向后至三角肌深面，发支支配该肌。当肱骨外科颈骨折时，极易损伤腋神经，致使肩关节外展无力，三角肌萎缩及其表面皮肤感觉障碍，三角肌萎缩后将出现"方肩"。

2.桡神经。其本干在臂部的体表投影为自腋后襞下缘外端与臂交点处(臂腋角)，斜过肱骨后方，至肱骨外上髁的连线。在臂的中段桡神经进入桡神经沟，绕过肱骨干的后面。

桡神经的浅支的体表投影为肱骨外上髁至桡骨茎突的连线。

桡神经深支(骨间后神经)的体表投影为肱骨外上髁至前臂后面中线的中、下1/3交界处的连线。在该神经绕桡骨外侧时可以用Henry法确定它的位置，即沿桡骨外侧放三个手指，上面的一个恰在桡骨头的远侧，第三个手指将按在神经上。

【临床应用】

(1)由于桡神经主干在臂部行于肱骨干的桡神经沟内，与骨面紧贴，关系密切。如肱骨干骨折，特别是中段骨折，桡神经极易受到锐利的骨折片损伤。桡神经干损伤后，所有的腕伸肌和指伸肌瘫痪，不能主动伸腕及伸掌指关节，故产生垂腕(腕下垂)、垂指畸形。而桡神经深支损伤时，只不能伸指及伸拇指，而伸腕的功能并无障碍。这是因为桡侧腕长伸肌没有瘫痪，尚可维持腕的伸展。

(2)桡神经显露的切口标志

1)经臂部，切口线的标志是由腋后襞开始，沿肱三头肌外侧头与长头之间，向下外方到臂中部，再沿肱肌与肱桡肌之间，向前外方到肱骨外上髁上方约5 cm处。

2)经肘部，由肘上6 cm处开始，沿肱桡肌内侧缘向下，经肘窝外侧至前臂后外侧的桡骨颈平面作一切口。

3)经前臂后面，从桡骨头处开始，沿前臂后面中线作一纵向切口至前臂中、下1/3交界处。

3.正中神经。在臂部与肱动脉的体表投影基本一致。在前臂为肱骨内上髁与肱二头肌腱连续的中点，至腕前远侧横纹中点稍外侧的连线，在手掌相当于鱼际纹近段的皮肤皱褶线。

【临床应用】

(1)正中神经在臂部先位于肱动脉的外侧，在臂中部稍下方，通常跨过动脉的前面，而后达动脉的内侧下降。在臂中份正中神经跨过肱动脉前面处，位置较浅，用手指可以触及。这种密切的相互关系应当特别注意，以免在臂中段处理肱动脉时而损伤正中神经。

(2)正中神经在前臂下1/3的部分，特别是在腕前部位置浅表，仅由浅筋膜和皮肤覆盖，位于桡侧腕屈肌腱与掌长肌腱之间，祖国医学称之为"两筋之间"。用手指在两肌腱之间按压可触及正中神经，这里不仅是正中神经容易遭受损伤的部位，而且也是正中神经麻醉的阻滞点。

(3)正中神经各部显露的切口标志

1)经腋部，在腋前皱襞作一横切口将肱二头肌和喙肱肌牵向外侧，于腋动脉的前外方可显露正中神经。

2)经臂部，自胸大肌腱处开始，于臂部内侧，沿肱二头肌内侧沟向下至肘部作一切口。将肱二头肌牵向外侧，即可见正中神经，在臂上1/3处，正中神经位于肱动脉的外侧；在臂中部被肱二头肌内缘覆盖，在臂下1/3处，位于肱动脉内侧。

3)经肘部，在肘前作一"S"形切口，切开肱二头肌腱膜，向尺侧牵开旋前圆肌后，即可显露位于肱动脉内侧的正中神经。

4)经前臂，切口线的标志是，自肘屈横纹的中点开始，沿前臂正中向下达腕部，以需要探查的部位，可在该线的上部或下部作一切口。

5)经腕掌部，沿鱼际肌内侧缘，即手掌的鱼际纹或拇掌纹作一弧线切口，或作一腕掌联合切口，切开腕掌侧韧带或腕横韧带后，即可见到正中神经。

(4)正中神经返支的表面投影相当于鱼际肌的近侧半，或舟骨结节上缘向远侧约3 cm处，在此做手术切口时，应特别加以注意，返支的尺侧有桡动脉的掌浅支伴行，可作为识别标志之一。

4.尺神经。在臂部的体表投影为从腋窝顶至肱骨内上髁与尺骨鹰嘴之间中点的连线，在前臂为从肱骨内上髁与鹰嘴连线中点至豌豆骨桡侧缘的连线。

【临床应用】

(1)尺神经在臂上部与肱动脉伴行,在臂下部则离开肱动脉向下后行至肱骨内上髁之后的尺神经沟内。用手指在尺神经沟内触摸,摸上去有一似索样的结构在手下滚动,用力按压时,手尺侧则发麻、不适。尺神经在此是最容易受到损伤的部位,可能在肘部骨折、肘部手术或肘关节脱位时遭受损伤。此外,尺神经在前臂下2/3与尺动脉伴行,于腕部可触及尺动脉搏动,尺神经位于动脉搏动的内侧。再向下尺神经经豌豆骨的桡侧,于钩骨的内上方分为浅、深两终支。尺神经在腕部撕裂伤时也容易被离断。

(2)尺神经各部显露切口标志

1)经腋部,臂部显露的切口与正中神经相同。

2)经肘部,以肱骨内上髁前方1 cm处为中心,作一约10 cm的切口,在尺神经沟切开深筋膜后,即可显露尺神经。

3)经前臂,在前臂中、下部的尺侧,沿尺侧腕屈肌的桡侧缘作一长约12 cm的纵向切口将掌长肌和指浅屈肌牵向桡侧,尺侧腕屈肌牵向尺侧,即可显露尺神经。

(3)尺神经阻滞

1)肘部阻滞法,屈肘90°,在肱骨内上髁和鹰嘴之间的神经沟内探得尺神经并以示指和拇指将其固定,然后按神经走向穿刺,并注入麻醉药。

2)腕部阻滞法,患者将手旋后,使手掌向上,医者于尺骨茎突的横线上,摸出尺侧腕屈肌腱,然后沿该肌腱的桡侧进针,当小指有特异感觉时,即注入麻醉药。

5.肌皮神经。可由喙突开始向下划一引线至肘关节外上方,肱二头肌外侧沟处。肌皮神经损伤后,前臂屈曲无力,肱二头肌腱反射消失,前臂外侧感觉丧失。

六、上肢的轴线及提携角(图8-28)

上肢轴线是经肱骨头→肱骨小头→尺骨头中心的连线。臂轴是经过肱骨纵轴的线前臂轴即尺骨长轴。正常情况下,臂轴与前臂轴的延长线,构成向外开放的165°~170°角,其补角为10°~15°,即提携角。此角大于20°时为肘外翻,小于10°时为直肘。

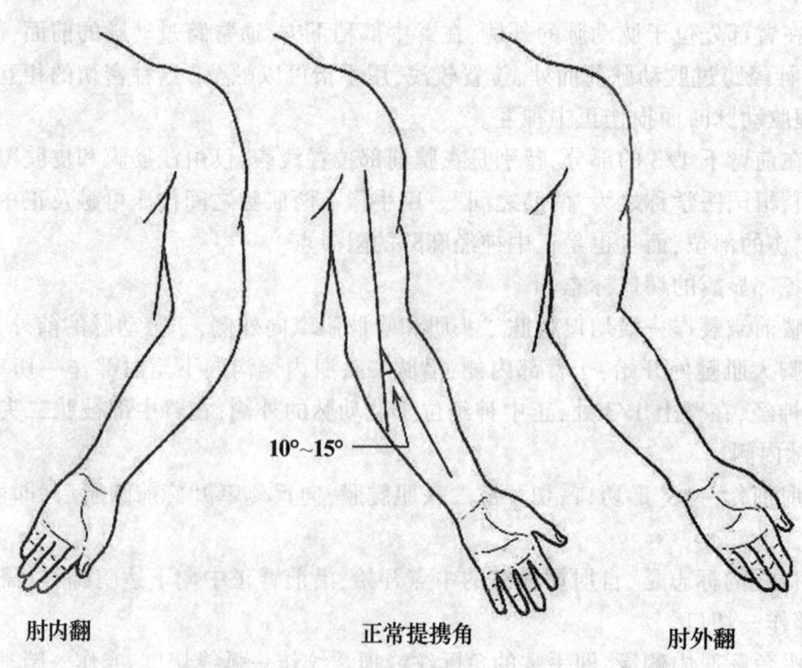

图8-28 上肢的轴线和提携角

第七节　下肢表面解剖

一、境界及分区

下肢与躯干相连,前方以腹股沟为界,外侧和后方以髂嵴为界,内侧以阴股沟与会阴分隔。为了叙述方便,将下肢分为臀部、大腿部、膝部、小腿部、踝部和足部等。

二、骨性标志(图 8-29)

1.髂前上棘:位于腹股沟外端或髂嵴的前端,为腹部与下肢间的重要骨性标志。

2.髂嵴和髂嵴结节:由髂前上棘向后,直到髂后上棘的骨嵴为髂嵴,在髂前上棘后方 5~7 cm 处,可扪到向外侧突的隆起,称髂嵴结节。

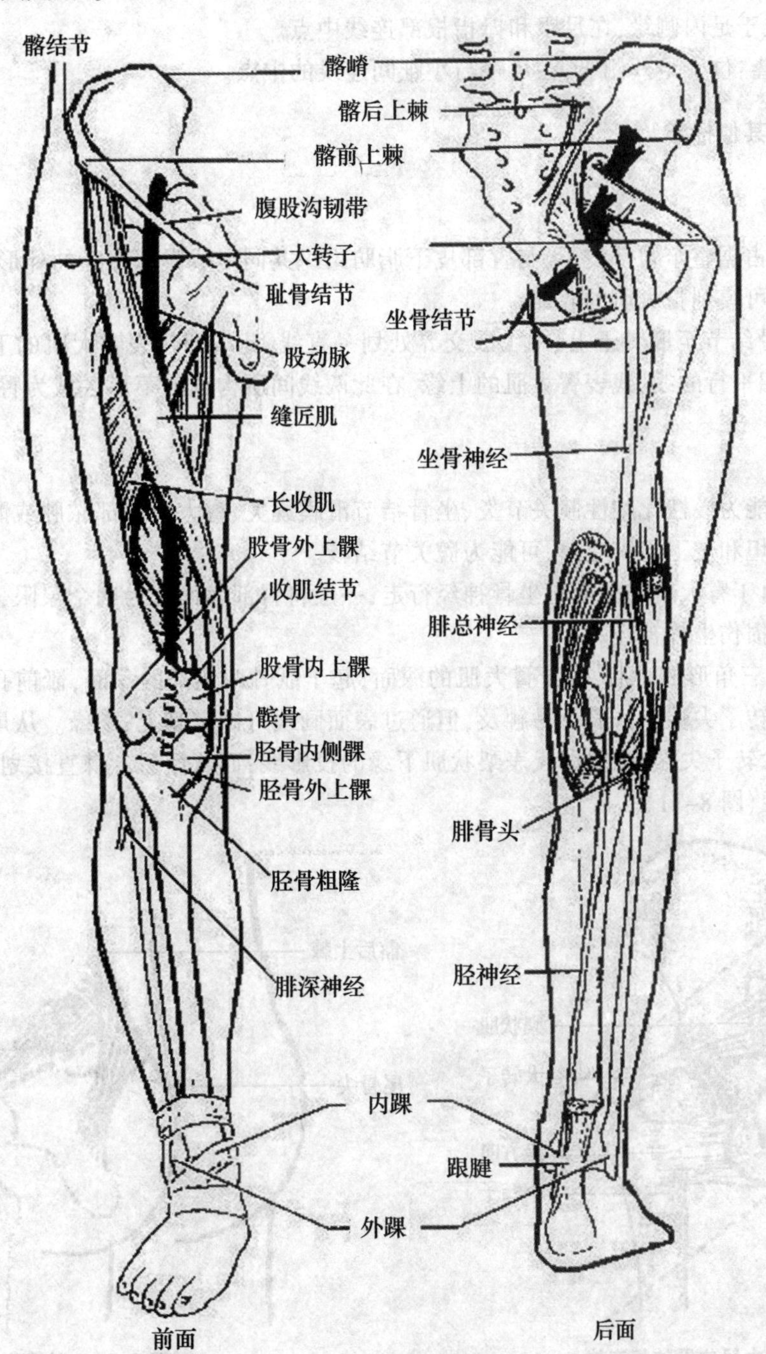

图 8-29　下肢体表标志

3.髂后上棘:位于髂嵴的后端。

4.坐骨结节:由于臀大肌下缘的覆盖,在直立位时,需重压可摸到,在大腿屈曲位时,由于坐骨结节滑出臀大肌下缘,可清晰地被摸到。

5.股骨大转子:相当于一侧髂前上棘与坐骨结节连线中点,其顶端距髂嵴约一手掌宽。当臀中肌特别发达凸出时,大转子处呈一凹陷,以手按此处,屈伸下肢,即可感到大转子的滑动。由于阔筋膜张肌于大转和髂嵴间,当大腿内收时,阔筋膜紧张,大转子上缘不易摸到,外展时,阔筋膜松弛,大转子比较容易摸到。

6.髌骨:位于膝前,浅居皮下。其底、尖和两侧缘常作为测量标志。

7.股骨髁:浅居皮下,外侧髁较内侧髁显著。两髁分别向内侧和外侧的最凸出部,为股骨内上髁和外上髁,内上髁上方有一不太明显的内收肌结节。

8.胫骨髁:屈膝时,在髌韧带两侧可以摸到。

9.胫骨粗隆:位于髌韧带下端,胫骨前嵴上端。

10.腓骨头:位于胫骨外侧髁的后外侧,其下方为腓骨颈,有腓总神经绕过。

11.内踝和外踝:为胫骨和腓骨的下端,位于踝关节内侧和外侧,外踝的尖端低于内踝。

12.舟骨粗隆:位于足内侧缘,在足跟和拇指根部连线中点。

13.第5跖骨粗隆:位于足外侧缘,在足跟与小趾间连线的中点。

三、肌性标志及其他标志

(一)臀部

1.臀大肌。几乎占据整个臀部皮下,与臀部皮下脂肪组织共同形成臀部膨隆的外形。当人体俯卧伸髋作抗阻力后伸时,用手可摸到臀大肌的收缩。

自尾骨尖经坐骨结节至股骨干上、中1/3交界处划一直线,此线即代表臀大肌的下缘;另自髂后上棘再划一条与上述直线相平行的线,代表臀大肌的上缘。在此两线间所构成的菱形区域为臀大肌体表面投影位置(图8-30)。

【临床应用】

(1)臀部肿胀可能为慢性化脓性髋关节炎、坐骨结节滑膜囊炎、臀大肌深部脓肿或髋关节后脱位等。而一侧臀肌萎缩、臀襞平坦和皮下组织变厚,可能为髋关节结核。

(2)臀肌注射,由于臀大肌的深面有坐骨神经行走,一般将臀部表面分为四个象限,在其外上象限行臀肌注射比较安全,不易损伤坐骨神经。

2.梨状肌。为呈三角形的小肌,位于臀大肌的深面,起于骶骨两侧部的盆面,骶前孔外侧部分,经坐骨大孔出小骨盆,止于大转子尖端。一般不易触及,但通过表面画线可确定其上、下缘。从尾骨尖、髂后上棘连线的中点处划一线到大转子尖端,此线即代表梨状肌下缘的投影线;而从髂后上棘直接划一线至大转子尖端为梨状肌上缘的投影线(图8-31)。

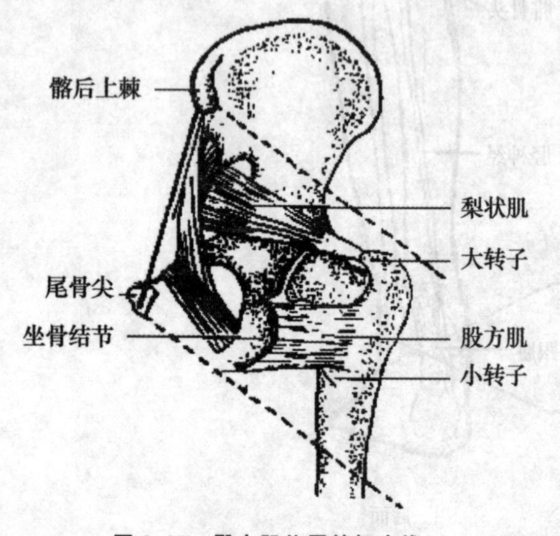

图8-30 臀大肌位置的标志线

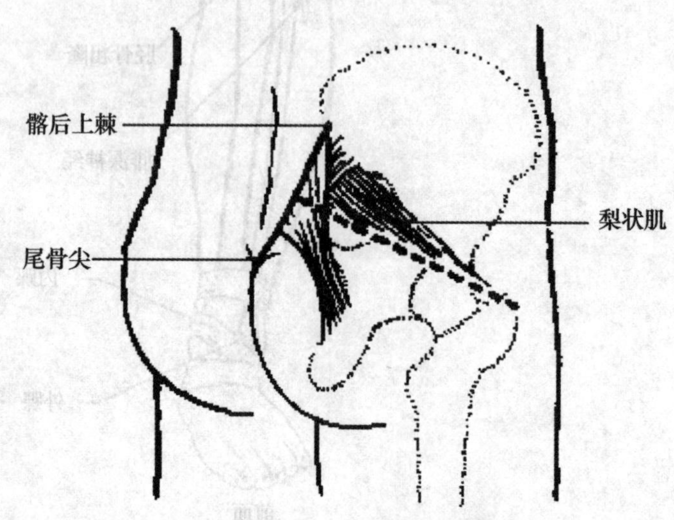

图8-31 梨状肌的体表投影

(1)梨状肌穿经坐骨大孔时没有完全封闭该孔,其上缘的空隙称梨状肌上孔,由外侧向内侧依次有臀上神经、臀上动脉和静脉在此孔出入。在梨状肌上缘投影线的中、内1/3交界处是寻找上述结构的标志。

梨状肌下缘的空隙称梨状肌下孔,出入此孔的结构由外侧向内侧依次有坐骨神经、股后皮神经、臀下神经、臀下动静脉、阴部内动静脉和阴部神经。上述结构均集中在梨状肌下缘体表投影的内侧半。

(2)梨状肌综合征,正常情况下,坐骨神经由梨状肌的下缘穿出,垂直向下,其行程不受肌肉的阻挡,当下肢作任何方向的运动时,神经均不受到压迫和异常的刺激。但如腓总神经高位分支,由梨状肌肌束间穿出,或整条坐骨神经都由梨状肌肌束中穿出。当大腿急剧旋外或过度内收、旋内时,梨状肌纤维强力收缩或被牵拉受伤,导致梨状肌充血、水肿、痉挛、变硬、肌束间隙缩小,压迫并刺激从肌束间穿出的坐骨神经或腓总神经引起臀腿痛,发生梨状肌综合征。此时在臀区梨状肌表面投影部位可触及肿胀、变硬,呈条束状隆起的梨状肌。行梨状肌紧张试验,为阳性。即让患者仰卧,患肢伸直,当患肢髋关节主动内收、旋外时,出现沿坐骨神经放射痛。然后该肢体又迅速主动旋外、外展,疼痛则随之缓解,即阳性,证实为梨状肌综合征。

3.缝匠肌。为身体最长肌,位于股部前面和内侧皮下,起于髂前上棘,肌纤维自外上方斜向内下方,绕过收肌结节的后方,其肌腱越过股薄肌及半腱肌的浅面,至胫骨粗隆和胫骨前嵴上端的内侧。当髋关节取屈曲、旋外、外展位,膝关节亦屈曲,即举腿跨过对侧膝部(如缝鞋匠缝鞋时采取的姿势),此时在大腿前内侧看到的带状肌性隆起为缝匠肌,而缝匠肌的名字也由此而来。

【临床应用】

(1)缝匠肌为股部重要的肌性标志,其上端内侧缘作为股三角外界,下部作为收肌管顶盖,在其外缘之斜线上可寻找股前部各皮神经之穿出点。

(2)在缝匠肌起始处的外侧及髂前上棘的远侧在体表可观察到呈三角形的凹陷,该凹陷的外侧界是阔筋膜张肌,凹陷处相当于股直肌的近端,髋关节前部的暴露手术多由此进入。

(3)在治疗慢性骨髓炎时,常使用缝匠肌填充股骨骨腔。裁剪缝匠肌肌肉瓣时,应使其基底位于上部,以保证其良好血供。

4.股四头肌。在大腿前下方,膝关节约上方,股四头肌中的三块肌肉明显隆起显而易见。在髌骨外缘上方,大腿前面正中观察到的呈纺锤形隆起为股直肌,下端直接延续为股四头肌腱,可摸其扁腱附着于髌骨底;在膝关节的内上方可以见到股内侧肌的隆起,它位于股直肌与缝匠肌的下段之间,比股外侧肌稍延伸向远侧,由髌骨外缘向上直至股骨干中部有一浅沟,作为股直肌与股外侧肌的分界线;股外侧肌呈梭状的隆起位于阔筋膜张肌和髂胫束的内侧。

【临床应用】

(1)股四头肌中以股内侧肌最为重要,它的收缩力量最强,是完成伸膝动作的最后10°~15°的主要肌肉。因此,若股内侧肌无力,膝关节就不能完全主动伸直。反之,任何膝关节疾患,只要引起膝关节运动障碍,股四头肌内侧头很快发生废用性萎缩,此时膝关节内上方的肌性隆起消失变平坦。所以,此肌萎缩与否是判断膝关节有无病变的重要依据。

(2)股四头肌张力和肌力测验方法

1)患者仰卧,下肢伸直,小腿下垂于床沿。检查者两手各放在其股四头肌表面,当患者主动伸膝时,即可对比其两侧肌肉收缩时的硬度有无差异。或在伸膝时,检查者以手压其小腿,以其伸膝相对抗,即可大致判断其肌力之大小。

2)患者仰卧,两下肢伸直。检查者一手托起其一侧大腿后部,另一手托起其小腿后部,使呈伸膝位,并将整个下肢抬起45°左右。然后托起小腿的手,突然放松,让小腿自然下落。正常人,小腿立即下落,且无任何异常现象。如该肢锥体系受损时,其小腿下落缓慢,并出现连续跳动现象。如患震颤麻痹,其小腿下落也缓慢,但无跳动现象。

(3)股四头肌断裂,在所有肌肉、肌腱断裂中,股四头肌断裂甚为常见,占第二位。其发生部位多在肌腱附着髌骨部分,或在肌肉及肌腱交界处,受伤后,患者不能主动伸直膝关节,肌肉存在裂隙,髌骨上缘前倾。此肌的断裂在任何年龄均可发生。多因直接打击引起。

(4)股四头肌损伤,是指股四头肌在髂前下棘、股骨体前方及股骨粗线内、外侧唇的起点处擦伤,易发生在用力踢足球或猛然伸小腿时。股四头肌起点处损伤后患肢不能伸直而肌力减弱,髂前下棘和股骨粗线内、外侧压痛、肿胀。

5.股薄肌。位于大腿的最内侧,上端粗大,以宽而薄的肌腱起于耻骨弓,可用两指对捏而触及。而下端细薄,止于胫骨上端内侧面,由于缝匠肌覆盖其下端,所以体表不明显,同时也不可触及。

【临床应用】

股薄肌位置表浅,功能较为次要(缺少此肌,对大腿运动不受影响),位置恒定,主要血管、神经束较为单一。所以,很早即有人将带有血管蒂的股薄肌移植于肛周,治疗肛门括约肌失禁。目前常采用股薄肌—皮瓣游离移植术,以填充局部组织缺损,重建肢体肌肉功能,特别适用于前臂缺血性挛缩肌肉功能的修复。

股薄肌的营养动脉主要来自股深动脉的分支(94%),血管至耻骨结节的距离平均为 14 cm,其体表定位在从耻骨结节到收肌结节连线的上、中 1/3 交界处。

6.长收肌。大腿内侧群肌的隆凸部分相当于长收肌及耻骨肌。当大腿抗阻力强力内收时,可见到长收肌的隆起,其内侧缘尤为明显,作为股三角的内侧界,并可用手指触及其圆形肌腱直至耻骨结节起点处。

【临床应用】

长收肌损伤多见于骑马者,故又名骑士损伤,伤后局部肿胀、疼痛。“4”字试验阳性,大腿内收抗阻试验或屈膝内收抗阻试验,伤处可出现剧烈疼痛,亦均为阳性。

7.股三角。位于大腿上 1/3 的前面,腹股沟韧带的下方。三角的上界为腹股沟韧带,外侧界为缝匠肌的内侧缘,内侧界为长收肌的内侧缘(因长收肌倾斜之故)。上述三条界线均可观察到或用手可触及。三角的尖向下,通向收肌管,为收肌管上口,此处相当于股骨小转子处。股三角长 10~15 cm,表面覆以皮肤、浅筋膜和深筋膜。在股三角的浅筋膜内含有腹股沟浅淋巴结、大隐静脉及其属支等。深筋膜即阔筋膜,在卵圆窝处有大隐静脉穿过。

【临床应用】

(1)在股三角内,腹股沟韧带中点下方可摸到股动脉的明显搏动。以此为标志,在股动脉的内侧为股静脉,再内侧为股管(内含一腹股沟深淋巴结和一团脂肪组织)。在股动脉搏动的外侧为股神经,两者相距约一横指宽。根据以上解剖关系,临床上可进行股动脉压迫止血、插管造影、股静脉穿刺和股神经阻滞麻醉等。

(2)如在股三角内有一肿物,在作鉴别诊断时应该想到每一种解剖结构以及它们可能发生的病理变化。例如,皮肤及皮下组织可发生皮脂腺囊肿或脂肪瘤等,大隐静脉可能发生曲张。股动脉可能发生动脉瘤,股神经及其分支可能发生神经纤维瘤。沿股管可能发生股疝、腰椎结核,沿腰肌鞘可能发生寒性脓肿,以及腹股沟浅、深淋巴结肿大可能存在的各种原因等。

8.收肌管。由股三角尖向下至股骨内上髁之间,表面呈现一线沟。当大腿屈曲并外展时,此沟显得更加明显,该沟相当于股内侧肌与大收肌的分界线,缝匠肌亦沿此沟下行。沟的深部为收肌管,又称股腘管或缝匠肌下管。管的上口通向股三角,下口为收肌腱裂孔,通向腘窝。收肌管内有股动、静脉及隐神经通行,神经在前,动脉居中,静脉在后。收肌管上连股三角,下通腘窝,故股三角和腘窝的炎症或脓肿可通过此管互相蔓延。

【临床应用】

收肌管综合征,本病为近年来发现的一种软组织损伤,多见于腿部长时间活动过多的运动。股内侧肌和大收肌的强力收缩挤压,对收肌管形成一定的剪力,这种剪力可随管内血管、神经受到反复的挤压和牵扯,而出现远侧端即膝以下的血管、神经损伤症状。

9.股管。位于股三角的最内侧,耻骨结节外侧一个潜在性的小间隙,长 1~2 cm,正好能伸进小指那么大。股管的上口称股环,其体表投影相当于腹股沟韧带中、内 1/3 交界处的深面。股管的下端正对卵圆窝,股管内含有一团脂肪和一个恒定的淋巴结,称股管淋巴结。

【临床应用】

股疝,股管是腹壁上一个潜在性的薄弱点,当腹压增高时,腹盆腔脏器可被推向股管,并突向卵圆窝而形成股疝。股疝多见于女性,这可能是因为女性骨盆较宽,股管较大所致。股疝与腹股沟斜疝不同,并无先天性的疝囊,均是后天形成的。此外,股疝的颈必须是位于耻骨结节的外下方,而斜疝的颈是在耻骨结节的内上方,两者以耻骨结节这一骨性标志为界。

10 髂胫束。在大腿外侧观察到的凹陷处即代表髂胫束所在,此束是阔筋膜在股外侧份的纵行纤维显著增厚呈带状而形成的。上端起于大转子平面,通过臀大肌、臀中肌和阔筋膜张肌浅面的筋膜与髂嵴相连;下端附着于胫骨外侧髁。髂胫束并与股外侧肌间隔相连续,至股骨粗线。此束的前部纤维为阔筋膜张肌的腱膜,后部纤维为臀大肌的肌腱延续部分。所以,髂胫束实际上为阔筋膜张肌与臀大肌的结合腱。

【临床应用】

(1)髂胫束可作为修补体壁薄弱或缺损处的材料,如疝修补或硬脑膜修补等。

(2)髂胫束挛缩,是脊髓灰质炎比较常见的后遗症,可引起髋关节屈曲、外展、旋外及膝关节屈曲、外翻,小腿旋外畸形。此外,髂胫束挛缩还能导致骨盆倾斜和代偿性背柱侧凸。双侧挛缩可引起腰前凸明显加大。

11.臀沟与股沟。两沟均为横行的皮肤皱襞。臀沟位于大腿后面上部,是臀部与大腿之间一横行的沟,故又名臀股沟。在伸髋姿势下,臀沟加深,非常清晰。当髋微屈时,臀部即变平,臀沟变浅或消失。因髋关节有病变时易处于屈曲的姿势,因而早期即有臀部变平与臀沟消失的体征。

股沟位于大腿内侧上端,是与会阴的分界线。此外,在小儿于股部内侧尚有两条皮肤皱襞,一条在髌上,另一条在股中间。正常时两侧股部的皮肤皱襞,包括其数目、长短、深浅皆对称。如一侧变多、变长、加深或臀沟变浅,可能为髋关节后脱位的现象。

(二)膝部和小腿

1.髌韧带。位于膝关节前部,为股四头肌腱的延续部分,上方起于髌骨尖,向下至胫骨粗隆,长约 8 cm。髌韧带肥厚而坚韧,全长均可摸到,是全身最强大的韧带之一。

【临床应用】

(1)膝反射,即叩击髌韧带所产生的神经反射,又称膝跳反射。检查时让被检查者取坐位,两小腿自然下垂,足跟离地。检查者以叩诊锤或掌尺侧缘叩击髌韧带。则引起股四头肌收缩,小腿前踢,称膝反射存在。根据该反射的程度如减弱或消失,增强或亢进可以辅助诊断某些疾病。

(2)髌韧带的中部相当于膝关节平面,髌韧带两侧有自股内侧肌和股外侧肌延续来的内、外侧支持带,以加强关节囊,并防止髌骨向两侧方滑脱。髌韧带的浅层和深层均有滑膜囊,分别称髌下皮下囊及深囊。

(3)髌韧带断裂,多由股四头肌猛烈收缩而致断裂,儿童多发生在髌尖或胫骨粗隆附着处的撕脱伤,而青年人则多在髌韧带中段断裂。

2.腓侧副韧带。位于膝关节的外侧,又名外侧副韧带,在股二头肌前方摸到一条索样结构即是。该韧带上方起自股骨外上髁,向下止于腓骨头,不与关书囊和半月瓣相连。当屈膝或小腿旋外时,腓侧副韧带松弛,容易摸到;反之,腓侧韧带紧张,则不易摸清。

【临床应用】

腓侧副韧带损伤,临床上比胫侧副韧带损伤较为少见。仅当小腿对大腿强力内收并有部分或完全脱位时才发生损伤。但必须指出,腓侧副韧带一旦断裂,多伴腓总神经损伤,引起韧带—腓总神经综合征,这是腓总神经随同腓侧副韧带受到过度牵扯或断裂所致。

3.胫侧副韧带。位于膝关节的内侧,又名内侧副韧带。上方起自股骨干内上髁((收肌结节处),向下止于股骨内侧髁的内侧面。由于它宽而扁,与周围组织结构连接紧密,如其前部纤维与髌内侧支持带愈合,后部则与关节囊及内侧半月板愈合。所以,胫侧副韧带一般不易触及,只能从体表勾画出它的轮廓。

【临床应用】

胫侧副韧带损伤,临床上较为常见。膝关节在全伸位或全屈位时,胫侧副韧带均呈紧张状态,比较稳定,不易受到损伤。但在半屈位时,胫侧副韧带松弛,并有 50°外展及轻度旋转活动,此时最易遭受损伤。胫侧副韧带断裂后可合并内侧半月板和前交叉韧带的撕裂伤,甚至引起膝关节脱位。胫侧副韧带损伤后必须及时修复,如让其在松弛状态下愈合,必将影响膝关节的稳定性。

4.股二头肌腱及髂胫束。当被检查者膝关节屈曲时,于膝关节屈侧外方,即腘窝的外上界,可以摸到股二头肌腱直至腓骨头,在其前方可触及髂胫束行于胫骨外侧髁,该束在膝关节伸直时,通常呈凹槽状。

5.半膜肌腱与半腱肌腱。在膝关节的内侧即腘窝的内上界可摸清上述两肌腱。其中半腱肌腱较窄细,位置表浅且靠外;而半膜肌腱粗而圆钝,位于半腱肌深面且靠内。

6.髌旁沟。在髌骨与股骨内、外侧髁之间,有两条纵行的凹陷,分别称内、外侧髌旁沟。如皮下脂肪较多,此沟即不典型。被动伸膝使股直肌松弛时,内、外侧沟与髌骨上缘的横行沟共同作马蹄形,围于髌骨四周。唯在膝关节肿胀时,此马蹄形沟即不复见。相反,此沟可膨胀成马蹄形嵴,关节穿刺常在此处进针。在内、外髌旁沟下方,即髌韧带的两侧有两个隆起,在股四头肌收缩时变为显著,此隆起代表膝关节滑膜外脂肪垫。介于股骨髁与胫骨髁之间。伸膝时,脂肪垫摸上去给人一种波动感,不要误诊为膝关节内有积液。

7.膝关节线。当膝关节处于伸直位时,髌韧带中点即相当于关节平面,在屈膝时,从前面髌韧带两侧的横沟来确定,关节裂隙可在胫骨髁上缘股骨髁之间触知;在膝的后面,关节线几乎与腘横纹相当;在内侧也可通过触摸胫骨髁与股骨髁之间的裂隙来确定;在外侧,关节线则较难确定,一般在腓骨头上方2 cm处。

8 膝眼。位于髌骨下方,髌韧带两旁的凹陷。分别称为内、外膝眼。在屈膝90°则更加明显。用手指触之有空虚感,为膝关节的间隙。

【临床应用】

(1)正常屈膝成直角时,内、外膝眼均呈凹陷状态,若此凹陷消失甚至鼓起,说明膝关节腔内有积液。若用手压迫膝眼,使其饱满现象消失,当放手后又复现饱满者,说明关节腔内有少量积液。

此外,当患者伸膝时,检查者用一手压迫并向前推挤髌上囊,如出现两膝眼饱满,放手后膝眼又恢复其凹陷,且手指还可感到有液波的冲击感,也证明膝关节腔内有积液。

(2)外膝眼为针灸学的犊鼻穴,针刺该穴或外膝眼透刺内膝眼,可治疗膝关节及周围软组织等疾病。

9.腘窝。位于膝关节的后面,呈菱形。伸膝时腘窝界线不明显,屈膝时腘窝的界线清楚,尤其是上内、外侧界特别明显。组成腘窝上外侧界的是股二头肌及其肌腱,上内侧是半膜肌、半腱肌及其肌腱,下内侧界是腓肠肌的内侧头,下外侧界是腓肠肌的外侧头和不恒定的跖肌,窝顶是腘筋膜,窝底为股骨腘面、膝关节后面和腘肌等。腘窝的内容由浅入深有胫神经、腘静脉、腘动脉,在窝的上外缘有腓总神经,窝内还含脂肪组织和淋巴结等。

【临床应用】

(1)腘窝如发生脓肿,由于腘筋膜坚韧而紧张,故腔隙内压力增高压迫神经,疼痛明显,此外,脓肿不易向浅层穿破,故脓液可沿血管神经鞘向小腿或股后部蔓延。

(2)腘窝内肿块可考虑以下可能性:①皮肤和软组织可能发生脂肪瘤或肉瘤;②小隐静脉在此处注入腘静脉有可能发生曲张;③在足部化脓感染时,腘淋巴结可能继发感染肿大;④腘动脉可能发生动脉瘤;⑤肌腱深面的滑膜囊可能肿大;⑥膝关节可能有积液;⑦股骨下端及股骨上端可能发生肿瘤等。

(3)腘窝切口,适用于股骨髁上骨折合并腘窝血管、神经损伤,或从后面暴露膝关节腔。腘窝部切口有直切或"S"形切口两种。皮肤切开后,于浅筋膜内可找到小隐静脉、腓肠内侧皮神经及股后皮神经,应予以保护。沿中线切开腘筋膜,即可显露浅层的胫神经和腓总神经以及深层的腘血管鞘。将其牵向内侧即可显露关节囊后部,切开关节囊即可显露关节腔。

10.小腿前部。在小腿前上部的肌性隆起由胫骨前肌和趾长伸肌形成。在肌肉发达者,两肌间尚呈现一浅沟,可以作为手术时寻找胫前血管、神经切口的标志。当距小腿关节背屈时,胫骨前肌腱可在小腿的前下方触及,而其肌腹为致密的深筋膜所覆盖,显得张力较大,触之发紧变硬。

【临床应用】

胫骨前肌综合征,又称胫前间隔综合征等,主要为肌肉剧烈活动等原因,致使胫前间隙容积变小,压力增高,使肌肉造成缺血性障碍,乃至坏死而出现的综合征。

11.小腿外侧部。当足外翻时,在其外部隆起为腓骨长肌,紧贴腓骨干的外侧,在其下部则为腓骨长、短肌腱。在小腿前群肌与外侧群肌之间可触及一凹槽,为小腿前肌间隔所在部位。腓浅神经在此凹槽的中、下1/3交界处穿出深筋膜至皮下,分布于小腿前外侧和足背的皮肤。

12 小腿后部。在小腿后部上方的肌性隆起为腓肠肌和比目鱼肌构成"小腿肚"的轮廓。当足跖屈时,轮廓特别明显。中间呈现一条纵行的浅沟标志着腓肠肌两头之间的区域。有小隐静脉在此沟内行走,直至腘窝穿深筋膜注入腘静脉。

在小腿后面下部可以见到腓肠肌和比目鱼肌汇合而成的肌腱,其中比目鱼肌的纤维比腓肠肌的纤维更深延向远侧。跟腱的边缘极易以两指对捏摸到,非常坚韧,是全身最强大的肌肉之一。在跟腱的两侧有两条纵沟,称踝后沟。

【临床应用】

(1)腓肠肌假性肥大,在全身其他肌肉出现萎缩性病变的同时,腓肠肌出现假性肥大,此种现象常见于进行性肌营养不良的假性肥大型。

(2)腓肠肌张力降低可见于坐骨神经或胫神经损伤,或因跟腱断裂所致。检查时,患者患侧不能提起足跟、不能以足尖站立,距小腿关节不能主动跖屈,捏起肌腹不见足反射性跖屈动作等。

(3)网球腿,为网球运动员跳起扣杀致使小腿三头肌牵拉和跟腱损伤。小腿三头肌有明显的压痛,顺腓肠肌内侧沿跟腱走行方向触摸，常有较敏锐的压痛点。距小腿关节作主动的跖屈抗阻试验和被动的背屈距小腿关节时，小腿后部疼痛加重。

13.小腿内侧部。胫骨的内侧面直接位于皮下，没有肌肉保护，极易遭受外伤而造成开放性的骨折。大隐静脉经内踝前方到小腿内侧皮下上升，是大隐静脉曲张容易发生的部位。

(三)踝和足(见图 8-32，图 3-33)

1.胫骨前肌腱。位于距小腿关节前方最内侧的肌腱，它走向前内下方。抵至于第一楔骨和第一跖骨底的内侧，当足背屈并内翻时，该肌腱明显隆起于皮下触之变硬、紧张。

2.拇长伸肌腱。位于胫骨前肌腱稍外侧，沿足背的内侧一直延伸至拇趾根部。当距小腿关节背屈、拇趾背屈时，拇长伸肌腱明显可见。拇长伸肌腱是临床上触摸足背动脉的标志，在该肌腱的外侧可摸到足背动脉的搏动。

3.趾长伸肌腱。在距小腿关节前方为一总腱，经伸肌下支持带的外侧管至足背，分为五个腱。内侧四个腱分别止于第二至第五趾背，最外侧的一个腱止于第五趾骨粗隆的背侧，此腱只见于人类，称第三腓骨肌。当距小腿关节背屈、趾背屈时，上述各肌腱均可见到和触及。

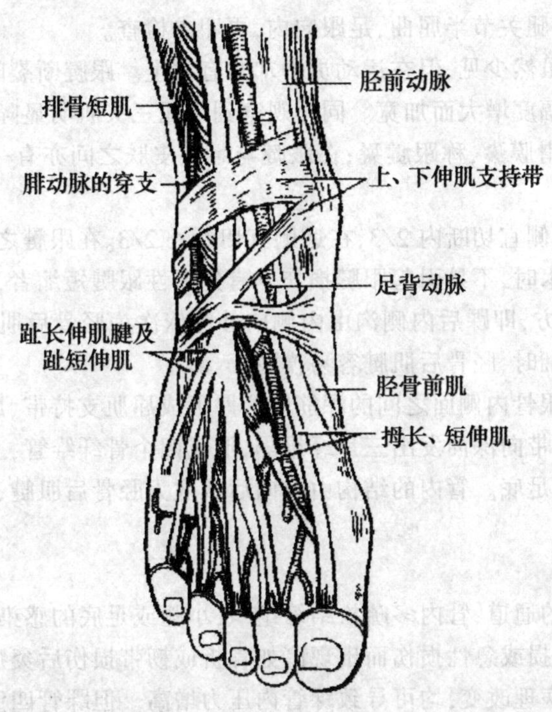

图 8-32　经过距小腿关节前面的结构

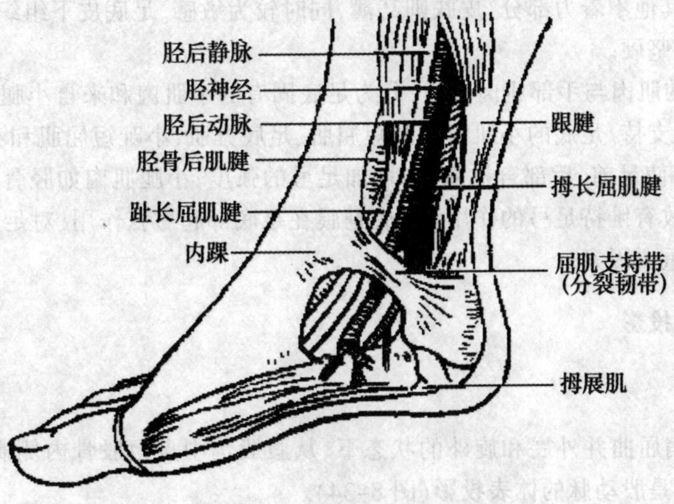

图 8-33　经过踝管的结构

4.趾短伸肌。在足背的后外侧,即在外踝之前方,所见到的肌性隆起为趾短伸肌的肌腹。此肌性隆起应与外伤后足背肿胀鉴别。

5.腓骨长、短肌腱。腓骨短肌腱行经外踝后下方,跟骨滑车突的上方,向前附着于第五跖骨粗隆。腓骨长肌腱经跟骨滑车突的下方进入足底。上述两肌腱在足跖屈并外翻时特别明显可见。

【临床应用】

腓骨长、短肌腱滑脱症,因腓骨长、短肌猛烈地收缩,致腓骨肌腱冲破上支持带的限制而撕裂或在外踝后内外侧缘发生撕脱性骨折,腓骨肌腱从沟内滑向外踝前方。滑脱后如果支持带或骨折愈合不好,则形成习惯性脱位。腓骨肌腱滑向外踝前方时,可伴有弹响声,故又称"弹响踝",此时于外踝的前方检查可触到脱位的肌腱。

6.跟腱。在小腿下端及距小腿关节的后方摸到的粗大肌腱为跟腱。跟腱为身体最长、最坚强的肌腱,长约15 cm,起于小腿中部,由腓肠肌和比目鱼肌合成。肌腱由上向下逐渐增厚、变窄,在踝后部最窄,止于跟骨结节后面的下半部。

【临床应用】

(1)跟腱的反射检查方法:患者取跪位,两足自然下垂,叩击跟腱时可引起腓肠肌收缩从而使足跖屈;或取仰卧位,左手握其足趾,使距小腿关节半屈曲,足跟向内,再叩击检查。

(2)跟腱断裂在日常生活中虽然少见,但在运动员中却时有发生。跟腱断裂时,患者足背屈,在断裂处可触及一凹陷裂隙,并随着足背屈幅度增大而加宽。同时观察到小腿三头肌明显隆起,肌腹上移。

(3)在跟骨与跟腱之间有一滑膜囊,称跟腱囊;在跟腱与足跟皮肤之间亦有一滑膜囊,称跟皮下囊,能产生炎症。

(4)在做跟腱延长术时,在近侧宜切断内2/3,在远侧宜切断外2/3。在跟腱之前尚有一甚厚的脂肪垫,胫后血管埋于其中,故在作跟腱手术时,不易引起跟腱损伤。有先天性跟腱短缩者,易引起平足症。

7.胫骨后肌腱。在内踝的后方,即踝后内侧沟由内侧向外侧依次为胫骨后肌腱、趾长屈肌腱和拇长屈肌腱。当距小腿关节行跖屈、足内翻时,胫骨后肌腱容易摸清。

8.踝管。在内踝的后下方与跟骨内侧面之间的深筋膜增厚形成屈肌支持带,即分裂韧带,此韧带与距骨、跟骨的内侧面共同构成踝管。韧带向深面发出三片纤维隔,形成四个骨纤维管,三条小腿屈肌腱伴随胫后血管和胫神经分别穿各骨纤维管达足底。管内的结构由前向后依次为胫骨后肌腱、趾长屈肌腱和胫后动、静脉及胫神经以及拇长屈肌腱。

【临床应用】

(1)踝管是小腿后区与足底的通道,管内多疏松结缔组织,小腿或足底的感染可经踝管互相蔓延。

(2)踝管综合征,如因慢性劳损或急性损伤而出现诸如骨折或韧带损伤后炎症、水肿、出血、纤维化、腱鞘炎、腱鞘囊肿或滑膜组织增生等病理改变,均可导致踝管内压力增高。但踝管四壁坚硬,缺乏弹性,不能随之而膨胀。由此产生胫神经受压刺激和血供障碍,以致变性坏死,从而出现一系列的临床症状。

9.足底。足底外观呈三角形,内侧凹陷。跟骨结节下部,第一跖骨头的足底侧及足的外侧,因系着力点,故皮肤极厚,甚至角化;而其他不着力部分,皮肤则甚薄,同时较为敏感。足底皮下组织甚为致密,特别在中央部分有足底腱膜加强,更为坚硬。

10.足底肌肉。足底的肌肉与手部肌肉一样,分为足底固有的小肌肉和来自小腿的肌腱。足弓主要依靠足底的韧带、筋膜和肌肉来支持。足底的小肌肉如趾短屈肌、足底方肌、小趾短屈肌和小趾展肌以及小腿拇长屈肌和趾长屈肌的收缩,可使足前、后部合拢靠紧,增加足弓的弧度;小腿肌肉如胫骨后肌、腓骨长肌和胫骨前肌的收缩,可提高跗骨,故有维持足弓的作用。足底腱膜在足底部起弓弦作用,对足弓亦有一定影响。足弓的改变是足部疾患的一个重要因素。

四、下肢血管的体表投影

(一)下肢动脉

1.股动脉。在大腿稍屈曲并外展和旋外的状态下,从腹股沟中点至股骨内侧髁上方即收肌结节处连一线,该线的上2/3段正好是股动脉的体表投影(图8-34)。

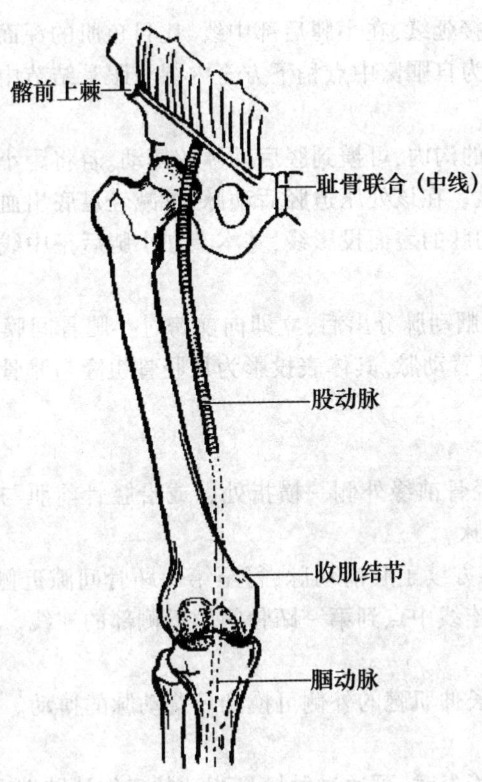

图 8-34 股动脉的体表投影

【临床应用】

(1)在腹股沟韧带中点稍下方，股动脉位置表浅，可摸到其搏动，按在股动脉搏动处的手指正好位于股骨头的表面。其下肢外伤出血时，可把股动脉压向耻骨上支进行临时止血。

(2)股动脉位于股三角的一段，是临床上施行股动脉穿刺，采取动脉血或在紧急情况下输血、输液的部位；也是行下肢血管造影和动脉插管化疗的地方；还可以在这里向近侧插导管，行主动脉造影或选择性肾动脉、腹腔动脉或肠系膜动脉造影等。

(3)股静脉穿刺，股动脉在股三角一段其外侧约一横指处有股神经，内侧紧邻股静脉。临床上若施行股静脉穿刺时，首先摸到股动脉的搏动，然后在其内侧进行穿刺；或者在腹股沟韧带的内、中 1/3 交界处下方二横指(约 3 cm)，在股动脉搏动的内侧穿刺，边进针边抽吸，即可进入股静脉抽出静脉血。

(4)股动脉结扎，可沿股动脉的投影线根据临床需要在股动脉起始部，或股三角内或在收肌管处切开皮肤，在皮下组织找到股动脉后实行结扎。但必须注意，结扎股动脉后，肢体坏死率很高。

2.腘动脉。其体表投影有两种表示法：其一，上端在收肌结节平面以上平均 7.6 cm 处，在膝部后正中线以内平均 0.9 cm；下端在腓骨头平面以下平均 2.5 cm 处，在膝部中线以外平均 0.9 cm，上、下端之间的连线即代表腘动脉的体表投影。其二，自大腿中、下 1/3 交界处，在膝后正中线内侧约 1.5 cm 处开始，向外下方至腘窝中点，然后垂直向下至胫骨粗隆水平，此线为腘动脉体表投影。

【临床应用】

(1)腘动脉位于腘窝的深部，紧贴股骨及膝关节囊后面，其浅面有腘静脉及胫神经交叉跨过，故一般不易触及腘动脉的搏动，但当患者俯卧，屈膝将小腿搭在检查者臂上，并使下肢后群肌松弛时，即可触及腘动脉的搏动，如用力向股骨腘平面深触时则搏动更为明显。如小腿或足部外伤出血，可在腘窝处加垫，捆扎固定，可达到临时止血的目的。

(2)腘动脉结扎，在膝关节线平面以上 1.2~2 cm 处结扎腘动脉较为理想，但应注意必须保留腓肠动脉。

(3)腘动脉损伤，股骨髁上骨折时，远侧骨折端被腓肠肌向后牵引，骨折处呈向后成角畸形，腘动脉有被挤压和被刺破的危险。

(4)腘动脉瘤可以压迫其浅面毗邻的静脉而发生静脉栓塞和末梢水肿，压迫胫神经可引起小腿疼痛。

3.胫后动脉。为腘动脉的直接延续，在小腿后部中线，比目鱼肌的深面下行，至内踝与跟骨结节之间分成足底内、外侧动脉。其体表投影为自腘窝中点稍下方至内踝与跟骨结节中点的连线。

【临床应用】

(1)在内踝与跟骨结节之间的沟内，可摸到胫后动脉的搏动。若将距小腿关节置于轻度背屈位，使血管处于比较紧张状态则搏动更为明显。在该处压迫胫后动脉，可减轻足底出血。

(2)胫后动脉暴露，沿胫后动脉的表面投影线，基本上在小腿后正中线上，纵向切口并将腓肠肌和比目鱼肌劈开予以暴露。

4.胫前动脉。在腘肌下缘自腘动脉分出后，立即向前跨过小腿骨间膜上缘至小腿前部，贴在骨间膜前面下行至距小腿关节前方移行为足背动脉。其体表投影为从胫骨粗隆与腓骨头连线中点至内、外踝之间中点的连线。

【临床应用】

胫前动脉暴露切口，可在胫骨前缘外侧一横指处，或沿胫骨前肌与趾长伸肌之间的沟纵行切开 8~10 cm、向深处分离即可显露胫前动脉。

5.足背动脉在距小腿关节前方续于胫前动脉，行至第一跖骨间隙近侧分为第一跖背动脉和足底深支而告终。其体表投影从内、外踝间连线中点到第一跖骨间隙近侧部的连线。

【临床应用】

(1)在距小腿关节前方或拇长伸肌腱的外侧可摸到足背动脉的搏动。在此压迫足背动脉，可减轻足背因外伤所致的出血。

(2)在患下肢血栓闭塞性脉管炎时，可通过触摸足背动脉来估计肢端血液循环情况和预测预后。但应注意有少数人有缺少足背动脉的变异情况，故摸不到足背动脉的搏动并不就是血栓闭塞性脉管炎，尚应结合其他缺血性症状来考虑。

6.臀上动脉。臀上动脉穿经梨状肌上孔出骨盆处的定位有两种方法：①在髂后上棘至大转子尖连线的中、内 1/3 交界处。②由坐骨结节向上引一纵垂线，臀上动脉在坐骨结节与髂嵴相交点引线的中点，且多数值于此连线上。臀上动脉与臀上神经伴行，动脉位于神经的内侧，再内侧是臀上静脉。

7.臀下动脉。臀下动脉穿经梨状肌下孔出骨盆处的定位亦有两种方法：①在髂后上棘与坐骨结节连线的中点。②暴露臀下动脉，可在大转子至坐骨结节之间连线的中、内 1/3 交界处寻找，臀下动脉亦与臀下神经伴行，动脉位于神经的内侧，再内侧是臀下静脉。

8.足底内、外侧动脉及足底动脉浅、深弓。胫后动脉分为足底内、外侧动脉前，经内踝与跟骨结节连线时距内踝后下方平均 2.13 cm，自此点至第一跖骨头外侧面划一线为足底内侧动脉体表投影，自此点至第五跖骨底内侧的连线为足底外侧动脉的体表投影。

足背动脉足底深支在第一跖骨底远侧端 1.97 cm 处与足底外侧动脉吻合成足底动脉深弓。自第五跖骨粗隆至第一跖骨底远侧端 2 cm 划一弓向前的弧线，此线为足底动脉深弓的体表投影。足底动脉浅弓在深弓近端，距深弓 4.26 cm 处划一水平线为足底动脉浅弓的体表投影。

上述血管的体表投影为临床医生在体表确定血管的位置、血管损伤等提供了解剖学依据。

(二)下肢浅静脉

1.足背静脉弓。足背静脉弓是足背静脉网最发达的部分，横位于足背跖骨的远侧端，隔皮肤清晰可见。足背静脉弓接受趾背静脉的注入，静脉弓的内、外两端向后移行为内侧缘静脉和外侧缘静脉。内侧缘静脉向上延续为大隐静脉，而外侧缘静脉则延续为小隐静脉。内、外侧缘静脉与足背静脉弓之间有许多静脉支相互吻合组成足背静脉网，位于足背浅筋膜内，并与足背皮神经相交织。

【临床应用】

(1)足背静脉弓的顶点一般不超过足背动脉干末端前方 1.5 cm 处的平面。切取足背皮瓣时，下界应在足背动脉搏动末端前方至少 2 cm 处，才能保证不切伤静脉弓。偶有静脉弓顶点位置过低者，如双弓型足背静脉弓，切取足背皮瓣时可能伤及。

(2)足背静脉弓和足背静脉网内均没有瓣膜，血液可向大隐静脉和小隐静脉两个方向回流。

2.大隐静脉。是全身最长的浅静脉，其行程通过体表标志投影为，起始于足背静脉弓的内侧端，经内踝前方 1~1.5 cm 处,即内踝前缘和胫骨前肌之间,继之沿小腿内侧上行,在胫骨前缘后方约 3.5 cm,正好在胫骨内缘的后方。在胫骨内侧髁和股骨内侧髁的后方上行至大腿内侧收肌结节处,此处离髌骨内缘一手掌宽,由此再向外上方至耻骨结节外下方 3~4 cm 处。大隐静脉在此穿卵圆窝注入股静脉(图 8-35)。

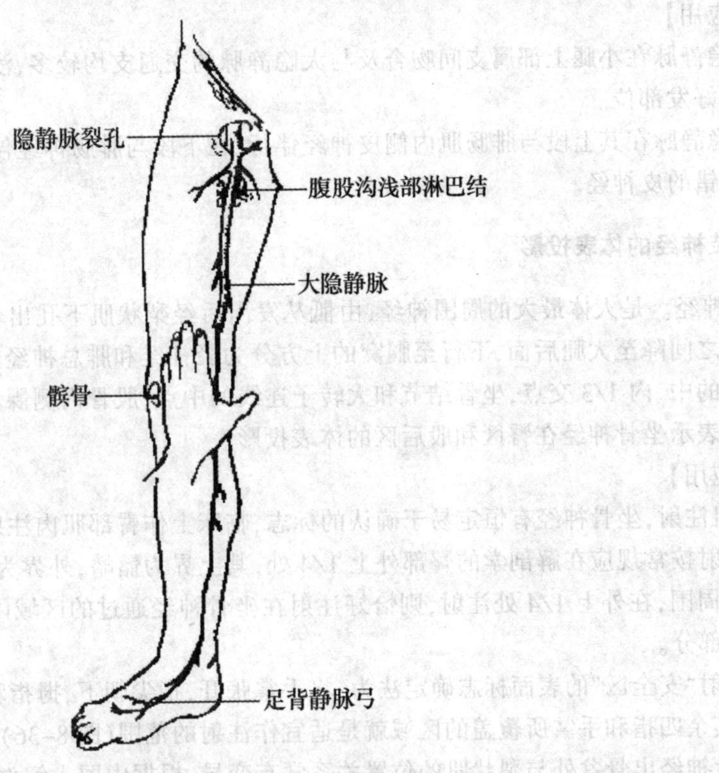

图 8-35　大隐静脉的体表投影

【临床应用】

(1)当需要急救或大量输血、输液时,可在内踝前方行大隐静脉切开,也可在耻骨结节外下方切开。在内踝前方行大隐静脉切开时,应注意保护与其伴行的隐神经。若不慎将紧挨着它的隐神经一并结扎,此时患者会感到难以忍受的疼痛。

(2)大隐静脉曲张,在长期站立工作的人中易于发生。一般先出现于大隐静脉主干,随后才波及其分支和交通支。在曲张处可见像蚯蚓一样的团块状,易受损伤而破裂出血。

(3)大隐静脉曲张时,只要深静脉没有阻塞和瓣膜功能完好,一般可用手术方法治疗。如行大隐静脉高位结扎术时,应将大隐静脉本干及其上端的全部属支(特别是股内、外侧静脉)一一结扎。如漏掉一个属支,均有导致静脉曲张复发的可能。

(4)在行大隐静脉曲张手术治疗以前,通常要进行下列数项检查,以决定其手术的适应症和禁忌症。

1)浅静脉瓣膜功能试验,患者仰卧位,抬高患肢,使浅静脉内的血液回流排空,在腹股沟下方扎一橡皮带,以阻断大隐静脉,但不要扎得过紧,以免压迫深静脉。然后让患者站立,放开橡皮带。如血流迅速自上向下倒流,使浅静脉立即充盈曲张,说明大隐静脉进入股静脉处的瓣膜闭锁不全。此时作大隐静脉高位结扎,手术疗效较好。

2)交通支瓣膜功能试验,如上述试验扎一橡皮带后让患者站立,此时不放松橡皮带,如静脉在站立后 30s 内即明显充盈,则表示深、浅静脉间的交通支瓣膜闭锁不全,以致深静脉的血液向浅静脉倒流。此时只单做大隐静脉高位结扎手术,效果定不满意,必须同时加做大隐静脉分段结扎术,才能达到治疗目的。

3)深静脉功能试验,当患者站立而下肢大隐静脉明显曲张时,在腹股沟下方(或大腿中部)缠缚一橡皮带,然后嘱患者快速用力屈伸膝关节 20 次。如果浅静脉充盈情况有减轻或消失,则表示深静脉通畅。如果曲张程度更加明显,并有胀痛感,说明深静脉有阻塞,大隐静脉曲张系代偿征象,应视为手术禁忌症。

(5)在大隐静脉行径途中的一些点上,借交通支(穿静脉)与深静脉相交通。其中较粗的交通支在膝上、下一掌宽处各有一条。此外,近内踝的两条交通支最为重要,它们占大隐静脉交通支功能不全的 50%以上。这可以说明大隐静脉剥脱至踝部的重要性,因小腿下 1/3 的两条交通支是引起小腿顽固性溃疡的主要原因。

3.小隐静脉。其起止、行程通过的体表标志投影为,起始于足背静脉弓的外侧端,在外踝后方上升,走在跟腱外侧,继而行至小腿后面中线,经腓肠肌内、外侧头之间上行至腘窝,穿深筋膜注入腘静脉。

【临床应用】

(1)小隐静脉在小腿上部属支间吻合及与大隐静脉的交通支均较多,浅、深静脉和穿静脉也较多,此部是静脉曲张的好发部位。

(2)小隐静脉在其上段与腓肠肌内侧皮神经伴行,在下段与腓肠神经伴行,手术切除静脉曲张时,应避免损伤彼此交错的皮神经。

五、下肢神经的体表投影

1.坐骨神经。是人体最大的周围神经,由骶丛发出后经梨状肌下孔出骨盆,在臀大肌深面经股骨大转子和坐骨结节之间降至大腿后面,下行至腘窝的上方分为胫神经和腓总神经。其体表投影为,取髂后上棘和坐骨结节连线的中、内 1/3 交点,坐骨结节和大转子连线的中点,股骨内侧髁和外侧髁连线的中点,将上述三点连成一线即表示坐骨神经在臀区和股后区的体表投影。

【临床应用】

(1)臀肌注射,坐骨神经有恒定易于确认的标志,临床上作臀部肌肉注射时如不注意仍可损伤坐骨神经。此处肌肉注射按常规应在解剖学的臀部外上 1/4 处,其上界为髂嵴,外界为大转子。如果误将臀部范围缩小到坐骨结节周围,在外上 1/4 处注射,则恰好注射在坐骨神经通过的区域内,最易受注射损伤的是坐骨神经的腓总神经部分。

臀肌注射“安全区”的表面标志确定法为,将手掌张开,指尖朝下,拇指和鱼际放在髂嵴上,拇指尖按在髂前上棘处,其余四指和手掌所覆盖的区域就是适宜作注射的范围(图 8-36)。

(2)坐骨神经出骨盆处与梨状肌的位置关系常有变异,根据中国人解剖文献统计可归纳为三种情况七种类型。

1)常见型,坐骨神经以一总干从梨状肌下孔出盆,此种情况占 60.5%。

2)典型高分支型,坐骨神经在骨盆内分为胫神经和腓总神经,前者出梨状肌下孔,后者从梨状肌纤维中间穿出,此种情况占 29.5%。

3)其他型,尚有五种其他类型,包括坐骨神经总干从梨状肌中间或上孔出盆;坐骨神经在盆内已分支,但分支出盆位置不典型;骶丛根穿过梨状肌后吻合成坐骨神经等。上述坐骨神经各种变异情况与临床上梨状肌综合征可能有关。

(3)坐骨神经痛及其检查,引起坐骨神经痛的原因很多,从构成坐骨神经的神经根开始以及坐骨神经全程任何一段如果受压迫、刺激均可引起,常用的检查方法如下。

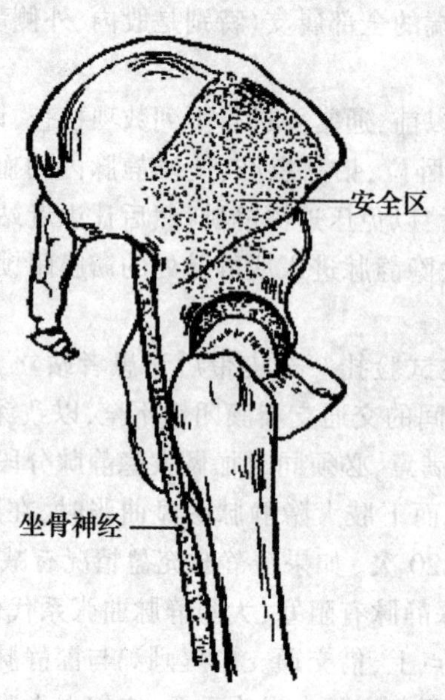

图 8-36 臀部注射的安全区

1)压痛点,临床上常按压坐骨大切迹处,大转子与坐骨结节之间以及腘窝等处来检查坐骨神经痛。

2)直腿抬高及加强试验,患者仰卧位,两下肢伸直,检查者一手压住髂嵴处以固定骨盆,另一手扶起其小腿后部,使下肢在伸直位抬高,如患肢抬高达不到正常的高度(70°~90°),并有腰臀及股后部的放射痛,即为试验阳性。此时再使患者尽力屈颈或过度背屈距小腿关节时,引起疼痛加剧,即为直腿抬高加强试验阳性。

3)坐骨神经紧张试验,患者端坐于检查台的边缘,头部及腰部保持平直,两上肢下垂于身体的两侧,膝部屈曲 90°,两腿下垂于桌边,检查者将患侧膝部逐渐伸直,直至疼痛时为止。然后将膝回缩屈曲少许,以手指按压腘窝中央,虽然轻压局部亦能引起疼痛,此为神经根受压的主要依据。此法较直腿抬高试验更为准确,即使神经很轻微受压,患者在测验前,只要低头和背屈距小腿关节,疼痛亦甚明显。

8.股神经。发自腰丛,经腹股沟韧带深面,在髂前上棘至耻骨结节连线中点的外侧约 1.2 cm 处入股三角。其体表投影可由此点向下作一长约 2.5 cm 的垂直线表示。股神经在股三角内列于股动脉外侧约一横指宽,其本干行经极短距离后,即分散成许多形似马尾的分支。

【临床应用】

(1)股神经损伤,股神经干很短,很少受损伤,但其分支常遭受损伤。股神经干断裂时,能引起股四头肌瘫痪,显著影响膝关节的伸直运动,行走极为困难。此外,患者还表现有髋关节过度活动,膝腱反射消失等。

(2)股神经的暴露,在腹股沟韧带中点稍外侧切口,在缝匠肌内线切开阔筋膜浅层,神经位于缝匠肌的内侧及深面,并在髂腰肌的浅面为髂腰筋膜所覆盖。股神经的内侧为股动脉,但两者之间隔以髂耻韧带。

(3)股神经阻滞,先触摸出腹股沟韧带和股动脉,在股动脉外侧 1 cm,腹股沟韧带下方 1.3 cm 处;或以耻骨联合顶点水平,靠股动脉外侧 1 cm 处作为穿刺点。用 22 号 5 cm 的针与皮肤垂直穿刺,并将股动脉向内侧牵拉,当针尖穿过深筋膜时,即针头靠近股动脉,操作者均有感触,当患者有异感时,即可注射 5~7mL 局麻药液,可达到阻滞股神经的目的。

参考文献

[1] 王怀经.局部解剖学[M].北京：人民卫生出版社，2005.

[2] 柏树令.系统解剖学[M].6版.北京：人民卫生出版社，2004.

[3] 彭裕文.局部解剖学[M].6版.人民卫生出版社，2004.

[4] 钟世镇.系统解剖学[M]. 北京：高等教育出版社，2003.

[5] 钟世镇.临床应用解剖学[M]. 北京：人民军医出版社，1998.

[6] 韩永坚，刘牧之.临床解剖学丛书·腹盆部分册[M].北京：人民卫生出版社，1992.

[7] 王启华，孙博. 临床解剖学丛书·四肢分册[M].北京：人民卫生出版社，1991.

[8] 刘正津，陈尔瑜. 临床解剖学丛书·胸部与脊柱分册[M].北京：人民卫生出版社，1989.

[9] 张为龙，钟世镇. 临床解剖学丛书·头颈部分册[M].北京：人民卫生出版社，1992.

[10] 张连荣.临床实用护理技术[M].北京：军事医学出版社，2004.

[11] 聂续发，严振国.临床应用表面解剖学[M].上海：上海科技出版社，1998.

[12] 林乃祥.护理应用解剖学[M].北京：人民卫生出版社，2007.

[13] 李玉山，王平，邓利群.临床护理应用解剖学[M].武汉：湖北人民出版社，2009.

[14] 邱实，冯克俭，赵卫星.临床应用解剖学[M].郑州：河南医科大学出版社，2000.

[15] 羊惠君.实地解剖学[M].北京：人民卫生出版社，2002.

[16] 张朝佑.人体解剖学[M].2版.北京：人民卫生出版社，1998.

[17] 殷磊.护理学基础[M].北京：人民卫生出版社，2002.

[18] 王建荣，张稚君.基本护理技术操作规程与图解[M].北京：人民军医出版社，2006.

[19] 吕淑琴，徐桂华.护理技能操作规范[M].北京：科学技术出版社，2005.